DR. JOLENE BRIGHTEN

ES GEHT AUCH OHNE *Pille*

DR. JOLENE BRIGHTEN

ES GEHT AUCH **OHNE** *Pille*

Das 30-Tage-Programm für den Hormonausgleich und das schonende Absetzen der Antibabypille

Unimedica

Dr. Jolene Brighten
Es geht auch ohne Pille
Das 30-Tage-Programm für den Hormonausgleich
und das schonende Absetzen der Antibabypille
1. deutsche Auflage 2020
ISBN 978-3-96257-184-9

Titel der Originalausgabe:
Beyond the pill:
A 30-day program to balance your hormones, reclaim your body,
and reverse the dangerous side effects of the birth control pill

published by arrangement with HarperOne,
an imprint of HarperCollins Publishers, LLC

Übersetzung aus dem Englischen: Anne-Katrin Grube
Layout und Satz: Narayana Verlag
Coversatz: Marie Wölk
Abbildungen:
Seite 30: ©Tefi/shutterstock
Seite 113:©gritsalak karalak
Seite 213: ©Olga Zelenkova

Herausgeber:
Unimedica im Narayana Verlag GmbH,
Blumenplatz 2, D-79400 Kandern
Tel.: +49 7626 974 970-0
E-Mail: info@unimedica.de
www.unimedica.de

Für all die kleinen Mädchen, denen gesagt wurde,
dass sie zu viel reden oder zu viele Fragen stellen.

Und für all die Frauen, die uns vorangegangen sind,
damit wir erkennen können, dass es einen besseren Weg gibt.

INHALTSVERZEICHNIS

Teil 1: Das Problem mit der Pille

Kapitel 1 Die Wahrheit über die Pille 3
Kapitel 2 Die Fakten über ihre Hormone 25
Kapitel 3 Das Post-Pill-Syndrom 43
Kapitel 4 Die Periode wieder in den Griff bekommen 63

Teil 2 Der Einfluss der Pille auf den Körper

Kapitel 5 Grundlegende Hormonentgiftung nach der Pille 89
Kapitel 6 Darmgesundheit 107
Kapitel 7 Neue Energie für Schilddrüse und Nebennieren 137
Kapitel 8 Metabolisches Chaos umkehren 163
Kapitel 9 Stimmungsschwankungen, Ängste und Depressionen in den Griff bekommen 187
Kapitel 10 Steigern Sie Ihre Libido und Fruchtbarkeit 205

Teil 3 Holen Sie sich Ihren Körper zurück

Kapitel 11 Ihr Einstieg in das Programm 229
Kapitel 12 Das 30-Tage-Brighten-Programm 251
Kapitel 13 Alternative Verhütungsmethoden 289

Schlusswort 305
Rezepte 307

Anhang 1 Antworten Menstruationszyklus-Mythen-Quiz 347
Anhang 2 Ihr fünftes Vitalzeichen 348
Ressourcen 349
Quellenangaben 354
Danksagungen 378
Über die Autorin 381
Index 382

TEIL 1

DAS PROBLEM MIT DER PILLE

KAPITEL 1

DIE WAHRHEIT ÜBER DIE PILLE

Angela hatte ihre Periode seit über einem Jahr nicht mehr gehabt. Nach monatelangen Progesteron-Entnahmen, Bluttests, einem MRT und einer Empfehlung nach der anderen, entweder die Pille wieder zu nehmen oder über eine In-vitro-Fertilisation (IVF) nachzudenken, machte sie sich auf den Weg in mein Büro. Sie hoffte, dass ihr Zyklus zurückkehren würde. Sie hatte die Pille mehr als ein Jahr vor ihrem Entschluss, schwanger zu werden, abgesetzt. Aber das Absetzen der Pille brachte auch das Ende ihrer Periode mit sich – und für Angela schwand daher ihre Hoffnung auf ein Baby. Sie hatte über ein Jahrzehnt lang die Pille eingenommen, und nun folgte ihr Körper nicht mehr seinem ursprünglichen Rhythmus.

Angela begann mit der Einnahme der Pille, nachdem ihr Arzt sie als Lösung für ihre Menstruationsschmerzen vorgeschlagen hatte. Außerdem meinte er, dass sie auch ihre Akne verringern würde. Im Alter von sechzehn Jahren erschien ihr die Pille daher wie ein Geschenk – ihre Periode wurde leichter und schmerzfreier, und ihre Haut sah besser aus. Aber mit neunundzwanzig begann Angela, sich zu sorgen – sie wusste, dass sie jederzeit versuchen konnte, ein Kind mithilfe von künstlicher Befruchtung zu bekommen, aber sie fragte sich auch, was aus ihrer Periode geworden war. Warum hatte sich ihr Zyklus so drastisch verändert?

Was Angelas Arzt ihr nicht gesagt hatte, war, dass manche Frauen nach Absetzen der Pille *nie wieder* ihre Periode bekommen. Man nennt dieses Ausbleiben der Regelblutung nach dem Absetzen der Pille *Post-Pill-Amenorrhoe.*

Sie ist dadurch gekennzeichnet, dass die Periode mehr als drei Monate nach Absetzen der Pille ausbleibt, wenn man vor der Pille regelmäßige Zyklen hatte. Wenn die Zyklen unregelmäßig waren, kann sie sogar sechs Monate ausbleiben. In Angelas Fall hätten die von ihr konsultierten Ärzte die Warnsignale sehen müssen, nachdem sie vier Monate lang keine Periode gehabt hatte.

Bis zu 40 Prozent der Frauen, die die Pille absetzen, bekommen Unregelmäßigkeiten bei der Menstruation – wie Post-Pill-Amenorrhoe oder kurze Lutealphasen (häufige Perioden) – unabhängig davon, wie lange sie die Pille eingenommen haben. Trotzdem werden die meisten Frauen nie über dieses Risiko informiert.

Und das ist nicht das einzige Risiko, das Ihr Arzt Ihnen verschweigt.

Da Sie dieses Buch gekauft haben, stellen Sie wahrscheinlich Ihre Einstellung zur Pille infrage. Denken Sie darüber nach, die Pille zu nehmen? Oder die Pille abzusetzen? Ich stehe in beiden Fällen vollkommen hinter Ihnen. Möchten Sie wissen, wie die Pille wirklich auf Ihren Körper wirkt (ich kann Ihnen schon einmal verraten, dass sie nicht wirklich gut für den Körper ist) oder was Sie tun können, um Ihr Risiko während der Einnahme zu minimieren? Oder fragen Sie sich, ob einige der alarmierenden Nebenwirkungen, die in der Packungsbeilage aufgeführt sind (wie z. B. Schlaganfall!), wahr sind und ob Sie etwas tun können, um sich davor zu schützen? Ja, sie sind wahr, und ich habe dieses Buch geschrieben, um Ihnen zu zeigen, dass dies nicht die einzigen Nebenwirkungen sind. Befürchten Sie, dass Sie, wenn Sie die Pille absetzen, wieder ganz schlimme Perioden oder Akne bekommen werden? Oder haben Sie die Antibabypille bereits abgesetzt, haben aber jetzt anstelle von traumhaften, berechenbaren Perioden ein hormonelles Chaos? Oje! Das erlebe ich jeden Tag in meiner Klinik, und ich muss Ihnen sagen, dass es gar nicht so selten ist, dass Perioden mit einer enormen Heftigkeit zurückkommen: schwer, schmerzhaft und mit schlimmer Akne oder starken Stimmungsschwankungen. Wenn Ihnen eines dieser Szenarien bekannt vorkommt, dann ist dieses Buch genau das Richtige für Sie.

Wie auch immer Ihre Einstellung zur Pille sein mag, *Sie liegen damit niemals falsch*. Und egal, wo Sie sich auf Ihrer Reise befinden, wird Ihnen *dieses Buch die besten Werkzeuge an die Hand geben, die Ihnen auf Ihrem Weg helfen*. Ich möchte Ihnen gleich zu Beginn sagen, dass ich nicht gegen die Pille bin. Nein. Ich bin dafür, dass man seine Einwilligung dazu gibt, nachdem man gründlich darüber informiert wurde. Ich möchte, dass die Ärzte Ihnen alle Informationen geben, die Sie benötigen, um der Einnahme von Verhütungsmitteln zuzustimmen.

In diesem Kapitel:

- Die harten Fakten über die Pille
- Warum die Pille nicht Ihre Periode regelt
- Warum das Post-Pill-Syndrom (PPS) Ihr schlimmster Albtraum sein könnte
- Wie das 30-Tage-Brighten-Programm Ihre Hormone neu regulieren kann
- Was Ihre Hormone Ihnen verraten

Ich habe mehr als ein Jahrzehnt lang selbst die Pille eingenommen und kenne die Symptome des hormonellen Chaos, das entsteht, wenn man die Pille endgültig absetzt. **Über die Hälfte von uns Frauen nimmt die Pille aus anderen Gründen als der Schwangerschaftsverhütung ein, und das Absetzen kann zu ernsthaften Problemen mit der Periode führen.** Dieses Buch wird Ihnen helfen zu verstehen, was diese hormonellen Symptome bedeuten, wie sich die Pille auf Ihren Körper auswirkt und was Sie unternehmen sollten, wenn Sie die Pille entweder weiter nehmen müssen oder sie absetzen wollen. Sie werden herausfinden, wie Sie Ihre unerwünschten Hormonsymptome beseitigen, Ihre hormonelle Gesundheit wiederherstellen und sich mit Ihrer Periode anfreunden können – und das alles in 30 Tagen.

Die Pille: Das Gute, das Böse – und das Hässliche

Zweifellos hat die Pille den Frauen einen enormen Nutzen gebracht. Ich möchte klarstellen, dass ich es nicht verurteile, ob Sie derzeit die Pille nehmen oder nicht. (Wie ich gerade erwähnt habe, habe ich sie selbst lange Zeit genommen!) Die Einführung der Pille war revolutionär und führte zu weitreichenden sozialen und wirtschaftlichen Verbesserungen, die den Frauen die Freiheit gaben, selbst zu entscheiden, ob sie Kinder bekommen und arbeiten gehen wollten oder nicht. Die Pille hat das Leben der Frauen im wahrsten Sinne des Wortes verändert. So hat eine Studie gezeigt, dass die Pille zum Teil dafür verantwortlich war, dass die Löhne der Frauen bis zu den 1990er-Jahren um geschätzte 30 Prozent stiegen. Der Zugang zur Pille trug in den 1960er- und 1970er-Jahren auch zu höheren Einschulungs- und Abschlussquoten bei Frauen bei.

Ich bin der festen Überzeugung, dass Frauen Zugang zu allen Formen der Geburtenkontrolle haben sollten. Aber ich bin auch der Meinung, dass jede

Frau einen Ansprechpartner haben sollte, an den sie sich wenden kann, um zu entscheiden, was für *ihren* Körper am besten ist, und um ihr Risiko zu verringern, wenn sie mit der Einnahme der Pille beginnt. Es ist leider so, dass die Pille nicht mit der Zeit gegangen ist und dass die offizielle Einstellung zur Pille ungefähr so lautet: „Sie funktioniert ja, also müssen wir nichts daran ändern". Pharmaunternehmen haben kaum einen Anreiz, die Pille zu verbessern, weil sie wissen, dass die Last der Schwangerschaft auf uns Frauen fällt. Wir sind Frauen – wir tragen Kinder aus und wir schenken Leben, was wunderbar ist, was aber auch unsere Ambitionen zerstören kann, wenn wir nicht bereit für ein Kind sind. Deshalb können wir alle für ein Mittel zur Schwangerschaftsverhütung dankbar sein. Und dennoch müssen wir uns die Frage stellen, warum es nicht mehr Fortschritte in diesem Bereich gegeben hat. Frauen klagen seit der Einführung der Pille in den 1960er-Jahren über Nebenwirkungen, aber diese Bedenken werden oft zurückgewiesen. Studien wie auch Ärzte wollen uns weismachen, dass das, was wir erleben, einfach nicht stimmt. (Fairerweise muss ich erwähnen, dass in den meisten Studien nur ein Zusammenhang zwischen der Pille und den Symptomen nachgewiesen wurde, nicht aber, dass die Pille die Ursache für diese Symptome ist.) In all dem steckt eine unausgesprochene Wahrheit: Wir Frauen tolerieren selbst die schlimmsten Nebenwirkungen, um unsere Freiheit aufrechtzuerhalten. Und einige dieser Nebenwirkungen sind sehr schwerwiegend. Was noch schlimmer ist: Viele dieser Nebenwirkungen kennen Sie wahrscheinlich nicht einmal, genau wie Angela, weil niemand Sie darauf aufmerksam gemacht hat. Bis jetzt.

Das riskante Geschäft mit der Pille

Wahrscheinlich haben Sie schon einmal gehört, dass die Pille zu einer Gewichtszunahme führen kann oder dazu, dass Frauen „Stimmungsschwankungen" haben. Eine im *Journal of the American Medical Association* veröffentlichte Studie mit über einer Million Frauen zeigte, dass Frauen, die die Pille nehmen, häufiger ein Antidepressivum verschrieben bekommen – was bedeutet, dass die Pille etwas mehr als nur Stimmungsschwankungen verursacht. Vielleicht haben Sie auf dem Beipackzettel auch etwas über das Risiko eines Schlaganfalls gelesen. Auf dem Beipackzettel steht ebenfalls, dass vor der Einnahme der Pille gewarnt wird, wenn man über fünfunddreißig Jahre alt ist oder raucht. Aber wussten Sie, dass die Pille auch mit einem erhöhten Risiko für Autoimmunerkrankungen, Herzinfarkt, Schilddrüsen- und Nebennierenerkrankungen verbunden ist?

Leider wird zu vielen Frauen die Pille aus nicht empfängnisverhütenden Gründen verschrieben, wie schmerzhafte Regelblutungen, Endometriose, PCOS (Polyzystisches Ovarialsyndrom) oder Akne, ohne dass man sie über die möglichen Auswirkungen auf ihren Körper und ihre Hormone informiert. Ihr Arzt möchte natürlich wirklich, dass es Ihnen besser geht; doch leider hat man ihm nur beigebracht, die Pille als eine einfache Lösung für „Frauenprobleme" zu sehen. Wenn Ihnen die Pille für etwas anderes als zur Empfängnisverhütung verschrieben wurde, haben Sie vielleicht Ihre innere Stimme flüstern hören, dass damit etwas nicht stimmt. Und diese Stimme hat recht.

In meiner medizinischen Praxis behandle ich jeden Tag Frauen mit Hormonstörungen, die nach einer Lösung – irgendeiner Lösung – für ihre Symptome suchen, die über die herkömmlichen gefährlichen Optionen der Empfängnisverhütung, Hysterektomie (operative Entfernung der Gebärmutter) und IVF (In-vitro-Fertilisation) hinausgeht. Sie wollen eine Lösung für die Ursachen und ein besseres Verständnis dafür, wie sie sich um ihren Körper kümmern können. Das sind die Dinge, die ich behandle, und ich bin so froh, dass Sie dieses Buch in die Hand genommen haben, denn die Lösung liegt jetzt in Ihren Händen. Dieses Buch richtet sich an Frauen, deren Hormonsymptome von ihren Ärzten abgetan wurden oder die die Verantwortung für ihre Gesundheit und ihren Körper übernehmen möchten. Frauen, denen gesagt wurde: „Die Nebenwirkungen sind so minimal. Warum fragen Sie überhaupt danach?" Die Pille behebt kein Hormonungleichgewicht, und Sie haben völlig recht, dies infrage zu stellen. Wenn Sie eine dieser Frauen sind, die unnötigerweise unter einem hormonellen Ungleichgewicht leiden oder die Pille gegen dieses Ungleichgewicht einnehmen, sich aber fragen, wie Sie Ihre Symptome auf natürlichere Weise behandeln können, dann kann Ihnen dieses Buch weiterhelfen..

Vielleicht haben Sie mit der Einnahme der Pille ausschließlich zur Empfängnisverhütung begonnen, also ist bei Ihnen doch wahrscheinlich alles gut, oder? Nein. Das ist kein Problem, das nur die anderen Frauen betrifft. Es ist ein Problem mit der Pille, das jede Frau irgendwann in ihrem Leben betrifft. Genau aus diesem Grund werde ich Ihnen helfen, die Nebenwirkungen zu erkennen, sie zu minimieren und Ihren Körper so gut zu unterstützen, dass Sie die Pille mit weniger Problemen, die Ihre Gesundheit und Fruchtbarkeit beeinträchtigen, absetzen können, wenn Sie dazu bereit sind.

Wenn Sie über die Einnahme der Pille nachdenken oder sie bereits einnehmen, möchte ich Sie über die möglichen Risiken für Ihre Gesundheit informieren. Im Laufe der einzelnen Kapitel werden Sie mehr darüber erfahren, doch einige davon liste ich hier schon einmal auf.

Zu den Symptomen der Pille gehören:

- Hormonelle Unregelmäßigkeiten: ausbleibende oder unregelmäßige Menstruation, leichte oder schwere Perioden, kurze Zyklen, Unfruchtbarkeit, Kopfschmerzen
- Verdauungsprobleme: Leaky-Gut-Syndrom (durchlässiger Darm), Darmdysbiose, entzündliche Darmerkrankungen
- Verminderte Energie: Müdigkeit, Nebennieren- und Schilddrüsenfehlfunktion
- Hautprobleme: Haarausfall, trockene Haut
- Stimmungsschwankungen: Depressionen, Angstzustände
- Störungen des weiblichen Geschlechtsteils: geringe Libido (bitte nicht!), Scheidentrockenheit, chronische Infektion, Schmerzen beim Sex
- Vitamin-, Mineralstoff- und Antioxidans-Mangel (wie z. B. Folsäure, B12 und Magnesium)

Diese Nebenwirkungen sind sicherlich nicht gut, aber sie sind nur der Anfang des möglichen Schadens, den die Pille Ihrem Körper zufügen kann.

Was die Pille noch bewirken kann:

- sie sabotiert Ihre Schilddrüse
- sie erhöht das Risiko von Blutgerinnseln, die zu Schlaganfällen führen können
- sie erhöht das Risiko von Brust-, Gebärmutterhals- und Leberkrebs
- sie erhöht das Diabetes-Risiko
- sie erhöht das Herzinfarkt-Risiko
- sie kann eine Autoimmunkrankheit auslösen

Sind Sie schon besorgt? Das sollten Sie auch sein. Eine längere Einnahme der Pille zerstört auch die gesunde Darmtätigkeit, führt zu Entzündungen, verändert das Mikrobiom und verursacht letztlich so viele Probleme mit der Immunregulation, dass es zu einer Autoimmunerkrankung kommen kann. Tatsächlich besteht ein um 300 Prozent erhöhtes Risiko, an Morbus Crohn zu erkranken, wenn Sie die Pille nehmen. Natürlich müssen wir uns die langfristigen gesundheitlichen Folgen der Antibabypille noch genauer ansehen, damit Sie wissen, worauf Sie sich bei der täglichen Einnahme der Pille einlassen. Doch ich möchte Ihnen schon einmal versichern, dass dieses Buch Ihnen dabei helfen wird, die Schäden der Pille zu beheben, auch wenn für Sie die einzig richtige Möglichkeit darin besteht, die Pille weiterhin einzunehmen.

Warum nehmen Sie wirklich die Pille?

Mehr als die Hälfte der Frauen, denen die Pille verschrieben wurde, nehmen sie aus anderen Gründen als zur Verhinderung einer Schwangerschaft ein. Die Pille wird von den Ärzten regelmäßig als *die* Lösung für jedes „weibliche" Problem verschrieben. Obwohl fast 60 Prozent der Frauen die Pille einnehmen, um bestimmte *Symptome* damit zu beheben, machen sich die Ärzte oft nicht die Mühe zu hinterfragen, *warum* ihre Patientinnen diese Symptome haben, und suchen nicht nach den Ursachen. Das Ergebnis? Ein Zustand, der behandelt werden könnte, kann stillschweigend fortschreiten. Er wird einfach durch die Pille verdeckt, und die Frauen leben mit deren gefährlichen Nebenwirkungen. Wenn ein Arzt die Pille verschreibt, um ein Hormonsymptom zu bekämpfen, ist das, als würde man ein Schmerzmittel einnehmen, wenn man sich einen Splitter eingefangen hat, anstatt den Splitter zu entfernen. Es kann sein, dass Sie sich dadurch eine Zeit lang besser fühlen, aber irgendwann werden Sie den Splitter wieder spüren. Wenn ein Arzt einer Frau die Pille verschreibt, ohne die Ursache ihrer Symptome infrage zu stellen, erweist er ihr damit einen enormen Bärendienst.

Zu den häufigsten Gründen, warum Frauen die Pille nehmen, gehören die folgenden:

- Menstruationskrämpfe oder -schmerzen (31 Prozent)
- Unregelmäßige, sporadische Perioden; Periodenprobleme (28 Prozent)
- Akne, Hauterkrankungen (14 Prozent)
- Endometriose (4 Prozent)
- Nicht spezifizierte hormonelle Symptome (11 Prozent)

Frauen nehmen die Pille auch gegen Kopfschmerzen und Migräne, anormalen Haarwuchs oder Haarausfall, PMS (prämenstruelles Syndrom), PMDS (prämenstruelle dysphorische Störung), Stimmungsschwankungen und Stimmungsstörungen wie Depressionen und Angstzustände ein. **Ich möchte Ihnen ganz deutlich sagen, dass die Pille Ihre Periode nicht heilen wird.** Sie mag zunächst wie eine Zauberpille erscheinen, wenn die schmerzhaften Perioden besser zu bewältigen sind und Sie nicht stündlich einen riesengroßen Tampon wechseln müssen. Aber mit welcher Gefahr für Ihre Gesundheit ist das auf lange Sicht verbunden? Schlimmer noch: Die Pille kann eine Abhängigkeit schaffen, wenn Sie glauben, dass Ihre einzige Möglichkeit zur Vermeidung von Hormonsymptomen darin besteht, sie weiter einzunehmen. Das Problem ist, dass die Pille die Symptome verdeckt, anstatt die grundlegende Ursache dieser Symptome zu bekämpfen. Mit diesen Symptomen versucht Ihr Körper, Ihnen etwas mitzuteilen. Und Sie brauchen eine Lösung für die Grundursache und kein hormonelles Pflaster! In diesem Buch werde ich Ihnen zeigen, wie Sie erkennen können, was diese Symptome Ihnen sagen, damit Sie danach das zugrunde liegende Hormonungleichgewicht korrigieren können. Sie sind nicht auf die Pille angewiesen, und Sie brauchen auch keine Angst davor zu haben, was passieren könnte, wenn Sie die Pille absetzen.

Was ist das Post-Pill-Syndrom?

Die Pille unterbricht im Wesentlichen das Zusammenspiel zwischen Ihren Eierstöcken und Ihrem Gehirn. Es ist daher nicht verwunderlich, dass Sie nach Absetzen der Pille Schwierigkeiten haben könnten, diese Verbindung wieder herzustellen. Das ist so ähnlich, wie wenn Sie jemanden auf Ihrer Telefonliste blockieren – er kann Sie dann nicht anrufen. Wenn Sie die Pille einnehmen, ist das so, als würde das Gehirn die Eierstöcke blockieren, weil die Pille es nun einmal so angeordnet hat. Wenn Sie die Pille zur Behandlung von Symptomen wie PMS, starken Monatsblutungen, Akne oder Stimmungsschwankungen eingenommen haben – und das sage ich Ihnen nur ungern – ist es sehr wahrscheinlich, dass diese Symptome wieder auftreten werden. Es sei denn, dass Sie etwas dagegen unternehmen.

Das Post-Pill-Syndrom (PPS) umfasst eine Reihe verschiedener Symptome, die bei Frauen auftreten, wenn sie die hormonelle Empfängnisverhütung abbrechen. Die Frauen, die ich in meiner Klinik sehe und die an PPS leiden, erleben oft das Wiederauftreten genau der Hormonsymptome, die sie dazu veranlasst haben, die Pille einzunehmen. Und hinzu kommen oft einige weitere durch die Pille verursachten Symptome, die sie bisher nicht kannten, wie z. B. das Ausbleiben der Periode oder das erstmalige Auftreten von Akne bei erwachsenen Frauen (gar nicht lustig!). Die PPS-Symptome können von hormonellen Unregelmäßigkeiten, zu denen Menstruationsverlust, Unfruchtbarkeit, pilleninduziertes PCOS und Hypothyreose (Schilddrüsenunterfunktion) gehören können, bis hin zu Darmfunktionsstörungen und Autoimmunsymptomen reichen. PPS tritt in der Regel innerhalb der ersten vier bis sechs Monate nach Absetzen der Pille auf, verschwindet meiner Erfahrung nach aber nicht einfach, wenn die notwendigen Schritte, die ich Ihnen in diesem Buch beibringen werde, nicht unternommen werden.

Meine Geschichte mit der Pille

Ich sehe jeden Tag Patientinnen wie Angela. Leider kommen viele Patientinnen zu mir, nachdem man ihnen gesagt hat, dass sie nichts gegen ihren Zustand tun können – oder schlimmer noch, dass ihnen medizinisch nichts fehlt und sie einfach wieder die Pille nehmen sollten. Aber Ihre Symptome sollten nicht ignoriert werden. Sie sind die Einzige, die weiß, was „normal" für Sie ist.

Ich habe meine eigene Geschichte mit der Pille. Die haben wir alle, oder? Entweder hat die Pille Sie in ständige Wut versetzt oder Sie haben 10 Pfund zugenommen, die Sie einfach nicht mehr herunter bekommen konnten. Warum haben wir das alle als die normale Folge der Verhinderung einer ungewollten Schwangerschaft oder der Heilung von so einfachen Symptomen wie Akne akzeptiert? Ich verstehe die emotionalen und körperlichen Abhängigkeiten, Sorgen und die Erschöpfung, die Sie durchmachen: Ich habe zehn Jahre lang die Pille genommen und dadurch viel Kummer ertragen. Ich wünschte wirklich, jemand hätte mir gesagt, wie sehr eine kleine Pille meinen Körper zerstören kann.

Ich habe mich zum ersten Mal in die Pille verliebt, als meine mehr als sieben Tage andauernden Brechreizattacken verschwanden. Das ging so lange, bis ich anfing, ständig zu weinen, vaginale Trockenheit erlebte, unerbittliche Hefepilzinfektionen ertragen musste und Schmerzen beim Geschlechtsverkehr entwickelte (der medizinische Fachbegriff dafür lautet Vaginismus). Ich war erst einundzwanzig und wusste nicht, warum mein Körper mir das antat. Meine Ärzte sagten mir nie, dass es an der Pille liegen könnte. Stattdessen empfahlen sie mir eine Operation, bei der die Nerven in meinem Becken durchtrennt werden sollten, damit ich keine Beckenschmerzen mehr haben würde. Sie hätten auch einfach mit mir über die Pille sprechen können. Stellen Sie sich das nur einmal vor! Ganz im Ernst, das ist doch unglaublich! Ich entwickelte sogar eine Allergie gegen Monistat (ein Medikament zur Behandlung von Pilzerkrankungen), weil ich es wegen meiner chronischen Hefepilzinfektion übermäßig einnahm. Ohne Witz: Meine Vagina drehte sich im Grunde genommen von innen nach außen, und ich wollte sterben. Und nicht nur einmal, sondern zweimal fand ich mich in der Notaufnahme wieder und dachte, ich würde an einer gebrochenen Ovarialzyste sterben. Ich wünschte, meine Ärzte hätten mir gesagt, was für mich jetzt so offensichtlich ist: Die Antibabypille, die mir als Mittel zur Linderung meiner Symptome verkauft wurde, brachte den Hormonhaushalt in meinem Körper durcheinander und verschlimmerte meine Symptome. Aber stattdessen empfahlen mir meine Ärzte, dass ich mir jegliches Gefühl für mein Becken abschneiden lassen sollte und dass ich dieses Diflucan-Rezept (ein anderes Pilzmittel) einlösen sollte. Und sie versicherten mir, dass eine Libido nicht notwendig sei.

Als ich schließlich die Pille absetzte, verschwand meine Periode. Ich hatte plötzlich Erwachsenen-Akne und war voller Wut, ging grundlos auf geliebte Menschen los, stürmte aus dem Zimmer und hasste jeden, der mich ansah oder mit mir sprach. Ich war ein emotionales Wrack. Es war so schlimm, dass ich mich im Grunde vor der Gesellschaft versteckte, damit ich nicht das kleine bisschen an sozialem Netzwerk, das ich hatte, zerstörte. Mein Arzt war nicht besorgt über meine fehlende Periode, die vor der Einnahme der Pille regulär gewesen war, und er war noch weniger besorgt darüber, dass ich eines Tages Kinder haben wollte. Seine einzige Lösung? Nehmen Sie wieder die Pille. Als meine Periode endlich wiederkam, empfand ich eine Posttraumatische Belastungsstörung (PTBS) wie damals als Jugendliche, als das Blut durch meine Hose auf den Stoffstuhl sickerte, auf dem ich im Unterricht saß. Man könnte jetzt meinen, dass mir diese Situation etwas weniger peinlich war, weil ich nun in einem Raum voller zukünftiger Ärzte saß, aber so war es nicht. Es war genauso schlimm wie mit vierzehn Jahren. Das sind alles klassische Symptome der PPS. Und genau mit den Protokollen zu Ernährung, Lebensstil und Nahrungsergänzungsmitteln, die ich Ihnen in diesem Buch geben werde, war ich in der Lage, meine Periode wiederherzustellen, wieder reine Haut zu erlangen, meine Libido wiederzubeleben und die Mutter eines wunderschönen Jungen zu werden.

Aber die Einnahme der Pille war nicht nur schlecht. Ich bin eine College-Studentin der ersten Generation und habe immer gescherzt, dass ein Mann eine Frau aus meiner Familie nur *ansehen* muss, und schon wird sie schwanger. Die Pille war entscheidend für meine akademischen und beruflichen Erfolge. Ich konnte die Wahl treffen, erst dann ein Kind zu bekommen, wenn ich dazu bereit war. Ich kann die Freiheit, die wir Frauen dadurch erleben, dass wir unsere Fruchtbarkeit kontrollieren können, nicht genug betonen. Und obwohl die Pille nichts gegen die Ursache meiner Symptome ausrichten konnte, war es doch schön, das sie mir die Zeit geschenkt hat, zur Uni gehen und unbeschwert Kontakte knüpfen zu können.

Durch meine Reise, bei der ich meinen Körper heilte, meine Hormone ausbalancierte und meine Periode zurückbekam, habe ich verstanden, was es bedeutet, mit gesundheitlichen Problemen zu kämpfen … und wie es sich anfühlt, wenn jemand Ihre Symptome herunterspielt oder ignoriert. Heute gelte ich als eine der führenden Expertinnen für das Post-Pill-Syndrom und habe Tausenden von Frauen geholfen, die mit einem Hormonungleichgewicht zu kämpfen haben. Ich möchte auch Ihnen helfen. Ich bin eine der ersten Medizinerinnen, die unzählige Stunden damit verbracht hat, PPS zu erforschen, um geeignete Maßnahmen für Ernährung und Lebensstil zu entwickeln. Ich habe einen Hintergrund in der Ernährungsbiochemie und – Nerd-Alarm! – liebe Forschung, Daten und Zeitschriftenartikel (ich lese sie jedes Wochenende). Vor meiner Promotion in naturheilkundlicher Medizin habe ich Abschlüsse in Chemie, Ernährungsbiochemie und klinischer Ernährung erworben. Meine Arbeit basiert also sowohl auf wissenschaftlicher Forschung als auch auf klinischer Erfahrung.

Es gibt eine Ursache für Ihre Symptome, und ich möchte Ihnen helfen, tief zu graben, um sie zu finden. In meiner Klinik lautet mein Motto: „Ich heile meine Patientinnen nicht – ich bringe ihnen bei, wie sie sich selbst heilen können." Ich werde Sie unterstützen, das Gleiche zu tun. In Zusammenarbeit mit Patientinnen meiner medizinischen Klinik habe ich das 30-Tage-Brighten-Programm entwickelt, das Tausenden von Frauen geholfen hat, die mit den Nebenwirkungen der Pille, einschließlich PPS, zu kämpfen hatten.

Das 30-Tage-Brighten-Programm

Neben meiner Erfahrung als Frau, die die Pille abgesetzt hat, möchte ich Ihnen mitteilen, was ich bei der Erstellung dieses effektiven und umfassenden Programms gelernt habe - ein Programm, das Frauen hilft, die Auswirkungen von PPS rückgängig zu machen und ihre Abhängigkeit von der Pille zu beseitigen. (Ja, Sie müssen nicht täglich Ihre Hormone unterdrücken, um sich in Ihrem Körper großartig zu fühlen.) Das 30-Tage-Brighten-Programm, das Sie in Kapitel 12 kennenlernen, ist dazu entwickelt worden, um die schädlichen Auswirkungen der Pille mit Ernährungs- und Lebensstil-Interventionen umzukehren. Es bietet außerdem einen Plan zur Nahrungsergänzung für Ihre individuelle Problematik. Sie werden lernen, wie Sie hormonelle Verhütungsmittel absetzen, Ihre hormonelle Gesundheit wiederherstellen und Ihr wunderbares Selbst zurückgewinnen können! **Das Programm ist nicht nur für Frauen geeignet, die sich für die Umstellung auf eine nicht hormonelle Form der Empfängnisverhütung entscheiden, sondern auch für diejenigen, die sich für die Pille entscheiden, und dennoch die Risikofaktoren und Nebenwirkungen reduzieren möchten.**

Bevor Sie mit dem Programm beginnen, werden Sie in Teil I des Buches PPS und seine zahlreichen Symptome kennenlernen. Ich werde Ihnen erklären, wie Ihr Menstruationszyklus funktioniert, welche Rolle die verschiedenen Hormone in Ihrem Körper spielen und wie die Pille diesen Zyklus stört. Wir sehen uns an, was Ihre Periode Ihnen über Ihre hormonelle Gesundheit zu sagen versucht, und ich gebe Ihnen einen Einblick, welche Labortests Sie bei Menstruationsproblemen und anderen hormonellen Symptomen durchführen lassen sollten. Da ich möchte, dass es Ihnen so bald wie möglich besser geht, während Sie auf die Ergebnisse dieser Labortests warten, werde ich Ihnen einige natürliche Lösungen anbieten, die Sie sofort umsetzen können.

In Teil II werden Sie sich eingehender mit den Schlüsselsystemen befassen, die durch die Pille gestört werden. Und Sie erfahren, wie jedes einzelne zu den Symptomen beitragen kann, die Frauen während der Einnahme der Pille und während des PPS erleben. Sie entdecken, wie sich die Pille auf Leber, Darm, Schilddrüse, Nebennieren, Stoffwechsel, Stimmung, Libido und Fruchtbarkeit auswirkt, und Sie werden lernen, wie Sie Ihren Körper unterstützen können, unabhängig davon, ob Sie die Pille weiter nehmen oder absetzen. Aus diesem Grund habe ich in jedes Kapitel einfach umzusetzende Lösungen aufgenommen, die sowohl Ihr Risiko senken, wenn Sie die Pille weiterhin nehmen, als auch die Symptome beheben, wenn Sie die Pille absetzen. Was Sie in Teil II finden, sind die Protokolle für Fortgeschrittene, oder, mit anderen Worten, die Heilung auf der nächsten Stufe. Und wenn Sie die Pille aus einem anderen Grund als zur Schwangerschaftsprävention nehmen, werden die Kapitel in Teil II Ihnen helfen, Ihre Symptome zu verstehen, und Ihnen zeigen, wie Sie sich von Ihrer Abhängigkeit von der Pille befreien können.

In Teil III lernen Sie meine konkrete Strategie zum Schutz Ihres Körpers bei der Einnahme der Pille und beim Absetzen der Pille kennen, einschließlich alternativer Formen der Schwangerschaftsverhütung. Sie werden auch mit dem 30-Tage-Brighten-Programm beginnen, mit dem ich in meiner Klinik Frauen dabei unterstütze, PPS rückgängig zu machen und ihren Körper wiederherzustellen. Dieses Programm wurde mithilfe des Feedbacks meiner Patientinnen entwickelt. Sie werden damit zu Ihrem eigenen Gesundheitsdetektiv, der herausfinden wird, was die Signale Ihres Körpers bedeuten. Sie werden lernen, wie man sie am besten auf natürliche Weise mit einer entzündungshemmenden, vollwertigen Ernährung behandelt, die darauf ausgerichtet ist, Nährstoffmängel zu beheben und den Hormonhaushalt zu unterstützen. Außerdem erstellen Sie mithilfe meines Ratgebers einen persönlichen Plan zur Nahrungsergänzung. Und mithilfe der von mir entwickelten Speisepläne und köstlichen Rezepte stellen Sie Ihren Erfolg im Programm sicher. Denn wer braucht schon den Stress und die Frustration, wenn er versucht herauszufinden, was er jeden Tag essen soll?

Dies alles werden Sie lernen:

- Was Sie über die Einnahme der Pille wissen müssen und wie Sie Ihren Körper unterstützen können

- Wie man die Symptome von PPS beseitigt (hormonelle Kopfschmerzen, Akne, schmerzhafte Perioden, Haarausfall, Depressionen, Angstzustände und mehr)
- Was jede Frau über das Schwangerwerden nach der Pille wissen muss
- Wie man eine bessere Stimmung, mehr Energie und einfache, berechenbare Perioden fördert
- Die wichtigsten Systeme im Körper, auf die die Pille und andere hormonelle Verhütungsmittel wirken
- Unterstützende Therapien zur natürlichen Entgiftung der Leber
- Was Sie essen sollten, um Ihren Hormonhaushalt auszugleichen, Ihren Darm zu heilen und eine Autoimmunerkrankung umzukehren
- Nahrungsergänzungsmittel, die jede Frau beim Absetzen der Pille in Betracht ziehen sollte, und welche Sie einnehmen sollten, wenn Sie die Pille weiterhin nehmen
- Werkzeuge, um Ihren zirkadianen Rhythmus wiederherzustellen, Stress zu reduzieren und gut zu schlafen
- Wie Sie sich von PMS und Übergewicht verabschieden und die Libido steigern
- Strategien zur Steigerung der Fruchtbarkeit und Tipps zur Optimierung der Empfängnis
- Gesunde Wege zur Reduzierung Ihres Risikos für Krebs, Schlaganfall und Herzinfarkt
- Alles über die Methode zur Förderung des Fruchtbarkeitsbewusstseins (einschließlich Statistiken zu ihrer Genauigkeit)

Dieses Buch soll Sie aufklären, befähigen und unterstützen, die besten Entscheidungen für Ihre Gesundheit zu treffen. **Letztendlich sind *Sie* die einzige Person, die entscheiden kann, welches die beste Art der Geburtenkontrolle für Sie ist – schließlich sind Sie die einzige Person, die in Ihrem Körper lebt.**

Was meine Patientin Angela betrifft, so kehrte ihre Periode zurück (ohne lästige Symptome wie PMS, Wutanfälle oder Krämpfe), nachdem sie genau das Programm befolgt hatte, das ich mit Ihnen teilen werde. Die Methoden des Programms haben Tausenden von Frauen geholfen, ihren Zyklus zu regulieren, ihre Periode zu lieben und gesund und glücklich zu sein. Und Angela wurde schwanger! Indem sie die Gesundheit ihres Körpers wiederherstellte und die Auswirkungen der Pille auf ihren Körper rückgängig machte, war sie endlich in der Lage, das Kind zu bekommen, nach dem sie sich so sehr gesehnt hatte.

Wie Sie dieses Buch benutzen

Ich bin der festen Überzeugung, dass man, wenn man jemandem ein Problem präsentiert, diesem auch eine Lösung bieten sollte. Und das mache ich – ich werde Ihnen eine Menge Probleme präsentieren, die durch die Pille verursacht werden, von denen einige wirklich beängstigend sind. Aber ich werde Ihnen auch Lösungen anbieten, damit Sie sofort handeln können. Wenn Sie dieses Buch in die Hand genommen haben, dann benötigen Sie das 30-Tage-Programm, um zu dem Zustand der Hormonglückseligkeit zu gelangen, von dem Sie tief in Ihrem Inneren wissen, dass er möglich ist. Dieses Programm ist für Frauen geeignet, die die Pille nehmen, die Pille absetzen, mit PPS kämpfen oder die Pille nicht mehr zur „Behebung" ihrer Menstruationsprobleme einsetzen wollen. Dies ist Ihr Ausgangspunkt und die wichtigste Sache, die Sie vor allem anderen tun müssen.

In diesem Buch finden Sie Protokolle, mit denen Sie die Probleme beheben können, die bei Ihnen auftreten können. Nicht jede Frau hat die gleichen Nebenwirkungen der Pille, und nicht jede Frau hat bei PPS die gleichen Symptome. Aus diesem Grund biete ich Ihnen im gesamten Teil II Lösungen an, die Sie in das 30-Tage-Brighten-Programm integrieren oder nach den dreißig Tagen zur Feinabstimmung verwenden können. Ich gebe Ihnen Anleitungen, wie Sie das Programm an Ihre Bedürfnisse anpassen können, und ich hoffe aufrichtig, dass Sie die Protokolle und das 30-Tage-Programm immer dann erneut durchgehen, wenn bei Ihnen Symptome auftreten. Mein Ziel ist es, Sie zu stärken und Ihnen mit den Protokollen das Heilmittel für Ihre Probleme an die Hand zu geben.

Diese Protokolle sind:

Das Brighten-Entgiftungs-Protokoll

Das Brighten-Darm-Protokoll

Das Brighten-Protokoll zur Schilddrüsen- und Nebennierengesundheit

Das Brighten-Stoffwechsel-Protokoll

Das Brighten-Protokoll zur Stimmungsbewältigung

Das Brighten-Protokoll zur Steigerung der Libido

Das Brighten-Nahrungsergänzungs-Protokoll

Ihre Reise zur Hormongesundheit

Sind Sie bereit, mit Ihrer Transformation zu beginnen, um eine erstaunliche Hormongesundheit zu erlangen? Führen Sie den folgenden Hormontest durch, um herauszufinden, mit welchen hormonellen Ungleichgewichten Sie im Moment möglicherweise kämpfen. Wenn Sie Teil III erreichen und bereit sind, mit dem 30-Tage-Brighten-Programm zu beginnen, kehren Sie zu diesem Test zurück, damit Sie Ihren Lebensstil und Ihren Ergänzungsplan auf Ihre Bedürfnisse abstimmen können. Ich empfehle Ihnen, das Quiz nach Abschluss des Programms erneut zu machen. Dies wird Ihnen helfen, Ihre Symptomveränderungen zu verfolgen und die nächsten Schritte auf Ihrem Heilungsweg anzugehen.

Nachdem Sie den Test beendet haben, erhalten Sie im nächsten Kapitel einen Überblick über Ihre Hormone. Wenn Sie sie erst einmal verstanden haben und wissen, wie diese Ihnen helfen können, ist es noch einfacher, mit Ihrem Körper zu arbeiten, um die Hormone zu regulieren.

Hormontest

Überprüfen Sie beim Durchlesen dieses Tests die Symptome, die derzeit auf Sie zutreffen, und addieren Sie dann Ihre Symptome in jeder Kategorie.

Kategorie A

- ☐ Ich habe Blähungen oder Schwellungen.
- ☐ Ich fühle mich gereizt oder erlebe Stimmungsschwankungen.
- ☐ Ich habe schwere, schmerzhafte Perioden.
- ☐ Ich habe an Gewicht zugenommen oder habe Schwierigkeiten, Gewicht zu verlieren, insbesondere im Bereich der Hüften, des Gesäßes und der Oberschenkel.
- ☐ Mir wurde gesagt, dass ich Myome habe.
- ☐ Manchmal weine ich wegen nichts.
- ☐ Ich bekomme Migräne oder andere Kopfschmerzen.
- ☐ Ich habe Brain Fog (Gehirnnebel).
- ☐ Ich habe Probleme mit der Gallenblase, oder meine Gallenblase wurde entfernt.

Gesamtpunkte:

Kategorie B

- ☐ Ich bin emotional zerbrechlich und/oder ich fühle mich nostalgisch in Bezug auf die Vergangenheit.
- ☐ Ich habe Schwierigkeiten mit dem Gedächtnis.
- ☐ Meine Periode dauert weniger als drei Tage.
- ☐ Ich kämpfe mit Depressionen, Angstzuständen oder Lethargie.
- ☐ Ich habe nächtliche Schweißausbrüche und/oder Hitzewallungen.
- ☐ Ich habe Probleme mit wiederkehrenden Blasenentzündungen.
- ☐ Ich habe manchmal Probleme mit Harnverlust.
- ☐ Ich habe Schlafstörungen und wache nachts auf.
- ☐ Meine Brüste sind kleiner und/oder beginnen zu hängen.
- ☐ Ich habe schmerzende Gelenke oder bin anfällig für Gelenkverletzungen.

Hormontest

- ☐ Meine sonnengeschädigte Haut ist deutlich ausgeprägter.
- ☐ Ich bemerke mehr feine Linien und Falten.
- ☐ Ich habe trockene oder dünner werdende Haut.
- ☐ Ich habe kein Interesse an Sex.
- ☐ Ich habe eine trockene Scheide oder Schmerzen beim Geschlechtsverkehr.

Gesamtpunkte:

Kategorie C

- ☐ Ich habe sieben bis zehn Tage vor meiner Periode PMS.
- ☐ Ich bekomme Kopfschmerzen oder Migräne während meiner Periode.
- ☐ Ich bin oft ängstlich.
- ☐ Ich habe schmerzhafte, schwere oder schwierige Perioden.
- ☐ Meine Brüste sind vor meiner Periode schmerzhaft oder geschwollen.
- ☐ Ich fühle mich vor meiner Periode unruhig, gereizt oder weinerlich.
- ☐ Ich hatte eine Fehlgeburt im ersten Trimester.
- ☐ Ich habe das Restless-Legs-Syndrom (unruhige Beine), besonders nachts.
- ☐ Ich habe Schwierigkeiten gehabt, schwanger zu werden (nachdem ich es sechs oder mehr Monate lang versucht habe).

Gesamtpunkte:

Kategorie D

- ☐ Ich habe anormalen Haarwuchs im Gesicht, auf der Brust und/oder am Bauch.
- ☐ Ich habe Akne.
- ☐ Ich habe fettige Haut und/oder fettige Haare.
- ☐ Ich habe Bereiche mit dunklerer Haut (z. B. in den Achselhöhlen).
- ☐ Ich habe schütteres Haar auf meinem Kopf bemerkt.
- ☐ Ich habe Stielwarzen.

Hormontest

- ☐ Ich kämpfe mit Depressionen und/oder Angstzuständen.
- ☐ Ich habe PCOS.
- ☐ Ich habe Schwierigkeiten gehabt, schwanger zu werden (nachdem ich es sechs oder mehr Monate lang versucht habe).

Gesamtpunkte:

Kategorie E

- ☐ Ich habe eine geringe Libido oder einen verminderten Sexualtrieb.
- ☐ Ich habe mit Depressionen zu kämpfen, habe Stimmungsschwankungen oder weine schnell.
- ☐ Ich habe keine Motivation.
- ☐ Ich bin den ganzen Tag über müde oder erschöpft oder es wurde bei mir ein chronisches Erschöpfungssyndrom diagnostiziert.
- ☐ Ich bin nicht in der Lage, Muskeln aufzubauen, und ich verliere Muskelmasse.
- ☐ Ich habe eine Abnahme der Knochendichte oder es wurde bei mir Osteopenie oder Osteoporose diagnostiziert.
- ☐ Ich leide unter Harninkontinenz.
- ☐ Ich habe einen Verlust an sexuellen Fantasien.
- ☐ Ich habe Schwierigkeiten oder bin nicht in der Lage, einen Orgasmus zu haben.
- ☐ Ich habe Herz-Kreislauf-Symptome oder eine Herzerkrankung.
- ☐ Ich habe an Gewicht zugenommen.
- ☐ Ich habe Angst- oder Panikattacken.

Gesamtpunkte:

Kategorie F

- ☐ Ich fühle mich morgens müde, selbst nach einer ganzen Nacht Schlaf.
- ☐ Ich bin auf Koffein angewiesen, um meinen Tag zu überstehen.
- ☐ Ich möchte an den meisten Tagen ein Nickerchen machen.

Hormontest

- ☐ Am Nachmittag stürzt meine Energie ab.
- ☐ Ich habe Heißhunger nach salzigem oder süßem Essen.
- ☐ Wenn ich zu schnell aufstehe, wird mir schwindlig.
- ☐ Ich fühle mich dem Stress ausgeliefert.
- ☐ Ich habe Schwierigkeiten beim Einschlafen und/oder Durchschlafen.
- ☐ Meine Muskeln fühlen sich schwächer an.
- ☐ Ich werde oft krank und/oder habe Schwierigkeiten, Infektionen zu überwinden.
- ☐ Ich habe Probleme mit niedrigem Blutzucker.

Gesamtpunkte:

Kategorie G

- ☐ Mein Leben ist verdammt stressig.
- ☐ Ich fühle mich von Stress überfordert.
- ☐ Ich habe zusätzliches Gewicht in der Mitte des Körpers.
- ☐ Ich habe Schwierigkeiten beim Einschlafen oder Durchschlafen.
- ☐ Mein Körper ist nachts müde, aber mein Gehirn rast – ich bin aufgedreht und müde.
- ☐ Ich bekomme nachts einen Energieschub, der mich davon abhält einzuschlafen.
- ☐ Ich wache zwischen 2 und 4 Uhr morgens auf und kann nicht wieder einschlafen.
- ☐ Ich fühle mich leicht abgelenkt, besonders wenn ich unter Stress stehe.
- ☐ Ich werde schnell wütend oder bin sehr schnell gereizt.
- ☐ Ich habe hohen Blutdruck oder eine schnelle Herzfrequenz.
- ☐ Ich habe einen erhöhten Blutzucker oder Diabetes.
- ☐ Ich werde zittrig, wenn ich nicht oft esse.
- ☐ Ich bin anfällig für Verletzungen und habe Schwierigkeiten bei der Heilung.

Gesamtpunkte:

Hormontest

Kategorie H

- ☐ Ich habe Gehirnnebel oder das Gefühl, dass mein Gedächtnis nicht mehr ganz so gut ist wie früher.
- ☐ Ich verliere Haare (Kopfhaut, Körper, äußeres Drittel der Augenbrauen).
- ☐ Mein Haar ist trocken und verfilzt leicht.
- ☐ Ich habe oft Verstopfung und brauche ein Stimulans (wie Koffein), um Stuhlgang haben zu können.
- ☐ Mir ist kalt und/oder ich habe kalte Hände und Füße.
- ☐ Meine Perioden sind sporadisch oder liegen mehr als fünfunddreißig Tage auseinander.
- ☐ Ich habe Gelenk- oder Muskelschmerzen.
- ☐ Ich habe trockene Haut.
- ☐ Ich hatte Schwierigkeiten, schwanger zu werden (nachdem ich es sechs oder mehr Monate lang versucht hatte), oder ich hatte eine Fehlgeburt im ersten Trimester.
- ☐ Ich bin in schlechter Stimmung oder kämpfe mit Depressionen.
- ☐ Ich bin müde, egal wie viel ich schlafe.
- ☐ Es fällt mir schwer, ins Schwitzen zu kommen.
- ☐ Ich habe wiederkehrende Kopfschmerzen.
- ☐ Ich habe einen hohen Cholesterinspiegel.
- ☐ Ich habe an den meisten Tagen eine heisere Stimme.

Gesamtpunkte:

Lösungsschlüssel

0 oder 1 Kästchen in einer Kategorie angekreuzt = Es ist unwahrscheinlich, dass diese Kategorie für die bei Ihnen auftretenden Symptome verantwortlich ist.

2 bis 4 Kästchen angekreuzt = Dieser Bereich benötigt Ihre Aufmerksamkeit.

5 oder mehr Kästchen in einer Kategorie angekreuzt = Dies könnte Ihr Unruhestifter sein, was bedeutet, dass dies im Moment wahrscheinlich das dominierende Hormon ist, das Ihre Symptome verschlimmert.

Kategorie A: Zu viel Östrogen
Lesen Sie unbedingt Kapitel 4, um mehr über die Östrogendominanz zu erfahren, sowie Seite 253 in Kapitel 12.

Kategorie B: Zu wenig Östrogen
Weitere Informationen finden Sie auf Seite 255 in Kapitel 12.

Kategorie C: Zu wenig Progesteron
In Kapitel 4 erfahren Sie, wie dies mit zu viel Östrogen zusammenhängt, lesen Sie dazu auch Seite 256 in Kapitel 12.

Kategorie D: Zu viel Testosteron
Lesen Sie in Kapitel 8 nach, warum Sie dies möglicherweise haben, auch wenn Sie kein PCOS haben, und lesen Sie in Kapitel 12 auf Seite Seite 257 nach.

Kategorie E: Zu wenig Testosteron
Weitere Informationen hierzu und zu den Auswirkungen auf Ihre Libido finden Sie in Kapitel 10 sowie auf Seite 259 in Kapitel 12.

Kategorie F: Zu wenig Cortisol
Auf Seite 260 in Kapitel 12 erfahren Sie, was Sie in diesem Zusammenhang tun können.

Kategorie G: Zu viel Cortisol
Schauen Sie sich Kapitel 7 an, um zu sehen, wie dies mit Ihren Nebennieren zusammenhängt, und schlagen Sie Seite 260 in Kapitel 12 auf.

Kategorie H: Zu wenig Schilddrüsenhormon
Wenn Sie Probleme mit der Schilddrüse haben, sollten Sie Kapitel 7 sorgfältig durchlesen und in Kapitel 12 einen Blick auf Seite 262 werfen.

KAPITEL 2

DIE FAKTEN ÜBER IHRE HORMONE

Vielleicht haben Sie auch schon mal gehört, dass es von Natur aus schrecklich ist, eine Frau zu sein – dass wir wüste Stimmungsschwankungen haben und unsere Hormone und unser Körper uns ständig hintergehen. Das ist ein Mythos und eine Lüge, die uns davon abhalten soll, für uns selbst etwas Besseres zu fordern. Dies ist die Wahrheit: Ihr Körper hintergeht Sie *in keinster Weise.* Vielmehr sind Ihre Hormone der Schlüssel zu einem unglaublichen Leben. Wenn Sie wie ich sind, dann wussten Sie lange Zeit überhaupt nicht, wie Ihr Menstruationszyklus funktioniert, was vor sich geht und wie Sie sich mit Ihrer Periode anfreunden können. In der Sexualkunde hat man Ihnen nämlich keinen Einblick in Ihren Körper gegeben und Ihnen keinen Fahrplan zur Bewältigung der Symptome gezeigt. Vielleicht hat man Ihnen beigebracht, dass Ihre Periode sogar beschämend ist (bei mir war das so). Wenn Sie dann Ihren Arzt aufsuchen, weil Sie besorgt sind, sagt er Ihnen vielleicht: „Es ist alles in Ordnung, Sie bilden sich das nur ein." Oder: „Ja, Sie haben Probleme, und es gibt nur eine Lösung: Unterdrücken Sie Ihre Hormone!"

Wenn Frauen die Pille absetzen und die Symptome eines Post-Pill-Syndroms erleben – Akne, unregelmäßige Perioden, starke Stimmungsschwankungen oder superschwere, schmerzhafte Perioden –, sagen ihre Ärzte ihnen oft, dass ihnen als Lösung nur noch die Pille zur Verfügung steht. Da man ihnen immer gesagt hat, dass ihr Körper sie hintergeht, glauben sie das dann auch. Aber ich will Ihnen sagen, dass das *falsch* ist. Ihr Körper hat Ihnen nämlich etwas Wichtiges zu sagen. Aber wenn Sie die Pille nehmen, ist es, als wäre Ihr Körper gefesselt und geknebelt und in den Kofferraum eines Autos geworfen worden. Wenn Sie den Kofferraum öffnen und den Knebel entfernen, schreit Ihr Körper um Hilfe, weil er nicht wieder in den Kofferraum gesteckt werden will. Das ist im Wesentlichen das, was Ihre Hormone tun, wenn Sie die Pille einnehmen, nur um Ihre Symptome zu übertünchen. Sie *können* jedoch mit Ihrem Körper arbeiten und Ihre hormonelle Gesundheit verstehen. Diese Symptome kommen zwar häufig vor, aber sie sind nicht normal.

Ihre Hormone sind wirklich wichtig. In diesem Kapitel werde ich Ihnen helfen zu verstehen, wie Ihr Menstruationszyklus funktioniert, und wir werden über den Zusammenhang zwischen Ihren Hormonen sprechen. So sehr „diese Zeit im Monat" in Ihrem Unterleib schmerzen kann, so sehr kann Ihnen Ihre Periode einen bemerkenswerten Einblick in Ihre Gesundheit geben – wenn Sie ihr zuhören. Wenn Sie Ihre Hormone natürlich fließen lassen, entsteht an verschiedenen Stellen Ihres Zyklus ein Rhythmus. Dabei können auch Ihre Stimmung, Ihre Fähigkeit, Dinge zu erledigen, und Ihre Orgasmen variieren. In Ihrem Zyklus ist viel mehr los als nur Ihre Periode.

Ist meine Periode normal?

Mein Sexualkundeunterricht in der Schule war ein epischer Fehlschlag. Ich habe nicht nur diesen Unterricht verlassen, ohne etwas über meine Periode oder meinen Körper zu wissen, sondern ich hatte auch eine Heidenangst davor, wie tragisch das Frausein ist. Zum Glück habe ich mein Erwachsenenleben dem Studium dessen gewidmet, was ich damals hätte lernen sollen. Haben Sie daher bitte etwas Nachsicht mit mir, während ich Ihnen die Grundlagen näherbringe und Ihnen berichte, wie großartig es ist, eine Frau zu sein.

Sie haben diesen fantastischen Rhythmus der Hormone, die während Ihres Zyklus steigen und fallen. Wenn sie ausgeglichen sind und Ihr Zyklus reibungslos verläuft, sollten Sie keine größeren Probleme mit der Periode haben. *Menarche* – haben Sie davon schon mal etwas gehört? Das ist der Zeitpunkt, an dem Ihre Periode eingesetzt hat, und es ist der Zeitpunkt, an dem Sie Ihren ersten Östrogen-Schub bekommen haben! Der Punkt, an dem Brüste und Schamhaare zu wachsen beginnen. Bei den meisten Frauen geschieht dies zwischen dem elften und vierzehnten Lebensjahr. Es ist nicht ungewöhnlich, wenn dies etwas später beginnt, doch wenn ein Mädchen mit sechzehn Jahren noch keine Periode gehabt hat, ist es sinnvoll, dies untersuchen zu lassen. Wenn es sie hingegen sehr früh bekommen hat, was wir als „vorzeitige Pubertät" bezeichnen, etwa im Alter von acht Jahren, ist das ein Zeichen dafür, dass damals bereits einige Hormonprobleme vorlagen.

In diesem Kapitel:

- **Wie Ihr Menstruationszyklus funktioniert**
- **Was Ihre Periode über Ihre Gesundheit aussagt**
- **Was Ihr Lehrer beim Sexualkundeunterricht verschwiegen hat**
- **Wie die Pille wirkt**
- **Welche Tests Ihr Arzt zur Beurteilung von Hormonstörungen anordnen sollte**

Der typische Menstruationszyklus dauert bei 10 bis 15 Prozent der Frauen achtundzwanzig Tage, kann aber generell zwischen sechsundzwanzig bis sechsunddreißig Tage dauern. Die Zyklen sind stark individualisiert. Wenn Ihre Periode nicht alle achtundzwanzig Tage auftritt, aber trotzdem regelmäßig ist, ist das in Ordnung. Hier gibt es nämlich durchaus ein Spektrum. Wenn Sie sich weit außerhalb dieses Spektrums befinden – beispielsweise, wenn Sie nie wissen, wann Ihre Periode kommt –, dann sollten Sie untersuchen, warum das so ist. Glücklicherweise gibt es dafür mittlerweile Apps, was sehr praktisch ist, denn bevor es sie gab, hatten die meisten Frauen Mühe, ihre Periode zu verfolgen. Jetzt überwachen mehr Frauen ihre Periode und können Unregelmäßigkeiten leichter erkennen.

Tag 1 Ihres Zyklus ist der erste Tag Ihrer Periode oder der erste Tag, an dem Sie Blut sehen. Dies geschieht, weil die Hormone **Östrogen** und **Progesteron** absinken (weitere Informationen über all Ihre Hormone finden Sie auf den Seiten 35 bis 39), wodurch die Gebärmutterschleimhaut, das **Endometrium**, abgestoßen wird. Dies führt zu Ihrer Periode von etwa 1 bis 7 Tagen. Der Abfall dieser Hormone löst eine ganze Reihe von Dingen aus: Ihr Gehirn (insbesondere die Hypophyse) setzt das **follikelstimulierende Hormon (FSH)** frei, das das Wachstum der Follikel in Ihren **Eierstöcken** anregt, um eine Eizelle für den **Eisprung** vorzubereiten. Um den 8. Tag herum beginnt der Östrogenspiegel zu steigen, wodurch Ihre weiblichen Geschlechtsteile sich auffüllen, Ihre Kurven ausgeprägter und Ihre Lippen voller werden.

Wenn Sie um den 9. oder 10. Tag herum merken, dass Sie total in Stimmung sind und Sie die Hände nicht von Ihrem Partner lassen können, liegt das daran, dass das **Testosteron** zu dieser Zeit ansteigt. (Ja, auch wir Frauen produzieren Testosteron, nur in geringeren Mengen als unsere männlichen Kollegen.) Ihr

Glossar zum Menstruationszyklus

Eierstöcke: Weibliche Fortpflanzungsorgane, die Eizellen und Hormone produzieren.

Eileiter: Einer der beiden „Schläuche“ auf jeder Seite der Gebärmutter, die die Eizelle von einem Eierstock zur Gebärmutter transportieren.

Eisprung: Wenn der Eierstock eine Eizelle freisetzt.

Endometrium: Die Schleimhaut, die die Gebärmutter (Uterus) auskleidet und sich in Vorbereitung auf die Einnistung eines Embryos verdickt und während der Menstruation abgestoßen wird.

Follikelphase: Die erste Hälfte des Menstruationszyklus, wenn der Östrogenspiegel hoch ist und die Follikel der Eierstöcke zur Vorbereitung des Eisprungs heranreifen.

Follikelstimulierendes Hormon (FSH): Ein von der Hypophyse produziertes Hormon, das die Reifung der Follikel in den Eierstöcken zur Vorbereitung des Eisprungs stimuliert.

Gelbkörper (Corpus luteum): Eine nach dem Eisprung im Eierstock gebildete Gewebemasse, die Progesteron absondert und sich schließlich auflöst, wenn die Eizelle nicht befruchtet wird.

Lutealphase: Die zweite Hälfte des Menstruationszyklus, die nach dem Eisprung auftritt, wenn das Progesteron erhöht ist.

Luteinisierendes Hormon (LH): Ein von der Hypophyse produziertes Hormon, das den Eisprung und die Entwicklung des Gelbkörpers auslöst.

Östrogen: Ein weibliches Geschlechtshormon, das von den Eierstöcken produziert wird und in der ersten Hälfte des Menstruationszyklus dominiert.

Ovulationsphase: Die Phase zwischen der Follikel- und der Lutealphase, in der das LH ansteigt und die Freisetzung einer Eizelle auslöst.

Progesteron: Ein Hormon, das vom Gelbkörper im Eierstock freigesetzt wird, um die Gebärmutter auf die Einnistung eines Embryos vorzubereiten. Das Hormon dominiert in der zweiten Hälfte des Menstruationszyklus.

Testosteron: Ein Sexualhormon, das von den Eierstöcken und Nebennieren ausgeschüttet wird und vor dem Eisprung ansteigt; am höchsten bei Männern, aber notwendig bei Frauen.

Menstruationszyklus-Mythen-Quiz

Nehmen Sie an dem Menstruations-Quiz teil und überprüfen Sie, wie Sie abschneiden. Beantworten Sie jede Aussage mit „wahr“ oder „falsch“.

1. **Jede Frau hat einen 28-tägigen Menstruationszyklus.**
2. **Eine Frau kann an jedem Tag des Monats schwanger werden.**
3. **Eine Frau kann nur an einem Tag im Monat schwanger werden.**
4. **Eine Frau ovuliert nur eine Eizelle pro Zyklus.**
5. **Eine Frau ovuliert jeden Monat.**
6. **Spermien leben nur einen Tag.**
7. **Die Pille reguliert die Periode der Frau.**
8. **Es ist nicht notwendig, seine Periode zu bekommen.**
9. **Tag 1 des Zyklus einer Frau ist der erste Tag ihrer Periode.**
10. **Progesteron ist in der zweiten Hälfte des Zyklus einer Frau niedrig.**

***Die Antworten finden Sie auf Seite 347.**

Körper ist superintelligent. Er hebt Ihren Testosteronspiegel an und erhöht Ihre Libido etwa fünf Tage vor dem Eisprung, sodass Sie Ihren Partner aufsuchen, Sex haben und das Sperma behalten können – das etwa drei bis fünf Tage überleben kann –, in der Hoffnung, dass Sie, sobald die Eizelle freigesetzt wird, schwanger werden. Deshalb gelten wir trotz der Tatsache, dass die Eizelle nur etwa vierundzwanzig Stunden lebt, für fünf bis sechs Tage im Monat als fruchtbar. Erscheint es nicht irgendwie albern, unsere Hormone endlos zu unterdrücken, wenn man nur an sechs Tagen im Monat fruchtbar ist? Hat Ihnen Ihr Arzt das jemals gesagt? (Mein Arzt sicher nicht!) So viele Frauen kommen zu mir und sagen, *sie hätten die Pille gar nicht erst genommen*, wenn sie gewusst hätten, wie schwierig es ist, schwanger zu werden. Oft wird ihnen erst bei einem Versuch, schwanger zu werden, bewusst, dass es dieses kurze Zeitfenster gibt. Ob eine Frau schwanger wird oder nicht, hat mehr damit zu tun, dass sie ihren spezifischen Rhythmen versteht, als dass sie ihre Hormone unterdrückt.

Östrogen ist in der ersten Hälfte Ihres Zyklus der Hauptakteur. Es erreicht um Tag 12 bis 14 herum seinen Höhepunkt und löst die Freisetzung des **luteinisierenden Hormons (LH)** aus. Dies markiert den Beginn der **Ovulationsphase** und regt Ihre Eierstöcke dazu an, eine Eizelle freizusetzen, was als Eisprung bezeichnet wird. Während dieser Zeit wandert die Eizelle den

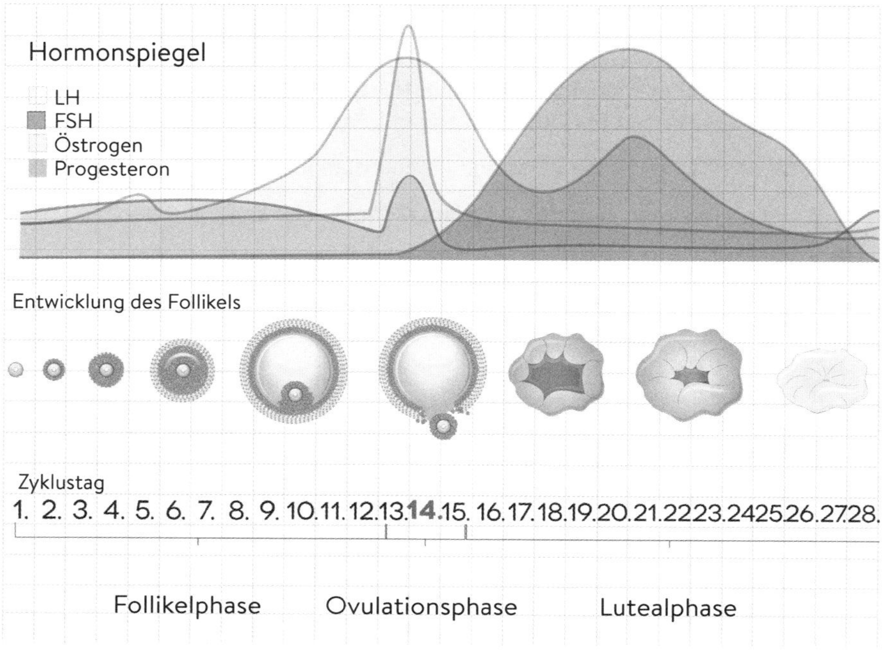

Der Menstruationszyklus einer Frau ohne hormonelle Empfängnisverhütung

Eileiter hinunter und pflanzt sich entweder in die Gebärmutterschleimhaut ein, wenn sie durch Spermien befruchtet wird, oder löst sich langsam auf und tritt während Ihrer Periode zusammen mit der Gebärmutterschleimhaut aus dem Körper aus. Östrogen regt auch das Wachstum von Gebärmuttergewebe an, wodurch die Gebärmutterschleimhaut für die mögliche Einnistung eines Embryos verdickt wird. Aus diesem Grund verursacht zu viel Östrogen schwere, schmerzhafte Perioden. Es ist das vorherrschende Hormon während der ersten Zyklushälfte, die als Follikelphase bezeichnet wird (ungefähr an den Tagen 1 bis 14 Ihres Zyklus).

Der geplatzte Follikel, der sich jetzt in den **Gelbkörper** gewandelt hat, setzt Progesteron und Östrogen frei, um den Körper auf die Schwangerschaft vorzubereiten. Progesteron ist das Hormon, das Ihnen hilft, sich entspannt, ruhig und lebensbejahend zu fühlen. Wenn es zu niedrig ist, wollen Frauen entweder (a) in den Wald fliehen und nie wieder gesehen werden, (b) jeden ermorden, der ihnen in die Quere kommt, oder (c) beides tun. Wenn Sie in den ein oder zwei Wochen vor Ihrer Periode nicht schlafen können, sich ängstlich fühlen oder jeder Sie nur noch nervt, müssen Sie Ihr Progesteron auffüllen. Glücklicherweise ist das nicht schwierig, wenn Sie einen natürlichen Ansatz wie den des 30-Tage-Brighten-Programms wählen. Progesteron ist das wichtigste Hormon

Der Einfluss der Mondzyklen auf die Menstruationszyklen

Die meisten Frauen folgen tatsächlich dem Mondzyklus und bekommen ihre Periode entweder bei Vollmond oder bei Neumond. Es wird angenommen, dass Frauen am fruchtbarsten sind, wenn sie ihre Periode bei Neumond haben. Das könnte daran liegen, dass die Menschen zu Urzeiten zwei Wochen später während des Vollmonds nachts wach waren und nichts anderes zu tun hatten, als sich zu paaren, sodass dies eine perfekte Gelegenheit war, ein Kind zu zeugen. Dies ist als weißer Mondzyklus bekannt. Als roten Mondzyklus bezeichnet man den Beginn des Menstruationszyklus bei Vollmond, wodurch der Eisprung während der Neumondphase stattfindet. Es wird angenommen, dass der rote Mondzyklus von den Frauen befolgt wird, die Anführerinnen und Heilerinnen sind.

In Kapitel 11 erfahren Sie mehr über die zyklischen Zusammenhänge mit dem Mond.

in den Tagen 15 bis 28 Ihres Zyklus und erreicht seinen Höhepunkt um den Tag 21, der als **Lutealphase** bekannt ist.

Wenn die Eizelle nicht auf Sperma trifft, sinken Ihre Hormone wieder, und der Menstruationszyklus beginnt von Neuem. Wenn Sie jedoch schwanger werden, bleiben die Hormonspiegel erhöht.

Wie sieht eine Periode bei Einnahme der Pille aus? (Spoiler-Alarm: Große hormonelle Verwirrung)

Von Progesteron über Cortisol bis hin zum Schilddrüsenhormon – es gibt kein Hormon, das durch die Pille nicht gestört wird. Ich möchte eines klarstellen: Dieses Kapitel (und dieses Buch) soll Sie keineswegs dafür verurteilen, dass Sie die Pille einnehmen. Vielmehr möchte ich Ihnen helfen zu verstehen, wie die Pille wirkt und wie sie Ihre anderen Hormone beeinflussen kann. Wissen ist wirklich Macht, und es ist an der Zeit, dass wir alle das nötige Wissen über die kleine Pille bekommen, die wir täglich einnehmen. Viele Frauen haben (ohne eigenes Verschulden) keine Ahnung, wie stark die Pille ihre Hormone beeinflusst.

Ihr Hormonsystem, auch als endokrines System bekannt, ist wie eine Symphonie, die unter optimalen Bedingungen – wenn jedes Instrument gestimmt ist und die richtigen Töne trifft – die schönste Musik spielt, die Sie je gehört haben. Aber wenn nur ein einziges Instrument verstimmt ist, kann es das

Ihr Zyklus im Überblick

- Ihr Menstruationszyklus ist die Anzahl der Tage vom ersten Tag der Blutung in einem Monat bis zum ersten Tag der Blutung im nächsten Monat.
- Die durchschnittliche Länge eines Menstruationszyklus beträgt achtundzwanzig Tage, wobei die meisten Zyklen zwischen sechsundzwanzig und sechsunddreißig Tagen liegen.
- Der Menstruationszyklus besteht aus drei Phasen: Follikelphase, Ovulationsphase und Lutealphase.
- Ein Anstieg des Östrogens während der Follikelphase führt zu einem Anstieg des LH, der den Eisprung auslöst, typischerweise in der Mitte des Zyklus.
- Nach dem Eisprung steigt das Progesteron an und erreicht seinen Höhepunkt um den 21. Tag.
- Ein Abfall des Progesteronspiegels löst Ihre Periode aus, wenn Sie nicht schwanger geworden sind.
- Die durchschnittliche Dauer der Periode beträgt etwa vier bis sechs Tage.

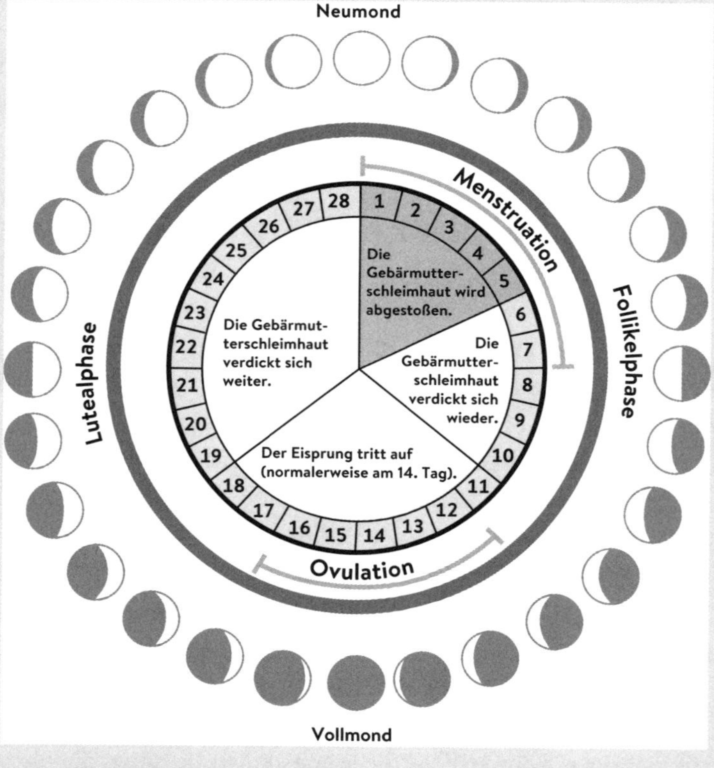

Übersicht des durchschnittlichen Menstruationszyklus

gesamte Stück ruinieren, was schrecklich klingt. Die anderen Musiker beginnen möglicherweise ihre Spielweise zu verändern, um dieses eine verstimmte Instrument zu kompensieren, und die Qualität der Musik nimmt weiter ab. **Auf die gleiche Weise wirkt sich ein Hormon, das aus dem Gleichgewicht gerät, auf das gesamte Hormonsystem aus.**

Man hört immer, dass die Pille den Körper im Wesentlichen dazu bringt, zu glauben, er sei schwanger. Ehrlich gesagt ist der Körper aber nicht so dumm. Wenn wir über Schwangerschaft sprechen, sprechen wir über viele komplexe Veränderungen. Es entwickeln sich mehrere Systeme, und Sie baden in einer wunderbaren, schützenden Hormonsuppe, während Sie einen Menschen in sich heranwachsen lassen. Diese Schwangerschaftshormone sind ganz anders als die synthetischen Hormone, die die Pille bietet.

Denken Sie noch einmal daran zurück, wie Ihr Zyklus funktioniert, mit höherem Östrogenwert in der ersten Hälfte des Zyklus und höherem Progesteronwert in der zweiten Hälfte des Zyklus. Die meisten Antibabypillen verabreichen dem Körper über den gesamten Monat hinweg – mit Ausnahme der Woche, in der keine Einnahme erfolgt oder Zuckerpillen eingenommen werden – eine große Dosis sowohl von synthetischem Östrogen als auch von Progesteron (Gestagen, um genau zu sein). Dies ist etwas ganz anderes als der natürliche Menstruationszyklus, in dem die Hormone Schwankungen unterliegen. Diese erhöhte tägliche Hormondosis unterdrückt die Freisetzung des follikelstimulierenden Hormons (FSH) und des luteinisierenden Hormons (LH) durch die Hypophyse, wodurch der Eisprung verhindert wird. Das Gehirn nimmt wahr, dass mehr als genug Hormone vorhanden sind, weswegen es das Signal unterdrückt, das den Körper zur weiteren Hormonproduktion auffordern würde. Dies wird als negatives Feedback oder negative Rückkopplung bezeichnet. Somit werden keine Gehirnhormone produziert, es findet kein natürlicher Hormonrhythmus und kein Eisprung statt, was toll ist, wenn man kein Baby haben möchte. Wenn Sie in dieser Woche die Placebo-Pillen nehmen oder bei anderen Präparaten Ihre Pillenpause haben, ist der Grund dafür, dass Sie die Periode bekommen, nicht der, dass Sie keinen Eisprung hatten. Stattdessen handelt es sich um eine sogenannte Entzugsblutung.

Die Pille und Ihr „schlechter“ Freund

Okay, ich sage nicht, dass die Pille die einzige Ursache dafür ist, dass man immer wieder mit den falschen Typen ausgeht. Es gibt jedoch Hinweise darauf, dass sie einem keinen Gefallen tut, wenn es um die Partnerwahl geht. Es bedarf etwas Wissenschaft und ernsthafter Nerd-Gespräche, um das zu erklären, aber wenn Sie diesen Abschnitt lesen, verspreche ich Ihnen, dass Sie fasziniert sein werden.

Vielleicht haben Sie schon gehört, dass der Geruch Ihres Partners die Ursache dafür ist, dass Sie sich von ihm angezogen fühlen. Der Grund dafür ist, dass der Duft den Haupthistokompatibilitätskomplex (MHC von engl. major histocompatibility complex) eines Mannes offenbart. Dieser umfasst eine Reihe von Genen, die eine große Rolle bei der Überwachung des Immunsystems spielen. Die Aufgabe des MHC besteht darin, Proteine, die vom Immunsystem behandelt werden müssen, an einem leicht zu findenden Ort zur Verfügung zu stellen: der Zelloberfläche. Aufgrund seiner engen Beziehung zu Ihren Immunzellen bestimmt der MHC auch Ihre Anfälligkeit für Autoimmunerkrankungen.

Wir wissen, dass Frauen bevorzugt Männer auswählen, deren MHC-Gene sich von ihren eigenen unterscheiden. Warum sollten wir das tun? Weil ein Partner mit anderen MHC-Genen unseren Kindern ein vielfältigeres MHC-Profil und damit ein robusteres und gut reguliertes Immunsystem bietet. Man nimmt an, dass sich dies entwickelt hat, um zu verhindern, dass wir uns zu unseren Verwandten hingezogen fühlen, weil eine Vermischung mit Verwandten unseren Nachkommen weniger Vorteile im Genpool bieten würde.

Bereit für den faszinierenden Teil? Die Forschung hat gezeigt, dass sich die Duftpräferenz einer Frau, sobald diese mit der Einnahme der Pille beginnt, zu Männern verlagert, die ihr genetisch ähnlicher sind. Sie zeigt dann weniger Interesse an Männern mit anderen MHC-Genen. Verrückt, nicht wahr?

Warum könnte die Pille Sie dazu veranlassen, sich mehr zu Ihrem Cousin hingezogen zu fühlen? Das ist noch nicht wirklich bekannt. Eine Hypothese ist, dass die Pille die Hypothalamus-Hypophysen-Gonaden-Achse (HPG) ähnlich wie bei einer Schwangerschaft unterbricht. Dieser Mechanismus würde dann dafür sorgen, dass Sie nach Verwandten suchen müssten, die Sie unterstützen könnten.

Wenn die Pille Frauen dazu veranlasst, Partner auszuwählen, die Babys mit einem nicht optimalen Immunsystem zeugen, und wir die Pille seit mehreren Generationen einnehmen, ist es dann ein Wunder, dass die Häufigkeit von Autoimmunerkrankungen gestiegen ist? Natürlich sind Autoimmunkrankheiten von komplexer Natur, und es spielen zahlreiche Variablen eine Rolle. Aber sehr viele Frauen haben die Pille genommen, und gleichzeitig haben wir in den Generationen, die auf ihre Einnahme folgten, einen großen Anstieg an Autoimmunkrankheiten festgestellt.

Es gibt zwei Arten von Pillen: Kombinationspillen und reine Gestagen-Pillen. Die Kombinationspille enthält Östrogen und Gestagen, ist wirksamer und führt zu weniger Durchbruchblutungen. Die Kombinationspille unterdrückt den Eisprung, verdickt den Zervixschleim, um Spermien zu blockieren, verändert die Motilität der Eileiter und verdünnt die Gebärmutterschleimhaut. Die meisten Frauen nehmen diese Art von Pille. Die reine Gestagen-Pille, auch bekannt als Minipille, wird in der Regel von Frauen angewendet, die auf synthetisches Östrogen negativ reagieren oder die derzeit stillen. Sie stoppt ebenfalls den Eisprung, aber nur bei etwa 60 Prozent der Frauen.

Der grundlegende Mechanismus, wie die Pille eine Schwangerschaft verhindert, spielt eine große Rolle bei den hormonellen Ungleichgewichten, die sie verursacht. Die Aufgabe der Pille ist es, die Kommunikation zwischen dem Gehirn und den Eierstöcken zu unterbinden. Solange Sie die Pille nehmen, kommunizieren Ihr Gehirn und Ihre Eierstöcke nicht, was Ihre gesamten Hormone ernsthaft beeinträchtigen kann.

Hormone – viel mehr als nur Ihre Periode

Ich werde Ihnen nun einen tiefen Einblick in die wichtigsten Hormone geben, über die Sie Bescheid wissen sollten. Es gibt viel mehr Hormone als die hier aufgeführten, aber das würde an sich schon ein ganzes Buch füllen. Ich möchte Ihnen helfen, die schönste Symphonie zu dirigieren, die Ihr Körper spielen kann. Dabei gehen wir etwas über die Periode und das Schwangerwerden hinaus, denn neben der Fortpflanzung sind Ihre Hormone noch für viel mehr zuständig.

Es gibt zwei Hauptgruppen von Hormonen: Steroidhormone und nichtsteroidale Hormone, also Protein-/Peptid-Hormone.

Steroidhormone

Diese Gruppe von Hormonen wird aus Cholesterin, insbesondere LDL, oder dem „schlechten Cholesterin", hergestellt. (Sie wissen schon - das von dem man Ihnen erzählt hat, es würde Sie töten, wenn Sie es essen.) Wie sich aber herausgestellt hat, können Steroidhormone ohne Cholesterin nicht hergestellt werden. Und wenn Sie nun lesen, was diese Hormone alles für Sie tun, werden Sie schnell erkennen, warum es Sie schneller töten könnte, kein Cholesterin zu sich zu nehmen, und warum eine fettfreie Ernährung nicht gesund ist.

PREGNENOLON

Ich nenne dies das Mutterhormon, weil es alle Steroidhormone zur Welt bringt. Anders ausgedrückt: Alle Hormone in diesem Abschnitt werden von Pregnenolon hergestellt. Bei der Synthese hängt Pregnenolon auch von anderen Hormonen, wie dem Schilddrüsenhormon, ab.

ÖSTROGEN

Sie erinnern sich sicher an den vorderen Teil des Kapitels, in dem wir gesagt haben, dass Östrogen für den Aufbau der Gebärmutterschleimhaut verantwortlich ist, damit die Eizelle bei der Befruchtung einen schönen, bequemen Platz hat, an dem sie sich einnisten kann. Abgesehen von der möglichen Schwangerschaft ist dieses Hormon auch der Grund dafür, dass Sie überhaupt erst Ihre Kurven bekommen haben – und dass diese Kurven schön rund bleiben. Außerdem können Sie ihm dafür danken, dass Ihre Lippen voll sind und Ihre Haut prall aussieht.

Aber es kommt noch besser: Natürliche Östrogene halten Ihr Gehirn und Ihr Herz in Topform und sind ein wichtiger Grund, warum sich Ihre Knochen nicht verbiegen. Östrogen bewegt sich durch Ihren gesamten Körper und beeinflusst nahezu jedes Gewebe, einschließlich Gehirn, Knochen, Herz und Haut.

Nicht dass wir das verwechseln: Wenn ich davon spreche, wie erstaunlich Östrogen ist, dann meine ich nicht diesen synthetischen Mist, den die Pharmaindustrie in eine Pille steckt. Ich spreche von dem Hormon, das Ihr Körper auf natürliche Weise aus Ihren Eierstöcken, Nebennieren, Fettzellen und Ihrem Gehirn und anderem Gewebe herstellt. Ihr Arzt hat Ihnen vielleicht gesagt, dass Ihre Pille so ziemlich die gleichen Hormone enthält, die Sie auf natürliche Weise herstellen. Das ist nicht der Fall.

PROGESTERON

Progesteron ist ein weiterer wichtiger Faktor für die Fruchtbarkeit, der eine entscheidende Rolle bei der Aufrechterhaltung einer gesunden Schwangerschaft spielt. Aber selbst wenn Sie kein Kind wollen, möchten Sie *doch* einen Eisprung haben. Ihre Eierstöcke produzieren Progesteron aus dem Gelbkörper, der erst nach dem Eisprung gebildet wird.

Haben Sie sich vor Ihrer Periode jemals ängstlich, schlaflos, gereizt oder weinerlich gefühlt? Das ist normalerweise ein Zeichen dafür, dass Sie nicht genügend Progesteron erhalten. Wenn der Progesteronspiegel genau richtig ist, fühlen Sie sich entspannt, ruhig und lebensbejahend. Also ist Progesteron doch gut, oder? Progesteron wirkt den Auswirkungen von Östrogen entgegen und hat eine beruhigende Wirkung, reduziert die Angst und erhöht die Schläfrigkeit. Es wird hauptsächlich in den Eierstöcken und den Nebennieren (und der Plazenta, wenn Sie schwanger sind) produziert.

Progesteron hilft Ihnen auch dabei, Fett zur Energiegewinnung zu nutzen, baut die Knochen auf und erhält diese, schützt Ihre Brüste und Ihre Gebärmutter vor Krebs und fördert die Cortisonproduktion, den Appetit und die Fettspeicherung. Und es hilft Ihren Zellen, das Schilddrüsenhormon zu nutzen.

TESTOSTERON

Testosteron wird immer als das männliche Hormon (Androgen) angepriesen, aber auch Frauen brauchen Testosteron. Ohne Testosteron werden Ihre Knochen schwach, Ihr Gehirn verlangsamt sich, Ihre Stimmungslage verschlechtert sich und Ihre Motivation geht verloren. Dieses Hormon steigert auch das Selbstvertrauen und die Energie. Fühlen Sie sich müde? Dann sollte Ihr Arzt Ihre Testosteronwerte überprüfen.

Wie jedes Hormon bringt uns Testosteron in Schwierigkeiten, wenn wir zu viel davon haben. Dann können wir Symptome entwickeln wie fettige Haut, Akne, Haare im Gesicht, auf der Brust oder auf dem Bauch oder Haarausfall auf dem Kopf.

CORTISOL

Cortisol, das in den Nebennieren produziert wird, ist als Stresshormon bekannt und genießt manchmal einen schlechten Ruf, weil es zur Bildung von Bauchfett beiträgt. Cortisol spielt jedoch eine große Rolle für die Immungesundheit, indem es Entzündungen und Immunzellen moduliert. Es ist auch für die Regulierung des Blutzuckers und Blutdrucks verantwortlich, und von zentraler Bedeutung bei der Vorbeugung von Diabetes und Herzerkrankungen.

DHEA (DEHYDROEPIANDROSTERON)

DHEA wird in den Nebennieren produziert und gilt als Anti-Aging-Hormon, weil es Falten mindert, die Energie steigert, das Gedächtnis verbessert, das Körperfett reduziert und die Libido verbessert. DHEA wird in Östrogen und Testosteron umgewandelt, weshalb unsere Nebennieren zur Hormonunterstützung dienen, wenn die Eierstöcke nach den Wechseljahren keine Hormone mehr produzieren.

Nichtsteroidale Hormone

Nichtsteroidale Hormone sind ebenso wichtig und wirken in Verbindung mit den Steroidhormonen, um die schöne Symphonie zu schaffen, über die wir gesprochen haben. Diese Hormone befinden sich nicht wie die Steroidhormone in den Zellmembranen, sondern auf der Oberfläche der Zellen, weil sie wasserlöslich sind. Nichtsteroidale Hormone bestehen aus Aminosäuren und binden sich an Rezeptorproteine auf Zellmembranen, die dann ein Enzym im Inneren der Zelle aktivieren.

SCHILDDRÜSENHORMONE

Eine schmetterlingsförmige Drüse an der Vorderseite des Halses, die Schilddrüse, ist für die Ausschüttung der Schilddrüsenhormone Thyroxin (T4) und Triiodthyronin (T3) verantwortlich. T4 ist das inaktive Hormon und hängt von anderen Geweben wie dem Darm, den Nieren und der Leber ab, um es zu T3 zu aktivieren. T3 ist für die Stimmung, die Energie und den Stoffwechsel verantwortlich, und wenn der T3-Spiegel zu niedrig ist, kommt es bei Frauen zu einer unregelmäßigen Menstruation. Wir werden dieses Hormon in Kapitel 7 eingehend untersuchen, aber hier sei schon einmal erwähnt, dass ein zu niedriger Wert des Schilddrüsenhormons auch mit Unfruchtbarkeit, Fehlgeburten, Verdauungs- und Hautstörungen einschließlich Haarausfall verbunden ist. Ich behandle viele Frauen mit einer Hypothyreose, die einen großen Einfluss auf Ihre Sexualhormone haben kann.

INSULIN

Dieses Hormon wird von der Bauchspeicheldrüse produziert, um den Blutzucker in die Zellen zu bringen. Chronisch erhöhtes Insulin kann zu höheren Östrogenspiegeln führen. Im Fall von PCOS wirken Insulin und das luteinisierende Hormon zusammen, um die Produktion von Androgenen wie Testosteron zu stimulieren. Darüber hinaus reguliert Insulin die Testosteronproduktion in den Nebennieren, die wir in Kapitel 8 näher betrachten werden.

LEPTIN

Leptin wird von Fettzellen produziert und reguliert Ihren Appetit, indem es Ihr Gehirn über Ihren Hungerstatus informiert. Frauen mit Leptinresistenz bekommen nicht die richtige Botschaft an ihr Gehirn und können daher Schwierigkeiten haben, Gewicht zu verlieren.

OXYTOCIN

Dieses Hormon wird oft als Liebeshormon oder Kuschelhormon bezeichnet, weil es die Bindung zwischen Mutter und Kind und die Bindung zu Ihrem Partner erleichtert. Es reduziert auch die Angst und wirkt den schädlichen Auswirkungen entgegen, die zu viel Cortisol auf Sie haben kann.

Kennen Sie jemanden, der ein Gedächtnis wie ein Elefant hat? Vielleicht hat diese Person einfach mehr Oxytocin in ihrem System, da es das Hormon ist, das dabei hilft, die Erinnerungen zu festigen.

Sie müssen kein Baby bekommen oder stillen, um dieses Hormon zu aktivieren. Schon eine Umarmung von zweiundzwanzig Sekunden kann helfen, Ihr Oxytocin zu erhöhen – wenn Sie einen Orgasmus bekommen, wird natürlich noch mehr Oxytocin ausgeschüttet. (Siehe in Kapitel 10, warum Orgasmen gut für Ihre Gesundheit sind!)

Ihre Sexualhormone sind wie Lemminge

Ihre Hormone kommunizieren ständig und achten aufeinander. Haben Ihre Eltern auch immer gesagt: „Wenn jeder von der Brücke springen würden, würdest du dann auch runterspringen?" Genau das tun Ihre Sexualhormone. Sie sind nur ein Haufen kleiner Lemminge, die immer überprüfen, was die anderen Hormone tun. Deshalb ist es wichtig, eine ganzheitliche Perspektive einzunehmen und die grundlegende Ursache Ihrer Symptome zu bekämpfen. Und aus diesem Grund sprechen wir in diesem Buch nicht nur über Hormone, sondern auch über die Leber, den Darm, die Nebennieren, die Schilddrüse und den Stoffwechsel – weil sie alle eine große Rolle für die Hormongesundheit spielen.

Woher weiß ich, ob ich ein hormonelles Ungleichgewicht habe?

Wenn im Leben alles glattläuft, merkt man das meist gar nicht, richtig? Aber wenn sich ein großes Lebensdrama ereignet und ernste Schwierigkeiten auftreten – wenn Ihre Ehe in die Brüche geht, wenn Ihr Job Ihnen das Leben regelrecht aussaugt oder wenn jemand, den Sie lieben, eine schlimme Krankheit hat – dann merken Sie das. Sie spüren es. Und es beginnt, alle Bereiche Ihres Lebens und Ihr allgemeines Glück zu verzehren. Ihre Hormone haben eine ähnliche Wirkung: Wenn sie reibungslos funktionieren, fühlen Sie sich gut und merken es nicht. Wenn sie aus dem Gleichgewicht geraten, treten unangenehme Symptome auf, die Sie nicht ignorieren können, weil diese nach Aufmerksamkeit schreien.

Wenn Sie zum Beispiel zu viel Östrogen haben, auch bekannt als Östrogendominanz, können Brustspannen, Gewichtszunahme und schwere Perioden, Kopfschmerzen und Stimmungsschwankungen auftreten. Ein zu niedriger Östrogenspiegel kann andererseits nächtliche Schweißausbrüche, Schlaflosigkeit, Depressionen, Scheidentrockenheit und Inkontinenz verursachen. Wenn Ihr Progesteronwert zu niedrig ist, können Sie mit Angstzuständen, starken oder unregelmäßigen Perioden und Schmierblutungen in der Mitte des Zyklus zu kämpfen haben. Dies alles sind Symptome eines hormonellen Ungleichgewichts.

Wenn Ihre Sexualhormone nicht im Gleichgewicht sind, ist das meist nur die Spitze des Eisbergs. Gehen Sie Ihren Hormontest am Ende von Kapitel 1 noch einmal durch und lassen Sie gegebenenfalls von Ihrem Arzt Ihre Hormone testen, um Ihre Symptome weiter zu untersuchen.

Überprüfung der Hormongesundheit

- Adiponectin (ein von Fettzellen produziertes Hormon, das vor Diabetes und Herzerkrankungen schützt)
- DHEA-S
- DUTCH (Trockener-Urin-Test für umfassende Hormone)
- Nüchtern-Insulin
- 4 × Cortisol-Test im Speichel
- FSH, LH, Östradiol (am besten an Tag 3 Ihres Menstruationszyklus getestet)
- Progesteron (am besten von Tag 19 bis Tag 22 eines 28-tägigen Menstruationszyklus getestet)
- Sexualhormon-bindendes Globulin (SHBG)
- Schilddrüsen-Panel: Thyreoidea-stimulierendes Hormon (TSH), Gesamt-T4 und -T3, freies T4 und T3, reverses T3, Thyreoperoxidase-Antikörper (TPO-AK) und Thyreoglobulin-Antikörper
- Gesamtes und freies Testosteron

Häufige hormonelle Unausgewogenheiten

Was sind einige der häufigsten Hormonstörungen und wie sehen sie aus? Im Folgenden sind die gängigsten Ungleichgewichte, die ich in meiner klinischen Praxis behandle, und ihre entsprechenden Symptome aufgeführt:

- **Zu viel Östrogen:** Eine Östrogendominanz verursacht schwere, schmerzhafte Perioden, Myome, Zysten an den Eierstöcken, Brustspannen und fibrozystische Veränderungen der Brust und ist mit einem erhöhten Krebsrisiko verbunden.
- **Zu wenig Progesteron:** Häufige Symptome eines niedrigen Progesteronspiegels sind Unfruchtbarkeit, Angst, Schlaflosigkeit, unkontrollierbares Weinen und unregelmäßige Menstruationszyklen (sie sind meist kürzer).
- **Zu viel Cortisol:** Wenn Ihr Cortisolspiegel übermäßig hoch ist, haben Sie dieses Gefühl von aufgedreht, aber müde sein, bei dem Ihr Gehirn ständig rast, Ihr Körper aber erschöpft ist. Das ist auch der Grund, warum Frauen Bauchfett bekommen (und warum Cortisol einen schlechten Ruf hat).
- **Zu wenig Cortisol:** Wird in Verbindung gebracht mit „Nebennierenermüdung" oder einer Dysregulation der Hypothalamus-Hypophysen-Nebennierenrinden-Achse (HPA). Ein zu geringer Cortisolspiegel kann zu einer völligen Erschöpfung mit einem geschwächten Immunsystem führen. Es kann sein, dass Sie häufig krank werden oder Wunden haben, die nicht heilen. Es kann auch zu chronischen Kopfschmerzen kommen, insbesondere wenn Sie mit Kopfschmerzen aufwachen, und es fällt Ihnen schwer, morgens aus dem Bett zu kommen.
- **Zu wenig Schilddrüsenhormon:** Eine Hypothyreose ist in meiner Praxis sehr häufig und kann zu unregelmäßigen Perioden und Unfruchtbarkeit führen. Sie können sich auch müde fühlen und trockene Haut, Haarausfall und Gehirnnebel haben.
- **Zu viel Testosteron:** Dies kann bei PCOS oder aufgrund eines Androgen-Überschusses nach Absetzen der Pille geschehen. Zu den Symptomen gehören ölige Haut und Akne. Sie werden sich im Grunde wie ein Teenager fühlen und auch wie einer toben wollen. Sie können Haare auf dem Kopf verlieren oder Haare in unerwünschten Bereichen wie Kinn, Brust oder Bauch entwickeln.
- **Zu wenig Testosteron:** Das ist auch etwas, das ich behandle und über das niemand spricht. Es führt dazu, dass Sie Muskelmasse und Ihre Libido verlieren und sich auch weniger motiviert im Leben fühlen. Es kann sehr nach einer Depression aussehen (was die Ärzte verwirren kann), und es kann passieren, dass Sie ständig weinen. Diese Störung ist bei Einnahme der Pille wirklich üblich.

Diese Hormone tun sich normalerweise zusammen wie ein Haufen von Mädchen, die gemeinsam zur Toilette gehen – sie wollen alle zusammen sein! Die Chancen stehen also gut, dass nicht nur ein Hormon, sondern gleich mehrere Hormone aus dem Gleichgewicht geraten sind, was es schwierig machen kann, zu verstehen, was in Ihrem Körper vor sich geht. Die Ungleichgewichte können sich auch auf verschiedene Weise zeigen. Deshalb ist es wichtig, dass Sie Ihren Menstruationszyklus und das, was sonst noch in Ihrem Körper geschieht, gut kennen, damit Sie verstehen können, wie all diese Dinge zusammenhängen.

Im nächsten Kapitel werden wir uns ansehen, wie diese hormonellen Ungleichgewichte viele der Symptome verursachen, die sich beim Post-Pill-Syndrom manifestieren.

Die zentralen Aussagen des Kapitels

- Die beiden primären weiblichen Geschlechtshormone, die Ihren Zyklus regulieren, sind Östrogen und Progesteron. Östrogen ist an den Tagen 1 bis 14 höher und Progesteron an den Tagen 15 bis 28 am höchsten.
- Sie können nur an fünf oder sechs Tagen in Ihrem Zyklus schwanger werden, denn während Ihre Eizelle nur vierundzwanzig Stunden lebt, können Spermien in Ihrer Gebärmutter fünf bis sechs Tage lang leben.
- Tag 1 Ihres Zyklus ist der erste Tag der Menstruation.
- Die Antibabypille verhindert, dass Ihr Gehirn und Ihre Eierstöcke miteinander kommunizieren.
- Ihre Steroidhormone umfassen Pregnenolon, Östrogen, Progesteron, Testosteron, Cortisol und DHEA. Zu den nichtsteroidalen Hormonen gehören Schilddrüsenhormone, Insulin, Leptin und Oxytocin. Denken Sie daran, dass die Hormone miteinander zusammenhängen – wenn also eines abstürzt, werden die anderen mitziehen.
- Eine ganze Reihe von Symptomen kann auf ein hormonelles Ungleichgewicht hinweisen, wie z. B. Gewichtszunahme, starke Blutungen, Kopfschmerzen, Stimmungsschwankungen, Erschöpfung, Akne, Nachtschweiß, Schlaflosigkeit oder Unfruchtbarkeit.
- Wenn Sie ein hormonelles Ungleichgewicht haben, besteht eine gute Chance, dass mehrere Hormone aus dem Gleichgewicht geraten, was sich auf verschiedene Weise manifestiert. Aber das beheben wir in Teil III.

KAPITEL 3

DAS POST-PILL-SYNDROM

„Jedes Mal, wenn ich die Pille absetze, rebelliert meine Haut und meine Periode spielt verrückt", teilte mir Em bei ihrem ersten Besuch mit. Sie hatte mit der Einnahme der Pille begonnen, nachdem ihr Arzt ihr gesagt hatte, dass diese „ihre Periode normalisieren" würde. Und es hatte teilweise funktioniert. Nach acht Jahren der Pilleneinnahme hatte sie nicht mehr länger eine Menstruation von vier Tagen, an denen sie stündlich den Tampon wechselte, sondern eine auf drei Tage reduzierte, kaum wahrnehmbare Menstruation. Daher stimmte ihr Arzt zu, einmal einen Monat zu „überspringen". Em liebte diese neu gewonnene Freiheit, aber sie hatte Angst, die Pille ganz abzusetzen. Bevor sie zu mir kam, hatte sie zweimal versucht, die Pille abzusetzen, und jedes Mal hatte sie dabei – Sie ahnen es – extrem schwere Perioden, die völlig unberechenbar waren. Zusätzlich dazu erlebte sie eine ganze Reihe neuer Symptome, mit denen sie noch nie zuvor konfrontiert gewesen war: Wut, Reizbarkeit, Akne und ständige Kopfschmerzen. Genau diese neue Symptomatik, gepaart mit der Rückkehr ihrer früheren Symptome, ist als Post-Pill-Syndrom (PPS) bekannt – das Thema dieses Kapitels und eines der wichtigsten Dinge, die ich in diesem Buch behandeln werde. Wer hätte bei diesen Symptomen keine Angst davor, die Pille abzusetzen?

Em war in meiner Klinik, weil sie nicht mehr länger zwischen Einnahme und Nicht-Einnahme der Pille wechseln wollte. Ihr Arzt hatte ihr gesagt, dass sie ohne die Pille keine Chance hätte, ihre Symptome in den Griff zu bekommen, aber Em hatte einen starken Glauben an die Fähigkeit ihres Körpers, zu heilen und das Gleichgewicht wiederherzustellen, ohne dass sie die Pille nehmen musste.

Die gute Nachricht ist, dass die PPS-Symptome nicht ewig anhalten müssen. Wenn Sie erst einmal gelernt haben, die Ursache Ihrer Symptome zu erkennen, können Sie Ihre Hormone wieder ins Gleichgewicht bringen und sich besser fühlen. In meiner Praxis habe ich erfolgreich viele Frauen mit PPS mit einem umfassenden Protokoll behandelt, das ihnen geholfen hat, mehr Energie, bessere Perioden und bessere Laune zu genießen. Und ich teile es mit Ihnen in diesem Buch, damit Sie das auch können.

Warum wurde ich nicht vor dem Post-Pill-Syndrom gewarnt?

Das „Post-Pill-Syndrom“ (PPS) ist ein Begriff, der sich auf die Sammlung von Anzeichen und Symptomen bezieht, die auftreten, wenn Sie die Pille absetzen. Das können Symptome sein, die Sie mit der Pille unterdrückt haben, oder es können zusätzliche Nebenwirkungen sein, die durch die Pille hervorgerufen wurden und die Ihr Körper nun entwickelt. Was sind das für Symptome? Sie können von Kopfschmerzen, Stimmungsschwankungen, Angstzuständen und Depressionen sowie Akne bis hin zu komplettem Menstruationsverlust, pilleninduziertem PCOS, Unfruchtbarkeit, Schilddrüsenunterfunktion, Leaky Gut (bei der intestinalen Hyperpermeabilität bricht die natürliche Darmbarriere zusammen und Fremdproteine gelangen in den Blutkreislaus; kann zu Entzündungen und hormonellen Störungen führen) und immunbedingten Symptomen reichen, auf die wir in späteren Kapiteln näher eingehen werden. Diese Symptome treten in der Regel innerhalb der ersten vier bis sechs Monate nach Absetzen der Pille auf.

Aber warum treten sie auf? Weil der grundlegende Mechanismus der Pille darin besteht, Ihren Körper mit so vielen Hormonen zu überschwemmen, dass Ihr Gehirn die Kommunikation mit Ihren Eierstöcken unterbricht und Sie keinen Eisprung mehr haben. Weil die Pille die Kommunikation zwischen Ihren Eierstöcken und Ihrem Gehirn effektiv beendet hat, ist es nicht überraschend, dass Sie direkt nach dem Absetzen der Pille ziemliche Schwierigkeiten bekommen, diese Verbindung wieder herzustellen – ganz zu schweigen von den Belastungen, denen Ihre Nebennieren, Ihre Schilddrüse, Ihr Darm und Ihre Leber ausgesetzt waren. Vor allem, wenn Sie die Pille über einen längeren Zeitraum eingenommen haben, kann dies einige langfristige Auswirkungen haben.

In diesem Kapitel:

- **Woran Sie erkennen, ob Sie PPS haben**
- **Was Sie bei ausbleibender Periode tun können**
- **Natürliche Heilmittel gegen hormonelle Kopfschmerzen**
- **Warum Sie vielleicht Akne wie ein Teenager haben und wie verrückt Haare verlieren**
- **Wie die Behandlung von Symptomen mit der Pille große Probleme für Ihre Gesundheit verursachen kann**

Frauen, die sich für die Pille entschieden haben, um Symptome von PMS, schwere oder unregelmäßige Regelblutungen, Akne, zyklische Kopfschmerzen, Stimmungsschwankungen oder ein anderes Problem zu behandeln, das nichts mit Verhütung zu tun hat, können mit einer Rückkehr dieser Symptome rechnen, wenn sie ihren Körper nach dem Absetzen der Pille nicht entsprechend unterstützen. Warum? Weil alle diese Symptome auf ein tieferes Ungleichgewicht hinweisen, das durch die Pille verdeckt wird. Die Pille scheint zwar oberflächlich gesehen all diese Symptome zu lindern, aber sie behebt die Ursache nicht und richtet letztlich mehr Schaden als Nutzen an. Je nachdem, wie lange die Pille Ihre Symptome unterdrückt hat, können diese wesentlich verschlimmert zurückkehren, sobald Sie die Pille absetzen. Dabei ist es nicht so, dass Ihr Körper sich auflehnt, sondern dass **Ihr Körper, der nach einer sehr langen Zeit, in der seine Stimme unterdrückt wurde, diese Stimme wieder erhebt. Und genau hier kann die Einnahme der Pille eine Abhängigkeit erzeugen.**

Es ist ein weitverbreiteter Mythos, dass eine Frau, die die Pille zur Empfängnisverhütung einnimmt, kein PPS erleiden wird. Ich habe in meiner Klinik festgestellt, dass die Mehrheit der Frauen, die die Pille absetzen, mit PPS zu kämpfen hat, nicht nur diejenigen, die vorher Symptome hatten. Wenn Sie glauben, an PPS zu leiden, möchte ich Ihnen sagen, dass Ihre Symptome nicht nur in Ihrem Kopf existieren. Untersuchungen haben gezeigt, dass es bis zu neun Monate dauern kann, bis sich die Zyklen nach Absetzen der Pille normalisieren. Wenn Sie aufgrund von Hormonsymptomen die Pille nehmen, werden Sie auf jeden Fall nach Absetzen der Pille PPS haben, sofern Sie nicht die Empfehlungen in diesem Buch umsetzen. Wenn Sie das 30-Tage-Brighten-Programm befolgen, können Sie diese Umstellungsprobleme minimieren.

Warum hat Ihr Arzt Sie also nicht vor PPS gewarnt? Wahrscheinlich, weil er es nicht wusste, und ehrlich gesagt hören viele der Ärzte auch nicht richtig zu oder nehmen Ihre Symptome nicht ernst.

Ärzte haben ihre eigenen Vorurteile, die sie in ihre Arbeit einbringen und die sich auf die Art und Weise auswirken, wie sie Frauen zuhören und behandeln. Es ist kein Geheimnis, dass ich nicht die einzige Ärztin bin, die Patientinnen hatte, denen früher ihre Ärzte mitgeteilt haben, dass die Symptome „nur in ihrem Kopf" seien. Häufig wurde bei diesen Frauen dann nach Jahren des Kampfes eine schwere Krankheit diagnostiziert.

Studien haben gezeigt, dass Frauen bei chronischen Schmerzen und Herzinfarkten seltener eine angemessene medizinische Versorgung erhalten. Fragen Sie eine Frau mit Endometriose, wie lange ihre chronischen Schmerzen, starken Blutungen und Darmsymptome abgewiesen wurden, bevor sie endlich einen Arzt fand, der ihr zuhörte. Das *New England Journal of Medicine* berichtete in einer Studie aus dem Jahr 2000, dass Frauen siebenmal häufiger aus der Klinik entlassen wurden und eine falsche Diagnose erhielten, wenn sie einen Herzinfarkt hatten. Bei einem Herzinfarkt!

Ich bin jetzt seit über zwei Jahrzehnten in der Medizin tätig und kann mich noch gut daran erinnern, dass man die Leute als verrückt bezeichnet hat, wenn sie „Leaky Gut" gesagt haben, was heute als Begriff für die intestinale Hyperpermeabilität anerkannt ist. Ärzte, die vor einigen Jahrzehnten Probiotika verschrieben haben, wurden deswegen verspottet, und jetzt verschreibt die Schulmedizin diese regelmäßig. Ich erinnere mich, dass Leute, die von einer „Nebennierenermüdung" sprachen, als Quacksalber bezeichnet wurden, und jetzt ist die HPA-Dysregulation ein dokumentiertes Phänomen in der Literatur. Leider bildet PPS hier keine Ausnahme.

Wir brauchen viel mehr Bescheidenheit in der Medizin und die Erkenntnis, dass wir nicht alles wissen, zumal wir gerade erst begonnen haben, Frauen regelmäßiger in Studien einzubeziehen. Ihr Arzt sollte neugierig, nicht dogmatisch, auf Ihre Gesundheit sein. Wenn er sich keine Sorgen über die Symptome zu machen scheint, die Sie ihm bei Ihren Terminen mutig mitteilen, und wenn er keine Nachuntersuchungen durchführt, um zu versuchen zu verstehen, was in Ihrem Körper vor sich geht, dann rate ich Ihnen dringend, sich einen anderen Arzt zu suchen. Es gibt da draußen jemanden, der es besser machen wird, glauben Sie mir.

Die Probleme im Zusammenhang mit medizinischen Vorurteilen gegenüber dem weiblichen Geschlecht und wie dies Frauen schadet, sind in der Forschung gut bekannt, und die medizinischen Fakultäten arbeiten daran, die medizinische Ausbildung zu verändern. Leider wird es sehr lange dauern, bis sich die Medizin wirklich wandelt. Deshalb bringe ich die Medizin in diesem Buch direkt zu Ihnen.

Test: Leiden Sie an PPS?

Wenn Sie die Pille abgesetzt haben und eine Reihe von unangenehmen Symptomen festgestellt haben, kreuzen Sie die für Sie zutreffenden Kästchen an:

- ☐ Ich habe mehr als drei Monate nach Absetzen der Pille keine Periode mehr gehabt (Amenorrhoe).
- ☐ Meine Periode ist stark und/oder schmerzhaft.
- ☐ Ich habe versucht, schwanger zu werden.
- ☐ Bei mir wurde eine Schilddrüsenunterfunktion diagnostiziert, seit ich mit der Einnahme der Pille begonnen oder diese abgesetzt habe.
- ☐ Ich habe schreckliche Akne, die nicht verschwindet.
- ☐ Ich habe Migräne bekommen, vor allem kurz vor meiner Periode.
- ☐ Ich habe häufig Kopfschmerzen, vor allem während meiner Periode oder zyklisch.
- ☐ Ich habe kürzlich Haarausfall bemerkt.
- ☐ Ich fühle mich depressiv, oder es wurde bei mir seit Einnahmenbeginn oder Absetzen der Pille eine Depression diagnostiziert.
- ☐ Ich habe Probleme mit hohem Blutzucker oder Hypoglykämie.
- ☐ Ich kämpfe mit Angstzuständen, Nervosität oder Sorgen, seit ich mit der Einnahme der Pille begonnen oder diese abgesetzt habe.
- ☐ Ich fühle mich gebläht oder aufgedunsen.
- ☐ Ich habe Veränderungen in meinem Stuhlgang bemerkt.
- ☐ Ich leide unter Entzündungen und anderen Immunstörungen.

Wenn Sie mehr als eines dieser Symptome haben, und vor allem, wenn Sie viele davon haben, leiden Sie wahrscheinlich an PPS.

Wo ist meine Periode geblieben … und kommt sie jemals wieder zurück?

Haben Sie die Pille seit drei Monaten abgesetzt und bisher kein Anzeichen Ihrer Periode gesehen? Fragt sich ein Teil von Ihnen, ob sie jemals wiederkommt? Für viele Frauen bedeutet das Absetzen der Pille das Ende der regelmäßigen Monatsblutung – vor allem, wenn sie mit der Einnahme der Pille begonnen haben, weil sie unregelmäßige Regelblutungen hatten. Bei manchen kommt die Periode tatsächlich nie wieder zurück.

Studien haben gezeigt, dass Frauen, die die Pille absetzen, große Veränderungen ihres Menstruationszyklus erfahren können, einschließlich kürzerer Lutealphasen, längerer Zyklen und anovulatorischer Zyklen (Zyklen, in denen keine Eizelle freigesetzt wird). Dies kann über Monate hinweg geschehen – und manchmal sogar über Jahre. Eine Studie ergab, dass die durchschnittliche Zeit für anovulatorische Zyklen etwa neun Monate beträgt. Andere Studien haben gezeigt, dass es länger als erwartet dauern kann, schwanger zu werden. Oftmals dauert es Jahre.

Der völlige Verlust der Periode, auch bekannt als Post-Pill-Amenorrhoe, kann nach Absetzen der Pille vier bis sechs Monate dauern, ohne Intervention manchmal auch länger. Wenn Sie sich Sorgen machen, weil Ihre Periode zu lange ausbleibt, ist es an der Zeit, nach ihr zu suchen. Der erste Schritt besteht darin, Tests durchführen zu lassen, damit Sie beginnen können zu verstehen, warum Ihre Periode nicht zurückgekehrt ist, und was Sie tun müssen, um Ihre hormonelle Gesundheit wiederherzustellen.

Leider sind viele Frauen, die die Pille abgesetzt haben, weil sie einen Kinderwunsch haben, nicht in der Lage, schwanger zu werden. Dem müssen sie sich angesichts fehlender Perioden, Unfruchtbarkeit und mehrfacher Fehlgeburten leider stellen. Das ist einer der Hauptgründe, warum ich mich dieser Arbeit gewidmet habe und mich mit der Erforschung der Auswirkungen der Pille auf unsere Fruchtbarkeit befasse. Wie vielen Ärzten wurde mir zunächst beigebracht, dass die Pille nur geringe Auswirkungen auf die Fruchtbarkeit hat. Erst in den fortgeschrittenen Kursen für Fertilität begannen meine klinischen Ausbilder uns zu vermitteln, dass Frauen schon Jahre vor einer gewünschten Schwangerschaft hormonelle Verhütungsmittel absetzen sollten, da diese zu einer erheblichen Verzögerung führen können.

Wie wir in Teil II dieses Buches untersuchen werden, erschöpft die Pille Nährstoffe, löst Entzündungen aus, belastet die Nebennieren und die Schilddrüse, führt zu einer Dysregulation des Insulins und stört das Mikrobiom – was sich alles nachteilig auf die Fruchtbarkeit auswirken kann. Es ist sinnvoll, unseren Körper vor der Empfängnis zu hegen und pflegen. Doch wie wir in Kapitel 10 sehen werden, hat man uns diesbezüglich nicht die ganze Wahrheit erzählt; aber das Gute ist, dass ich die richtigen Lösungen für Sie habe. Leider gibt es in diesem Bereich eine ganze Menge Skeptiker und ein Defizit an substanzieller Forschung. Zu den schmerzhaftesten Gesprächen, die ich in meiner Praxis führen muss, gehören solche, bei denen ich Frauen, die nichts weiter wollen, als ein Baby im Arm zu halten, sagen muss, dass ihre Laborwerte und Symptome alle auf eine Unfruchtbarkeit hindeuten. Aber genau diese Probleme haben auch zu einigen meiner erfreulichsten Fälle geführt, in denen wir mit den Protokollen, die ich Ihnen in diesem Buch beibringe, den Eisprung wiederherstellen und die Empfängnis optimieren konnten, und ich irgendwann einen wunderbaren Anruf mit den Worten „Ich bin schwanger!" bekommen habe.

LÖSUNGEN ZUR WIEDERHERSTELLUNG IHRES MENSTRUATIONSZYKLUS

Wenn Ihre Periode verschwunden ist, können Sie jetzt eine Reihe von Schritten unternehmen, um die Wirkung der Pille umzukehren und Ihren Menstruationszyklus wiederherzustellen. Ihre Leber hat Überstunden gemacht, um alle synthetischen Hormone der Pille zu verarbeiten, damit diese vom Darm ausgeschieden werden können. Einer der ersten Schritte zur Wiederherstellung Ihres Körpers und Ihres Zyklus ist die Unterstützung Ihrer Leber. Wir werden in Kapitel 5 ausführlicher darauf eingehen, wie man das macht; das 30-Tage-Brighten-Programm enthält viele leberfreundliche Lebensmittel.

Die Antibabypille entzieht dem Körper viele Nährstoffe, die für den Hormonhaushalt und die Gesundheit entscheidend sind. Weil sie Ihren Körper bei PMS und anderen PPS-Symptomen unterstützen und so eng mit Ihren Hormonen zusammenarbeiten, spielen Nährstoffe eine wesentliche Rolle bei der Wiederherstellung Ihrer fehlenden Periode. Zu den wichtigsten Nährstoffen, die Sie wieder auffüllen sollten, gehören Vitamin B6, Magnesium und Zink, die alle durch die Pille aufgebraucht werden. Die Einnahme von pränatalen Vitaminen oder Multivitaminen kann häufig dazu beitragen, diesen Bedarf zu decken.

Bei bestimmten Fällen von Amenorrhoe, wenn der Prolaktinspiegel (das mit der Muttermilchproduktion verbundene Hormon) sehr hoch ist, haben Studien gezeigt, dass Vitamin B6 diese Werte senken und die Periode wiederherstellen kann. Obwohl Prolaktin typischerweise bei Frauen hoch ist, die schwanger sind oder kürzlich entbunden haben, kann ein hoher Prolaktinwert auch andere Gründe haben, die untersucht werden sollten. Es ist auch bekannt, dass B6 bei Frauen mit PPS normalerweise niedriger ist, weshalb es ein wichtiger Nährstoff in der PPS-Therapie ist. (Ein zusätzlicher Vorteil: B6 hat sich sowohl bei der Prävention als auch bei der Linderung der Symptome von PMS als vorteilhaft erwiesen.)

Vitamin B6 ist auch von entscheidender Bedeutung für die Entwicklung des Gelbkörpers (der nach der Freisetzung einer Eizelle verbleibt und für die Ausschüttung von Progesteron verantwortlich ist). Um den Eisprung wiederherzustellen und einen regelmäßigen Menstruationszyklus zu bekommen, sollten

Sechs Tests bei einer ausbleibenden Periode

Wenn Sie seit drei Monaten oder länger nicht mehr die Pille nehmen und Ihre Periode nicht bekommen haben, testen Sie Ihre Hormone:

1. **Schwangerschaftstest**
2. **FSH, LH, Östradiol:** FSH und LH sind Gehirnhormone, die Ihnen zeigen, wie die Kommunikation Ihres Gehirns mit Ihren Eierstöcken ist. Ein Östradiol-Test hilft Ihnen zu verstehen, wie Ihre Eierstöcke auf die Signale dieses Hormons reagieren. Ein erhöhter FSH-Wert und ein niedriger Östradiolwert sind ein Zeichen dafür, dass Ihre Eierstöcke nicht optimal funktionieren, was auf eine primäre Ovarialinsuffizienz zurückzuführen sein kann.
3. **Prolaktin:** Prolaktin blockiert Ihre Periode, indem es die Sekretion von FSH hemmt. Der gleiche Mechanismus, der einen Anstieg von TSH bewirkt, kann auch den Prolaktinspiegel erhöhen. Dies könnte mit den Vorgängen in der Schilddrüse oder mit einer Erkrankung namens Prolaktinom, einem gutartigen Hirntumor, zusammenhängen.
4. **Schilddrüsen-Panel** (TSH, Gesamt-T4, Gesamt-T3, freies T4, freies T3, reverses T3, TPO-Antikörper und Thyreoglobulin-Antikörper): Wenn Ihre Schilddrüse nicht richtig funktioniert oder wenn Sie eine Schilddrüsenunterfunktion oder Schilddrüsenüberfunktion haben, kann dies Ihren Menstruationszyklus beeinflussen, wozu gehört, dass Sie einen Eisprung oder eine Periode haben oder nicht.
5. **Gesamtes und freies Testosteron:** Ein erhöhter Testosteronspiegel kann den Eisprung unterdrücken und Ihre Periode stoppen.
6. **Nebennieren** (4-Punkt-Speichercortisol oder 4-Punkt-Harncortisol und Cortison mit DHEA-S): Ihre Nebennieren produzieren Cortisol, insbesondere in Reaktion auf Stress. Dies kann das Progesteron verringern und Östrogen ungehindert fließen lassen.

Sie sich um den Gelbkörper kümmern, was auch die Fruchtbarkeit fördert. Ein gesunder Gelbkörper trägt dazu bei, dass Sie einen hohen Progesteronspiegel haben. Wenn das Progesteron nachlässt, fühlen Sie sich möglicherweise gereizt und launisch und haben keine Kontrolle über Ihre Stimmung. Wenn bei Ihnen Anzeichen von zu wenig Progesteron vorliegen, können Sie Nahrungsmittel in Ihre Ernährung aufnehmen, die reich an Vitamin B6 sind, wie z. B. wild gefangenen Fisch, Bio-Rindfleisch, Huhn, Süßkartoffeln, Spinat und Bananen. Besonders wenn Sie noch die Pille nehmen, sollten Sie diese Nahrungsmittel so schnell wie möglich in Ihren Speiseplan aufnehmen, um Ihren Darm zu reparieren (mehr über Ihren Darm erfahren Sie in Kapitel 6).

Vitamin B6 wird von mehr als hundert Enzymen verwertet, die an Ihrem Stoffwechsel beteiligt sind. Daher ist es wichtig, dass Sie es richtig ergänzen. In einer systematischen Überprüfung und Metaanalyse von neun randomisierten, placebokontrollierten Studien wurde vorgeschlagen, dass eine Dosis von bis zu 100 Milligramm pro Tag die vorteilhafteste B6-Dosis zur Behandlung von PMS und stimmungsbezogenen Symptomen sein könnte. Es gibt immer noch nicht genügend Beweise, um zu bestimmen, ob Frauen eine so hohe Dosis einnehmen sollten. Aber es lohnt sich auf jeden Fall, mit Ihrem Arzt darüber zu sprechen, insbesondere wenn Sie an PMS, PPS-Symptomen oder Post-Pill-Amenorrhoe leiden.

Ein weiterer äußerst wichtiger Nährstoff ist Magnesium. Wenn Sie die Pille nehmen oder eines der PPS-Symptome haben, sollten Sie mit der Einnahme von Magnesium beginnen, das Tausende von Prozessen im Körper unterstützt – ich kann nicht einmal ansatzweise alle in diesem Buch behandeln. Was die hormonelle Gesundheit betrifft, so ist Magnesium der Schlüssel zur Steuerung der Insulinproduktion, die Ihren Testosteronspiegel und die gesamte Gesundheit Ihrer Eierstöcke beeinflusst. Eine gute Blutzuckerkontrolle ist für eine optimale Gesundheit der Nebennieren notwendig, die wiederum die Grundlage für das Gleichgewicht der Hormone ist. Magnesium hat den zusätzlichen Vorteil, dass es das Verlangen nach Zucker reduziert.

Magnesium ist auch für die Phase-II-Entgiftung in der Leber von entscheidender Bedeutung. Auf diese Weise wird Östrogen aus dem Körper ausgeschieden, was das Gleichgewicht zwischen Östrogen und Progesteron fördert und die Wahrscheinlichkeit erhöht, dass Ihr Gewebe zum richtigen Zeitpunkt auf die richtigen Hormone reagiert. Magnesium ist in Fisch, Spinat, Mandeln und Melasse enthalten. Da aber unsere Nahrung nicht mehr so reich an Magnesium ist wie früher, empfehle ich die tägliche Einnahme eines Magnesiumpräparats mit 300 bis 600 Milligramm. Wählen Sie Magnesiumcitrat, wenn Sie mit hartem Stuhlgang oder Verstopfung zu kämpfen haben; ansonsten greifen Sie zu chelatiertem Magnesium wie Magnesiumbisglycinat (siehe Ressourcen auf Seite 349).

Zink ist ein weiteres wichtiges Mineral für Frauen mit PPS. Obwohl es in Nahrungsmitteln wie Kürbiskernen, rotem Fleisch, Huhn, Austern, Muscheln und vielen anderen Schalentieren enthalten ist, kann es schwierig sein, die Vorräte im Körper kurzfristig wieder aufzufüllen. (Leider ist das Zink, das Sie in Vollkorngetreide, Hülsenfrüchten und Nüssen finden könnten, nicht so bioverfügbar, weil es an Phytinsäure gebunden ist.) Jede Art von Zinkmangel wird allgemeine Probleme mit Ihren Hormonen verursachen und die Wiederherstellung Ihrer Periode erschweren. Wenn Sie Zink einnehmen, sollten Sie es immer mit Kupfer zusammen nehmen, um einen Kupfermangel zu vermeiden. Idealerweise nehmen Sie pro Tag 15 bis 30 Milligramm Zink ein, abhängig davon, wie viel Sie bereits über die Nahrung zu sich nehmen.

Achten Sie darauf, dass Sie zusätzlich zu diesen Nahrungsergänzungsmitteln eine nährstoffreiche Ernährung mit genügend Fett und Kalorien zu sich nehmen. Dadurch wird Ihr Körper eine gute Blutzuckerstabilisierung erreichen, die Ihren Nebennieren sagt, dass die Umgebung sicher ist, wodurch es wahrscheinlicher wird, dass Sie Ihre Periode wieder regulieren können. Gesunde Fette liefern gesunde Hormone und halten Entzündungen gering. Das 30-Tage-Brighten-Programm in Kapitel 12 wird Ihnen den Einstieg erleichtern.

Wenn Sie versuchen, Ihre verschwundene Periode wiederherzustellen, ist es auch wichtig, den zirkadianen Rhythmus Ihres Körpers zu unterstützen, denn wenn Sie nicht ausreichend schlafen, haben Sie keine Chance, Ihre Hormone wieder in Schwung zu bringen. Sowohl die Quantität als auch die Qualität des Schlafs sind von entscheidender Bedeutung. In Kapitel 11 finden Sie Richtlinien zur Wiederherstellung Ihres zirkadianen Rhythmus (Seite 249).

Warum ist meine Periode so schwer, schmerzhaft und …?

Vielleicht ist eine fehlende Periode nicht Ihr Problem, sondern eine so schlimme Periode, dass Sie fast wünschen, sie *würde* verschwinden. Dies ist ein weiteres häufiges PPS-Symptom, denn viele Frauen beginnen mit der Einnahme der Pille, um schwere oder schmerzhafte Perioden loszuwerden. Wenn sie die Pille dann absetzen, können diese Perioden in der Regel innerhalb von zwei bis vier Monaten stärker als je zuvor zurückkehren.

Die eigentliche Ursache vieler Periodenprobleme ist – Sie haben es erraten – ein hormonelles Ungleichgewicht, am häufigsten die Östrogendominanz.

Eine Ernährungsweise, die reich an Zucker, raffinierten Kohlenhydraten, Alkohol, Fleisch aus konventioneller Tierhaltung, konventionellen Milchprodukten und Koffein ist, kann dieses Ungleichgewicht noch verschlimmern. Stress, Umweltschadstoffe und hormonstörende Chemikalien tragen ebenfalls dazu bei. In Kapitel 4 werde ich Ihnen helfen zu entschlüsseln, was Ihnen Ihre Periode zu sagen versucht, und einige schnelle Lösungen bieten, die Ihre unangenehmen Symptome sofort lindern können. Wenn Ihre schmerzhafte Periode Ihr Leben aktuell sehr stark beeinträchtigt, dann schlagen Sie auf Seite 67 nach, wo Sie einige schmerzstillende Mittel finden. Reden Sie außerdem mit Ihrem Arzt, um die Gründe für dieses Problem herauszufinden.

Wie schlechter Schlaf sich auf Ihre Hormone auswirkt

- Schlechte Schlafgewohnheiten, Schlaflosigkeit und Schlafentzug führen nachweislich zu Veränderungen der wichtigen Hormone, die den Menstruationszyklus beeinflussen.
- Bei Menschen, die nachts arbeiten, und bei Personen, die tagsüber schlafen und nachts wach sind, sind Erhöhungen des follikelstimulierenden Hormons (FSH) festgestellt worden. Hohe FSH-Werte sind ein Zeichen für eine schlechte Ovarialreserve und möglicherweise für eine fortgeschrittene Ovarialalterung.
- Die Werte des luteinisierenden Hormons (LH) sind bei Personen, die nur wenig schlafen, höher. Dies geht mit Unfruchtbarkeit einher.
- Eine schlechte oder ausgelassene Nachtruhe kann einen Anstieg des schilddrüsenstimulierenden Hormons (TSH) verursachen, der den Eisprung verhindern kann.
- Bei schlechtem Schlaf kann der Östradiolspiegel ansteigen, was Ihre Fähigkeit zum Eisprung und zur Wiedererlangung eines regelmäßigen Zyklus beeinträchtigen kann.

Hormonelle Kopfschmerzen

Manche Frauen beginnen mit der Einnahme der Pille, um hormonelle Kopfschmerzen in den Griff zu bekommen. Andere entwickeln hormonelle Kopfschmerzen, weil sie die Pille nehmen. In meiner Klinik habe ich viele Frauen gesehen, die im Rahmen des PPS unter Kopfschmerzen leiden.

Hormonelle Kopfschmerzen sind mehr als nur eine monatliche Unannehmlichkeit oder Belastung – *sie sind ein Zeichen dafür, dass etwas in Ihrem Körper aus dem Gleichgewicht geraten ist und sofortige Aufmerksamkeit benötigt.* Hormonelle Kopfschmerzen haben eine Grundursache, die meist in einer Östrogendominanz liegt. Aber auch ein Ungleichgewicht anderer Hormone wie Schilddrüsenhormon oder Cortisol sowie Nährstoffmängel an Magnesium und B2 kann der Grund dafür sein.

Zusätzlich zur Suche nach der Ursache für die Kopfschmerzen ist es wichtig, dass Sie einige Mittel zur Linderung der Schmerzen zur Hand haben. Wenn Sie normalerweise bei hormonellen Kopfschmerzen nach NSAIDs (nichtsteroidale Antirheumatika) wie Ibuprofen greifen, **sollten Sie das bitte ab sofort unterlassen**. Denn wenn Sie regelmäßig Schmerzmittel einnehmen, können diese den Eisprung unterdrücken und es schwieriger machen, sich von hormonellen Ungleichgewichten zu erholen. Sie können auch zu häufigeren und schmerzhafteren Kopfschmerzen führen – genau das, was Sie vermeiden wollen, wenn Sie regelmäßig eine oder zwei dieser Pillen einnehmen.

Dies sind einige natürliche Heilmittel für diese lästigen (und sehr schmerzhaften) hormonellen Kopfschmerzen:

- **Vitamin B2 (Riboflavin)** in einer Dosis von 400 Milligramm pro Tag hilft vielen Menschen, ihre Migräneanfälle zu reduzieren. Riboflavin ist eher eine vorbeugende Therapie und muss mindestens einen Monat lang konsequent eingenommen werden, um eine Wirkung zu erzielen; drei Monate sind die ideale Mindestzeit, um die Therapie zu evaluieren.

- **Magnesium** beugt nachweislich Kopfschmerzen vor. Es wirkt als Muskelrelaxans und ist zudem entzündungshemmend. Nehmen Sie jeden Abend 300 bis 600 Milligramm Magnesiumbisglycinat ein.

- **Bromelain** wird aus dem Kern der Ananas gewonnen und ist ein natürlicher Weg, um die entzündungsauslösenden Moleküle in Ihrem Körper abzubauen. Wenn es mit der Nahrung aufgenommen wird, wirkt es als Verdauungsenzym. Die zweimal tägliche Einnahme von etwa 200 bis 300 Milligramm zwischen den Mahlzeiten kann jedoch dazu beitragen, Ihre Schmerzen und Entzündungen zu lindern.

- **Mutterkraut** verhindert nachweislich Migräne. Ich empfehle Frauen, mindestens 25 Milligramm täglich einzunehmen, um den größten Nutzen aus diesem entzündungshemmenden Kraut zu ziehen.

- **Kurkuma** ist eine wunderschöne goldene Wurzel, die auf einige der wichtigsten Entzündungswege im Körper wirkt, um Schmerzen und Entzündungen zu lindern. Sie eignet sich hervorragend als Getränk (siehe die entzündungshemmende Kurkuma-Schorle, Seite 304) oder kann täglich in Kapselform in einer Dosis von 1.000 bis 2.500 Milligramm eingenommen werden.

- **Ingwer** kann mit NSAIDs mithalten und hat sich als ebenso wirksam bei der Schmerzlinderung erwiesen. Als Nahrungsergänzung wirkt eine Dosis von 1.000 Milligramm zweimal täglich bei den meisten Menschen gut. Ingwer kann man auch wunderbar als Tee aufbrühen, und man kann ihn mit Kurkuma kombinieren, um die entzündungshemmende Wirkung der Kräuter zu verdoppeln!

- **Essenzielle Fettsäuren,** insbesondere Omega-3-Fettsäuren, kommen am häufigsten in Fischölen vor. Sie senken Entzündungen und können helfen, die Hormone wieder ins Gleichgewicht zu bringen. Idealerweise essen Sie wöchentlich zwei bis drei Portionen fetten Fisch oder ergänzen ihn mit 1.000 bis 2.000 Milligramm Omega-3 täglich. Ja, meine Damen, Sardinen können Ihre Kopfschmerzen lindern!

- **Flüssigkeitszufuhr** – Ich weiß, es scheint offensichtlich, aber wenn Sie zu Kopfschmerzen neigen und dehydriert sind, dann ist die Wahrscheinlichkeit groß, dass sich genau dann Kopfschmerzen anbahnen. Dehydrierung ist nämlich eine häufige Ursache für Kopfschmerzen. Nehmen Sie täglich mindestens 2 bis 2,5 Liter Leitungswasser, Kräutertee, Knochenbrühe oder Mineralwasser zu sich.
- **Ätherische Öle,** insbesondere ein oder zwei Tropfen Pfefferminz- oder Lavendelöl, die auf die Schläfen aufgetragen oder einmassiert werden, können Kopfschmerzen sicher lindern.
- **Bewegung,** wie z. B. Stretching und Gymnastikübungen, kann viel dazu beitragen, den Schmerz in Schach zu halten. Ziehen Sie in Betracht, im Rahmen Ihrer Schmerzprävention mit einem Sportphysiologen, Trainer, Physiotherapeuten oder einem anderen Bewegungsexperten zusammenzuarbeiten.
- **Massagen** sollten bei Frauen, die unter hormonellen Kopfschmerzen leiden, nicht unterschätzt werden. Körperarbeit lindert nicht nur Ihren Stress, sondern ermöglicht auch Ihrem Nervensystem die dringend benötigte Entspannungszeit, während sich Ihre Muskeln gut entspannen können.

Meine Akne ist so schlimm, dass ich mich wie ein Teenager fühle!

Da die Pille das Testosteron reduziert, senkt sie auch die Talgproduktion, weshalb sie bei der Beseitigung von Akne wirksam sein kann. Aber die Pille heilt Akne nicht, sie unterdrückt sie einfach – wenn Sie Glück haben (nicht alle Frauen gewinnen dank der Pille eine bessere Haut). Wenn Sie sich also entscheiden, die Pille abzusetzen, werden Sie wahrscheinlich eine stärkere Rückkehr von Testosteron und ein Aufflammen Ihrer Akne erleben.

Ich sage es nur ungern, aber wenn Sie wegen PPS mit Akne zu kämpfen haben, kann sich Ihre Haut erst einmal verschlechtern, bevor sie wieder besser wird. Dies liegt daran, dass Ihre Haut nicht Ihr wichtigstes Organ ist. Deshalb wird Ihr Körper zuerst Ihre wichtigeren Organe heilen (diejenigen, die den Blut- und Sauerstoffluss aufrechterhalten). Außerdem verursacht die Pille eine Darmentzündung, unterdrückt gesunde Hormone und belastet die Leber, sodass unnötige Hormone nicht ausgeschieden werden können. Aus diesem Grund haben so viele Frauen eine schreckliche Rückkehr ihrer Akne, wenn sie die Antibabypille absetzen.

Ich habe Ihnen zuerst die schlechte Nachricht überbracht, deshalb kommt jetzt die gute Nachricht. Meiner medizinischen Erfahrung nach erleben die meisten Frauen, die aktiv an der Heilung ihres Körpers arbeiten, in den ersten Monaten nach der Einnahme der Pille eine mildere Akne, die jedoch im Allgemeinen nach drei bis fünf Monaten zurückgeht. Bei Frauen, die *nicht* aktiv daran arbeiten, die Wirkung der Pille rückgängig zu machen, dauert dieser Kampf mit der Haut oft viel länger. Wenn Sie dieses Buch lesen, gehören Sie zur ersten Gruppe und werden eine Verbesserung feststellen, sobald Sie die Strategien des 30-Tage-Brighten-Programms umsetzen und die Chemikalien eliminieren, die Ihre Hormone beeinträchtigen.

Dies sind einige Strategien, mit denen Sie beginnen können:

- **Heilen Sie Ihren Darm.** Ihre Haut kann ein Spiegelbild dessen sein, was in Ihrem Inneren vor sich geht, und weist häufig auf eine Entzündung im Darm hin. Lesen Sie dazu Kapitel 6 und beginnen Sie mit dem 30-Tage-Brighten-Programm, das eine antientzündliche Ernährung auf Vollwertbasis beinhaltet.

- **Essen Sie gesunde Fette.** Gesunde Fette wie Olivenöl, Macadamianussöl, Kaltwasserfisch und Avocados sind besser für Ihre Haut als entzündungsfördernde Fette wie Raps- oder Maisöl.

- **Verzehren Sie probiotisch reichhaltige Nahrungsmittel.** Gute Darmbakterien wie die in Probiotika enthaltenen können einen dramatischen Einfluss auf die Gesundheit Ihrer Haut haben. Essen Sie daher mehr fermentierte Lebensmittel, wie z. B. fermentierte Rüben, Kefir, Kimchi, Kombucha und Sauerkraut. Sie können auch mit der Einnahme eines probiotischen Nahrungsergänzungsmittels beginnen (weitere Informationen finden Sie in Kapitel 6).

- **Verzichten Sie auf Milchprodukte.** Milchprodukte sind oft die Verursacher von Akne. Lassen Sie sie für mindestens sechs Wochen weg und schauen Sie, ob Sie eine Verbesserung feststellen.

- **Ersetzen Sie Ihre Kosmetika.** Viele Kosmetikprodukte enthalten giftige Chemikalien, die unsere Hormone durcheinanderbringen, was ebenfalls die Akne verschlimmern kann. Tauschen Sie diese Produkte gegen sauberere Alternativen aus (weitere Infos auch in Kapitel 5).

- **Erhöhen Sie den Zinkgehalt in Ihrer Ernährung.** Zink kann Ihrem Körper helfen, zusätzliches Testosteron zu eliminieren, das oft die Ursache von Hautkrankheiten wie Akne ist. Zink ist in Rüben, Karotten, Eigelb, Austern und anderen Schalentieren, Pekannüssen, Kürbiskernen und rotem Fleisch enthalten.

- **Nehmen Sie Sägepalme ein.** Dieses Kraut kann verhindern, dass Testosteron in DHT (Dihydrotestosteron) umgewandelt wird, was zu Akne (typischerweise im Kieferbereich) und Haarausfall führt.

- **Versuchen Sie es mit Mönchspfeffer.** Mönchspfeffer gleicht nachweislich den Hormonspiegel aus und bekämpft Symptome wie Zysten und Akne.

- **Nehmen Sie ausreichend Omega-3-Fettsäuren zu sich.** Diese essenzielle Fettsäure mindert Entzündungen und versorgt Ihre Haut mit gesunden Ölen.

- **Essen Sie Nahrungsmittel mit GLA.** Gamma-Linolensäure reduziert Prostaglandine, wodurch Akne und Krämpfe bekämpft werden können.

- **Versuchen Sie es mit Süßholzwurzel.** Diese Wurzel kann Entzündungen, fettige Haut und Akne reduzieren. (Vorsicht: Wenn Sie hohen Blutdruck haben, sollten Sie keine Süßholzwurzel einnehmen.) Nehmen Sie 20 Milligramm täglich als Nahrungsergänzungsmittel ein.

- **Kochen Sie mit Kurkuma.** Kurkuma kann Entzündungen reduzieren und die Entgiftung der Leber unterstützen.

- **Führen Sie eine Entgiftung nach der Geburt durch.** Informationen zu dieser Entgiftung finden Sie in Kapitel 5 (Seite 89).

Warum fallen mir die Haare aus?!

Wachen Sie mit einem haarbedeckten Kissen auf oder haben Sie einen verstopften Duschabfluss? Vielleicht haben Sie auch bemerkt, dass der Bereich, an dem Sie Haare verlieren, größer wird? Dies ist ein weiteres häufiges Symptom, das bei der PPS auftritt. Haarausfall ist ein Zeichen für ein tieferes hormonelles Ungleichgewicht, und es ist wichtig, dass Sie sich sofort in Behandlung begeben, wenn Sie das Gefühl haben, überall Haare zu verlieren.

Eine Reihe von Tests kann Ihnen helfen, die Ursache Ihres Haarausfalls zu identifizieren:

- **Vollständiges Blutbild und Ferritin-Bluttest:** Beide Tests suchen nach Eisenmangel. Wenn Ihr Eisenspiegel sinkt, kann es zu Haarausfall kommen. Wenn Ihr Ferritin unter 50 ng/ml liegt, kann ein unzureichender Eisengehalt die Ursache dafür sein.
- **Schilddrüsen-Panel:** TSH, Gesamt-T4 und -T3, freies T4 und T3, reverses T3, Thyreoperoxidase-Antikörper (TPO-AK) und Thyreoglobulin-Antikörper können helfen festzustellen, ob es an Ihrer Schilddrüse liegt.
- **Antinukleärer Antikörper (ANA), Zöliakie-Panel oder Cyrex Array 5:** Diese Tests überprüfen die Autoimmunität – es gibt viele Autoimmunerkrankungen, die sich durch Haarausfall bemerkbar machen.
- **Hochsensitives C-Reaktives Protein (hs-CRP) und Erythrozytensedimentationsrate (ESR):** Beides wird auf eine Entzündung hin überprüft, was ein Zeichen dafür ist, dass Sie möglicherweise das Risiko haben, andere Symptome oder Krankheiten zu entwickeln. Klinisch bevorzuge ich hs-CRP.
- **Gesamtes und freies Testosteron und Dihydrotestosteron (DHT):** Am häufigsten wird Testosteron mit männlichem Haarausfall in Verbindung gebracht, es kann aber auch bei Frauen zu Haarausfall führen. Erhöhtes Testosteron ist möglicherweise auf ein hormonelles Ungleichgewicht oder PCOS zurückzuführen.
- **FSH, LH, Östrogen und Progesteron:** Ein Ungleichgewicht bei diesen Hormonen führt nicht nur zu Haarausfall, sondern auch zu PMS, unregelmäßigen und/oder starken Monatsblutungen.
- **Sexualhormon-bindendes Globulin (SHBG):** Dieses Protein greift auf überschüssige Hormone über. Wenn es niedrig ist, kann Ihr freies Testosteron als Folge davon erhöht sein.
- **Cortisol und DHEA-Sulfat (DHEA-S):** Stellen Sie sich Cortisol als ein Alterungshormon vor. Wenn Cortisol hoch oder DHEA-S niedrig ist, werden Sie sichtlich schneller altern, was auch den Haarausfall einschließt.
- **Umfassendes Stoffwechsel-Panel:** Dies ist eine gute Ausgangsbasis, um die Leber- und Nierenfunktion sowie das Gleichgewicht Ihrer Elektrolyte zu überprüfen.
- **Nüchtern-Insulin, Nüchtern-Blutzucker und Hämoglobin A1C:** Diese Labortests führen ein Screening auf Diabetes durch. Eine falsche Blutzuckerregulierung kann zu einem Ungleichgewicht Ihrer Hormone führen und die Durchblutung Ihrer Kopfhaut behindern.
- **Schwermetall-Test:** Sind Sie Künstler oder Schweißer, haben Sie viele Amalgamfüllungen oder essen Sie viel Reis oder nicht-biologische

Lebensmittel? Wenn ja, haben Sie möglicherweise Schwermetalle im Körper, die Ihren Haarausfall antreiben.

Was Sie gegen Haarausfall tun können

Wer hätte gedacht, dass es so viele verschiedene Ursachen für Haarausfall geben kann?! Glücklicherweise gibt es viele natürliche Heilmittel und Nahrungsergänzungsmittel, um Ihren Haarausfall zu stoppen und Ihre üppigen Locken wieder wachsen zu lassen.

- **Eisen** kann in Ihrer Ernährung oder als Nahrungsergänzungsmittel erforderlich sein, wenn Sie an einer Anämie mit niedrigem Ferritin- oder Eisenmangelwert leiden.
- **B-Komplex-Vitamine** sind an einer Vielzahl von Stoffwechselwegen in Ihrem Körper beteiligt. Nehmen Sie einen hochwertigen B-Komplex ein, der B12 und Folat (nicht Folsäure) enthält.
- **Adaptogene Kräuter** helfen, Ihr Cortisol zu regulieren, und beginnen, Ihre Hormone insgesamt auszugleichen. Meine Lieblingskräuter sind Rhodiola, Ashwagandha und Süßholzwurzel. (Vorsicht: Wenn Sie hohen Blutdruck haben, sollten Sie keine Süßholzwurzel einnehmen.)
- **Sägepalme** verhindert, wie bereits erwähnt, die Umwandlung von Testosteron in DHT, was Haarausfall verursacht.
- **Apfelessig,** 1 bis 2 Teelöffel vor den Mahlzeiten eingenommen, trägt dazu bei, die Magensäure zu erhöhen, wodurch Sie mehr Vitamine und Mineralien aufnehmen können.
- **Kürbiskerne** sind eine hervorragende Zinkquelle und verhindern außerdem die Umwandlung von Testosteron in DHT. Auf Seite 272 finden Sie Tipps zur Verwendung von Kürbiskernen.
- **Essenzielle Fettsäuren** sind, wie ich bereits erwähnt habe, in Lachs oder Sardinen enthalten und helfen, Entzündungen zu reduzieren. Mindestens einmal pro Woche fetten Fisch zu essen, ist eine Möglichkeit, die Omega-3-Fettsäuren zu erhöhen. Auch Chiasamen und Walnüsse sind eine gute Quelle.
- **Frisch gemahlener Leinsamen** erhöht das SHBG, das überschüssige Hormone bindet. Ich empfehle 2 Esslöffel täglich. Die Samen müssen frisch gemahlen werden (vorgemahlener Leinsamen, also Leinsamenmehl, ist oft schon ranzig, bevor es überhaupt in das Regal des Lebensmittelgeschäfts kommt).

Was das Muster Ihres Haarausfalls Ihnen über Ihre Hormone aussagt

Lückenhaft	Ein Cortisol-Ungleichgewicht, ein Mangel an B-Vitaminen oder Zink oder eine Schwermetallexposition
Ausdünnung	Ein hormonelles Ungleichgewicht, wie z. B. bei der Schilddrüse
An der oberen Seite des Kopfes	Testosteron, Progesteron, Cortisol oder Östrogen sind aus dem Gleichgewicht
allgemeine Kahlköpfigkeit	Schlechte Durchblutung oder ein Mangel an Eiweiß, essenziellen Fettsäuren, B-Vitaminen, Silizium oder Zink
Ganzkörper-Haarausfall	DHEA, Blutzuckerregulierung oder Kreislaufprobleme

- **Sport** erhöht die Durchblutung, reduziert den Stress und bringt den Blutzucker ins Gleichgewicht. Wenn Sie sich gestresst fühlen, sollten Sie Yoga oder Pilates in Betracht ziehen. Wenn Sie einen hohen Blutzuckerspiegel oder ein hormonelles Ungleichgewicht haben, benötigen Sie möglicherweise mehr Krafttraining.
- Die **Lasertherapie** kann, wie klinische Studien gezeigt haben, das Fortschreiten des Haarausfalls verhindern und dünner werdendes Haar nachwachsen lassen. In meiner Klinik empfehle ich die Capillus-Lasertherapiekappe für Patienten, weil sie einfach und bequem zu handhaben ist und von der FDA (Die U. S. Food and Drug Administration ist die Lebensmittelüberwachungs- und Arzneimittelbehörde der Vereinigten Staaten; Anm. d. V.) für die Behandlung von androgenem Haarausfall zugelassen wurde.

Das 30-Tage-Brighten-Programm zur Umkehrung des PPS

Sie haben jetzt erfahren, wie stark die Pille Ihren Körper belastet und die vielen PPS-Symptome fördert. Was kommt als Nächstes? In Kapitel 12 hilft Ihnen das 30-Tage-Brighten-Programm, Ihre Hormone wieder ins Gleichgewicht zu bringen, damit Sie sich von PPS erholen können. Egal ob Sie die Pille aus Gründen der Empfängnisverhütung noch nehmen oder ob Sie sie vor Kurzem abgesetzt haben und die Post-Pill-Syndrome erleben, das Programm wird Ihnen helfen, die unangenehmen Nebenwirkungen zu reduzieren. Wenn Sie die Pille abgesetzt haben, kann es passieren, dass Ihre Emotionen Achterbahn fahren. Dies werden wir in Kapitel 9 behandeln.

Aber zuerst werfen wir einen genaueren Blick auf die wichtigsten Systeme im Körper, die von der Pille betroffen sind, wie Leber, Darm und Immunsystem, Schilddrüse und Nebennieren, Stoffwechsel, Stimmung und sogar die Libido und Fruchtbarkeit. Für jedes dieser Systeme biete ich spezifische Werkzeuge an, um die schädlichen Auswirkungen der Pille umzukehren. Wenn Sie sich also auf einen bestimmten Bereich wie Ihren Darm oder Ihre Schilddrüse konzentrieren müssen, können Sie sofort mit dem Heilungsprozess beginnen.

Was ist aus den Verhütungsmitteln für Männer geworden?

Eine Studie aus dem Jahr 2016 über injizierbare Verhütungsmittel für Männer wurde ausgesetzt, nachdem festgestellt wurde, dass die Risiken für die Gesundheit der Männer die Vorteile überwiegen. Was brachte die Forscher zu dieser Schlussfolgerung? Von 320 Männern gaben 20 an, die Nebenwirkungen wie Schmerzen an der Injektionsstelle, Akne und Depressionen nicht tolerieren zu können. Also, weil *20 Männer* sagten, dass sie sich mit diesen Symptomen unwohl fühlten, brachen die Forscher die Studie ab, obwohl sie zu 96 Prozent wirksam war. Fürs Protokoll: In frühen Geburtenkontrollstudien bei Frauen hatten 15 Prozent der Frauen Nebenwirkungen und drei Frauen starben …, ohne dass dies untersucht wurde.

Und diese Nebenwirkungen bei den Männern? Es sind genau die gleichen Symptome, die bei Frauen mit einer höheren Rate auftreten, wenn sie die Pille und andere Formen der hormonellen Empfängnisverhütung einnehmen. Na ja, nicht genau die gleichen Symptome. Während die meisten Frauen bei der Einnahme von oralen Kontrazeptiva eine geringe oder fehlende Libido aufweisen, zeigten diese Männer eine Zunahme der Libido.

Viele Frauen – weltweit etwa 100 Millionen – entscheiden sich für hormonelle Verhütungsmittel, die im Vergleich zur männlichen Version dieselben Nebenwirkungen und noch weitere Nebenwirkungen hervorrufen, jedoch für Frauen als völlig akzeptabel gelten. Seit die FDA die erste Antibabypille zugelassen hat, haben Frauen mit Nebenwirkungen zu kämpfen. Nebenwirkungen, über die Frauen Besorgnis geäußert haben. Nebenwirkungen, die oft abgetan werden. Ich will nun wahrlich nicht dafür eintreten, dass wir jetzt anfangen sollten, den Männern in unserem Leben Hormone zu geben, aber ich denke, wir sollten hinterfragen, warum wir unsere Optionen für Frauen nicht verbessern.

Die zentralen Aussagen des Kapitels

- Fast 60 Prozent der Frauen nehmen die Antibabypille aus anderen Gründen als zur Schwangerschaftsverhütung.
- Das Post-Pill-Syndrom ist ein Begriff, der sich auf die Sammlung von Anzeichen und Symptomen bezieht, die Frauen entwickeln, wenn sie die hormonelle Empfängnisverhütung beenden.
- Zu den häufigen Post-Pill-Syndromen gehören der Verlust der Periode, eine schwere oder schmerzhafte Periode, Akne, Kopfschmerzen, Haarausfall, Depressionen und Angstzustände.
- Wenn Ihre Periode verschwunden ist, testen Sie Ihre Hormonspiegel: FSH, LH, Östradiol, Schilddrüse, Prolaktin, Nebennieren sowie gesamtes und freies Testosteron.
- Vitamin B2, Magnesium, Bromelain, Mutterkraut, Kurkuma, Ingwer, essenzielle Fettsäuren, ausreichende Flüssigkeitszufuhr und Pfefferminz- oder Lavendelöl können hormonelle Kopfschmerzen lindern.
- Stoppen Sie den Haarausfall mit Eisen, B-Vitaminen, adaptogenen Kräutern, Sägepalme, Kürbiskernen, essenziellen Fettsäuren, frisch gemahlenem Leinsamen und Bewegung.
- Das 30-Tage-Brighten-Programm kann Ihnen helfen, Ihre Hormone wieder ins Gleichgewicht zu bringen und die Symptome der PPS umzukehren.

KAPITEL 4

DIE PERIODE WIEDER IN DEN GRIFF BEKOMMEN

Sie brauchen die Pille nicht, um Ihre Periode zu regulieren. Tatsächlich kann die Pille Ihre Periode, Ihre Akne, Ihr PCOS, Ihr PMS oder Ihre Hormone nicht heilen, weil sie so konzipiert ist, dass sie Ihr gesamtes Fortpflanzungssystem abschalten und Ihren Körper psychisch verwirren soll. Die einzige Person, die Ihre Periode in Ordnung bringen kann, sind Sie – mithilfe Ihres Arztes. Die Symptome, die Sie hassen (oder die Sie glauben lassen, Ihr Körper hasse Sie), sind genau das, was Sie brauchen, um herauszufinden, wo Ihre Menstruationsprobleme liegen und diese Probleme dann verschwinden zu lassen. Jeden Tag empfange ich in meiner Praxis Frauen, denen gesagt wurde, dass die Pille *die* Lösung ist, und ich muss nun einmal ganz offen sagen, dass das völliger Quatsch ist. Sie müssen sich nicht auf die Pille als Symptomlösung verlassen, und ich biete Ihnen eine ganze Reihe von Alternativen an. Sollten Sie diese eine Frau unter einer Million Frauen sein, die keine Periodenbeschwerden haben, dann können Sie zum nächsten Kapitel springen. Aber wenn es Ihnen wie der Mehrheit meiner Patientinnen geht, dann ist dieses Kapitel für Sie wichtig.

Ihre Periode und Ihr Menstruationszyklus liefern Ihnen wichtige Informationen über Ihre Gesundheit. Tatsächlich ist das, was Ihre Periode über Ihre Gesundheit aussagt, so wichtig, dass das American College of Obstetricians and Gynecologists entschieden hat, dass es sich um ein neues Vitalzeichen handelt. Man bezeichnet es als das fünfte Vitalzeichenn. Ihre Periode ist mit der Temperatur, dem Puls, der Atemfrequenz und dem Blutdruck vergleichbar. Also mit all den Dingen, die Ihrem Arzt zeigen, dass Sie am Leben sind und die zur Beurteilung Ihrer Gesundheit dienen. Was passiert also, wenn Sie die Pille einnehmen? Ganz einfach, Sie berauben sich selbst und Ihren Arzt wertvoller Daten, die Ihnen helfen können, zu verstehen, was derzeit in Ihrem Körper passiert, und was auf Sie zukommt, wenn Sie nicht eingreifen.

In diesem Kapitel werde ich Ihnen helfen, Ihr fünftes Vitalzeichen zu verstehen und zu ergründen, was es bedeutet, wenn Ihre Periode schwer, leicht, lang, kurz, schmerzhaft, unregelmäßig ist oder ganz ausbleibt. Wenn Sie darüber nachdenken, die Pille zu nehmen, um diese Periodenprobleme zu umgehen, möchte ich Ihnen eine alternative Lösung anbieten. Veränderungen in Ihrem Zyklus können auf Anämie, Schilddrüsenerkrankungen, Endometriose, Stress und vieles mehr hinweisen. Lassen Sie uns einen Moment innehalten und erkennen, dass Sie möglicherweise in große Schwierigkeiten geraten, wenn Ihr Arzt Ihnen die Pille zur Behandlung Ihrer Menstruationssymptome ohne weitere Untersuchungen verabreicht. Atmen Sie tief durch. Wenn Sie die Pille bereits zur Beseitigung unerwünschter Symptome eingesetzt haben, dann wird Ihnen dieses Kapitel helfen, Ihr Wissen über die Periode zu verbessern.

Wenn Sie lernen zu entschlüsseln, was Ihre Periode Ihnen sagt, erhalten Sie eine große Menge an Wissen nicht nur über Ihren allgemeinen Gesundheitszustand, sondern auch über Ihre Fruchtbarkeit. Was in Ihrem Zyklus vor sich geht, wirkt sich direkt auf Ihre Fruchtbarkeit aus und kann Ihnen oft dabei helfen, herauszufinden, warum Sie möglicherweise Schwierigkeiten haben, schwanger zu werden. Jetzt, da Sie Ihren Zyklus verstehen und wissen, warum er eventuell so durcheinander ist, wollen wir untersuchen, was Ihnen dieses fünfte Vitalzeichen sagt.

Ihr fünftes Vitalzeichen verstehen lernen

In Kapitel 3 haben wir viele der Symptome des Post-Pill-Syndroms behandelt, von denen einige mit Ihrer Periode zu tun hatten. Jetzt werden wir Ihre Symptome und das, was sie über Ihre Gesundheit aussagen, entschlüsseln. Bei einer „normalen" Periode kann es zu leichten emotionalen Schwankungen, einer gewissen Fülle oder leichten Krämpfen kommen, aber in den meisten Fällen sollte sich Ihre Periode ohne großartige Symptome äußern. Sie sollte Ihr Leben *nicht* so entgleisen lassen, wie es einige der Symptome tun, über die wir in diesem Kapitel sprechen werden. In diesem Abschnitt tauchen wir tief in die verschiedenen Arten von Perioden ein, die Sie möglicherweise erleben, und sehen uns an, was sie bedeuten. Eine starke Periode kann beispielsweise ein

In diesem Kapitel:

- **Entschlüsselung Ihres fünften Vitalzeichens und was Ihre Periode über Ihre Gesundheit aussagt**
- **Wie Sie feststellen, ob Ihre Periode zu stark ist**
- **Was schmerzhafte Perioden wirklich bedeuten**
- **Warum Sie möglicherweise Schmierblutungen in der Mitte des Zyklus oder Schmerzen beim Sex haben**
- **Naturheilmittel, die besser sind als Ibuprofen**

Anzeichen für Myome sein, während eine leichte Periode im Allgemeinen auf einen niedrigen Östrogenspiegel hinweist, der von einer fettarmen Ernährung herrühren könnte. Und obwohl niemand Probleme mit der Periode mag, werde ich Ihnen beibringen, wie Sie verstehen können, was diese Symptome bedeuten und wie Ihr Körper während Ihrer Periode kommuniziert.

Sehr schwere oder lang anhaltende Perioden

Lassen Sie uns eines klarstellen: Jede Stunde einen Tampon oder eine Binde wechseln zu müssen, riesige Blutgerinnsel im Menstruationsblut zu sehen oder das Gefühl zu haben, dass die Periode unendlich lange anhält, ist kein normaler Zustand und kein normaler Teil der Periode. Ich weiß, wie es ist, sieben bis acht Tage lang die Periode zu haben und immer Kleidung zum Wechseln dabeizuhaben plus einen Pulli, den man sich um die Taille wickeln kann, für den Fall, dass der Tampon oder die Binde versagt. Häufige Ursachen für schwere oder lange Perioden (mehr als sieben Tage) sind Eisenmangelanämie, Östrogendominanz, Schilddrüsenerkrankungen, Myome oder Polypen, Endometriose und bestimmte Krebsarten. In meiner Praxis sehe ich den häufigsten Grund für schwere oder lange Perioden in der Östrogendominanz und in der Schilddrüsenerkrankung. Was Sie gegen die Östrogendominanz tun können und wie Sie Ihre Schilddrüsengesundheit optimieren können, werden wir etwas später in Kapitel 7 näher erläutern.

Die Paragard-Kupferspirale wird häufig mit schweren oder langen Perioden in Verbindung gebracht, weshalb sie für Frauen, die diese Symptome bereits haben, nicht empfohlen wird. Wenn Sie die Kupferspirale haben, sollten Sie mit Ihrem Arzt besprechen, ob es die richtige Verhütungsmethode für Sie ist. (Siehe Kapitel 13, um Ihre Optionen zu bewerten)

LABORTESTS FÜR SCHWERE PERIODEN

Hormontests sind bei starken Blutungen ein Muss. Ein vollständiges Schilddrüsen-Panel sowie Östrogen- und Progesterontests können dabei helfen, festzustellen, ob ein Ungleichgewicht zu Ihren Symptomen beiträgt. Sie sollten auch abklären lassen, ob Sie an Eisenmangelanämie leiden. Ich empfehle Ihnen die folgenden Tests – bei den tagespezifischen Tests sollten diese am angegebenen Tag Ihres Zyklus durchgeführt werden:

- Tag 3: Östradiol
- Tage 19 bis 22: Serum-Progesteron und Östradiol oder DUTCH-Test
- Schilddrüsen-Panel (TSH, Gesamt-T4 und -T3, freies T4 und T3, reverses T3, Thyreoperoxidase-Antikörper (TPO-AK), Thyreoglobulin-Antikörper)
- CBC
- Ferritin

WAS JETZT ZU TUN IST

Wenn Ihre Laboruntersuchungen abgeschlossen sind, können Sie damit beginnen, sinnvolle Änderungen in Bezug auf Ernährung und Lebensstil vorzunehmen, um einen gesunden Menstruationsfluss zu unterstützen und Ihre Energie zu steigern. Nehmen Sie eisenhaltige Nahrungsmittel in Ihre Ernährung auf, wie rotes Fleisch, grünes Blattgemüse, Melasse und Leber, sofern Sie Innereien essen. Der Verzehr von Nahrungsmitteln, die reich an B12, B6 und Folat sind, kann die Produktion roter Blutkörperchen fördern und Ihre Energie steigern. Wählen Sie mithilfe der in Kapitel 12 enthaltenen Speisepläne des 30-Tage-Brighten-Programms Lebensmittel aus, die Ihren Östrogenstoffwechsel unterstützen und Ihre Nährstoffspeicher auffüllen. Lesen Sie unbedingt den Abschnitt über die Östrogendominanz später in diesem Kapitel, da dies auf Sie zutreffen könnte. Wenn Sie vermuten, dass Ihre Schilddrüse ein Problem darstellt, lesen Sie bitte Kapitel 7 und beginnen Sie mit den dort aufgeführten Empfehlungen.

Checkliste für Menorrhagie (auch bekannt als extrem schwere Perioden): Wie Sie feststellen, ob Ihre Periode zu stark ist

Wenn Sie bei dieser Liste einen oder mehrere Punkte ankreuzen, schauen Sie sich bitte den Abschnitt „Labortests für schwere Perioden“ (Seite 66) und die darin enthaltenen Auswertungsoptionen genauer an.

- ☐ Ich wechsle drei oder mehr Stunden lang an einem Tag stündlich eine Binde oder einen großen Tampon.
- ☐ Ich fülle dreimal an einem Tag eine Menstruationstasse.
- ☐ Ich muss doppelt so viele Menstruationsprodukte verwenden, um meinen Blutfluss zu kontrollieren.
- ☐ Ich muss nachts aufstehen, um meine Menstruationsprodukte zu wechseln.
- ☐ Ich schränke meine Aktivitäten aufgrund des Menstruationsflusses ein.
- ☐ Meine Periode dauert länger als sieben Tage.
- ☐ Ich habe Blutgerinnsel, die größer als ein 5-Cent-Stück sind.

Stammzellen aus Menstruationsblut

Wussten Sie, dass Ihr Menstruationsblut so unglaublich stark ist, dass es die Genesung nach einem Schlaganfall unterstützen, die Leberfunktion bei Leberversagen verbessern und die Lunge nach einer Verletzung heilen kann? Menstruationsblut ist reich an Stammzellen, die sich in Tierversuchen als vielversprechend erwiesen haben. Die Menstruation ist nämlich wirklich etwas Mächtiges. Da fragt man sich doch, wie und warum es überhaupt angefangen hat, dass sich eine Frau für ihre Periode schämen muss. Lassen Sie sich von niemandem erzählen, dass Ihre Periode nicht fantastisch ist – Ihr Menstruationsblut hat Superkräfte! Es hat die Fähigkeit, geschädigtes Gewebe, das sonst jemandem das Leben kosten könnte, zu heilen und wieder nachwachsen zu lassen.

Schmerzhafte Perioden

Verbrauchen Sie während Ihrer Periode jeden Monat eine Packung Schmerzmittel? Oder vielleicht sagen Sie das Fitnesstraining und alle sozialen Aktivitäten ab, weil Sie wissen, dass die Menstruationsschmerzen Ihnen die Teilnahme ohnehin nicht ermöglichen würden. Intensive Menstruationskrämpfe, die auch als Dysmenorrhoe bezeichnet werden, beginnen in der Regel unmittelbar vor der Menstruation, können aber auch bereits einige Tage vorher beginnen. Im Durchschnitt dauern sie etwa drei Tage an. Diese Schmerzen können in der Gebärmutter lokalisiert sein oder auch in den unteren Rücken ausstrahlen. Bei einigen Frauen kommt es auch zu Übelkeit, Erbrechen, Kopfschmerzen und Durchfall.

Schmerzhafte Perioden können ein Zeichen für eine Infektion, Endometriose, Myome oder Eierstockzysten sein. Konventionell werden diese Schmerzen aber fälschlicherweise als normaler Bestandteil der Menstruation betrachtet, und viele betroffene Frauen werden oft mit dieser Erklärung abgespeist. Untersuchungen haben gezeigt, dass Frauen, bei denen später eine Endometriose diagnostiziert wird, ab der Pubertät häufiger und länger die Pille eingenommen haben. Noch eine Erkrankung also, die von der Pille übertüncht wird! In diesem Zusammenhang sollte man auch wissen, dass Verwachsungen – also Narbengewebe, das bei Endometriose häufig vorkommt – für schätzungsweise 12 Prozent der weiblichen Unfruchtbarkeitsfälle verantwortlich sein können.

Was genau verursacht also diese schmerzhaften Perioden? Prostaglandine. Diese hormonähnlichen Chemikalien stimulieren die Kontraktion der Gebärmutter, und wenn die Kontraktion zu stark ist, treten Schmerzen auf. Die Antibabypille kann zwar die Symptome lindern, aber sie wirkt nicht gegen die Ursache, die letztlich eine Entzündung ist. Während die Pille die Symptome in Ihrer Gebärmutter unterdrückt, erzeugt sie Entzündungen in anderen Bereichen des Körpers, die wir noch erörtern werden, wenn wir uns mit der Darmsanierung und der Behandlung von Stoffwechselstörungen befassen.

LABORTESTS FÜR SCHMERZHAFTE PERIODEN

Wenn schmerzhafte Perioden bei Ihnen erst kürzlich aufgetreten sind, lassen Sie ein vollständiges Blutbild (CBC) machen, um eine Infektion auszuschließen, sowie einen Test auf humanes Choriongonadotropin (hCG), um eine Eileiterschwangerschaft auszuschließen. Ihr Arzt kann einen transvaginalen Ultraschall in Betracht ziehen, um die Ursache Ihrer Schmerzen zu ermitteln. In meiner Praxis untersuchen wir die zugrunde liegenden Ursachen für Entzündungen, wie Darm- oder chronische Infektionen, Nebennierenfunktionsstörungen, Nährstoffungleichgewichte und andere Stressfaktoren. Weitere hilfreiche Tests zum Verständnis ihrer Grundursache sind:

- Nebennieren: DUTCH-Nebenniere oder 4-Punkt-Speichelcortisol oder 4-Punkt-Harncortisol und Cortison mit DHEA-S

- DUTCH vollständig: Lassen Sie an den Tagen 19 bis 22 Ihres Menstruationszyklus den Hormon-Urin-Test machen. Der vollständige DUTCH-Test umschließt auch die Nebennierenhormone.
- Östradiol und Progesteron: Lassen Sie sich an den Tagen 19 bis 22 Ihres Menstruationszyklus auf Östradiol und Progesteron testen.
- Fettsäuren
- Hochempfindliches C-reaktives Protein (ein Marker für Entzündungen)
- RBC-Magnesium
- Stuhlkultur, Lactulose-Atemtest oder andere Darmtests (siehe Kapitel 6)

Warum verursacht meine Periode häufigen Stuhlgang?

Haben Sie sich jemals gefragt, warum Sie vor Ihrer Periode so häufig Stuhlgang haben? Das liegt an der Verschiebung der Hormone, durch die die Darmmotilität verändert wird. Bei einer natürlich menstruierenden Frau steigt das Progesteron nach dem Eisprung an. Progesteron verlangsamt die Motilität und kann bei einem erhöhten Wert Verstopfung verursachen (weshalb es zu Beginn einer Schwangerschaft zu Schwierigkeiten kommen kann, zur Toilette zu gehen). Kurz vor der Periode sinkt der Progesteronspiegel, was zu einer Verlängerung der Transitzeit führen kann – mit anderen Worten dazu, dass Sie häufiger Stuhlgang haben.

Prostaglandine, die hormonähnlichen Moleküle, die die Kontraktion der Gebärmutter anregen, um die Gebärmutterschleimhaut abzubauen, stimulieren ebenfalls die Darmkontraktionen, was zu einem häufigeren Stuhlgang vor der Periode führt.

WAS JETZT ZU TUN IST

Wenn Sie den Verdacht haben, dass Ihrer schmerzhaften Periode ein ernsthaftes Problem zugrunde liegt, ist es an der Zeit, sich mit Ihrem Arzt zu beraten. Dieser kann eine Beckenuntersuchung, Labortests und möglicherweise eine Labor-Bildgebung wie einen transvaginalen Ultraschall durchführen.

Beginnen Sie außerdem mit einer entzündungsarmen Ernährung, indem Sie die Mahlzeitenpläne in Kapitel 12 umsetzen. Im Allgemeinen dauert es etwa zwei bis drei Monate, bis diese Ernährungsumstellung bei starken Regelschmerzen wirklich wirksam wird. Deshalb empfehle ich die folgenden Nahrungsergänzungsmittel als Teil des 30-Tage-Brighten-Programms, um die Entzündung zu reduzieren, Ihre Hormone auszugleichen und Regelschmerzen zu beseitigen:

- **Magnesiumglycinat**: Ich empfehle generell fünf Tage vor der Menstruation und an den ersten drei Tagen während der Menstruation zweimal täglich 300 Milligramm. Für den Rest des Monats sollten Sie jeden Abend 300 Milligramm einnehmen.
- **Magnesiumöl** können Sie am Abend, bevor Sie mit Menstruationskrämpfen rechnen, auf Ihren Bauch reiben. Sie können es für die Dauer der Krämpfe verwenden.
- Der Name der **Krampfrinde** ist kein Zufall. Krampfrinde ist nämlich ein wirksames Kraut gegen Menstruationskrämpfe. Ich empfehle normalerweise die Einnahme von 1 Teelöffel der Tinktur zwei- bis dreimal täglich, beginnend zwei Tage vor der erwarteten Periode und während der Dauer der Krämpfe.
- **Omega-3-Fettsäure** in einer ungefähren Dosis von 2.000 Milligramm täglich erzielt eine entzündungshemmende Wirkung. Die Frauen in meiner Klinik berichten meist, dass sie etwa zwei Zyklen lang auf diese Weise behandeln müssen, bevor die Wirkung einsetzt. Es gibt mehrere Studien, die die Verwendung von Fischöl zur Verringerung von Menstruationskrämpfen unterstützen.
- **Vitamin E** reduziert die Anzahl der Prostaglandine, die Ihr Körper produziert. 400 IU täglich haben sich bei Krämpfen als wirksam erwiesen.
- **Vitamin B1 (Thiamin)** in einer Dosierung von 100 Milligramm täglich hilft nachweislich sowohl bei Muskelkrämpfen als auch bei Müdigkeit, den Nebenwirkungen des niedrigen Thiaminspiegels. Ich empfehle, Vitamin B1 als Teil eines B-Komplexes einzunehmen.

Zusätzlich zu den Nahrungsergänzungsmitteln kann eine Wärmeanwendung auf dem Bauch Krämpfe lindern. Legen Sie dazu eine Wärmflasche auf den Unterbauch, lassen Sie sie aber nicht zu lange (mehr als zwanzig Minuten) darauf liegen, da dies zu Kreislaufproblemen führen kann. Sie können es auch einmal mit Akupressur versuchen, die nicht nur bei Ihren Krämpfen, sondern auch bei Schmerzen im unteren Rückenbereich, die während Ihres Menstruationszyklus auftreten können, helfen kann.

Leichte Perioden

Ich hatte mal eine Freundin, die immer damit prahlte, dass ihre Periode nur ein paar Tage andauerte und dass sie lediglich Slipeinlagen bräuchte. Natürlich klingt eine leichte, luftige Periode toll, in Wirklichkeit ist sie aber ein Zeichen dafür, dass Ihre Hormone nicht im Gleichgewicht sind. Wenn Ihre Periode weniger als drei Tage dauert oder Sie während Ihrer Periode nur wenig mehr als eine Slipeinlage benötigen, dann haben Sie möglicherweise nicht genug Östrogen. Wenn Ihr Östrogenspiegel niedrig ist, kann es auch sein, dass Sie unter Scheidentrockenheit, Schlafstörungen, Unfruchtbarkeit und sogar Hängebrüsten leiden.

Ein Östrogenmangel ist eine normale Veränderung bei Frauen nach der Menopause. Wenn Sie jedoch weit von den Wechseljahren entfernt sind, sollten Sie Ihren Arzt aufsuchen und dies untersuchen lassen. Häufige Ursachen für einen Östrogenmangel sind fettarme oder vegetarische Ernährung, übermäßiges Training, niedriges Körpergewicht, primäre Ovarialinsuffizienz und das Post-Pill-Syndrom.

LABORTESTS FÜR LEICHTE PERIODEN

Hormontests können Ihren Östrogenspiegel während Ihres Menstruationszyklus bestimmen. Es kann zudem hilfreich sein, Proben Ihrer Hormone über einen ganzen Monat hinweg zu sammeln, beispielsweise durch einen umfassenden DUTCH-Test oder andere Hormontests. Im Folgenden finden Sie einige Routinetests, die Sie vielleicht ebenfalls in Betracht ziehen sollten:

- Östradiol, FSH und LH: Lassen Sie an Tag 3 Ihres Menstruationszyklus Ihr Östradiol testen.
- Progesteron: Lassen Sie an den Tagen 19 bis 22 Ihres Zyklus Ihr Progesteron testen.

WAS JETZT ZU TUN IST

Wenn Sie sich fettarm ernähren, hören Sie damit auf! Fett ist gut für Sie und für Ihren Hormonaufbau. Schauen Sie sich dazu bitte einmal den Leitfaden für gesunde Fette auf Seite 237 an, um hormonunterstützende Fette in Ihre Ernährung aufzunehmen.

Wenn Sie die Pille schon länger nehmen, sollten Sie eine Einnahme von pränatalen Vitaminen oder Multivitaminen in Betracht ziehen (Empfehlungen siehe Kapitel 12). Das ist deswegen wichtig, weil notwendige Nährstoffe, die für die Herstellung von Östrogenen und Ausgleichshormonen benötigt werden, durch die Pille verbraucht werden.

Verspätete oder unregelmäßige Perioden

Sie wissen nie, wann Ihre Periode kommt? Kommt sie wann immer es ihr gefällt? Es kann mehrere Gründe für eine Verzögerung der Menstruation oder eine Unregelmäßigkeit Ihrer Periode geben, aber der Hauptgrund, den wir zunächst einmal ausschließen müssen, ist eine Schwangerschaft. Wenn Sie sexuell aktiv sind und Ihre Periode verspätet kommt, machen Sie zur Sicherheit einen schnellen Urin-Schwangerschaftstest zu Hause – und lassen Sie sich nicht irreführen, dass Sie nicht schwanger werden können, nur weil Sie hormonelle Empfängnisverhütung anwenden. Denn es kann passieren, und es passiert nicht selten. Wenn Sie wissen wollen, wie wirksam Ihre Verhütungsmethode ist, können Sie dies in der Tabelle in Kapitel 13 nachschlagen (Seite 301).

Stress in Form eines physischen oder psychischen Traumas kann zu einer Verzögerung des Eisprungs und Ihrer Periode führen. Wenn der Stress sehr hoch ist, kann die Periode einer Frau ganz ausbleiben. Andere Erkrankungen, die dazu beitragen können, sind PCOS, Perimenopause, postpartale Erkrankungen, Diabetes und Zöliakie.

LABORTESTS FÜR VERSPÄTETE ODER UNREGELMÄSSIGE PERIODEN

Die folgenden Tests können helfen, die Ursache für Ihre verspätete oder unregelmäßige Periode zu ermitteln:

- Nebennierentest (4-Punkt-Speichelcortisol oder 4-Punkt-Harncortisol und Cortison mit DHEA-S)
- DHEA-S
- Östradiol, FSH und LH: Lassen Sie am 3. Tag Ihres Menstruationszyklus Ihr Östradiol testen.
- Nüchtern-Insulin, Nüchtern-Blutzucker und Hämoglobin A1C
- *Schwangerschaftstest*
- Progesteron (wird etwa 5 bis 7 Tage nach dem Eisprung durchgeführt; Sie müssen einen Ovulationstest (ein Set zur Vorhersage des Eisprungs) verwenden, um dies zu messen.)
- SHBG
- Testosteron (gesamt und frei)
- Schilddrüsen-Panel: TSH, Gesamt-T4, Gesamt-T3, freies T4, freies T3, reverses T3, Thyreoperoxidase-Antikörper (TPO-AK) und Thyreoglobulin-Antikörper
- Vitamin D

WAS JETZT ZU TUN IST

Die Anwendung der Ernährungs- und Lebensstilpraktiken des 30-Tage-Brighten-Programms kann Ihnen zusammen mit den richtigen Nahrungsergänzungsmitteln helfen, Ihren Zyklus zu regulieren.

Kurze Perioden

Wenn Sie Ihre Periode öfter als alle einundzwanzig Tage bekommen, dann ist es an der Zeit, Ihren Körper um etwas mehr Zeit zu bitten. Frühestens nach 21 Tagen sollte die nächste Periode beginnen, bei einem gesunden Zyklus sind es mindestens 26 Tage. Dies wird von Tag eins Ihrer ersten Periode bis zum ersten Tag der nächsten berechnet. Einen kürzeren Zyklus als einundzwanzig Tage bezeichnet man als Lutealphasendefekt. Dies kann daran liegen, dass Sie keinen Eisprung hatten oder dass sich Ihr Gelbkörper nicht richtig gebildet hat, was zu einem Progesteronmangel führt. Sofern Sie dies noch nicht getan haben, können Sie mit dem Hormontest in Kapitel 1 (Seite 18) feststellen, ob Sie Symptome eines niedrigen Progesteronspiegels haben.

LABORTESTS FÜR KURZE PERIODEN

Wenn Sie kurze Zyklen haben, sollten Sie in Erwägung ziehen, die folgenden Punkte testen zu lassen:

- DUTCH-Test
- Östradiol, FSH und LH: Lassen Sie am 3. Tag Ihres Menstruationszyklus Ihr Östradiol testen.
- Ovulationstest (OPK = Ovulationsprädiktor-Kit): Verwenden Sie an den Tagen 10 bis 15 Ihres Zyklus einen Ovulationstest, um festzustellen, ob Sie einen Eisprung haben.
- Progesteron: Lassen Sie Ihr Progesteron fünf bis sieben Tage nach dem Eisprung testen.
- Schilddrüsen-Panel: TSH, Gesamt-T4, Gesamt-T3, freies T4, freies T3, reverses T3, TPO-Antikörper und Thyreoglobulin-Antikörper
- 21-Hydroxylase-Antikörper
- Vitamin D

Die tägliche Erfassung der Basaltemperatur kann einen Einblick in den möglichen Eisprung geben. In Kapitel 13 lesen Sie mehr über die Methode zur Förderung des Fruchtbarkeitsbewusstseins und wie man diese wichtigen Daten erfasst. Ihr Arzt kann einen Ultraschall anordnen, um festzustellen, ob ein Eisprung stattgefunden hat und ob ein Gelbkörper vorhanden ist. Er oder sie kann auch eine Endometriumbiopsie durchführen, um die Wirkung von Progesteron auf die Gebärmutterschleimhaut zu beurteilen.

WAS JETZT ZU TUN IST

Wenn Sie Ihren Zyklus noch nicht dokumentieren, dann beginnen Sie bitte jetzt damit. Sie sollten nämlich Ihre Symptome, einschließlich des Eisprungs, erfassen, damit Sie verstehen können, was möglicherweise passiert.

Wenn Sie Mönchspfeffer beginnend am Tag nach dem Eisprung bis zwei Tage nach Beginn der Menstruation einnehmen, kann dies helfen, Ihren Zyklus zu verlängern. Mönchspfeffer stimuliert die Kommunikation zwischen dem Gehirn und den Eierstöcken, um die Produktion von Progesteron zu fördern. Sie müssen es mindestens drei Monate lang anwenden, bis eine Wirkung eintritt. Einige Frauen bemerken nach einem Zyklus Veränderungen, aber bei den meisten Frauen tritt dies erst nach drei bis vier Monaten auf.

Die Gesundheit Ihrer Nebennieren kann auch die Ursache für einen niedrigen Progesteronspiegel sein. Mehr über die Gesundheit der Nebennieren erfahren Sie in Kapitel 7.

Ausbleibende Perioden (Amenorrhoe)

Amenorrhoe wird entweder als primäre oder sekundäre Amenorrhoe klassifiziert: Eine primäre Amenorrhoe liegt vor, wenn Sie noch nie eine Periode hatten und fünfzehn Jahre oder älter sind. Eine sekundäre Amenorrhoe liegt vor, wenn Ihre Periode länger als drei Monate ausbleibt, falls Sie vorher regelmäßige Menstruationszyklen hatten, oder sechs Monate, falls Sie vorher unregelmäßige Menstruationszyklen hatten. Zu den häufigsten Ursachen für eine sekundäre Amenorrhoe gehören die folgenden:

- **Post-Pill-Syndrom (Post-Pill-Amenorrhoe):** Wir haben dies in Kapitel 3 ausführlich behandelt; Sie erinnern sich vielleicht daran, dass einige Frauen ihre Periode nach Absetzen der Pille verlieren.

- **Hypothalamische Amenorrhoe:** 25 bis 35 Prozent der sekundären Amenorrhoe-Fälle sind auf eine Verringerung des Gonadotropin-Releasing-Hormons (GnRH) zurückzuführen. GnRH veranlasst die Hypophyse dazu, FSH und LH zu bilden, die zur Eizellreifung und zum Eisprung führen. Wenn GnRH jedoch fehlzündet, kommt es bei Frauen nicht zur Entwicklung ihres Follikels; ein LH-Anstieg findet im mittleren Zyklus statt (was ja den Eisprung auslöst) und die Östrogenspiegel sind normalerweise niedrig.

- **Hypophysenfunktionsstörung:** Dies tritt in etwa 17 Prozent der Fälle auf, wobei das häufigste Problem eine Hyperprolaktinämie oder zu viel Prolaktinhormon ist. Prolaktin ist das Hormon, das Frauen zur Produktion von Muttermilch veranlasst, aber es kann auch bei einer Hypothyreose oder bei einem Prolaktinom, einem gutartigen Hirntumor, eskalieren.
- **Funktionsstörung der Eierstöcke:** Dies tritt bei etwa 40 Prozent der Frauen auf, die ihre Periode verlieren, bei 30 Prozent bedingt durch PCOS und bei den restlichen 10 Prozent aufgrund einer primären Ovarialinsuffizienz. Sie kann auch autoimmunen Ursprungs sein. Ein Ausgangspunkt ist daher der 21-Hydroxylase-Antikörpertest, mit dem auch die Addison-Krankheit diagnostiziert wird (die Addison-Krankheit kann auch die Eierstöcke angreifen). Ihr Arzt kann Ihre Ovarialreserve mithilfe des Anti-Müller-Hormons (AMH) und der Follikelzählung mithilfe eines transvaginalen Ultraschalls beurteilen. Diese beiden Marker geben viel Aufschluss über die Fruchtbarkeit und das Altern der Eierstöcke einer Frau. Frauen kurz vor der Menopause haben bei diesen Tests niedrige Werte.
- **Hypothyreose:** Obwohl man schätzt, dass eine Hypothyreose nur für 1 Prozent der Amenorrhoe-Fälle verantwortlich ist, sollte man wissen, dass sie bei Frauen unterdiagnostiziert ist. Wenn Sie Ihre Periode verloren haben, ist eine vollständige Untersuchung der Schilddrüse ein Muss.

LABORTESTS FÜR AUSBLEIBENDE PERIODEN

Wenn Ihre Periode länger ausbleibt, empfehle ich Ihnen, die folgenden Tests in Betracht zu ziehen:

- Gehirn-MRT
- Zöliakie-Panel: Gewebstransglutaminase-Antikörper (tTG-IgA), Endomysien-Antikörper (EMA-IgA), deamidierte Gliadin-Peptid-Antikörper (DGP-IgA und IgG) und Gesamt-IgA im Serum
- Antikörpertest
- Nebennierentest
- Freies und Gesamt-Testosteron und SHBG
- Hämoglobin A1C, Nüchtern-Insulin und Nüchtern-Blutzucker
- Zufälliges FSH, LH und Estradiol

- Schwangerschaftstest
- Prolaktin
- Schilddrüsen-Panel: TSH, Gesamt-T4 und -T3, freies T4 und T3, reverses T3, TPO-Antikörper, Thyreoglobulin-Antikörper
- 21-Hydroxylase

WAS JETZT ZU TUN IST

Während Sie auf Ihre Laborwerte warten, können Sie mit dem 30-Tage-Brighten-Programm sowie mit der Einnahme eines Multivitamins beginnen, um sicherzustellen, dass Sie die Nährstoffe erhalten, die Ihr Körper zum Aufbau von Hormonen und zur Reparatur von Gewebe benötigt. Ich empfehle auch die Einnahme von bestimmten Samen (siehe Seite 272) und die Feinabstimmung Ihres zirkadianen Rhythmus (siehe Seite 249).

Schmierblutung in der Mitte des Zyklus oder vor der Periode

Obwohl Schmierblutungen in der Mitte des Zyklus gutartig sein können, können sie auch ein Zeichen für etwas viel Ernsteres sein, wie z. B. Myome, Infektionen, Endometriose oder Krebs. Sie können auch ein Anzeichen für eine Schwangerschaft sein. Ziehen Sie deshalb einen Test in Betracht, wenn Sie in der Mitte des Zyklus eine Schmierblutung haben und besorgt sind:

- Schwangerschaftstest
- Progesteron: Lassen Sie an den Tagen 19 bis 22 Ihres Zyklus Ihr Progesteron testen.
- Schilddrüsen-Panel
- Transvaginaler Ultraschall

Es ist wichtig, dies von einem Arzt untersuchen zu lassen und dann an der grundlegenden Ursache zu arbeiten. Versuchen Sie es zusätzlich mit der Einnahme des Krauts Mönchspfeffer, um die Cortisol- und Progesteronproduktion zu optimieren. Sie sollten außerdem an Ihrem Progesteronspiegel arbeiten; Tipps dazu finden Sie auf Seite 256.

Schmerzen oder Blutungen beim Geschlechtsverkehr

Nein, Schmerzen beim Sex sind *nicht* normal. Denn Sex ist etwas, das wir genießen sollten. Leider entwickeln viele Frauen, die die Antibabypille nehmen, eine trockene Scheide und andere Probleme, die den Sex nicht gerade angenehm machen. Dyspareunie – oder Schmerzen beim Sex – kann aus verschiedenen Gründen auftreten. Wenn Sie sich beim Geschlechtsverkehr unwohl fühlen oder ein brennendes Gefühl haben, kann das auf einen Östrogenmangel, eine Hefepilzinfektion oder eine andere Art von Infektion hinweisen. Beim Vaginismus, dem Scheidenkrampf, verkrampft sich die Vaginalmuskulatur, was den Verkehr sehr schmerzhaft machen kann. Im Allgemeinen haben Frauen mit dieser Erkrankung auch Schmerzen beim Einführen eines Tampons und bei gynäkologischen Untersuchungen. Die Vulvodynie ist eine chronische Schmerzerkrankung, welche die äußeren Genitalien betrifft. Die Forschung hat gezeigt, dass Frauen, die vor dem sechzehnten Lebensjahr mit der Pille beginnen, neunmal häufiger Vulvodynie entwickeln als Frauen, die sie nie genommen haben. Dies ist auf die Veränderung der natürlichen Hormone zurückzuführen. Wenn Sie Schmerzen beim tiefen Geschlechtsverkehr haben, könnte dies an einem anatomischen Problem oder der Stellung liegen, aber es kann auch ein Zeichen für Endometriose, Ovarialzysten, Myome, Infektionen oder eine andere Erkrankung sein. Wenn Sie nach dem Geschlechtsverkehr starke Blutungen haben, ist dies möglicherweise ein Anzeichen für eine Infektion, Krebs oder einen entzündeten Gebärmutterhals. Ich empfehle Ihnen, einen Termin mit Ihrem Arzt zu vereinbaren, um dies zu besprechen.

WAS JETZT ZU TUN IST

Achten Sie darauf, dass Sie Gleitmittel verwenden, und zwar reichlich, und bitte verwenden Sie auch hier ein natürliches Präparat. Wenn Sie eine trockene Scheide haben, versuchen Sie es einmal mit Vitamin-E-Vaginalzäpfchen mit 400 IE. Stechen Sie ein Loch in die Spitze eines Zäpfchens und führen Sie das Vitamin E in die Scheide ein, damit die Zellen sich auffüllen und gesünder werden. *Hinweis: Dies führt dazu, dass Kondome nicht mehr funktionieren.* Ich empfehle auch, die Informationen in diesem Buch zu nutzen, sobald Sie die Ursache kennen. Auch ein Beckenbodentraining mithilfe eines Physiotherapeuten kann sehr nützlich sein.

PMS

PMS – ein Begriff, der im Mittelpunkt so vieler Witze stand, aber kein Witz ist, wenn man davon betroffen ist. Zu den PMS-Symptomen gehören Krämpfe, Blähungen, Brustspannen, Kopfschmerzen, Schlafstörungen, Heißhunger auf zuckerhaltige Nahrungsmittel, Reizbarkeit, Angstzustände, Depressionen und

Stimmungsschwankungen. Es handelt sich um ein Syndrom, was bedeutet, dass Sie einige oder alle dieser Symptome haben können, genau wie bei PPS. Und genau wie bei PPS gibt es viele Kritiker, die immer noch behaupten, dass PMS nicht real sei.

PMS kann sehr beeinträchtigend sein, und natürlich dürfen *Sie* Ihre Hormone dafür verantwortlich machen; aber sonst sollte besser niemand etwas über Ihre Hormone sagen, wenn Sie gerade PMS haben. Wie viele Frauen habe ich früher gedacht, PMS sei ein normaler Bestandteil des Frauseins. Aber das muss nicht so sein. Wenn man die Symptome ignoriert und einfach ein Ibuprofen einwirft oder die Antibabypille dagegen nimmt, behandelt man nicht die Wurzel des Übels, nämlich den Grund für die PMS. PMS ist auf ein hormonelles Ungleichgewicht zurückzuführen, in der Regel auf eine Östrogendominanz, die wir als Nächstes untersuchen werden.

WAS JETZT ZU TUN IST

Östrogen bewirkt, dass Sie das Wassergewicht halten. Wenn Ihr Körper vor Ihrer Periode Wasser zurückbehalten hat oder Sie sich aufgebläht oder aufgedunsen fühlen, kann Ihnen Löwenzahn helfen, das überschüssige Wasser auf natürliche Weise auszuscheiden. Löwenzahnblätter können als Tee getrunken, in einem Salat gegessen oder als Tinktur verwendet werden. Wie Sie in Kapitel 7 lernen werden, ist Ihre Nebennierengesundheit die Grundlage für die Gesundheit der Sexualhormone.

Wenn Sie sich ängstlich fühlen, nehmen Sie einige tiefe Atemzüge und versuchen Sie es mit einer Passionsblumentinktur. Nehmen Sie 1 bis 2 Tropfen der Tinktur ein, wenn Sie das Gefühl haben, dass die Angst aufkommt. Wenn schlechte Laune Ihr Problem ist, gehen Sie mit Ihren Freundinnen ins Freie und bewegen Sie sich, damit Sie motiviert bleiben und Endorphine ausschütten, die Ihnen dabei helfen, Ihre hormonellen Probleme zu bekämpfen.

Wenn Sie vor Ihrer Periode Schlafstörungen haben, probieren Sie ein Präparat, welches nachweislich das Cortisol senkt, und Kräuter, die das parasympathische Nervensystem („Ruhe und Verdauung") nähren. Wenn Sie in den ein oder zwei Wochen vor Ihrer Periode Heißhunger auf zuckerhaltige Nahrungsmittel, Salz oder Kohlenhydrate haben, lesen Sie bitte Kapitel 7 und beschäftigen Sie sich mit Ihren Nebennieren. Heißhungerattacken sind auch ein Zeichen dafür, dass Sie mehr Eiweiß zu sich nehmen sollten, das Sie mit Tryptophan, einem Vorläufer des Schlaf-Neurotransmitters Serotonin, versorgt. Eine ausreichende Menge an B-Vitaminen ist ebenfalls hilfreich. Und wenn das Verlangen nach

Zucker extrem intensiv ist und Sie sich kaum beherrschen können, finden Sie auf Seite 241 Strategien für den Umgang mit den Heißhungerattacken.

Wenn Sie unter monatlichen PMS-Symptomen leiden, können eine Reihe von natürlichen Behandlungen helfen. Eine Ernährung mit hohem Zuckergehalt, raffinierten Kohlenhydraten, nicht biologischem Fleisch, Milchprodukten und Koffein kann Ihr PMS verschlimmern. Eine Ernährung mit einem niedrigen Gehalt an diesen Nahrungsmitteln in Kombination mit mehr Gemüse, gesunden Fetten und Ballaststoffen hilft Ihnen hingegen, Ihre Hormone auszugleichen und Ihre Symptome zu reduzieren.

Gehen Sie wie folgt vor, um Ihr PMS zu beseitigen:

- **Nehmen Sie Magnesiumglycinat ein.** Ich empfehle im Allgemeinen zweimal täglich 300 Milligramm sieben Tage vor der Menstruation und an den ersten drei Tagen während der Menstruation. Für den Rest des Monats sollten Sie jeden Abend 300 Milligramm einnehmen.
- **Erhöhen Sie Ihre Ballaststoff-Aufnahme.** Essen Sie täglich mindestens 25 Gramm Ballaststoffe.
- **Verringern Sie Ihre Entzündung.** Die Entzündung erhöht die Aktivität der Aromatase, eines Enzyms, das Testosteron in Östrogen umwandelt. Bei höherem Östrogen und niedrigerem Testosteron werden Sie sich launisch, weinerlich und unmotiviert fühlen – die stimmungsbezogenen Symptome von PMS. (Randnotiz: Ihre Libido wird ebenfalls verschwinden.) Wie senken Sie die Entzündung? Durch den Verzehr einer entzündungshemmenden Ernährung, Kurkuma und Omega-3-Fettsäuren (mehr dazu in Kapitel 6). Neben der Verbesserung Ihrer Stimmung wird die Senkung Ihrer Entzündung auch bei Krämpfen, Rückenschmerzen und Müdigkeit helfen.
- **Bewältigen Sie Ihren Stress.** Stress kann einen großen Einfluss auf den Körper haben – und auf die Darmgesundheit, wie Sie in Kapitel 6 sehen werden. Auf Seite 274 finden Sie Praktiken zur Stressreduzierung.
- **Regulieren Sie Ihr Insulin.** Verzichten Sie auf zuckerreiche und einfache Kohlenhydrate und essen Sie stattdessen gesunde Fette und Proteine. Ballaststoffe helfen auch, Ihren Insulin- und Blutzuckerspiegel zu regulieren, ebenso wie regelmäßiges Krafttraining.
- **Versuchen Sie es mit Mönchspfeffer.** Nehmen Sie dies vom 15. bis 28. Tag Ihres Zyklus ein.
- **Beenden Sie die Östrogen-Dominanz.** Lesen Sie dazu bitte den nächsten Abschnitt.

Was ist Östrogendominanz?

Wenn Sie unter ernsthaften PMS-Symptomen leiden, ist es sehr wahrscheinlich, dass Sie eine Östrogendominanz haben. Die Östrogendominanz ist eines der allgegenwärtigsten hormonellen Ungleichgewichte, die ich bei meinen Patientinnen sehe, weil sowohl Stress als auch die Umwelt einen großen Einfluss auf Ihren Hormonspiegel haben. Frauen denken oft, dass sie sich vor der Perimenopause keine Sorgen machen müssen. Aber die Östrogendominanz ist wirklich weit verbreitet und kann jeden von uns jederzeit treffen.

Östrogen an und für sich ist nicht *schlecht*. Kein einziges Hormon ist schlecht; sie müssen nur alle im Gleichgewicht sein. Wenn Sie zu viel Östrogen haben, kann dies zu Kopfschmerzen, Gewichtszunahme, empfindlichen Brüsten, starken Monatsblutungen, Reizbarkeit und Stimmungsschwankungen führen. Die Östrogendominanz ist der Grund für die Gewichtszunahme an den Hüften, am Po und an den Oberschenkeln, denn Östrogen regt die Fettzellen dazu an, mehr Fett einzulagern, und führt zu einer Verringerung der verfügbaren Schilddrüsenhormonmenge.

Es gibt zwei Arten von Östrogendominanz: offen und relativ. Offene Östrogendominanz ist, wenn Sie einfach zu viel Östrogen haben. Relative Östrogendominanz liegt vor, wenn Sie zu viel Östrogen im Verhältnis zur Progesteronmenge haben, was auf Anovulations- oder Nebennierenprobleme zurückzuführen sein kann.

WAS VERURSACHT ÖSTROGENDOMINANZ?

Wir leben in einer interessanten Zeit, in der wir mit mehr Chemikalien konfrontiert werden, als der menschliche Körper jemals ertragen musste. Der heiße rote Lippenstift, den Sie heute Morgen aufgetragen haben? Chemikalien. Das Duschgel, das Sie so sehr lieben und das nach Vanille riecht? Chemikalien. Ich weiß, es ist nicht fair. Mit all unseren Hautreinigungsmitteln, Kosmetika und Haarprodukten sind wir Frauen jeden Tag in der Umwelt und sogar über unsere Nahrungsmittel so vielen Chemikalien ausgesetzt.

Diese Chemikalien sind eine der Hauptursachen für die Östrogendominanz. Die Ernährung spielt dabei eine besonders große Rolle, weil die auf Obst und Gemüse gesprühten Pestizide unsere Hormone regelrecht hassen. Sie greifen sie an, blockieren die Rezeptoren und sind einfach unfassbar schädlich. Auch Fleisch (und Soja) kann zur Östrogendominanz beitragen, weil Nutztiere viel entzündungsförderndes Getreide, Hormone und Antibiotika erhalten, die beim Verzehr an uns weitergegeben werden. Wir sind wirklich das, was wir essen, denn das, was wir konsumieren, wird zu den Zellen des Körpers. Versuchen Sie daher am besten, Ihre Lebensmittel von lokalen Biobetrieben zu beziehen oder selbst anzubauen, und kaufen Sie immer Biofleisch aus Weidehaltung, um sich nicht hormonzerstörenden Chemikalien auszusetzen. Vermeiden Sie auch den Kauf von Lebensmitteln, die in Plastik und Dosen verpackt sind, in denen BPA steckt, sowie das Trinken aus Plastik-Wasserflaschen, das Kochen mit Teflon und die Verwendung von Küchengeräten aus Kunststoff, da diese alle nur weitere Chemikalien in Ihren Körper einbringen können. Die meisten Dinge, die das Kochen erleichtern, haben ihren Preis, aber der ist es wert (siehe Anhang „Hormonfreundliches Koch- und Küchenzubehör").

Die anderen Ursachen der Östrogendominanz, einschließlich Stress und Darmgesundheit, können durch die folgenden Schritte angegangen werden.

Die Pille und Gewichtszunahme

Als Sie mit der Einnahme der Pille begannen, haben Sie da auch zugenommen? Bei mir war das so. Vielleicht haben Sie anfangs nur ein wenig zugelegt und dann hatten Sie irgendwann Probleme, Ihre Jeans zuzuknöpfen. Eines Tages traten Sie auf die Waage und merkten: *„Du liebes bisschen, ich habe 10 Pfund zugenommen!"* Untersuchungen haben ergeben, dass die Antibabypille nur eine minimale Gewichtszunahme verursacht. Es berichten jedoch viele Frauen über diese Nebenwirkung, und sie wird auch als Nebenwirkung in den Packungsbeilagen aufgeführt. Die Gewichtszunahme ist oft auf Flüssigkeitsansammlungen zurückzuführen … und auf all das Östrogen.

Alkohol und Östrogendominanz

Ich weiß, das hört niemand gerne, aber Alkohol beeinflusst die Östrogendominanz. Ein alkoholisches Getränk kann nämlich Östrogen um 10 Prozent erhöhen. Alkohol blockiert Ihre Leber, und Ihre Leber ist nun einmal für die Verarbeitung des Östrogens verantwortlich. Genau diese Verwertung kann die Leber aber nicht durchführen, wenn sie zuerst den Alkohol verarbeiten muss. Wenn die Hormone nicht mehr richtig wirken, hat man manchmal das Gefühl, dass das Einzige, was den Tag retten kann, das Glas Wein am Abend ist. Und genau das kann Ihren Östrogenspiegel verschlimmern. Wenn Sie Ihre Hormone ins Gleichgewicht bringen, brauchen Sie diesen Alkohol nicht zum Stressabbau. Das verspreche ich Ihnen.

WAS JETZT ZU TUN IST, UM DIE ÖSTROGENDOMINANZ AUSZUGLEICHEN

Obwohl Östrogendominanz dazu führen kann, dass Sie sich elend fühlen, ist sie reversibel. Sie sollten zum einen darauf achten, welchen Chemikalien Sie in Ihrer Umgebung ausgesetzt sind, und zum anderen empfehle ich Folgendes:

Reduzieren Sie in erster Linie Stress und konzentrieren Sie sich darauf, genügend Schlaf zu bekommen (Schritte 4 und 5). Mit der Durchführung all dieser Schritte verbessern Sie Ihr Östrogen-Progesteron-Gleichgewicht und beginnen, Ihr gesamtes Hormonsystem zu heilen.

1. **Darmsanierung:** Sobald die Leber das Östrogen zur Ausscheidung verarbeitet, muss der Darm das Östrogen aus dem Körper entfernen. Wenn Sie eine Verstopfung haben, ist es sehr wahrscheinlich, dass dies nicht geschieht und Ihr Östrogen wieder in den Kreislauf Ihres Körpers zurückkehrt. (Ich erläutere in Kapitel 6, wie Sie Ihren Darm heilen können.)
2. **Sorgen Sie für Ihre Leber:** Ihre Leber ist dafür verantwortlich, dass Östrogen aus dem Körper entfernt wird. Achten Sie darauf, dass Sie hochwertiges Eiweiß, viel Knoblauch und Zwiebeln und mindestens 3 Einheiten Kreuzblütler-Gemüse pro Woche essen. Nehmen Sie außerdem einen Vitamin-B-Komplex ein. (Mehr darüber, was Sie für Ihre Leber tun können, finden Sie in Kapitel 5).
3. **Essen Sie Ballaststoffe:** Versuchen Sie, mindestens 25 Gramm Ballaststoffe pro Tag zu verzehren, indem Sie viel Gemüse und Obst essen. Ballaststoffe halten Ihren Darm im Gleichgewicht und helfen, Abfallstoffe, einschließlich unnötiger Östrogene, auszuscheiden. (In Kapitel 6 werden die Vorteile von Ballaststoffen näher erläutert.)
4. **Weniger Stress:** Ich weiß, leichter gesagt als getan! Aber all dieser Stress macht Ihre Stimmung, Ihre Hormone und Ihr Leben kaputt. Wenn Sie gestresst sind, pumpen Sie mehr Cortisol aus, was bedeutet, dass Sie nicht so viel Progesteron produzieren und jetzt eine relative Östrogendominanz haben. Wenn Sie sehr gestresst sind, haben Sie vielleicht nicht einmal einen Eisprung – oder Sie ovulieren später im Zyklus. So stark kann sich der Stress auf Ihren Körper auswirken. (Informationen zum Reduzieren von Stress finden Sie in Kapitel 9 und im Abschnitt „Praktiken zur Stressreduzierung“ auf Seite 274.)
5. **Schlaf:** Stellen Sie sicher, dass Sie jede Nacht mindestens sieben Stunden Schlaf bekommen. Ihr Körper braucht ihn und Ihre Hormone verlangen ihn. Vielleicht sollten Sie ein bis zwei Stunden vor dem Schlafengehen

eine Blaulicht-Brille tragen, um sich auszuruhen und Ihre Hormone in einen schlaffördernden Zustand zu versetzen. (Siehe Kapitel 11 für die Wiederherstellung Ihres zirkadianen Rhythmus.)

6. **Nehmen Sie eine östrogenunterstützende Ergänzung zu sich:** Ziehen Sie ein Kombinationsprodukt in Betracht, das Sie mit Calcium-D-Glucarat, DIM (Diindolylmethan) und Brokkoli-Samenextrakt versorgt, um Ihr Östrogen auf den richtigen Wegen aus Ihrem Körper zu bringen.

Um herauszufinden, ob Ihre Symptome ein Zeichen für eine Östrogendominanz sein könnten, führen Sie den Hormontest auf Seite 18 durch.

Heilmittel für Periodenprobleme

Periodenproblem	Art des Ergänzungsmittels	Einnahmeempfehlung
Östrogendominanz	DIM (Diindolylmethan)	100 mg täglich
	Calcium-D-Glucarat	400 mg täglich
	Probiotikum	nach Packungsbeilage
Schwere oder lang anhaltende Perioden	Eisenbisglycinat	18–30 mg täglich
	B-Vitamin-Komplex	nach Packungsbeilage
	Kurkuma	1 g täglich
	DIM	100 mg täglich
	Calcium-D-Glucarat	400 mg täglich
Schmerzhafte Perioden	Magnesium (Glycinat oder Citrat)	300–600 mg täglich
	Krampfrinde	1 Teelöffel zwei- oder dreimal täglich zwei Tage vor Ihrer Periode und für die Dauer Ihrer Krämpfe
	Omega-3	1.500–2.000 mg täglich
	Kurkuma	1 g täglich
Leichte Perioden	Pränatale Vitamine oder Multivitamin	2 Kapseln zweimal täglich
	Vitamin D	2.000 IU täglich oder nach Laborbefund

Heilmittel für Periodenprobleme

Periodenproblem	Art des Ergänzungsmittels	Einnahmeempfehlung
Verspätete oder unregelmäßige Perioden	Umfassende Hormonunterstützung (B6, B12, Folat, DIM, Brokkoli-Extrakt, Calcium-D-Glucarat, Grüntee-Extrakt, Traubensilberkerze (Black Cohosh), Mönchspfeffer, Resveratrol, Magnesium und Chrysin)	2 Kapseln zweimal täglich oder nach Anweisung
Kurze Perioden	Mönchspfeffer	nach Anweisung in einem Kombinationsprodukt oder als Tinktur 60 Tropfen zweimal täglich in der Lutealphase
	Nebennieren-Unterstützung	3 Kapseln am Morgen
Ausbleibende Periode	Multivitamin oder pränatale Vitamine	nach Packungsbeilage
	Starten Sie das Brighten-Protokoll zur Nahrungsergänzung (siehe Seite 246)	
Schmierblutungen in der Mitte des Zyklus	Mönchspfeffer	nach Anweisung in einem Kombinationsprodukt oder als Tinktur 60 Tropfen zweimal täglich in der Lutealphase
	Nebennieren-Unterstützung	3 Kapseln am Morgen
PMS	Löwenzahnblatt-Tinktur (Wasserrückhaltung)	60 Tropfen zweimal täglich
	Passionsblume (Ängste)	60 Tropfen Tinktur
	Nebennieren-Beruhigung/ Adrenal Calm (Schlafstörung)	3 Kapseln bei Nacht
	Magnesium-Glycinat	300–600 mg zur Schlafenszeit

Heilmittel für Periodenprobleme

Periodenproblem	Art des Ergänzungsmittels	Einnahmeempfehlung
	B-Vitamin-Komplex	1 Kapsel täglich
	Umfassende Hormonunterstützung (B6, B12, Folat, DIM, Brokkoli-Extrakt, Calcium-D-Glucarat, Grüntee-Extrakt, Traubensilberkerze (Black Cohosh), Mönchspfeffer, Resveratrol, Magnesium und Chrysin)	nach Packungsbeilage
	Nebennieren-Unterstützung	3 Kapseln am Morgen

Die zentralen Aussagen des Kapitels

- Die häufigsten Gründe für schwere oder lange Perioden sind Östrogendominanz und Schilddrüsenerkrankungen.
- Wenn Sie schwere und/oder lange Perioden haben, nehmen Sie eisenreiche Lebensmittel in Ihre Ernährung auf, ebenso wie Nahrungsmittel, die reich an B12, B6 und Folat sind.
- Sehr schmerzhafte Perioden können ein Zeichen für eine Infektion, Endometriose, Myome oder Ovarialzysten sein und sollten nicht ignoriert werden.
- Magnesium, Krampfrinde, Fischöl, Vitamin E und Thiamin können bei Menstruationskrämpfen helfen.
- Wenn Sie kurze oder leichte Perioden haben, kann dies auf eine fettarme oder vegetarische Ernährung oder übermäßiges Training zurückzuführen sein.
- Stress kann späte oder unregelmäßige Perioden verursachen – diese können aber auch durch eine Schwangerschaft hervorgerufen werden!
- Mönchspfeffer kann helfen, einen kurzen Zyklus zu verlängern und die Symptome von PMS zu reduzieren.
- Zu den häufigsten Gründen für eine fehlende Periode gehören das Post-Pill-Syndrom, hypothalamische Amenorrhoe, Hypophysenfunktionsstörungen, Ovarialfunktionsstörungen sowie Hypothyreose.
- Schmierblutungen im mittleren Zyklus können ein Anzeichen für Myome, Infektionen, Endometriose, Krebs oder Schwangerschaft sein.
- Östrogendominanz kommt sehr häufig vor. Eine der Hauptursachen liegt in den Dingen, denen Sie in Ihrer Umgebung ausgesetzt sind; weitere Ursachen sind Stress und Darmgesundheit.
- Die sechs Schritte zum Ausgleich Ihres Östrogens sind: Darmsanierung, die Leber entlasten, Ballaststoffe essen, weniger Stress haben, ausreichend schlafen und eine östrogenunterstützende Ernährung.

TEIL 2

DER EINFLUSS DER PILLE AUF DEN KÖRPER

KAPITEL 5

GRUNDLEGENDE HORMONENTGIFTUNG NACH DER PILLE

Meine Patientin Maya kam zu mir in die Praxis, als sie siebenundzwanzig Jahre alt war. Sie hatte mit der Pille begonnen, als sie zum College ging, weil ihr Arzt gesagt hatte, das sei verantwortungsbewusst. Nachdem sie aber auf dem College nicht sexuell aktiv geworden war, fragte sie sich, *warum sie die Pille überhaupt einnahm*, und beschloss, die Einnahme zu beenden. Drei Monate später war ihre Haut unkontrollierbar fettig, und sechs Monate später hatte sie sehr schlimme zystische Akne sowie Akne auf dem gesamten Rücken. Maya war im Schwimmteam, weshalb es ihr sehr peinlich war, dass ihr ganzer Rücken mit Pickeln bedeckt war. In ihrer Verzweiflung ging sie schließlich zu einem Dermatologen und begann mit der Einnahme von Accutane. Sie nahm auch eine Zeit lang Antibiotika ein, stellte aber fest, dass nichts ihre Akne wirklich beseitigte. In einem weiteren Moment der Verzweiflung begann sie erneut mit der Einnahme der Pille, weil ihr Gynäkologe gemeint hatte, dass eine Wiederaufnahme der Pille ihre Haut wieder heilen würde. Und was passierte? Ihre Haut besserte sich überhaupt nicht. Die Akne blieb bestehen, und Mayas Stimmung begann sich zu verschlechtern. Sie hatte noch nicht einmal mehr die Motivation, die Dinge zu tun, die sie liebte.

Ich begann bei Maya mit dem 30-Tage-Brighten-Programm, das eine zweiwöchige Leberentgiftung beinhaltet. Sie war begeistert, dass sich ihre Haut um 80 Prozent verbesserte, und war nun bereit, die Pille wieder abzusetzen. Nachdem sie ihre Pillenpackung aufgebraucht hatte, wiederholte sie die Leberentgiftung. Und endlich verschwand auch ihre Rücken-Akne, mit der sie jahrelang gekämpft hatte. Die Pille hatte Mayas Hormone gestört und ihre Leber belastet, und nachdem sie die Pille zum ersten Mal abgesetzt hatte, erlebte sie einen Androgen-Rebound (auf den wir in Kapitel 8 näher eingehen werden). All dies trug zu ihrer Akne bei.

Wenn meine Patientinnen mit Hormonstörungen oder Symptomen von PPS wie fettiger Haut und Akne, Verdauungsstörungen, schwerer PMS oder schweren, schmerzhaften Perioden zu mir kommen, ist die Leber einer der ersten Bereiche, mit denen wir uns befassen. Sie ist der Schlüssel für den Stoffwechsel, die Entgiftung, die Nährstoffaufnahme, den Blutzuckerhaushalt und die Funktion des Immunsystems. Die Leber ist sozusagen der unbesungene Held des Körpers. Wir alle denken an sie als das Organ, das Alkohol und Medikamente entgiftet, aber wir vergessen dabei, dass sie auch unsere Hormone verarbeitet.

Die Leber ist eines der Entgiftungsorgane, das Hormone eliminiert, die der Körper nicht mehr benötigt – und dazu gehören auch synthetische Hormone aus der Antibabypille. Das kann dazu führen, dass die Leber während der Einnahme der Pille ziemlich „gestresst“ wird. Die Unterstützung der Leber mit einem Entgiftungs-Protokoll ist daher ein wesentlicher Schritt zur Wiederherstellung der hormonellen Gesundheit, und es ist ein schneller Weg, um sich rasch wieder besser zu fühlen. Ich empfehle deswegen eine sofortige Leberentgiftung, da dies die größte Wirksamkeit im Hinblick auf die hormonelle Gesundheit hat. Selbst wenn Sie sonst nichts tun, verbessert eine zweiwöchige Entgiftung Ihre Stimmung und Energie und hilft bei der Gewichtsabnahme. Und wenn Sie die Pille weiterhin nehmen, ist eine Entgiftung alle drei bis vier Monate angebracht.

Bei der Entgiftung geht es nicht nur darum, was die Leber tut und wie der Körper die Dinge ausscheidet, sondern auch darum, was in den Körper hineinkommt. Man muss den gesamten Zyklus betrachten: welchen Dingen man sich aussetzt, wie der Körper diese verarbeitet und wie der Körper sie ausscheidet. Neben einigen der bereits erwähnten üblichen Schuldigen muss die Leber heute eine viel größere Belastung ertragen als vor hundert Jahren. Von den Lebensmitteln, die wir essen, bis hin zu den Schönheits- und Reinigungsprodukten, die wir verwenden, wird die Leber mit Chemikalien bombardiert, die sie Tag für Tag verarbeiten muss. Da sich eine echte Entgiftung nicht nur auf die problematischen Lebensmittel, Getränke oder Medikamente konzentriert, die Sie konsumieren, hilft sie auch, Umweltgifte zu reduzieren, wie ich bereits im Abschnitt über die Östrogendominanz erwähnt habe. In diesem Kapitel stelle ich Ihnen ein Entgiftungs-Protokoll für Glückshormone zur Verfügung, das Ihre Leber lieben wird.

In diesem Kapitel:

- **Die Rolle der Leber für die Hormongesundheit**
- **Wie die Pille Ihre Leber belasten kann**
- **Warum eine 14-tägige Leberentgiftung Ihre Genesung beschleunigen kann (unabhängig davon, ob Sie die Pille nehmen oder nicht)**
- **Die besten Nahrungsmittel zur Unterstützung Ihrer Leber**
- **Warum Sie vielleicht Ihren Lippenstift und Ihre Lotion wegwerfen sollten**
- **Wie Ihre Leber Sie im Schlafzimmer blockieren kann**

Ihre Leber und der Östrogenstoffwechsel

Es gibt drei Hauptorte, an denen weibliches Östrogen produziert wird. Einer davon sind die Eierstöcke, die für etwa 80 Prozent unseres Östradiols und etwa 10 Prozent der weniger wichtigen Östrogene (Östriol und Östron) verantwortlich sind. Die zweite Quelle sind die Nebennieren, wo es über DHEA hergestellt wird. Deshalb ist auch die Gesundheit der Nebenniere beim Übergang in die Wechseljahre so wichtig, denn wenn die Eierstöcke erst einmal mit der Produktion aufgehört haben, liegt es an den Nebennieren, DHEA zu bilden, damit uns noch etwas Östrogen zur Verfügung steht. Die dritte Quelle ist Ihr Körperfett, weshalb eine gesunde Körperzusammensetzung so wichtig für unsere hormonelle Gesundheit ist.

Unabhängig davon, ob Ihr Östrogen aus den Eierstöcken, Nebennieren oder Fettzellen stammt, liegt es an Ihrer Leber, dafür zu sorgen, dass das nicht benötigte Östrogen verarbeitet und für die Ausscheidung durch den Darm vorbereitet wird. Wie Sie wahrscheinlich schon vermutet haben, gilt dies auch für alle Medikamente auf Östrogenbasis oder andere Hormone. Deshalb ist die Darmfunktion entscheidend für die hormonelle Gesundheit und die Erholung von der Pille. Denken Sie daran, dass Sie jeden Tag Stuhlgang haben müssen, um Ihr überschüssiges Östrogen loszuwerden!

Wie die Leber Östrogen verstoffwechselt

In der Leber wandeln Entgiftungsenzyme (genauer gesagt CYP) Östrogen durch einen als Hydroxylierung bezeichneten Prozess in 2OHE1-, 4OHE1- und 16OHE1-Metaboliten um. Der vorteilhafteste Metabolit ist 2OHE1, während

4OHE1 und 16OHE1 mit geschwollenen, empfindlichen Brüsten, Blutgerinnseln im Menstruationsblut und Krebs in Verbindung gebracht werden (genau die Krankheit, mit der keiner von uns etwas zu tun haben will.) Um Ihr Östrogen in die günstigere 2OHE1-Form zu bringen, sollten Sie Kreuzblütler-Gemüse essen. Eine Supplementierung mit DIM, Resveratrol, Quercetin und liposomalem Glutathion kann ebenfalls hilfreich sein (eine vollständigere Liste finden Sie im Abschnitt „Die 14-tägige Leberentgiftung“, Seite 101).

Nachdem diese Metaboliten gebildet wurden, müssen sie verarbeitet und über den Darm oder die Nieren ausgeschieden werden, sonst gehen sie wieder in den Kreislauf zurück und verstärken Ihr PMS. 16OHE1 kann in Östriol umgewandelt und ausgeschieden werden, aber die anderen Metaboliten erfordern etwas mehr Arbeit. In einem Prozess, der als Methylierung bekannt ist, verändert das COMT-Enzym (Catechol-O-Methyltransferase reduziert DNA-Schäden) 2OH und 4OH in wasserlösliche Versionen, die wieder Magnesium und B-Vitamine benötigen – also genau die Nährstoffe, die die Pille verbraucht. Diese Metaboliten werden dann an die Nieren geschickt, um von dort aus dem Körper entfernt zu werden. Das Östrogen wird auch über die Konjugation in der Leber verarbeitet, sodass es über die Galle in den Darm gelangen und somit über den Stuhlgang ausgeschieden werden kann. Wenn Sie Verstopfung haben oder die falschen Bakterien wachsen (ein bakterielles Ungleichgewicht kann zu einer erhöhten β-Glucuronidase führen, die Östrogen reaktiviert), haben Sie möglicherweise mit mehr Östrogen zu tun, als Ihr Körper beabsichtigt hat. Ein Überfluss an Östrogen wird mit PMS, schmerzhaften Brüsten und starken Regelblutungen in Verbindung gebracht und spielt eine Rolle beim Risiko von Brust-, Gebärmutterhals- und Endometriumkrebs. Der Verzehr von ballaststoffreichen Lebensmitteln und die Einnahme von Calcium-D-Glucarat kann Ihnen helfen, Ihr Östrogen in Schach zu halten. Und achten Sie darauf, weiterhin guten Stuhlgang zu haben, da eine gute Verdauung wichtig ist.

Weil die Pille dem Körper die für einen gesunden Östrogenstoffwechsel notwendigen Nährstoffe entzieht, können sich überschüssige Stoffwechselprodukte ansammeln und Probleme in Ihrem Körper verursachen. Die individuellen Unterschiede sowohl in der Genetik als auch in der Umwelt sind ein wichtiger Grund dafür, dass manche Frauen die Pille gut vertragen, während sich andere von ihr völlig erschlagen fühlen. Das ist auch der Grund, warum einige von uns am Anfang gut mit der Pille zurechtkommen und später irgendwann große Probleme entwickeln. Das 30-Tage-Brighten-Programm unterstützt Sie dabei, das Östrogen mithilfe von Nahrung, Nahrungsergänzungsmitteln und Lifestyle-Therapien in die richtigen Bahnen zu lenken, damit Sie mit Ihrem Östrogen angemessen umgehen können – mit oder ohne die Pille.

Rizinusöl für die Leber?

Eine Rizinusölpackung zur Unterstützung der Entgiftung gehört zur Naturheilkunde der alten Schule. Rizinusöl wirkt als Gegenreizmittel und erhöht die Durchblutung und den Kreislauf. Wenn der Gedanke an einen Löffel Rizinusöl Sie zusammenzucken lässt, atmen Sie durch, weil es hier nur um die äußerliche Anwendung geht. Eine Rizinusölpackung verbessert die Leberfunktion, regt den gesunden Fluss der Lymphflüssigkeit an und unterstützt die natürlichen Entgiftungswege. Sie können eine kleine Menge Rizinusöl im Uhrzeigersinn direkt auf Ihren Bauch reiben und ein weißes Hemd anziehen, bei dem es Ihnen nichts ausmacht, wenn es verfärbt wird, und damit zu Bett gehen. Sie können auch eine Rizinusölpackung herstellen, indem Sie drei Schichten von einem dicken Stück Flanell falten, es mit Rizinusöl tränken und die Packung mit einem alten Handtuch und einer Wärmflasche auf Ihren Bauch legen. Sie können diese Packung wiederholt verwenden und einfach mehr Öl hinzufügen, wenn sich das Flanell trocken anfühlt.

Belastet die Pille Ihre Leber?

Sie glauben nicht, dass Sie die natürlichen Entgiftungsfähigkeiten Ihres Körpers unterstützen müssen? Dann sollten Sie sich dringend der Realität unserer Umwelt bewusst werden, denn wir alle sind heute mehr Chemikalien ausgesetzt als jemals zuvor. Dabei ist es erstaunlich, dass niemand über das signifikante Umweltgift der hormonellen Empfängnisverhütung spricht (es verändert sogar das Geschlecht von Fischen!). Selbst wenn Sie versuchen, es zu vermeiden, von Plastikgeschirr zu essen, umweltfreundlichere Haushaltsprodukte verwenden und sicherstellen, dass Sie all die anderen Dinge richtig machen, schlucken Sie jeden Tag diese Pille. Das ist zu viel für Ihren Körper. Ihre Leber wird extrem belastet, während Sie die Pille nehmen, und die Forschung stellt infrage, ob sie jemals ihre ursprüngliche Funktion wiedererlangt.

Ja, Sie haben richtig gelesen: Die Pille bringt die Gene Ihrer Leber durcheinander. Ihre Leber produziert Sexualhormon bindendes Globulin (SHBG), das überschüssige Hormone in Ihrem Körper bindet. Wenn Sie die Pille nehmen, erhöht sich dieses Protein, um Ihren Körper vor den synthetischen Hormonen zu schützen. Eine Studie im *Journal of Sexual Medicine* ergab, dass Frauen, die die Pille mindestens sechs Monate lang eingenommen hatten, höhere SHBG-Werte aufwiesen als Frauen, die die Pille nie eingenommen hatten, und dass diese Werte auch einige Monate später noch erhöht waren. Frauen, die sich dafür entschieden, die Pille weiterhin zu nehmen, hatten etwa das Vierfache der normalen Menge an SHBG! Diese Werte können zwar irgendwann abnehmen, aber die Wissenschaftler vermuten, dass *sie möglicherweise nie wieder die Werte von der Zeit vor der Pille erreichen werden.* Man befürchtet, dass eine langfristige Exposition gegenüber dem synthetischen Östrogen in der Antibabypille die Lebergene so verändert, dass sie für den Rest Ihres Lebens höhere SHBG-Spiegel aufweisen. Leider bindet SHBG auch Ihr Testosteron. Das Ergebnis ist eine Libido, die nicht mehr vorhanden ist und nie wieder gesehen wird. Jedoch Ihre Libido und Ihre Orgasmen sind äußerst wichtig - deshalb verschreibe ich in meiner Klinik jeden Tag Orgasmen, und ich werde sie auch Ihnen verschreiben und Ihnen in Kapitel 10 helfen, Ihre Libido wiederzuerlangen.

Gute Lebensmittel für die Leber

Sie sollten jeden Tag einige dieser Lebensmittel essen, die die Leber gut unterstützen:

- Rüben
- Brokkoli und anderes Kreuzblütler-Gemüse
- Klettenwurzel (Gobo)
- vollständiges Protein
- Löwenzahnwurzel-Tee
- Knoblauch
- Grapefruit
- Grüner Tee
- Grünes Blattgemüse
- Kurkuma

Lebertumore und Leberkrebs

In der Medizin ist es kein Geheimnis, dass gutartige Lebertumore mit der Einnahme der Antibabypille einhergehen. Ein Großteil der Forschung besagt, dass diese Tumore selten bösartig werden. Das wiederum lässt viele Leute denken: *Hey, es gibt keinen Grund zur Sorge.* Aber die Realität sieht so aus, dass diese Tumore ein hohes Risiko für Blutungen oder Rupturen haben. Und wenn Frauen die Pille nehmen, bilden sich manchmal mehrere größere Tumore, die anfälliger für Blutungen sind. Da der Körper etwa 27 Prozent seines gesamten Blutes durch die Leber schickt, ist jede Blutung ein großes Problem!

Die Forschung zu Leberkrebs ist widersprüchlich. Einige Untersuchungen besagen, dass orale Kontrazeptiva ein höheres Risiko für die Entwicklung von bösartigem Leberkrebs darstellen, während andere Studien erklären, dass es keine Korrelation gibt und kein erhöhtes Risiko besteht. Im Moment ist also nicht ganz sicher, welches Risiko besteht, aber eines finde ich wirklich interessant: Diese gutartigen Lebertumore, die als hepatische Adenome bekannt sind, traten vor der Einführung der Geburtenkontrolle in den 1960er-Jahren nur selten auf. Lassen Sie das einfach mal auf sich wirken. Seit der Einführung der Pille werden bei immer mehr Frauen gutartige Lebertumore diagnostiziert.

Es wurde spekuliert, dass neuere, niedriger dosierte Verhütungsmittel ein geringeres Risiko für die Entwicklung von Lebertumoren mit sich bringen, doch zum aktuellen Zeitpunkt gibt es noch nicht genügend Studien, die dies sicher beweisen. Frauen über dreißig, die die Antibabypille einnehmen, und Langzeitanwenderinnen haben ein erhöhtes Risiko, einen Tumor zu entwickeln. Und was die Dauer betrifft, so ergab eine Studie, dass bereits nach sechs bis zwölf Monaten der Pilleneinnahme etwa 10 Prozent der Frauen Tumore entwickelten.

Wenn Sie sich jetzt darüber Sorgen machen, sollte Ihr erster Schritt darin bestehen, Ihren Arzt aufzusuchen. Er kann Ihre Leber zunächst einmal abtasten. In einigen Fällen wird sie klumpig und uneben sein, und das ist kein gutes Zeichen. Ihr Arzt kann auch Ihre Symptome mit Ihnen besprechen und Tests und bildgebende Verfahren zur Untersuchung anordnen. Ich bringe Ihnen im Folgenden zusätzlich bei, wie Sie Ihre Leber mit oder ohne hormonelle Verhütungsmittel unterstützen können.

Gallenblasenerkrankung und die Pille

Ihre Leber produziert ein Viertel oder mehr der täglich benötigten Galle, die in Ihrer Gallenblase gespeichert wird. Denken Sie daran, dass Galle plus Stuhlgang eine Möglichkeit ist, Ihr Östrogen auszuscheiden. Die Östrogendominanz ist ein häufiger Grund, warum Frauen ihre Gallenblase verlieren, und die Antibabypille kann zu Gallensteinen und Gallenblasenerkrankungen beitragen.

Frauen mit einer Gallenblasenerkrankung fühlen sich in der Regel unwohl oder angewidert, nachdem sie fetthaltige Mahlzeiten, Schweinefleisch, Eier oder Zwiebeln gegessen haben – Nahrungsmittel, die in der Regel starke Auslöser sind. Es kann auch zu Verdauungsstörungen, Schmerzen im rechten Oberbauch und sogar Erbrechen kommen. Manche Frauen haben zudem das Gefühl, dass ihr oberes rechtes Schulterblatt wund ist und schmerzt – als ob sie Rückenschmerzen hätten –, was aber ihre Gallenblase ist, die dorthin Schmerzen ausstrahlt.

Wenn Sie sich fragen, ob bei Ihnen ein Risiko für eine Gallenblasenerkrankung besteht, sind hier die fünf Risikofaktoren: fruchtbar, weiblich, um die vierzig, helle Haut und Übergewicht. Wenn Sie eine Frau sind, die noch fruchtbar ist, sind Sie bereits gefährdet. Und wenn Sie dann auch noch die Pille nehmen, belasten Sie Ihre Leber und Ihre Gallenblase mit noch mehr Östrogen. Mit der Zeit wird Ihr Körper weniger effektiv bei der Östrogenausscheidung und es fällt ihm zunehmend schwerer, fettlösliche Nährstoffe zu absorbieren, wodurch Ihr Stuhlgang problematisch wird. Jetzt haben Sie einige ernsthafte Probleme, die sogar in einer Operation enden könnten. Aber es gibt Schritte, die Sie unternehmen können, um sich zu schützen - das 30-Tage-Brighten-Programm. Damit klappt es auf jeden Fall!

Der Einfluss von Umweltgiften auf die Hormongesundheit

Wie ich bereits erwähnt habe, sind die meisten Frauen jeden Tag Hunderten von hormonzerstörenden Chemikalien ausgesetzt, bevor sie überhaupt das Haus verlassen. Wenn Sie gängige Marken von Shampoo, Spülung, Haarspray, Gesichtsreiniger oder Körperlotion mit der Häufigkeit einer durchschnittlichen amerikanischen Frau verwenden, setzen Sie Ihren Körper täglich Hunderten dieser Chemikalien aus. Häufig sind dies Chemikalien, die bekanntermaßen karzinogen (krebserregend) sind. Es gibt jedoch nur wenige Vorschriften dazu, was die Hersteller diesen Produkten beifügen dürfen. Viele enthalten östrogene Substanzen – das sind Substanzen, die wie Östrogen wirken, aber künstliche Hormone sind –, die Ihren Körper zerstören können.

Ich denke oft daran zurück, mit wie viel Schönheitsmüll ich früher meinen Körper belastet habe. In meinen Zwanzigern benutzte jeden Tag eine nach Vanille duftende Lotion, manchmal sogar mehrmals am Tag. Ich hatte keine Ahnung von den Auswirkungen, die diese Chemikalien auf mich haben könnten. Als ich über die endokrinologisch wirksamen Chemikalien besser informiert war, entfernte ich all diese Produkte aus meinem Leben und ersetzte sie durch sicherere Mittel.

Lange Zeit glaubte ich, dass das, was ich auf meine Haut auftrug, nicht wirklich in meinen Körper gelangte. Aber wenn man sich überlegt, dass Hormone topisch verabreicht werden können – einige Frauen verwenden beispielsweise ein topisches Progesteron –, dann wird klar, dass sie sehr gut über die Haut – unser größtes Organ – aufgenommen werden. Die Haut kann unser Inneres vor vielen Dingen schützen, aber sie kann und wird Chemikalien aufnehmen.

Ich erwähnte das Fehlen gesetzlicher Vorschriften für Körperpflegeprodukte. Viele der in Kosmetika enthaltenen Chemikalien wurden nicht ausgiebig getestet. Und die, die getestet wurden, wurden leider in der Regel an Labortieren und nicht an Menschen getestet. Viele Kosmetikprodukte enthalten Parabene, Formaldehyd und synthetische Duftstoffe, die alle hormonstörende Chemikalien sind. Denken Sie mal darüber nach: Durchschnittlich 90 Prozent der Mädchen im Teenageralter beginnen im Alter von vierzehn Jahren mit dem täglichen Auftragen von Make-up (etwa zu dem Zeitpunkt, an dem ein Mädchen seine Periode bekommt). Wenn sie bis zum Alter von siebzig Jahren lebt, wird ihr Körper diesen Chemikalien mehr als fünfzig Jahre lang ausgesetzt gewesen sein. Welche langfristigen Auswirkungen die Exposition von Frauen jeden Alters gegenüber diesen Chemikalien hat, können wir heute noch gar nicht abschätzen.

Neben den Schönheits- und Körperpflegeprodukten, die Sie direkt auf Ihre Haut auftragen, bahnen sich auch die Chemikalien in den Reinigungsprodukten in Ihrem Haus, sei es das Bleichmittel, das Sie zur Reinigung Ihres Badezimmers verwenden, die Flüssigseife zum Geschirrspülen oder das Scheuermittel für Ihre Wanne, ihren Weg durch Ihre Haut in Ihren Körper.

Wie ich bereits erwähnt habe, sind diese Chemikalien endokrine Disruptoren, die zu Hormonungleichgewicht führen, und Karzinogene. Aber sie tragen nachweislich auch zu Diabetes und Fettleibigkeit bei, indem sie den Stoffwechsel Ihrer Schilddrüsenhormone direkt beeinflussen und sich an ihre Rezeptoren binden. Es wurde auch die Theorie aufgestellt, dass Umweltgifte die Thymusdrüse schrumpfen lassen - das Organ, in dem sich die Immunzellen entwickeln, heranreifen und lernen, körpereigenes von körperfremden Gewebe zu unterscheiden. Wenn der Thymus schrumpft, kommt es zu einer verminderten Produktion von T-Regulationszellen, die eine wichtige Rolle bei der Regulierung des Immunsystems und der Kontrolle der Autoimmunität spielen. Damit besteht die Möglichkeit, dass das Immunsystem beginnt, Gewebe im Körper anzugreifen, was zu einer Autoimmunität führt (mehr dazu in Kapitel 6).

Mir ist klar, dass Sie sich an diesem Punkt fragen, wie Sie Ihr Haus reinigen und ohne Ihre Lieblingsprodukte überleben sollen. Dafür biete ich Ihnen natürlich eine Lösung. Im Brighten-Entgiftungs-Protokoll werde ich Sie mit allem ausstatten, was Sie brauchen, um sichere Haushaltsprodukte und ungiftige Quellen für Ihre Beauty-Routine zu finden. Wenn Sie dazu noch das 30-Tage-Brighten-Programm in Kapitel 12 befolgen, werden Sie von all den nährstoffreichen Nahrungsmitteln, die Sie in Ihren Körper einführen, eine strahlende Haut bekommen. Die aktuellsten Tipps für Pflegeprodukte finden Sie unter DrBrighten.com/resources.

Sichere Schönheitsalternativen

Hautpflege: Öle, Aminosäuren
Feuchtigkeitscreme: Kokosnussöl, Calendula Salbe, Aloe Vera
Deodorant: Kokosnussöl, Teebaumöl, alverde, Biotherm, Lavera
Wäsche: Sonett, Ecover, Frosch, biologischer Waschball, Waschnüsse

Die aktuellsten Mittel der persönlichen Produkte finden Sie unter: DrBrighten.com /Resources.

Was genau bedeutet es, zu entgiften?

Das Wort „Entgiftung“ beschwört die Vision herauf, dass man sich tagelang ohne feste Nahrung und mit ekligen, sumpfwasserähnlichen Getränken innerlich reinigt. Aber um es klar zu sagen: Ihr Körper entgiftet jeden Tag über die Leber, die Nieren, den Darm, das Lymphsystem, die Lungen und die Haut. Die Unterstützung dieser Entgiftung besteht darin, den physiologischen Prozess der Verstoffwechselung von Chemikalien, Hormonen und anderen Umweltverbindungen zu unterstützen und sie mithilfe von Ernährung, Lebensstil und gezielter Ergänzungstherapie aus dem Körper zu entfernen. Dazu gehört auch die Reduzierung der einströmenden Giftstoffe wie Alkohol, Xenoöstrogene und andere Chemikalien, die Ihre Leber Überstunden machen lassen. Es mag nach einer Menge Arbeit klingen, Ihre Ernährung zu verbessern und einige dieser hormonschädigenden Gewohnheiten abzulegen, aber wenn Sie Ihre Energie, Ihre Stimmung und Ihr Wohlbefinden steigern und ein besseres Hormongleichgewicht in Ihrem Körper schaffen, bin ich ziemlich sicher, dass Sie später sagen werden: „Das war es wirklich wert.“

Das Brighten-Entgiftungs-Protokoll

Wenn Sie weiterhin die Pille nehmen oder wenn Sie Periodenprobleme haben, sollten Sie dieses Protokoll so schnell wie möglich starten. Wenn Sie die Pille absetzen, sollten Sie dies innerhalb des ersten Monats nach Absetzen der Pille tun.

Der erste Schritt besteht darin, die Nahrungsmittel und Nährstoffe zu essen, die Ihre Leber benötigt, um Östrogen und andere Stoffwechselabfälle zu verarbeiten. Das 30-Tage-Brighten-Programm enthält eine ganze Menge Nahrungsmittel, die gut für die Leber sind, und eliminiert diejenigen, die die Leber belasten oder zum Hormonungleichgewicht beitragen können. In meiner Klinik führe ich auch ein 14-tägiges, professionelles Ergänzungsprogramm für Frauen als Teil ihrer Entgiftung durch (mehr dazu in Kürze).

Außerdem ersetzen Sie alle schädlichen chemischen Produkte, die Sie an Ihrem Körper und zu Hause verwenden, durch sicherere, ungiftige Versionen und meiden auch Menschen, die giftig für Sie sind. Sie wollen schließlich Ihren Körper, Ihren Geist und Ihr Zuhause so weit wie möglich von allen Giftstoffen reinigen. Außerdem lernen Sie leberunterstützende Lebensgewohnheiten kennen, die sich positiv auf Ihre hormonelle Gesundheit auswirken.

Die wichtigsten Schritte des Brighten-Entgiftungs-Protokolls sind:

- Führen Sie eine 14-tägige Leberentgiftung durch
- Essen Sie leberunterstützende Nahrungsmittel
- Beseitigen Sie leberbelastende Nahrungsmittel
- Reduzieren Sie Ihre toxische Belastung und schaffen Sie eine giftfreie Umgebung
- Bringen Sie Ihren Körper in Bewegung

Test: Braucht meine Leber Unterstützung bei der Entgiftung?

Sie fragen sich vielleicht, wie Sie feststellen können, ob Ihre Leber von einer Entgiftungsunterstützung profitieren könnte. Kreuzen Sie dazu bitte von den folgenden Aussagen die an, die auf Sie zutreffen:

- ☐ Ich nehme rezeptpflichtige oder rezeptfreie Medikamente (außer Schilddrüsenmedikamente) ein.
- ☐ Ich nehme aktuell oder habe in der Vergangenheit hormonelle Verhütungsmittel genommen.
- ☐ Ich habe hormonelle Symptome wie PMS, Brustspannen und allgemeine Periodenprobleme.
- ☐ Ich bin müde und habe Gehirnnebel.
- ☐ Ich habe Kopfschmerzen und Migräne.
- ☐ Ich bekomme Hautausschläge, Nesselsucht, Akne und/oder juckende Haut.
- ☐ Ich trinke wöchentlich Alkohol oder trinke mehr als drei alkoholische Getränke an einem Tag.
- ☐ Ich esse nicht biologisches Fleisch und/oder Gemüse und Obst.
- ☐ Ich verzehre Fisch und Meeresfrüchte aus der Dose oder aus der Zucht.
- ☐ Ich empfinde Wut, Aggression oder Reizbarkeit.
- ☐ Ich leide an verstopften Nebenhöhlen oder postnasalem Tropfen.
- ☐ Ich habe chemische Empfindlichkeiten.
- ☐ Ich habe eine Hypoglykämie oder ein Blutzucker-Ungleichgewicht.

Wenn Sie zwei oder mehr Aussagen ankreuzen, braucht Ihre Leber etwas Aufmerksamkeit, und Sie würden von einer zusätzlichen Entgiftungsunterstützung profitieren. Schauen Sie dazu bitte das 30-Tage-Brighten-Programm in Kapitel 12 an, das eine 14-tägige Entgiftung zum Zurücksetzen Ihrer Hormone beinhaltet.

Labortests für die Leberfunktion

Bei Leberfunktionstests müssen die Dinge wirklich schlimm sein, damit abnormale Ergebnisse sichtbar werden, weil Ihre Leber so außergewöhnlich gute Leistungen erbringt. Die folgenden Tests können Ihnen helfen, die Gesundheit Ihrer Leber besser zu verstehen:

- Alanin-Transaminase (ALT)
- Alkalische Phosphatase (ALP)
- Aspartat-Aminotransferase (AST)
- Bilirubin
- Gamma-Glutamyltransferase (GGT)

Die 14-tägige Leberentgiftung

Um den Hormonhaushalt auszugleichen und die Nebenwirkungen nach dem Absetzen der Pille zu minimieren, ist eine 14-tägige Leberentgiftung unerlässlich. Darum ist sie der Ausgangspunkt für das 30-Tage-Brighten-Programm. Durch diese Entgiftung werden sich Ihre Energie, Ihre Stimmung und Ihre Haut verbessern und Ihre Periode wird leichter. Wie ich bereits erwähnt habe, empfehle ich, wenn Sie die Pille weiterhin nehmen, alle drei bis vier Monate eine Entgiftung durchzuführen.

Folgende leberunterstützende Nahrungsergänzungsmittel können Sie einnehmen:

- **Liposomales Glutathion** ist die Mutter aller Antioxidantien. Es ist eine der schnellsten Möglichkeiten, Ihre Leber zu verwöhnen. Nehmen Sie täglich 100 bis 200 Milligramm ein. Wenn Sie Glutathion allein einnehmen, empfehle ich die liposomale Form, da sie sich an die Zellen bindet und die Nährstoffversorgung noch effektiver ermöglicht.
- **N-Acetylcystein (NAC)** ist eine Vorstufe von Glutathion und bewirkt eine ganze Reihe wirklich großartiger Dinge wie die Verbesserung der Stimmung, der Fruchtbarkeit und der Darmfunktion, und es kann das Risiko einer Fehlgeburt verringern. Nehmen Sie zweimal täglich 600 bis 900 Milligramm ein.
- **Mariendistel** unterstützt nachweislich die gesunde Regeneration geschädigter Leberzellen und schützt vor Leberschäden. Nehmen Sie dreimal täglich 300 Milligramm ein.

- **Diindolylmethan (DIM)** hilft Ihrem Körper, Östrogen in sichere Metaboliten zu verarbeiten und einen gesunden Östrogenspiegel aufrechtzuerhalten. Nehmen Sie zweimal täglich 100 Milligramm ein.
- **Calcium-D-Glucarat** unterstützt die Entgiftung der Leber und die Ausscheidung von überschüssigem Östrogen. Nehmen Sie je nach Schwere Ihrer Symptome 50 bis 1.000 Milligramm täglich ein.
- **Löwenzahnwurzeltee** unterstützt speziell die gesunde Entgiftung der Leber und kann ein großartiges Ersatzgetränk für Menschen sein, die mit dem Kaffeetrinken aufhören möchten. Trinken Sie 1 bis 3 Tassen täglich.
- **Quercetin** ist ein Antioxidans und ein Entzündungshemmer, der in roten Zwiebeln, Heidelbeeren und Chilischoten enthalten ist. Es schützt vor oxidativen Schäden und unterstützt die Entgiftung der Leber in Phase I. Nehmen Sie zweimal täglich 100 Milligramm ein.
- **Resveratrol** ist ein Antioxidans, das am häufigsten mit Rotwein in Verbindung gebracht wird (Rotwein wird es während Ihrer Entgiftung aber leider nicht geben). Es hilft bei der Entgiftung der Leber in Phase II, die vor bestimmten Krebsarten schützen kann. Nehmen Sie zweimal täglich 100 Milligramm ein.

Leberunterstützende Lebensmittel

Wie ich bereits erwähnt habe, enthalten leberunterstützende Nahrungsmittel die wesentlichen Nährstoffe, die zur Unterstützung Ihrer natürlichen Entgiftungswege benötigt werden. Außerdem sind sie reich an DIM (Diindolylmethan) und Schwefel, die bei der Verarbeitung von Östrogen helfen und die guten Darmbakterien füttern (die wiederum dabei helfen, das Östrogen auszuscheiden). Diese Nahrungsmittel sind zudem reich an Mineralstoffen und Vitaminen, welche die hormonelle Gesundheit beeinflussen.

Wenn Sie ausreichend Ballaststoffe essen – mindestens 25 Gramm täglich – und viel Wasser trinken, sorgt dies für regelmäßigen Stuhlgang und somit für die Entfernung von überschüssigem Östrogen aus dem Körper. Ihre Entgiftungsdiät sollte diesen Richtlinien folgen:

- Nehmen Sie täglich 450 bis 1000 Gramm **Bio-Gemüse** zu sich. Greifen Sie dabei zu abwechslungsreichen Gemüsesorten, um Ihre Mahlzeiten interessant zu halten und Ihren Körper mit einer großen Auswahl an Vitaminen und Mineralien zu unterstützen. Achten Sie darauf, dass Sie viel grünes Blattgemüse essen, außerdem viele Rüben, Karotten, Knoblauch, Zwiebeln, Brokkoli und andere Kreuzblütler-Gemüse sowie Artischocken.

- Ihre Leber benötigt **hochwertiges Protein**, um ihre leistungsfähigen Entgiftungswege zu betreiben. Essen Sie biologisches Fleisch von zu 100 Prozent mit Gras gefütterten Tieren und Eier aus Freilandhaltung sowie wild gefangenen Fisch, Hülsenfrüchte, Nüsse und Samen (diese sind besonders wichtig, wenn Sie kein Fleisch essen).
- **Hormongesunde Fette** helfen, Ihren Blutzucker zu regulieren, und versorgen Ihren Körper mit der Energie, die er zur Bildung von Hormonen benötigt. Man findet sie in Avocados, kalt gepresstem Olivenöl, Kokosnussöl, Macadamianussöl und Oliven.
- Die richtige **Flüssigkeitszufuhr** ist ein wesentlicher Bestandteil einer Entgiftung. Sie sollten täglich mindestens die Hälfte Ihres Körpergewichts in flüssigen Unzen trinken, also 30 ml pro halbes Kilogramm Gewicht. Versuchen Sie, während einer Entgiftung Ihre Aufnahme um etwa 600 ml pro Tag zu erhöhen.

Wann immer möglich, wählen Sie biologische Lebensmittel und 100 Prozent Bio-Fleisch. Vermeiden Sie es nach Möglichkeit, Lebensmittel in Plastikbehältern zu lagern oder zu kaufen. Das Aufwärmen von fetthaltigen Lebensmitteln in Plastikbehältern in der Mikrowelle ist eine weitere Quelle von Xenoöstrogenen, die vermieden werden sollte.

Leberbelastende Nahrungsmittel

Um zu beurteilen, wie Ihre Hormone auf bestimmte Nahrungsmittel reagieren, müssen Sie einige der Nahrungsmittel, die hormonstörend sind, von Ihrem Speiseplan streichen. Nehmen Sie daher während Ihrer Entgiftung die folgenden Nahrungsmittel oder Getränke nicht zu sich:

- **Zucker:** Es gibt viele Gründe, Zucker zu meiden, unter anderem, dass er Entzündungen verstärkt, den Blutzuckerspiegel stört und die Hormone belastet. Genau das möchten Sie nicht, wenn Sie versuchen, Ihre Hormone nach Absetzen der Pille auszugleichen. Und wie ich Ihnen bald erklären werde, wollen Sie auch nicht, dass irgendetwas entzündungsfördernd ist, solange Sie die Pille nehmen.
- **Alkohol:** Sie sind vielleicht nicht glücklich, das zu lesen, aber denken Sie daran, dass Alkohol ein Gift ist. Sie wissen sicher, dass es einen Zusammenhang zwischen Alkoholkonsum und Lebergesundheit gibt und dass übermäßige Mengen Alkohol Leberkrankheiten verursachen können. Während einer Entgiftung sollten Sie Ihrer Leber eine Pause von der Verarbeitung von Alkohol und anderen Giftstoffen gönnen – es sind nur 14 Tage. (Obwohl ich Ihnen empfehle, im Rahmen des

30-Tage-Brighten-Programms volle 30 Tage darauf zu verzichten.) Das schaffen Sie! Ihre Leber und Ihre Hormone werden es Ihnen danken.

- **Entzündliche Fette:** Da die Hormone aus Fetten aufgebaut werden, müssen Sie, wenn Sie gesunde Hormone wollen, *gesunde* Fette essen – und die Fette vermeiden, die Ihre Hormone und Ihr Immunsystem schädigen. Zu diesen entzündungsfördernden Fetten gehören Transfette, Rapsöl, Maisöl, Baumwollsamenöl, Erdnussöl und Fette aus konventionellen tierischen Produkten.
- **Hormonstörende Lebensmittel:** Es gibt eine Reihe von Lebensmitteln, die Ihre Hormone stören. Geben Sie Ihrem Körper mindestens vier Wochen lang eine Pause von diesen Nahrungsmitteln und führen Sie sie dann langsam wieder ein (mehr dazu in Kapitel 6). Zu diesen Nahrungsmitteln gehören Gluten und alle Getreidearten, Milchprodukte, Soja und Koffein sowie Zucker, Alkohol und entzündungsfördernde Fette. Der einzige Weg, um zu erfahren, wie diese Lebensmittel auf Sie wirken, ist, sie wegzulassen und später wieder einzuführen.

Die toxische Belastung reduzieren und eine giftfreie Umgebung schaffen

Jetzt, da Sie wissen, wie schädlich Toxine sein können, können Sie damit beginnen, Ihre Körperbelastung zu reduzieren. Egal, ob es sich um Ihren Lippenstift oder Ihre Lotion handelt, Sie können diese Produkte durch sicherere Alternativen ersetzen – und dies ist einfacher als je zuvor, da Sie dazu die Datenbank des BDiH (www.kontrollierte-naturkosmetik.de) einsehen oder die Informationen der Verbraucherzentrale (www.verbraucherzentrale.de/wissen/umwelt-haushalt/produkte/kosmetik-inhaltsstoffe-kennzeichnung-und-unerwuenschte-wirkungen-26338) nutzen können. Alternativ finden Sie auf Seite 98 meine Liste „Sicherere Alternativen für Schönheitsmittel".

Ich empfehle auch, eine Entgiftung von Körper und Geist durchzuführen. Wenn Sie entgiften, schauen Sie sich auch einmal Ihre Beziehungen an. Sind diese giftig? Sehen Sie sich an, wie Sie mit sich selbst reden. Ist das giftig? Überprüfen Sie die Wortwahl, die Sie täglich benutzen. Schauen Sie die Nachrichten? Hören Sie auf damit! Das ist giftig. Wir sind so komplexe biologische und energetische Systeme, dass buchstäblich alles auf uns wirkt. Konzentrieren Sie sich darauf, Zeit mit Menschen zu verbringen, die Ihnen das Gefühl geben, fantastisch zu sein, und weniger Zeit mit solchen Menschen, durch die Sie sich erschöpft, gestresst oder [tragen Sie hier ein entsprechendes negatives Gefühl ein, das diese Menschen bei Ihnen verursachen] fühlen. Vertrauen Sie mir, wenn Sie das machen, werden Sie nicht mehr aufzuhalten sein.

Den Körper in Bewegung bringen

Bewegung hilft Ihnen dabei, Giftstoffe auszuschwitzen. Wenn Sie schon einmal eine harte Nacht hinter sich gebracht haben, in der Sie viel zu tief ins Glas geschaut haben und nach der Sie sich trotzdem zu diesem frühmorgendlichen Bootcamp oder Yogakurs gezwungen haben, wissen Sie, wovon ich rede. Bewegung bringt Ihr Lymphsystem in Bewegung und Ihr Blut ins Fließen. Und wenn Sie ins Schwitzen kommen, hilft es, Abfallstoffe aus Ihrem Körper zu entfernen. Während einer Entgiftung sollten Sie etwa dreißig Minuten tägliche Bewegung einbauen. Dabei sollten Sie an zwei bis drei Tagen wöchentlich schweißfördernde Übungen wie hochintensives Intervalltraining (HIIT), an zwei Tagen Krafttraining und an zwei bis drei Tagen Yoga oder eine andere Geist-Körper-Übung durchführen.

Sind Sie bereit, mit dieser Entgiftung zu beginnen? Dann gehen Sie zum 30-Tage-Brighten-Programm in Kapitel 12 über und beginnen Sie.

Die zentralen Aussagen des Kapitels

- **Die Leber spielt eine entscheidende Rolle für den Hormonhaushalt und ist für die Verarbeitung der Pille unerlässlich.**
- **Die Pille kann Ihre Lebergene dauerhaft so verändern, dass Sie einen höheren SHBG-Spiegel bekommen – und Ihre Libido sich verabschiedet.**
- **Die Pille kann zu Lebertumoren führen, die anfälliger für Rupturen und Blutungen sind.**
- **Die Antibabypille kann zu Gallensteinen und Gallenblasenerkrankungen beitragen. Die fünf Risikofaktoren sind fruchtbar, weiblich, um die vierzig, helle Haut und Übergewicht.**
- **Unsere Kosmetika und Reinigungsmittel können hormonstörende Chemikalien enthalten, die von Ihrer Haut aufgenommen werden und Ihre Hormone beeinträchtigen.**
- **Das Brighten-Entgiftungs-Protokoll umfasst die folgenden wichtigen Schritte: eine 14-tägige Leberentgiftung durchführen, leberunterstützende Nahrungsmittel essen, leberbelastende Nahrungsmittel weglassen, die toxische Belastung reduzieren und eine giftfreie Umgebung schaffen und Ihren Körper in Bewegung bringen.**

KAPITEL 6

DARMGESUNDHEIT

Bevor Sie überlegen, ob Sie dieses Kapitel überspringen können, weil Sie denken, dass Ihr Darm nichts mit Ihren Hormonen zu tun hat, möchte ich Ihnen Folgendes sagen: Ihr Darm hat sehr viel mit Ihren Hormonen zu tun, und das kann genau der Grund dafür sein, dass Sie mit Symptomen wie Krämpfen, Akne, Kopfschmerzen, Reizbarkeit, Angst, Müdigkeit oder Gewichtszunahme zu kämpfen haben. Ich verstehe das gut. Ich bin Ärztin und höre jeden Tag in meiner Praxis: „Dr. Brighten, ich will nur meine Hormone in Ordnung bringen. Warum reden Sie mit mir über meinen Darm?" In diesem Kapitel werde ich Ihnen zeigen, was die Antibabypille mit Ihrem Darm macht und warum ihr Darm eine Reha braucht, wenn Sie Ihre Hormone in Ordnung bringen wollen.

Es gab einmal einen Mann namens Hippokrates, der vor etwa 2.500 Jahren sagte: „Die Ursachen aller Krankheiten liegen im Darm." Und wissen Sie was? Er hatte recht. Der Darm ist für die Aufnahme von Nährstoffen aus der Nahrung verantwortlich, die wiederum dazu beitragen, dass Sie die benötigten Hormone herstellen und die nicht benötigten abbauen und ausscheiden. Er beherbergt eine ganze Reihe von Organismen – wir sprechen von mehr Organismen, als es Zellen im Körper gibt –, die Ihre Stimmung, Ihr Gewicht, Ihre Entzündung und Ihre allgemeine hormonelle Gesundheit beeinflussen. Darüber hinaus ist Ihr Darm, wie bereits erwähnt, dafür verantwortlich, Hormone aus Ihrem Körper zu entfernen und Ihnen bei der Entgiftung zu helfen. Ihr Darm ist wirklich das Zentrum aller inneren Abläufe in Ihrem Körper. Aber wenn Sie die Pille nehmen, ist dieses System sehr stark belastet. Von Entzündungen und Leaky Gut bis hin zu einer Störung Ihres gesamten Mikrobioms – die Pille hat einen großen Einfluss, und das nicht auf eine gute Art und Weise. Wenn Sie also Blähungen, Völlegefühl, Verstopfung oder Durchfall haben oder wenn Sie

Dinge in Ihrem Stuhlgang sehen, die nicht richtig aussehen, werde ich Ihnen helfen zu verstehen, warum das so ist, wie die Pille wirkt und was nun zu tun ist.

Ihr Mikrobiom, Ihr Darm und Ihre Hormone sind beste Freunde

Ihr Darm beherbergt Ihr Mikrobiom, das aus gesunden Bakterien oder „guten" Darmwanzen besteht. Wenn Ihr Darm nicht richtig funktioniert, können Sie Stimmungssymptome wie Angst und Depressionen, Kopfschmerzen, Gelenkschmerzen, Müdigkeit, Schwierigkeiten beim Zu- oder Abnehmen und – Sie haben es erraten – ein Hormonungleichgewicht erleben.

Sie brauchen einen gesunden Darm, um überschüssiges Östrogen und andere Abfallstoffe aus dem Körper zu entfernen. Östrogen wird über den Darm aus dem Körper ausgeschieden – das schließt das von Ihnen natürlich hergestellte Östrogen und das durch die tägliche Dosis der Empfängnisverhütung synthetisch zugeführte Östrogen ein. Wenn die Darmfunktion beeinträchtigt ist, gelangt Östrogen wieder in den Kreislauf Ihres Körpers, was zu lästigen Symptomen wie Blähungen, Krämpfen, starken Blutungen und Reizbarkeit – oder zu dem, was auch als PMS bezeichnet wird – führen kann. Wenn Ihr Darm sich nicht bewegt oder Sie ein Ungleichgewicht in Ihrer Mikrobiota (Ihrer Darmflora) haben, bleibt Ihr Östrogen länger bestehen, als es sollte, was zu einem Zustand der Östrogendominanz beiträgt. Sie müssen jeden Tag Stuhlgang haben, um das Östrogen zu entfernen, das Ihr Körper nicht mehr benötigt.

Ihr Darm und Östrogendominanz

Erinnern Sie sich an die Östrogendominanz aus Kapitel 4? Ihr Darm kann eine große Rolle bei der Östrogendominanz und den lästigen PMS-Symptomen spielen. Darmbakterien produzieren ein Enzym namens β-Glucuronidase, das für Sie von Vorteil ist. Doch irgendwann ist das nicht mehr so, denn zu viel β-Glucuronidase bedeutet mehr Östrogen. Dies kommt daher, dass dieses Enzym alles untergräbt, was Ihre Leber getan hat, um das Östrogen aus Ihrem Körper zu entfernen, und stattdessen dafür sorgt, dass das Östrogen wieder in den Kreislauf zurückkehrt. Jetzt hat Ihr Körper viel mehr Östrogen, als er braucht. Das Ergebnis ist eine Östrogendominanz. Wenn Sie Ihren Darm sanieren, kann das für Ihre Hormone von großem Nutzen sein. Sie können auch täglich CalciumD-Glucarat einnehmen, um mit der β-Glucuronidase fertigzuwerden.

In diesem Kapitel:

- **Die Pille, Leaky Gut und Ihre Hormone**
- **Warum Sie Ihre zusätzlichen Pfunde nicht loswerden können**
- **Die Rolle der Pille bei Autoimmunerkrankungen**
- **Wie eine gute Darmgesundheit die schädliche Wirkung der Pille rückgängig machen und Ihre Hormone ins Gleichgewicht bringen kann**
- **Labortests für eine personalisierte Darmkontrolle**

Meine Patientin Ava litt unter schweren PMS-Symptomen. Sie war vor ihrer Periode extrem gereizt und ängstlich, was sich in ausgewachsene Panik- und Schreiattacken, gefolgt von Depressionen, wandelte. Sie hatte Schlafprobleme – ihre Gedanken rasten eine Woche vor Beginn ihrer Periode immer. Und die Periode selbst? Schwer, inklusive stündlichem Wechseln eines großen Tampons. Und schmerzhaft. Sie nahm deswegen Midol ein, legte sich permanent Wärmflaschen auf den Bauch und hatte mindestens einen, wenn nicht sogar zwei Tage lang Schmerzen. In ihren Zwanzigern hatte sie stetig zugenommen, aber sie stellte fest, dass ihr Gewicht extrem anstieg, nachdem sie mit der Einnahme der Pille begonnen hatte, egal wie gut sie sich ernährte oder wie viel sie trainierte. Sie schien einfach nicht an ihrem Po, den Hüften oder den Oberschenkeln abnehmen zu können.

Zudem hatte Ava Verstopfung – sie hatte nur alle zwei bis drei Tage Stuhlgang. Sie fühlte sich an den meisten Tagen aufgebläht, obwohl sie nur sehr wenig Wind ablassen konnte. Avas Geschichte lieferte Hinweise darauf, dass sie östrogendominant war, was bei der Pille üblich ist. Da sie aber auch Verstopfung hatte, verschlimmerte die Unfähigkeit, Östrogen durch den Darm zu entfernen, ihren bereits hohen Östrogenspiegel noch weiter.

Ich gab für Ava einen Labortest zur Bewertung in Auftrag, der eine Stuhlkultur, einen Lactulose-Atemtest und eine Blutuntersuchung zur Beurteilung des aktuellen Zustands ihrer Hormone, Entzündungen und Nährstoffe umfasste. Die Laboruntersuchungen ergaben, dass sie positiv auf methandominante SIBO und bakterielle und Hefe-Dysbiose reagierte und dass sie eine signifikante, systemische Entzündung im Darm hatte.

Test: Wie ist meine Darmgesundheit?

Kreuzen Sie in der folgenden Liste alle auf Sie zutreffenden Aussagen an:

- ☐ Ich habe Blähungen.
- ☐ Ich habe Völlegefühle.
- ☐ Ich habe Beschwerden und/oder Aufstoßen nach dem Essen.
- ☐ Ich habe Durchfall.
- ☐ Ich habe Verstopfung.
- ☐ Ich habe Schwierigkeiten beim Stuhlgang.
- ☐ Ich habe eine Nahrungsmittelempfindlichkeit.
- ☐ Ich habe das Reizdarmsyndrom (RDS).
- ☐ Ich habe Morbus Crohn oder Colitis ulcerosa.
- ☐ Ich habe eine Autoimmunerkrankung.
- ☐ Ich brauche Stimulanzien (natürliche oder medikamentöse), um Stuhlgang zu haben.
- ☐ Ich habe Sodbrennen.
- ☐ Ich nehme mehr als einmal im Jahr säureblockierende Medikamente ein.
- ☐ Mir ist nach den Mahlzeiten übel.
- ☐ Mir ist oft übel.
- ☐ Ich habe Hautausschläge, Ekzeme, Akne oder Nesselsucht.
- ☐ Ich habe übel riechenden Stuhl.
- ☐ Ich sehe unverdaute Nahrung im Stuhl (außer Nüssen, Samen oder Mais).
- ☐ Ich sehe Schleim in meinem Stuhl.
- ☐ Ich habe Heißhunger auf Zucker, einfache Kohlenhydrate oder Alkohol.
- ☐ Ich habe analen Juckreiz.
- ☐ Meine Zunge ist geschwollen oder hat einen dicken Belag.
- ☐ Ich nehme regelmäßig NSAIDs wie Ibuprofen oder Naproxen ein.
- ☐ Ich habe im letzten Jahr mehr als einmal Antibiotika eingenommen.
- ☐ Ich habe die Antibabypille eingenommen.

Gesamtpunkte:

Test: Wie ist meine Darmgesundheit?

Lösungsschlüssel

1 oder 2 Aussagen angekreuzt = hohe Darmgesundheit (leichte Funktionsstörung oder Ungleichgewicht)

3 oder 4 Aussagen angekreuzt = mittlere Darmgesundheit (mäßige Funktionsstörung oder Ungleichgewicht)

5 oder mehr Aussagen angekreuzt = geringe Darmgesundheit (schwere Funktionsstörung oder Ungleichgewicht). Sie würden von der Einnahme der im Abschnitt „Nähren" auf Seite 123 empfohlenen Ergänzungsmittel profitieren.

Wie auch immer Ihre Darmgesundheit aussieht, befolgen Sie mein Brighten-Darm-Protokoll, um Ihren Darm zu verbessern – es ist die Grundlage für die Heilung von PPS, die Wiederherstellung des Hormonhaushalts und für den Schutz Ihrer Gesundheit, während Sie die Pille nehmen. In diesem Kapitel werden wir untersuchen, wie eine kleine Pille Ihren Darm beschädigen kann.

Ava war noch nicht bereit, die Pille abzusetzen. Sie war sich nicht sicher, ob sie mit den derzeit verfügbaren Optionen eine Schwangerschaft wirksam verhindern konnte. Also arbeiteten wir daran, die Entzündung zu reduzieren, die Darmfunktion zu verbessern und die Nährstoffspeicher wieder aufzufüllen. Ihre Symptome begannen sich zu verbessern, und ihre Stimmung war nicht mehr so extrem wie zuvor. Ava schaffte es, ein wenig Gewicht zu verlieren, und ihre Verdauung wurde regelmäßiger. Aber sie konnte ihre Symptome nicht ganz überwinden, sodass sie schließlich doch beschloss, die Pille abzusetzen.

Wenn Sie wie Ava eine Verstopfung haben, haben Sie wahrscheinlich mit einer Östrogendominanz zu kämpfen. Damit Ihr Darm sofort anfängt, sich zu bewegen, empfehle ich Ihnen, Ihre Ballaststoffzufuhr zu erhöhen, mindestens 25 Gramm davon pro Tag zu sich nehmen, ein Probiotikum einzunehmen und viel Wasser zu trinken. Eine tägliche Ingwerergänzung von etwa 1.000 bis 2.000 Milligramm oder Magnesiumcitrat mit etwa 300 Milligramm kann den regelmäßigen Stuhlgang unterstützen. Das ist alles Teil des 30-Tage-Brighten-Programms, das ich Ava verschrieben habe. Für den Fall, dass Sie eine Darmentzündung haben, müssen Sie auch die Grundursache für das, was vor sich geht, bekämpfen.

Wie die Pille Ihren Darm angreift

Geht es Ihnen mit Ihrem Darm ähnlich wie Ava? Über den Stuhlgang hinaus unterstützen Ihr Darm und die darin enthaltenen Bakterien Ihre Hormone und Ihre allgemeine Gesundheit. Eine vielfältigere Darmflora führt sogar zu günstigeren Östrogenmetaboliten und kann das Brustkrebsrisiko senken. (Die Pille erhöht das Risiko, an Brustkrebs zu erkranken – mehr dazu in Kapitel 8.)

Einer der Hauptverursacher, der Ihr Mikrobiom verändert, ist die chronische Einnahme von Medikamenten. Die Antibabypille stört die normale Flora (die in Ihrem Darm wachsen sollte) und erzeugt eine Umgebung, die ein übermäßiges Wachstum von schädlichen Bakterien und Hefen ermöglicht. Aber die Anzeichen und Symptome können subtil sein – leichte Blähungen und Aufstoßen, zunehmende Nahrungsmittelempfindlichkeit. Sie können auch offen zutage treten, wie z. B. übel riechende Pupse, Blähungen, Verstopfung und Reizdarmsyndrom. Sogar Symptome von Depressionen, Akne oder Ekzemen können auf eine Darmdysbiose oder ein mikrobielles Ungleichgewicht hinweisen. In meiner Praxis habe ich oft festgestellt, dass diese Symptome erst nach Absetzen der Pille vollständig verschwinden. Aber die Pille bringt nicht nur Ihr Mikrobiom durcheinander, sondern zerstört auch Ihre *Darmintegrität.*

Untersuchungen haben gezeigt, dass sich durch die Einnahme der Pille der Verdauungstrakt entzünden und eine so starke Fehlregulation des Immunsystems verursachen kann, dass sie das Risiko für Autoimmunerkrankungen des Darms erhöht. In Zeiten einer Entzündung kann sich eine intestinale Hyperpermeabilität oder ein durchlässiger Darm (Leaky Gut) entwickeln. Deshalb ist die Heilung des Darms ein wichtiger Schritt, um den Hormonhaushalt auszugleichen und sich von PPS zu erholen.

Was ist das Leaky-Gut-Syndrom?

Die intestinale Hyperpermeabilität, auch bekannt als Leaky-Gut-Syndrom (LGS), ist ein Zustand, der zu weitverbreiteten Entzündungen und hormonellen Störungen im ganzen Körper führt. Ja, es ist so schlimm, wie es sich anhört. Ein durchlässiger Darm entsteht, wenn die engen Verbindungen zwischen den Zellen der Darmschleimhaut beeinträchtigt sind. Diese engen Verbindungen, auch genannt Tight Junctions, regulieren, was in die Darmwand hinein darf und was heraus muss. Der Darm ist von Natur aus für sehr kleine Moleküle durchlässig, sodass der Körper die benötigten Nährstoffe absorbieren kann. So soll es funktionieren. Aber in Zeiten von Stress und wenn Sie die Pille nehmen, wenn Sie Lebensmittel essen, auf die Sie empfindlich reagieren, wenn

Sie eine Darminfektion haben oder NSAIDs oder Antibiotika einnehmen, dann gelangen größere Proteine und Moleküle aus der Nahrung, Bakterien, Hefe und andere Organismen durch die Darmschleimhaut, die nicht in den Darm gelangen sollten. Es dringen dann Toxine, Mikroben und unverdaute Speisereste durch die Darmschleimhaut ein, was das Immunsystem in Gang setzt. Wenn größere Nahrungsmoleküle die Darmbarriere passieren, erkennt das Immunsystem sie als Eindringlinge und führt eine Abwehrreaktion durch. Das Ergebnis? Ein entzündlicher Angriff Ihres Immunsystems, der zu einer Reihe unangenehmer Symptome führen kann. Das Leaky-Gut-Syndrom ist die Ursache für die Entstehung von Nahrungsmittelempfindlichkeiten und Immunerkrankungen wie Autoimmunerkrankungen.

Was hat das Leaky-Gut-Syndrom mit PCOS zu tun?

Es besteht eine starke Verbindung zwischen dem Darm und der Hormongesundheit, aber neue Erkenntnisse deuten darauf hin, dass der Darm auch beim polyzystischen Ovarialsyndrom (PCOS) eine Rolle spielen kann. Man weiß mittlerweile, dass das PCOS auf Entzündungen und der Insulindysregulation beruht (mehr dazu in Kapitel 8); aber was die tatsächliche Ursache dafür ist, dass eine Frau PCOS entwickelt, ist weniger bekannt. Neue Forschungen untersuchen eine Theorie zur Dysbiose der Darm-Mikrobiota, die besagt, dass eine unausgewogene Darmflora und ein durchlässiger Darm das Immunsystem dazu veranlasst, Entzündungen zu

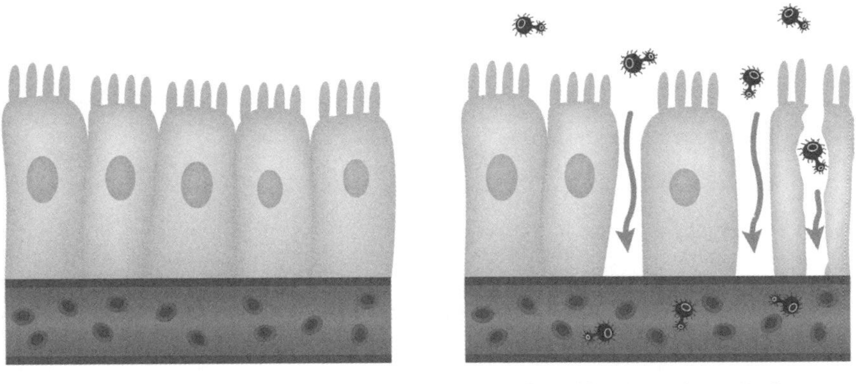

Ein gesunder Darm ist selektiv, lässt nur die notwendigen Partikel durch und hält pathogene Organismen und große Lebensmittelproteine fern. Wenn die Tight Junctions zwischen den Zellen beeinträchtigt sind, dringen unverdaute Nahrung, schädliche Bakterien, Hefen und Parasiten ein, was eine Reaktion des Immunsystems auslöst und zu Entzündungen und Nahrungsempfindlichkeiten führt.

erzeugen, die zu einer Fehlfunktion der Insulinrezeptoren und zu höheren Testosteronspiegeln führen. Diese Theorie könnte erklären, warum Frauen mit PCOS anovulatorische Zyklen, unregelmäßige Perioden, Akne, Hirsutismus (männlicher Behaarungstyp) und Ovarialzysten erleben – alles hängt von der Darmgesundheit ab. Und sie wirft die Frage auf, ob die Verabreichung der Pille zur „Regulierung des Zyklus" bei Frauen mit PCOS möglicherweise mehr schadet als nützt.

Die Pille: Das Benzin für Ihr Autoimmunfeuer

Die Auswirkungen der Pille auf Autoimmunerkrankungen des Darms sind tief greifend – **es besteht ein um 300 Prozent erhöhtes Risiko, an Morbus Crohn zu erkranken, wenn Sie die Pille nehmen!** Der Großteil Ihres Immunsystems befindet sich im Darm. Wenn Sie also eine familiäre Vorgeschichte mit einer Autoimmunerkrankung haben und jeden Tag ein Medikament einnehmen, das das Potenzial hat, Ihr Immunsystem anzugreifen, dann spielen Sie mit dem Feuer. Wenn Sie eine genetische Veranlagung für Autoimmunkrankheiten haben, können diese möglicherweise ausgelöst werden. Und wenn Sie eine Frau sind, die raucht und die Pille nimmt, besteht ein deutlich höheres Risiko, an Colitis ulcerosa zu erkranken.

Was verursacht das Leaky-Gut-Syndrom?

- Anti-Baby-Pille
- Antibiotika
- Ballaststoffarme Ernährung
- BPA (Bisphenol A)
- Chronischer Stress
- Darminfektionen
- Dysbiose
- Dysregulation der HPA-Achse (Hypothalamus-Hypophysen-Nebennierenrinden-Achse) oder Nebennierenermüdung
- Gluten
- Kopfverletzung
- Nährstoffmangel
- Nahrungsmittelempfindlichkeiten

- NSAIDs (nicht-steroidale Antirheumatika)
- Operationen
- Pestizide
- Säurereduzierende Medikamente
- Schwermetalle
- SIBO (bakterielle Überbesiedelung des Dünndarms)
- Steroide
- Trauma
- Zahn- und Nebenhöhleninfektionen
- Zuckerhaltige Ernährung

Es hat sich gezeigt, dass die Pille auch mit einem erhöhten Risiko für Lupus, einer Autoimmunerkrankung, die die Gelenke, die Haut und die Nieren betrifft, und für interstitielle Zystitis, die gemeinhin als schmerzhafte Blasenentzündung bezeichnet wird, verbunden ist. Eine umfangreiche Überprüfung von Hunderten Peer-Review-Studien zu hormonellen Verhütungsmittel und Autoimmunerkrankungen ergab, dass die kombinierte Pille (Östrogen und Gestagen) auch mit einem Anstieg der Multiplen Sklerose sowie mit Morbus Crohn, Colitis ulcerosa, systemischem Lupus erythematodes und interstitieller Zystitis in Verbindung gebracht wird. Interessanterweise bestand ein verringertes Risiko für die Entwicklung einer Hyperthyreose. Die reinen Gestagen-Pillen wurden mit einer Zunahme von Ekzemen, Haarausfall, Nesselsucht und Gelenkschmerzen in Verbindung gebracht. Um zu verstehen, wie die Pille an der Entstehung einer Autoimmunkrankheit beteiligt ist, möchte ich Sie genau darüber informieren, was eine Autoimmunkrankheit ist und wie sie sich entwickelt.

Das Mikrobiom der Mutter ist das Mikrobiom des Babys

Was im Darm der Mutter wächst, wächst auch im Darm des Babys. Wenn Sie also etwas haben, das nicht dazugehört, oder wenn die Pille Sie in ein Ungleichgewicht gebracht hat, kann dies einen großen Einfluss auf den Darm Ihres Babys haben. Deshalb ermutige ich Frauen, die derzeit die Pille einnehmen, Probiotika zu nehmen. Und wenn Sie darüber nachdenken, schwanger zu werden, dann führen Sie bitte einige der in diesem Kapitel empfohlenen Arbeiten durch, um Ihre Darmgesundheit in den Griff zu bekommen, damit Ihr Körper für das Baby bereit ist.

Das Mikrobiom einer Mutter ist so wichtig, dass die immunologische Gesundheit ihres Babys ein Leben lang beeinträchtigt werden kann. Zum Beispiel haben Babys, die durch einen Kaiserschnitt geboren werden und nicht durch den Vaginalkanal der Vaginalflora der Mutter ausgesetzt werden, häufiger Zöliakie, Diabetes, Asthma und andere chronische Erkrankungen. Glücklicherweise erhalten Babys einen Teil der mütterlichen Flora in der Gebärmutter und durch den Kontakt mit der Haut. Außerdem enthält Muttermilch Oligosaccharide, die als Präbiotika für Babys wirken. Präbiotika ernähren die guten Darmbakterien und fördern die bakterielle Vielfalt, einschließlich der IgA-Antikörper, die dazu beitragen, die Bakterien in Schach zu halten und Entzündungen, Infektionen und Darmprobleme zu verhindern.

Wenn das Mikrobiom einer Mutter gestört ist, was sich auf ihr Immunsystem auswirkt, besteht für ihr Baby möglicherweise ein erhöhtes lebenslanges Risiko für Gesundheitsprobleme. Wenn Sie also daran denken, schwanger zu werden, sollten Sie sich drei bis sechs Monate Zeit nehmen, um sich auf die Wiederherstellung Ihrer Darmgesundheit zu konzentrieren.

Was ist eine Autoimmunerkrankung?

Eine Autoimmunerkrankung ist ein Zustand der Immunverwirrung, der dazu führt, dass der Körper sein eigenes Gewebe zerstört. Unter normalen Bedingungen ist Ihr Immunsystem immer auf der Suche nach Proteinen, die nicht „Sie" sind. Das Immunsystem liegt manchmal falsch, wenn es auch Proteine kennzeichnet, die *definitiv* Sie sind, und sie für die Zerstörung markiert, was zu einer Autoimmunerkrankung führt. Anstatt also Bakterien, Viren, Parasiten und so weiter anzugreifen, beginnt Ihr Immunsystem, Ihren eigenen Körper anzugreifen. Und Ihr Körper sagt leider nicht: „Hör auf, dich selbst zu schlagen."

Ihr Immunsystem kann auch auf Ihre Hormone abzielen und Antikörper – Proteine, die Moleküle zur Zerstörung markieren – gegen Östrogen und Progesteron bilden. Normalerweise sollten nur fremde Moleküle zur Zerstörung markiert werden, aber bei der Autoimmunität stehen Ihre gesunden Gewebe und Hormone im Mittelpunkt des Angriffs. Wenn dies eintritt, kann es den Eisprung verzögern oder behindern. Es kann außerdem verhindern, dass die Gebärmutterschleimhaut verdickt, was eine Schwangerschaft erschwert, unregelmäßige oder kurze Perioden verursacht oder extrem kurze oder lange Zyklen auslöst. Ein Mangel an Hormonen hat möglicherweise Stimmungsschwankungen, Reizbarkeit, Depressionen und Angstzuständen zur Folge. Ihr Körper kann auch Antikörper gegen Ihre Eierstöcke bilden, was zu einer frühen Menopause oder zu einer primären Ovarialinsuffizienz führen kann.

Wenn Sie an einer Autoimmunerkrankung leiden, sollten Sie Folgendes wissen: Autoimmunerkrankungen sind reversibel und eine Remission ist möglich. Ich habe die Symptome meiner eigenen autoimmunen Schilddrüsen- und Nebennierenerkrankung rückgängig gemacht, und ich habe Tausenden von Frauen mit den unterschiedlichsten Autoimmunkrankheiten geholfen, dasselbe zu tun. Das 30-Tage-Brighten-Programm kann Ihnen helfen, den durch die Pille verursachten Schäden und Entzündungen entgegenzuwirken, Ihren Darm zu heilen, Ihre Hormone ins Gleichgewicht zu bringen und Ihr Risiko für eine Autoimmunerkrankung zu verringern.

Was löst eine Autoimmunerkrankung aus?

Autoimmunerkrankungen waren noch vor einer Generation kaum zu sehen, nehmen aber heute dramatisch zu, vor allem bei Frauen, bei denen die Wahrscheinlichkeit, daran zu erkranken, zehnmal höher ist als bei Männern. Einige Schätzungen gehen davon aus, dass etwa jeder fünfte Mensch eine Autoimmunerkrankung hat. Allein aufgrund des Geschlechts besteht für Frauen ein höheres Risiko (vielleicht weil so viele von uns seit Jahren die Antibabypille nehmen).

Lassen Sie mich Ihnen erklären, wie eine Autoimmunkrankheit entsteht, damit Sie verstehen, warum die Pille Sie in Gefahr bringen kann. Es sind im Wesentlichen drei Zutaten notwendig, um eine Autoimmunkrankheit zu erzeugen, wie sie von Dr. Alessio Fasano, einem Gastroenterologen und führenden Forscher auf dem Gebiet der Autoimmunität, definiert wurden: ein durchlässiger Darm, Genetik und ein belastendes Ereignis, wie die Exposition gegenüber Umweltgiften oder eine Infektion.

INTESTINALE HYPERPERMEABILITÄT (ALIAS LEAKY GUT)

Wenn Ihre Darmbarriere zusammenbricht, auch bekannt als Leaky Gut oder durchlässiger Darm, erhalten Fremdproteine (Nahrung und Mikroorganismen) Zugang zum Blutkreislauf … und Ihr Immunsystem hat nichts davon. Da sich etwa 70 bis 80 Prozent Ihres Immunsystems im Darm befinden, ist das der beste Ort, um die Immunverwirrung auszulösen und Ihre weißen Blutkörperchen gegen sich selbst zu richten.

GENETISCHE VERANLAGUNG – WAS IHRE MUTTER IHNEN MITGEGEBEN HAT

Wie bei einer Straßenkarte können Ihre Gene bestimmen, in welche Richtung Sie gehen, aber sie steuern nicht, wie Sie dorthin gelangen. Wenn Sie zum Beispiel eine Familiengeschichte mit Hashimoto-Thyreoiditis haben, haben Sie möglicherweise die Gene für die Krankheit und sind daher gefährdet. Aber ohne einen Auslöser und einen durchlässigen Darm werden Sie vielleicht nie Hashimoto entwickeln.

EIN AUSLÖSENDES EREIGNIS

Zu den Auslösern, die die Integrität Ihres Immunsystems infrage stellen und die Wahrscheinlichkeit erhöhen, dass es einen Fehler macht, gehören Nahrungsmittelempfindlichkeiten/Allergien, Bakterien- oder Hefeinfektionen, Parasiten, Virusinfektionen, chronischer Stress, die Pille, Antibiotika und Schwangerschaft.

Die Östrogen-Autoimmun-Verbindung

Die Forschung hat gezeigt, dass Östrogen den Entzündungsprozess des Immunsystems verstärkt, d. h. es könnte den Angriff auf Ihr Gewebe verstärken, wenn Sie eine Autoimmunerkrankung haben, es kann aber auch eine Ursache für die Funktionsstörung sein.

Ihr Immunsystem ist während der Fortpflanzungsjahre robuster – wenn das Östrogen auf dem höchsten Stand ist. Beim Übergang in die Wechseljahre nimmt Ihr Östrogenspiegel ab, und Ihr Immunsystem ist eher mit dem eines Mannes vergleichbar. Aus diesem Grund sehen einige Frauen nach der Menopause einen Rückgang ihrer Autoimmunsymptome. Bevor die Eierstöcke aber ihre Arbeit einstellen, gibt es viele Höhen und Tiefen in der Östrogenproduktion, die die Autoimmunkrankheit verrücktspielen lassen können. Wenn Sie eine Autoimmunerkrankung haben, können diese Höhen und Tiefen als ein Aufflackern der Symptome auftreten: plötzliche Gelenkschmerzen, Haarausfall, Müdigkeit, Hautveränderungen und weitere Symptome.

Während der Rückgang des Östrogens mit einem Rückgang der Immunfunktion einhergeht, kann auch ein gewisses Maß an Immunstörungen auftreten. Dies könnte einer der Gründe dafür sein, dass wir bei Frauen (die eine starke Autoimmunkomponente haben)nach der Menopause vermehrt Herzkrankheiten beobachten. Es ist ein schwierige Balance – nicht zu viel, nicht zu wenig, sondern genau die richtige Menge an Östrogen ist für eine angemessene Regulierung des Immunsystems notwendig. Aus diesem Grund sollte eine bioidentische Hormontherapie – mit Hormonen, die chemisch identisch mit den von Ihnen hergestellten natürlichen Hormonen sind, im Gegensatz zu den synthetischen Hormonen, die bei der Empfängnisverhütung verwendet werden – auf individueller Basis in Betracht gezogen werden. Frauen sollten zunächst ermutigt werden, die Ursache für ihre Hormonstörungen zu finden und zu behandeln, und nur dann Medikamente einnehmen, wenn dies unbedingt erforderlich ist.

Wie passt die Pille in all dies hinein? Einige würden jetzt sagen, dass die konstante Hormondosis vorteilhaft ist, weil sie die mit dem Östrogen verbundenen Immunschübe verhindern kann. Da die Pille jedoch entzündungsfördernd ist, die Darmschleimhaut schädigt, das Mikrobiom verzerrt und die gesunde Nebennierenfunktion hemmt, ist das Risiko eines Aufflackerns größer. Wie alles, was mit der Gesundheit zu tun hat, ist auch dies eine individuelle Angelegenheit.

Labortests für Autoimmunkrankheiten

- Antinukleäre Antikörper (ANA) mit Reflex – ein allgemeines Screening auf Autoimmunität
- Antiphospholipid-Antikörper
- Anti-Saccharomyces cerevisiae (ASCA) und perinukleäre Anti-Neutrophile cytoplasmatische Antikörper (p-ANCA) – Screening auf entzündliche Darmerkrankungen
- Prädiktiver Autoantikörpertest zum Nachweis von Antikörpern, möglicherweise Jahre vor dem Auftreten von Symptomen
- Hochempfindliches C-reaktives Protein (hs-CRP), ein Marker für Entzündungen
- Thyreoperoxidase-Antikörper (TPO-AK) und Thyreoglobulin-Antikörper-Tests für Hashimoto-Thyreoiditis, die häufigste Autoimmunerkrankung bei Frauen
- Steroid-21-Hydroxylase-Autoantikörper-Tests auf Morbus Addison

Darmcheck – Habe ich einen gesunden Darm?

Ihr Darm kann lautstark sein, wenn er unglücklich ist. Aber selbst, wenn Sie keine Symptome haben, wie z. B. Beschwerden nach den Mahlzeiten, Verdauungsstörungen, Blähungen oder Sodbrennen, ist es möglich, dass Sie Probleme mit dem Darm haben. Nutzen Sie den Test am Anfang dieses Kapitels, um Ihre Darmgesundheit zu beurteilen, und beachten Sie auch die Liste der Tests auf Seite 121. Wenn Sie die Pille nehmen, an PPS leiden oder irgendwelche Symptome eines Hormonungleichgewichts wie Kopfschmerzen, schlechte Laune, Akne und Gewichtszunahme haben, dann empfehle ich Labortests, um die grundlegende Ursache Ihrer Symptome zu verstehen.

Überprüfen Sie Ihren Darm, bevor Sie auf die Waage gehen

Das Leaky-Gut-Syndrom, Darminfektionen, Entzündungen, Mangel an vielfältiger Darmflora und ein hormonelles Ungleichgewicht führen zu einer Gewichtszunahme oder zur Unfähigkeit, Gewicht zu verlieren. Ganz zu schweigen davon, dass es dem Körper schwerer fällt, Nährstoffe aufzunehmen, die für den Stoffwechsel wichtig sind, und ein durchlässiger Darm auch noch mit Insulinresistenz verbunden ist. Fügt man dieser Mischung noch Östrogen hinzu, werden die Fettzellen praller und größer und beginnen, mehr Östrogen sowie Leptin zu produzieren. Normalerweise ist Leptin eine gute Sache, weil es Ihrem Gehirn signalisiert, dass Sie satt sind und nicht weiter essen müssen. Wenn die Fettzellen jedoch weiterhin hohe Leptinmengen freisetzen, wird Ihr Körper mit der Zeit gegen diese konstant hohen Werte resistent, und Sie erleben eine sogenannte Leptinresistenz, die genau den gegenteiligen Effekt hat: Anstatt sich voll und gesättigt zu fühlen, fühlen Sie sich hungrig, selbst wenn Sie gerade gegessen haben. Leider ist Leptin auch dafür verantwortlich, dass Essen als Belohnung wahrgenommen wird. Daher wird Ihr durch die Leptinresistenz gesteigerter Appetit durch das Gefühl, beim Essen belohnt zu werden, noch verstärkt. Und das führt dazu, dass Sie noch mehr essen. Wenn Sie mehr und mehr Nahrung zu sich nehmen, bilden Sie mehr Fettzellen, die – Sie haben es erraten – mehr Leptin bilden, und der Teufelskreis geht weiter.

Wenn Sie mit Ihrem Gewicht zu kämpfen haben, ist das Abnehmen vielleicht nicht so einfach wie der altbekannte Ratschlag „Essen Sie richtig und bewegen Sie sich“ es uns suggeriert. Tatsächlich ist es im Allgemeinen viel komplizierter, wenn wir über Entzündungen, Darmgesundheit und Hormone sprechen. Ich möchte Sie ermutigen, Ihre Darmgesundheit zu prüfen, bevor Sie auf die

Waage treten, um zu sehen, ob dies zu Ihrer Unfähigkeit, Gewicht zu verlieren, beitragen könnte.

Labortests für die Darmanalyse

Arbeiten Sie am besten mit einem qualifizierten Arzt für Naturheilkunde oder funktionelle Medizin zusammen, um mögliche Nährstoffmängel oder Funktionsstörungen des Darms zu untersuchen. Es ist wichtig, auf Grunderkrankungen zu testen, wie bakterielle Dysbiose, Hefe-Überbesiedelung, SIBO und Parasiten. Lassen Sie die folgenden Labortests durchführen und lesen Sie weiter auch die Abschnitte über meine Werkzeuge zur Wiederherstellung der Darmgesundheit.

- **Umfassende Stuhlanalyse:** Der Test gibt Aufschluss darüber, was in Ihrem Darm wächst – und was nicht wächst – und bietet außerdem Einblicke in Ihre Gesamtverdauung.
- **Lactulose- oder Glukose-Atemtest:** Wenn Sie in der Vergangenheit eine Lebensmittelvergiftung hatten oder regelmäßig Sodbrennen, Blähungen, Völlegefühl, Verstopfung oder Durchfall haben, kann Ihnen dieser Test helfen, der Sache auf den Grund zu gehen. Dieser Test dauert drei Stunden und misst Wasserstoff und Methangase.
- **Helicobacter pylori-Atemtest:** Dieser Test zeigt Ihnen, ob Sie eine H.-pylori-Infektion haben, eine Art bakterielle Infektion, die Magengeschwüre verursacht.
- **Zöliakie-Test:** Wenn Sie unter Darmsymptomen leiden, haben Sie möglicherweise ein Problem mit Gluten und sollten in Betracht ziehen, sich auf Zöliakie testen zu lassen. Hinweis: Sie müssen derzeit Gluten essen, um genaue Ergebnisse zu erhalten.
  - Gewebetransglutaminase-Antikörper (tTG-IgA)
  - Endomysialer Antikörper (EMA-IgA)
  - Deamidierte Gliadinpeptid-Antikörper (DGP IgA und IgG)
  - Gesamt-Serum-IgA
  - Gentests HLA DR3-DQ2 und DR4-DQ8: 99 Prozent der Zöliakie-Betroffenen haben entweder eines oder beide dieser Gene.
- **IgG- und IgA-Lebensmittelunverträglichkeit:** Nahrungsmittelunverträglichkeitstests können durchlässige Därme aufdecken und Ihnen helfen zu verstehen, welche Nahrungsmittel Sie vermeiden sollten, um Ihren Darm zu heilen.

Was ist SIBO – und habe ich sie?

Die bakterielle Fehlbesiedelung des Dünndarms, allgemein als SIBO (Small Intestine Bacterial Overgrowth) bezeichnet, ist ein Zustand, bei dem sich sehr gute Bakterien an der falschen Stelle in Ihrem Darm befinden. Diese Bakterien essen die Kohlenhydrate, die Sie nicht aufnehmen, wie z. B. Ballaststoffe. Aber wenn diese Mikroorganismen in Ihren Dünndarm gelangen, stören sie Ihre Gallensäure und Ihre Bauchspeicheldrüsenenzyme, was ihnen erlaubt, zuerst auf Ihre Nahrung zuzugreifen und diese zu verzehren. SIBO kann zu Nährstoffmangel, Entzündungen, durchlässigem Darm, Gehirnnebel und einer ganzen Reihe anderer Symptome führen.

Das Brighten-Darm-Protokoll

Wenn Sie irgendwann einmal die Antibabypille genommen haben, hat dies eine Reihe von Auswirkungen auf Ihren Darm, ebenso wie das Alter, Antibiotika, Stress, falsche Ernährungsgewohnheiten, Alkohol und eine ganze Reihe anderer Aktivitäten, die Sie im Laufe Ihres Lebens ausüben. Denken Sie daran, dass Ihre Darmgesundheit entscheidend ist, um die Nährstoffspeicher, die die Pille erschöpft hat, wieder aufzufüllen, Ihr Immunsystem zu modulieren, Entzündungen zu begrenzen, Ihnen zu einem gesunden Gewicht und einer gesunden Stimmung zu verhelfen und das überschüssige Östrogen aus Ihrem Körper zu entfernen. Aus diesem Grund kann es sehr hilfreich sein, dem Darm etwas Zuwendung zu geben, um die Heilung zu beschleunigen und die Hormone wieder ins Gleichgewicht zu bringen.

Wenn Sie die Pille einnehmen und dabei bleiben müssen, sollten Sie dieses Protokoll jetzt durchführen und sich täglich um Ihren Darm kümmern. Und Sie sollten es wiederholen, wenn Sie sich entscheiden, die Pille abzusetzen. In meiner Klinik lasse ich meine Patientinnen mindestens viermal im Jahr ein Protokoll zur Wiederherstellung des Darms durchführen, wenn sie die Pille nehmen.

Wenn Sie die Pille absetzen, befolgen Sie dieses Protokoll bitte mindestens 30 Tage lang, um Ihren Körper in der Übergangsphase zu unterstützen und das Post-Pill-Syndrom zu vermeiden. Viele Frauen, die die Pille absetzen, profitieren davon, wenn sie 90 bis 120 Tage lang mit Nahrungsergänzungsmitteln supplementieren. In Kapitel 12 zeige ich Ihnen, wie Sie dies mit dem Brighten-Entgiftungs-Protokoll kombinieren können, um die Ergebnisse zu beschleunigen.

Die wichtigsten Schritte dieses Protokolls sind:

Nähren: Füttern Sie Ihren Darm mit den Nährstoffen, die er für eine optimale Gesundheit benötigt.

Eliminieren: Entfernen Sie erschwerende Nahrungsmittel aus Ihrer Ernährung.

Unterstützen: Unterstützen Sie die Verdauungsfunktion, um Nährstoffe aufzunehmen.

Optimieren: Optimieren Sie die Umgebung Ihres Darms und aller darin lebenden Mikroorganismen.

Nähren

Wenn Sie Ihren Darm nähren, nähren Sie damit auch Ihren Körper. Denken Sie daran, dass die Pille wichtige Nährstoffe verbraucht, die Ihr Körper benötigt. Dazu gehören Antioxidantien, B-Vitamine, Selen und Zink. Der Ernährungsansatz des 30-Tage-Brighten-Programms besteht aus zwei Komponenten: Einführung von Nahrungsmitteln, die gesunde Hormone aufbauen, und Entfernung von Nahrungsmitteln, die Ihre Symptome verschlimmern könnten. Die Verwendung von Nahrungsmitteln als Medizin stellt das Hormongleichgewicht wieder her und macht die negativen Auswirkungen der Pille rückgängig. Zusätzlich zu den leberunterstützenden Lebensmitteln, die Sie in Kapitel 5 auf Seite 94 finden, sollten Sie nun auch mit dem Verzehr dieser Nahrungsmittel beginnen:

- **Knochenbrühe:** Knochenbrühe ist eines der heilsamsten Lebensmittel, die Sie zu sich nehmen können, wenn Sie versuchen, einen durchlässigen Darm zu heilen. Sie besteht aus Gemüse, Kräutern und Knochen von Tieren, die Vitamine, Mineralien und Aminosäuren enthalten, die für die Heilung des Darms therapeutisch sind. Knochenbrühe enthält zudem große Mengen der Aminosäuren Glycin und Prolin. Diese Schlüsselkomponenten des Bindegewebes tragen entscheidend zur Heilung der mikroskopischen Schäden bei, die durch die Pille verursacht werden. Mit ihrem hohen Gehalt an Glycin kann die Knochenbrühe dabei helfen, das Immunsystem zu regulieren und Entzündungen zu reduzieren. Die Aminosäuren in der Knochenbrühe werden vom Körper leicht assimiliert, was sie zur perfekten Wahl macht, wenn Sie an der Heilung Ihres Darms arbeiten. Stellen Sie Ihre eigene Knochenbrühe her oder kaufen Sie in einem örtlichen Geschäft eine hochwertige Version, die keine schädlichen Zusatzstoffe enthält und aus Knochen von gesunden, mit Gras gefütterten Tieren hergestellt ist.

- **Optimierte goldene Milch:** Trinken Sie diese abends für eine gesunde Darmmotilität und weniger Entzündungen. (Das Rezept finden Sie auf Seite 320).
- **Darmfördernde Nahrungsmittel:** Sauerkraut, Dillgurken, Wasserkefir, Kokosnussjoghurt und andere fermentierte Lebensmittel enthalten von Natur aus Probiotika sowie die Ballaststoffe, die Ihre Darmbakterien zum Gedeihen benötigen. Diese Nahrungsmittel nähren die Gesundheit und Funktion des Mikrobioms, was wiederum die Gesundheit Ihres Darms unterstützt.

L-GLUTAMIN

Eine Supplementation mit dieser Aminosäure verbessert nachweislich die Gesundheit der Darmzellen und reduziert die mit chronischem Medikamentengebrauch verbundene Durchlässigkeit des Darms. Die Zellen Ihres Darms erneuern sich schnell, etwa alle drei bis sechs Tage, und L-Glutamin kann gemeinsam mit anderen essenziellen Nährstoffen die Darmheilung unterstützen. Die typische Dosierung für Erwachsene beträgt etwa 1,5 bis 5 Gramm zwei- bis dreimal täglich für 30 bis 90 Tage. Wenn Sie die Pille einnehmen, sollten Sie täglich 1 bis 2 Gramm einnehmen und dies dann 30 Tag lang kontinuierlich bis zu 5 bis 15 Gramm täglich steigern. Dies sollten Sie alle drei bis vier Monate durchführen.

OMEGA-3-FETTSÄUREN

Es hat sich gezeigt, dass Omega-3-Fettsäuren Entzündungen reduzieren, eine gesunde Stimmung und Gehirnfunktion unterstützen und die Darmgesundheit verbessern. Zu den Omega-3-Fettsäuren gehören Alpha-Linolensäure (ALA), Eicosapentaensäure (EPA) und Docosahexaensäure (DHA). Makrele, Lachs, Sardinen und andere Kaltwasserfische sind ausgezeichnete Quellen für EPA und DHA. ALA kommt in ganzen Leinsamen, Walnüssen und Chiasamen vor. ALA kann zur Synthese von EPA und DHA verwendet werden, obwohl dies beim Menschen höchst ineffizient ist und von unseren natürlichen Östrogenen abhängig zu sein scheint. Deshalb empfehle ich, tierische Quellen von Omega-3-Fettsäuren zu essen oder mit Lebertran zu ergänzen. Algen sind eine gute Quelle für DHA, das in EPA umgewandelt werden kann, was sie für Veganer zu einer Option macht. Für Frauen mit PPS oder Frauen, die die Pille nehmen, empfehle ich jedoch Nahrungsmittel und Nahrungsergänzungsmittel, die nach Möglichkeit einen höheren EPA- und DHA-Gehalt aufweisen. Die Ernährung der meisten Menschen ist reich an entzündungsfördernden Formen von Omega-6-Fettsäuren wie Raps, Mais, Baumwollsamen, Traubenkernöl, Erdnuss-, Distelöl und Sojaöl sowie anderen verarbeiteten Lebensmitteln. Omega-6-Fettsäuren sind wie Omega-3-Fettsäuren für die Gesundheit unerlässlich, aber das Problem ist, dass sie oft aus dem Gleichgewicht geraten, wenn unsere Ernährung Omega-6-Fettsäuren begünstigt. Versuchen Sie daher, Ihre Omega-6-Fettsäuren aus Quellen wie Pinienkernen, Sonnenblumenkernen, Paranüssen und Pekannüssen zu gewinnen. Und fangen Sie an, mehr omega-3-reiche Lebensmittel in Ihre Ernährung aufzunehmen.

Die meisten Frauen, die unter Darm- und Hormonsymptomen leiden, ergänzen am besten mit 1.000 bis 4.000 Milligramm kombinierter EPA und DHA täglich. Wenn Sie die Pille nehmen, empfehle ich fortlaufend 1.000 bis 2.000 Milligramm EPA und 500 bis 1.000 Milligramm DHA.

N-ACETYLCYSTEIN (NAC)

NAC ist die Aminosäure, die Ihr Körper zur Herstellung von Glutathion verwendet, einem starken Antioxidans, das Ihre Zellen schützt. NAC unterstützt die Entgiftung der Leber, hilft bei der Darmheilung, baut Biofilme ab (man denke an die Kräfteverhältnisse, die schlechte Darmbakterien erzeugen) und verhindert Schäden durch freie Radikale. NAC wird in der Regel drei bis sechs Monate lang mit 600 bis 1.800 Milligramm täglich dosiert. Wenn es um die Fruchtbarkeit geht (siehe Kapitel 10), dann bleiben Frauen normalerweise bis zum ersten Trimester auf dieser Dosis; aber fragen Sie natürlich immer zuerst Ihre Hebamme oder Ihren Arzt.

ZINK

Auch wenn es ein solch kleines Mineral ist, spielt Zink eine große Rolle in Ihrem Körper. Von der Immunfunktion über die Wundheilung bis hin zur Schilddrüsenfunktion und die Sexualhormone: Dieses Mineral ist für alles notwendig. Es ist auch ein wichtiger Nährstoff bei der Heilung Ihres Darms. Und nicht vergessen sollten Sie außerdem, dass Zink einer der Nährstoffe ist, die die Pille verbraucht.

Ein Mangel an Zink ist mit einer Erhöhung der Darmdurchlässigkeit verbunden. Es hat sich gezeigt, dass Zink bei der Heilung der Darmdurchlässigkeit bei Patienten mit Morbus Crohn, einer Autoimmunerkrankung, für die Pillenanwenderinnen ein erhöhtes Risiko haben, von Vorteil ist. Zink hat sich auch als hilfreich erwiesen, um die Darmintegrität zu erhöhen, die Darmgesundheit zu fördern und die Dauer bakterieller Darmerkrankungen zu verkürzen.

Zu den Anzeichen eines Zinkmangels gehören dünne, brüchige Nägel, die weiße Flecken aufweisen können, eine Tendenz, leicht krank zu werden, und Schwierigkeiten beim Riechen oder Schmecken. Eine Supplementierung mit Zink als Teil eines Multivitamins oder pränatalen Vitamins kann helfen. Typische Dosen liegen bei etwa 15 bis 30 Milligramm täglich, obwohl in Studien Dosen von bis zu 75 Milligramm zur Darmsanierung verwendet wurden. Zink-Dosen von über 40 Milligramm pro Tag können Proteine erhöhen, die die Kupferabsorption verhindern und einen Mangel verursachen, der zu einer Anämie führt, die nicht auf Eisen und niedrige Neutrophile, eine Art von weißen Blutkörperchen, anspricht.

Zu den Gründen, warum Sie möglicherweise nicht genug Zink erhalten, gehören die Pille, Zöliakie, Eisenpräparate, schlechte Darmgesundheit, niedrige Magensäure und eine phytatreiche Ernährung wie Hülsenfrüchte und Getreide. Es gibt auch Studien, die zeigen, dass Alkohol die Absorption mehrerer Nährstoffe, einschließlich Zink, hemmt. Das ist ein weiterer Grund, warum Sie den Alkohol weglassen müssen, um Ihren Darm und Ihre Hormone zu heilen.

VITAMIN D

Vitamin D ist für eine gesunde Immunfunktion und die Hormongesundheit notwendig. Denken Sie daran, dass wir Vitamin D in erster Linie über unsere Haut als Reaktion auf die Sonneneinstrahlung synthetisieren. Wenn Sie einen Mangel haben (weniger als 30 ng/ml), ist das ein deutliches Zeichen dafür, dass Sie etwas mehr Zeit draußen in der Natur und in der Sonne benötigen! Es kann aber auch ein Anzeichen für eine Gallenblasenfunktionsstörung, Bauchspeicheldrüsenprobleme, SIBO oder andere Ursachen für eine Fett-Malabsorption sein. Ein Bluttest kann Ihnen sagen, ob Sie einen Mangel haben. Optimale Werte liegen zwischen 60 und 80 ng/ml. Einige Studien deuten darauf hin, dass orale Kontrazeptiva den Vitamin-D-Spiegel erhöhen können, was zu kardiovaskulären Komplikationen führen kann. Wenn Frauen die Einnahme von oralen Verhütungsmitteln einstellen, können ihre Vitamin-D-Spiegel sinken. Deshalb ist es wichtig, bei Absetzen der Pille den Vitamin-D-Spiegel mit Labortests zu überwachen und gleichzeitig zu supplementieren.

DEGLYCYRRHIZINIERTE LAKRITZE (DGL)

DGL ist eine Form von Lakritze, die hilft, die Schleimhaut des Magens und des Darms zu unterstützen, ohne die Hormone zu beeinträchtigen. Manche Menschen finden sie vorteilhaft für die Linderung von Sodbrennen. Ich empfehle ein- bis zweimal täglich 500 Milligramm.

ROTULMENRINDE, KAMILLE UND EIBISCHWURZEL

Tees, Tinkturen und Nahrungsergänzungsmittel aus Rotulme, Kamille und Eibischwurzel können sehr heilend und beruhigend auf den Darm wirken und auch nützlich sein, wenn Sie sich von einem Leaky Gut erholen. Die Ulme kann zu einem Brei verarbeitet werden.

Eliminieren

Nahrungsmittelempfindlichkeiten und Leaky Gut gehen Hand in Hand. Da Nahrungsproteine den Raum zwischen Ihren Zellen durchdringen, Ihr Immunsystem verschlechtern und Entzündungen hervorrufen können, müssen Sie einige wichtige Lebensmittel eliminieren, während Sie Ihren Darm heilen. Migräne, Schwierigkeiten beim Abnehmen, Akne, hormonelle Störungen, Müdigkeit und viele andere Symptome können Anzeichen für eine Nahrungsmittelempfindlichkeit sein. Dies unterscheidet sich stark von einer Nahrungsmittelallergie, die durch den Immunglobulin-E(IgE)-Aspekt des Immunsystems hervorgerufen wird und zu Nesselsucht, Schwellungen und Atembeschwerden führt. Da Nahrungsmittelempfindlichkeiten schwer zu erkennen sind (eine Reaktion kann bis zu drei Tage nach dem Verzehr des Lebensmittels nicht erkennbar sein), haben viele Menschen keine Ahnung, dass sie auf ein Lebensmittel reagieren.

Warum ist es wichtig, festzustellen, ob Sie eine Nahrungsmittelempfindlichkeit haben? Der konsequente Verzehr von Nahrungsmitteln, auf die Sie empfindlich reagieren, führt dazu, dass Ihr Immunsystem ständig ausgelöst wird und Schäden in Ihrem Körper verursacht und Entzündungen verstärkt. Möglicherweise stellen Sie fest, dass Sie trotz Ihrer Bemühungen, sich besser zu fühlen, den gewünschten Gesundheitszustand nicht erreichen können. Ich habe es schon oft erlebt, dass sich die Symptome der Patienten durch die Aufdeckung von Nahrungsmittelempfindlichkeiten und die Durchführung von Ernährungsumstellungen dramatisch verbessern und die Patienten sogar ihre chronischen Krankheiten umkehren können.

Wie Sie ja bereits wissen, sind die wichtigsten entzündungsfördernden Lebensmittel, die Sie eliminieren müssen, Gluten und Getreide, Milchprodukte, Soja, Zucker, Koffein, Alkohol und entzündungsfördernde Fette. Wenn Sie diese Nahrungsmittel 30 Tage lang meiden, gibt das Ihrem Darm Zeit, sich von ihren Auswirkungen zu erholen. Nach 30 Tagen werden Sie sie nach und nach wieder einführen, eins nach dem anderen und im Abstand von einigen Tagen, um festzustellen, ob sie eine Reaktion hervorrufen. Wenn Sie zum Beispiel Milchprodukte wieder einführen und feststellen, dass Sie Akne entwickeln, dann wissen Sie, dass Sie Milchprodukte ab sofort ganz weglassen sollten. (Spezifische Informationen zur Wiedereinführung finden Sie in Kapitel 12.) Was ist mit Eiern und Schalentieren? Obwohl gängige Eliminierungsdiäten oft vorschlagen, diese beiden Nahrungsmittel zu entfernen, habe ich in meiner Klinik beobachtet, dass dies für Frauen, die daran arbeiten, den durch die Pille verursachten Schaden wieder rückgängig zu machen, viel mehr Stress bedeutet. Daher können Sie in diesem Programm diese Nahrungsmittel weiter konsumieren, es sei denn, Sie wissen, dass Sie eine Allergie oder eine Empfindlichkeit gegen sie haben.

GLUTEN UND GETREIDE

Gluten ist ein Protein, das in vielen Getreidearten wie Weizen, Gerste, Roggen und Dinkel vorkommt. Es verursacht häufig Nahrungsmittelempfindlichkeit und kann zu durchlässigem Darm und erhöhten Entzündungen beitragen sowie bestimmte Autoimmunerkrankungen verschlimmern. Da Gluten in vielen beliebten Lebensmitteln enthalten ist, müssen Sie die Etiketten lesen und überprüfen, damit Sie ihm nicht versehentlich ausgesetzt sind.

MILCHPRODUKTE

Milchprodukte, die ebenfalls eine häufige Nahrungsmittelempfindlichkeit darstellen, verursachen Entzündungen, die sich manchmal umkehren können, wenn der Darm geheilt ist. Wenn Sie unter Akne und Hautsymptomen leiden, können Milchprodukte diese noch verschlimmern. Sie müssen alle Formen von Milchprodukten vermeiden, einschließlich Butter, Käse, Molkenprotein und Eiscreme. Wenn Sie sich fragen, woher Sie Ihr Calcium bekommen, dann seien Sie beruhigt. In den Speiseplänen in Kapitel 12 finden Sie zahlreiche reichhaltige und bioverfügbare Calciumquellen

Ersatz für Milchprodukte

Milchprodukt	Alternative
Butter	Kokosöl, Kokosbutter, Olivenöl, Schmalz
Käse	Nusskäse, Nährhefe
Eiscreme	Mandeleis, Casheweis, Kokoseis
Milch	Kokosmilch, Cashewmilch, Mandelmilch, Kamelmilch
Molkenprotein	Hydrolysiertes Rindfleischprotein, Erbsenprotein, Grillenmehl, Knochenbrühe-Protein
Joghurt	Mandeljoghurt, Cashewjoghurt, Kokosnussjoghurt

SOJA

Soja stört die Hormone … und es ist einfach überall enthalten! Neben der offensichtlichen Sojasauce, Miso und Edamame kann Soja in allem enthalten sein, von Brot, Keksen und anderen Backwaren bis hin zu Suppen und Saucen. (Auch hier gilt: Lesen Sie die Etiketten!) Soja kann die Auswirkungen Ihres natürlichen Östrogens minimieren, Ihre Fruchtbarkeit senken, Entzündungen verstärken und zu Problemen mit der Nebennieren- und Schilddrüsenfunktion führen. Woher wissen Sie, ob dies auf Sie zutrifft? Eliminieren und wieder einführen.

Fünf Werkzeuge, die beim Glutenverzicht helfen

- **Wissen, wo sich Gluten versteckt.** Vielleicht wissen Sie, dass Gluten in Ihrem Brot, Ihren Nudeln, Ihrem Kuchen und Ihren Keksen enthalten ist, aber wussten Sie auch, dass es möglicherweise in Ihren Vitaminen, Kräutertees, dem Make-up, Shampoo und rezeptfreien Medikamenten enthalten ist? Suchen Sie auf den Etiketten Ihrer Nahrungsergänzungsmittel und Medikamente nach dem Inhaltsstoff „Dextrin“, einem aus Weizen gewonnenen Füllstoff.
- **Etiketten lesen.** Lesen Sie unbedingt alle Etiketten auf Ihren Lebensmitteln. Gluten ist häufig in vegetarischen Produkten, Sojasauce und Fleischklößchen, Gewürzen und sogar Suppen enthalten. Besser noch: Versuchen Sie, nur frische Lebensmittel wie Fleisch, Fisch und Gemüse zu verzehren, die nicht zusammen mit zwanzig anderen Zutaten in einer Schachtel verpackt sind.
- **Scheuen Sie sich nicht zu fragen, wenn Sie auswärts essen.** Fragen Sie unbedingt Ihren Kellner, ob das, was Sie bestellen wollen, Gluten enthält. Man weiß nie, ob Mehl oder Paniermehl als Verdickungsmittel in ein Gericht gegeben wird. Viele Restaurants bieten mittlerweile Gerichte für glutenfrei essende Gäste an, weil sie wissen, wie schwerwiegend Lebensmittelallergien sind.
- **Lassen Sie es im Zweifelsfall weg.** Wenn Sie sich wirklich nicht sicher sind, vermeiden Sie ein Lebensmittel, das mit Gluten kontaminiert sein könnte. Es ist das Risiko nicht wert.
- **Getreidesorten meiden.** Viele verschiedene Getreidearten enthalten Gluten, darunter Gerste, Roggen, Hafer, Weizen und Dinkel. Obwohl Hafer von Natur aus kein Gluten enthält, wird er oft auf Geräten verarbeitet, auf denen auch glutenhaltiges Getreide verarbeitet wird, sodass die Gefahr einer Kreuzkontamination besteht.

ZUCKER

Zucker verursacht Entzündungen in Ihrem Körper, die natürlich zu durchlässigem Darm und Insulinresistenz führen. Aufgrund der Art und Weise, wie die Antibabypille die Insulin- und Nebennierenfunktion beeinflusst, kann es sein, dass Sie während der Einnahme der Pille einen erhöhten Heißhunger auf Zucker verspüren. Ich will nicht lügen: Der Verzicht auf Zucker wird wahrscheinlich schwieriger sein als der Verzicht auf die anderen Lebensmittel in diesem Abschnitt. Zunächst einmal liegt das Problem darin, dass Zucker in so gut wie *allem* enthalten ist – sogar in Hühnerbrühe, Ketchup und Salatdressing. Wenn Sie also nicht viel Süßes essen, nehmen Sie vielleicht immer noch viel mehr Zucker zu sich, als Ihnen bewusst ist. Der Verzicht auf Zucker beinhaltet auch künstliche Süßstoffe, wie sie in zuckerfreien und Diät-Lebensmitteln vorkommen. Achten Sie auch auf Fruchtsäfte und andere zuckerhaltige Getränke.

In den ersten Tagen ohne Zucker kann es zu einem leichten Entzug mit Symptomen wie Kopfschmerzen, Müdigkeit und Reizbarkeit kommen. Aber wenn Sie diese ersten Tage überstehen, sind Sie über den Berg und es wird viel, viel leichter.

Koffeinfreier Kaffee-Ersatz

Die folgenden Getränke sind ein großartiger Ersatz für die morgendliche oder mittägliche Tasse Kaffee, und sie sind auch gesund für Sie.

- **Maca Latte** (siehe Rezept Seite 321)
- **Optimierte goldene Milch** (siehe Rezept Seite 320)
- **Pilzelixiere** haben eine Vielzahl von gesundheitsfördernden Wirkungen und sind als lösliche Elixiere erhältlich. (Beachten Sie, dass einige „Pilzkaffee“-Varianten immer noch mit Kaffee gemischt werden; besorgen Sie sich einen, der ausschließlich auf Pilzen basiert.)
- **Entkoffeinierter Matcha** – Grüntee-Pulver wird normalerweise in heißes Wasser oder eine andere milchfreie Flüssigkeit eingerührt: ½ bis 1 Teelöffel pro 250 ml Flüssigkeit.
- **Zichorienwurzel und Löwenzahnwurzel** entfalten beim Rösten einen kaffeeähnlichen Geschmack. Verwenden Sie je ½ Teelöffel Zichorienwurzel und Löwenzahnwurzel pro 250 ml Wasser. 3 bis 5 Minuten ziehen lassen, dann abseihen.
- **Kräutertees**
- **Tafelwasser** – Fügen Sie Gurke, Beeren, Zitrone oder Limette zum Wasser hinzu, um den Geschmack zu verbessern.

KOFFEIN

Es stimmt zwar, dass Kaffee viele gesundheitliche Vorteile hat, aber Koffein kann für das Nervensystem zu anregend sein und den Schlaf unterbrechen oder Hitzewallungen auslösen. Wenn Sie Angst vor einem kalten Entzug haben, dann empfehle ich Ihnen, sich allmählich zu entwöhnen. Versuchen Sie, Ihre Kaffeezufuhr alle drei Tage um 50 Prozent zu reduzieren, bis Sie keinen Kaffee mehr trinken. Wenn Sie zum Beispiel derzeit jeden Tag eine Tasse Kaffee trinken, versuchen Sie drei Tage lang eine halbe Tasse Kaffee zu trinken. Trinken Sie dann drei Tage lang nur eine Vierteltasse koffeinhaltigen Kaffee und dann für die restliche Dauer des Programms keinen mehr. Es ist am besten, nicht einfach weiter koffeinfreien Kaffee zu trinken, da dieser den Magen reizen kann.

ALKOHOL

Alkohol kann zu Leaky Gut, Blutzucker-Ungleichgewicht und bakterieller Überbesiedelung des Dünndarms führen. Wenn Ihnen während dieses Protokolls ein spannendes Getränk fehlt, dann probieren Sie die entzündungshemmende Kurkuma-Schorle (siehe Seite 320).

Welche Lebensmittel sind geeignet und welche nicht?

Geeignet	Nicht geeignet
Gesunde Fette (Avocado, Kokosnussöl, Kaltwasserfisch, Macadamianussöl, Olivenöl)	Entzündliche Fette (Transfette, verarbeitete Lebensmittel, Rapsöl, Maisöl, Baumwollsamenöl, Erdnussöl)
Bio-Obst und -Gemüse	Gluten und Getreide
Hochwertiges Protein	Soja
Wasser, optimierte goldene Milch (siehe Seite 320), andere nahrhafte Getränke	Alkohol und Koffein
Knochenbrühe	Milchprodukte
Fermentierte Lebensmittel	Zucker und künstliche Süßungsmittel

ENTZÜNDUNGSFÖRDERNDE FETTE

Fette helfen, Ihre Hormone zu regulieren, aber wie bei vielen anderen Dingen im Leben kommt es auf die Qualität an. Es gibt gute Fette und weniger gute Fette. Befolgen Sie die Essenspläne des 30-Tage-Brighten-Programms, um genügend gesunde Fette zu erhalten, die Sie benötigen, wie zum Beispiel essenzielle Fettsäuren. Um den Darm zu heilen, sollten Sie jedoch entzündungsfördernde Fette, wie die Transfette in verarbeiteten Lebensmitteln, Margarine und Fastfood, eliminieren.

Unterstützen

Man ist nicht das, was man isst – man ist das, was man isst und aufnimmt. Sie müssen den Verdauungsprozess beim Abbau von Nährstoffen unterstützen, um diese aufnehmen zu können. Sie beginnen bereits damit, indem Sie Ihren Darm ernähren, störende Nahrungsmittel weglassen und die Umgebung Ihres Darms neu gestalten. Die folgenden Schritte tragen auch zur Verbesserung Ihrer Verdauung bei:

- **HCl:** Ihr Magen produziert Salzsäure (HCl), um die Verdauung zu unterstützen, aber HCl ist auch ein starkes antimikrobielles Mittel. Es hilft, die Nährstoffe aus der Nahrung wie Eisen, Vitamin B12, Calcium und Eiweiß zu lösen, damit der Dünndarm sie aufnehmen kann. Wenn Sie einen optimalen Salzsäurespiegel haben, arbeiten andere Verdauungsprozesse effektiver und effizienter. Die Einnahme von Betain HCl mit Pepsin kann den gesamten Verdauungstrakt unterstützen.
- **Verdauungsenzyme:** Eine kombinierte Ergänzung von Amylase, Pepsin, Lipase und Protease kann Ihnen helfen, das Beste aus der Nahrung, die Sie essen, herauszuholen. Wenn Sie die Pille nehmen und möchten, dass Ihr Körper die Nahrung besser aufnimmt, sollten Sie auch die Verdauungsenzyme einsetzen.
- **Ochsengalle:** Unterstützen Sie die Aufnahme von Fett und fettlöslichen Vitaminen und geben Sie Ihrer Gallenblase mit 75 bis 500 Milligramm Ochsengalle täglich die dringend benötigte Unterstützung.
- **Natürliche Prokinetika:** Wenn Sie unter Verstopfung leiden, sollten Sie Ingwer, Magnesium oder Vitamin C zu sich nehmen, um die Darmmotilität und die Ausscheidung von Abfallstoffen zu fördern.
- **Stress reduzieren:** Stress oder sympathische Dominanz können Ihr Mikrobiom verändern und die Durchblutung Ihres Darms behindern.

Wenn Sie ständig gestresst sind und sich in einem sympathischen Zustand („Kampf oder Flucht") befinden, wirkt sich dies dramatisch auf Ihre Verdauung aus. Wenn diese Art von Stress ein Problem darstellt, versuchen Sie, aufmerksam zu essen, alle Empfindungen Ihrer Mahlzeit zu genießen, gründlich zu kauen und nicht zu arbeiten, während Sie essen. Entspannungstechniken wie Meditation oder Yoga (siehe „Stressreduzierende Praktiken", Seite 274) und das Kennen und Setzen von Grenzen sind ebenso wichtig wie das Essen von Gemüse.

- **Medikamente weglassen:** Beenden Sie die Einnahme von NSAIDs, Protonenpumpenhemmer (PPI), unnötigen Antibiotika und der Antibabypille (wenn Sie dazu bereit sind). Wenn Ihr Arzt Ihnen diese Arzneimittel verschrieben hat, sollten Sie natürlich zuerst mit ihm sprechen.

Lebensstil-Strategien zur Unterstützung Ihres Darms

- Essen Sie in einer entspannten Umgebung.
- Üben Sie achtsames Essen. Nehmen Sie Ihr Essen ganz bewusst zu sich.
- Vermeiden Sie es, zu den Mahlzeiten viel Flüssigkeit zu trinken.
- Verringern Sie Stress, indem Sie laut singen (das ist auch gut für den Vagusnerv, der eine gesunde Darmmotilität unterstützt).
- Vermeiden Sie mäßige bis intensive Aktivität eine Stunde nach dem Essen. Lassen Sie Ihren Körper ausruhen und verdauen.
- Üben Sie so oft wie möglich tiefes Atmen.
- Gönnen Sie sich Rizinusöl-Bauchmassagen verbunden mit ätherischem Pfefferminzöl.

Optimieren

Ungleichgewichte im Mikrobiom, wie sie durch die Pille verursacht werden, machen den Darm anfällig für Infektionen. Die Pille löst auch Entzündungen aus, was eine wirklich feindliche Umgebung für diese nützlichen Mikroorganismen schafft und ihre Fähigkeit behindert, Nährstoffe abzubauen und aufzunehmen. Führen Sie die folgenden Schritte durch, um Ihr Mikrobiom wieder ins Gleichgewicht zu bringen und den Mikroorganismen eine optimierte Umgebung zu schaffen, damit Sie beginnen können, Ihren Darm und Ihre hormonelle Gesundheit zu unterstützen und sich von den Auswirkungen der Pille zu heilen.

FÜGEN SIE IHRER ERNÄHRUNG FERMENTIERTE LEBENSMITTEL HINZU

Fermentierte Lebensmittel wie Rübenkwas, Kombucha, Sauerkraut und Kimchi sind mit nützlichen Mikroben und präbiotischen Ballaststoffen gefüllt, die zur Wiederherstellung der Darmgesundheit beitragen können. Während Sie die Milchprodukte weglassen, sollten Sie milchfreie fermentierte Alternativen in Ihre Ernährung aufnehmen, wie z. B. Wasserkefir und Kokosjoghurt. Viele meiner Patientinnen profitieren von fermentierten Lebensmitteln. Wenn Sie jedoch SIBO haben, können fermentierte Lebensmittel und bestimmte Antibiotika die Symptome verschlimmern und müssen vermieden werden, bis die Infektion beseitigt ist.

PESTIZIDE VERMEIDEN

Mit Pestiziden und Antibiotika belastete Lebensmittel stören die Mikrobiota oder töten einfach die guten Darmbakterien. Wählen Sie so oft wie möglich biologische, lokal angebaute Lebensmittel.

DIE DARMFLORA MIT PROBIOTIKA AUSGLEICHEN

Nach meiner Erfahrung ist ein qualitativ hochwertiges Probiotikum für die Heilung des Darms nach dem Absetzen der Pille absolut unerlässlich. Wenn Sie sich dafür entscheiden, die Pille weiterhin einzunehmen, sollten Sie täglich ein Probiotikum einnehmen und es alle drei bis vier Monate wechseln, um verschiedene Stämme einzuführen. Die Organismen, die bei meinen Patientinnen, die die Pille genommen haben, am hilfreichsten sind, sind hochdosierte, hochstämmige *Lactobazillus-* und *Bifidobakterien-*Arten, *Saccharomyces boulardii* und sporenbildende Probiotika. Bei der Wahl eines Probiotikums kommt es auf die Qualität an. Ich empfehle Ihnen, bei allen Nahrungsergänzungsmitteln sehr wählerisch zu sein; Probiotika bilden da keine Ausnahme.

Wenn Sie mit den Probiotika beginnen, gehen Sie langsam vor, um Nebenwirkungen zu vermeiden. Meine Empfehlungen finden Sie im Brighten Nahrungsergänzungs-Protokoll (Seite 263). Bei der Auswahl eines hochdosierten Probiotikums auf *Lactobacillus-* und *Bifido-*Basis mit hohem Stamm sollten Sie nach mindestens 10 Stämmen suchen. Diese Bakterien können das Immunsystem unterstützen und Ihnen eine nützliche Flora liefern, die bei der Synthese von Vitamin K und B-Vitaminen hilft, welche durch die Pille aufgebraucht werden.

Ich empfehle auch die Verwendung von sporenbildenden Probiotika, die bei der Einnahme mit einem *Lactobacillus*-Probiotikum die *Lactobacillus*-Arten im Darm stärken können. Wenn Sie befürchten, SIBO zu haben, können sporenbasierte Probiotika tatsächlich dazu beitragen, SIBO zu eliminieren. Im Gegensatz zu den *Lactobacillus*-Arten ist es weniger wahrscheinlich, dass sie Beschwerden verursachen. Die Forschung hat auch gezeigt, dass sporenbasierte Probiotika im Gegensatz zu anderen Probiotika in der Magensäure überleben und Ihnen helfen können, Ihren Darm neu zu besiedeln.

Wenn Sie mit sporenbasierten Probiotika beginnen, empfehle ich, sieben Tage lang jeden Tag eine halbe Kapsel einzunehmen. Sie können dazu eine Kapsel öffnen und sie in den Mund oder auf Lebensmittel entleeren. Erhöhen Sie nach sieben Tagen 14 Tage lang Ihre Dosis auf eine Kapsel täglich. Nach 14 Tagen erhöhen Sie die Dosis auf eine Kapsel zweimal täglich für 14 Tage. Danach können Sie die Dosis auf zweimal täglich zwei Kapseln für mindestens 60, wenn nicht 90 Tage erhöhen.

Saccharomyces boulardii ist eine nützliche Hefe, die Ihr sekretorisches IgA auf ein gesundes Niveau anheben kann. Sekretorisches IgA ist ein Antikörper, der den Darm auskleidet und den Körper vor fremden Eindringlingen wie Parasiten und opportunistischen pathogenen Infektionen schützt. Chronischer Stress und Entzündungen, wie sie bei der Einnahme der Antibabypille auftreten können, können diesen Antikörper abbauen und Sie für Infektionen anfällig machen.

Beachten Sie, dass es bei der Einnahme von Probiotika zu einem „Absterben" in Ihrem Körper kommen kann, das allgemein als Herxheimer- oder Herx-Reaktion bekannt ist. Wenn dies eintritt, können Sie grippeähnliche Symptome wie Kopfschmerzen, Körperschmerzen, Magenverstimmung oder Hautausschläge verspüren. Auch wenn Sie sich vielleicht mies fühlen, ist dies oft ein Zeichen dafür, dass eine Heilung stattfindet, weil Sie schlechte Bakterien zugunsten guter Bakterien beseitigen. Aber im Zweifelsfall sollten Sie Ihren Arzt aufsuchen.

Die empfohlenen probiotischen Stämme, die Sie in Ihr Programm einbauen sollten, und die empfohlenen Dosen während dieses Programms finden Sie im Brighten Nahrungsergänzungs-Protokoll auf Seite 263. Und für die aktuellste Auswahl an Probiotika besuchen Sie bitte DrBrighten.com/resources.

Die zentralen Aussagen des Kapitels

- Ihre weiblichen Hormone, Ihr Darm und Ihr Mikrobiom sind eng miteinander verbunden.
- Ein gesunder Darm ist unerlässlich, um überschüssiges Östrogen zu entfernen und ein hormonelles Ungleichgewicht zu vermeiden.
- Die Pille verändert Ihr Mikrobiom und zerstört Ihre Darmintegrität; sie erhöht auch Ihr Risiko für eine Autoimmunerkrankung.
- Ein durchlässiger Darm, also Leaky Gut, entsteht, wenn die engen Verbindungen zwischen den Zellen Ihrer Darmschleimhaut beeinträchtigt sind und Sie nicht mehr vor fremden Eindringlingen schützen können, was zu Entzündungen und hormonellen Störungen führt.
- Zu den Hauptursachen für Leaky Gut gehören NSAIDs, Antibiotika, die Antibabypille, chronischer Stress, zuckerreiche Ernährung sowie ballaststoffarme Ernährung.
- Ein Ungleichgewicht im Darm kann die Ursache für Ihre Gewichtszunahme sein.
- Eine Autoimmunkrankheit entsteht, wenn Sie einen durchlässigen Darm, ein Stressereignis und eine genetische Veranlagung haben.
- Das Brighten-Darm-Protokoll umfasst die folgenden vier Hauptschritte: Nähren, Eliminieren, Unterstützen, Optimieren.
- L-Glutamin, Omega-3-Fettsäuren, NAC, Zink, Vitamin D, DGL, Rotulme, Kamille, Eibischwurzel, Probiotika und Verdauungsenzyme können zur Heilung des Darms beitragen.

KAPITEL 7

NEUE ENERGIE FÜR SCHILDDRÜSE UND NEBENNIEREN

Haben Sie eine Schilddrüsen- oder Nebennierenerkrankung? Dann muss ich Ihnen sagen, dass die Pille Ihnen dabei keinen Gefallen tut. Neben Entzündung, Nährstoffmangel und der Erhöhung von Cortisol und schilddrüsenbindenden Proteinen stört die Pille auch noch in hohem Maße die Schilddrüsen- und Nebennierenfunktion. Die Schilddrüse trägt zu unserer Stimmung, unserem Stoffwechsel, unserer Menstruation und unserer Energie bei, und sie beeinflusst jede einzelne Zelle des Körpers. Ohne ein ausreichendes Schilddrüsenhormon fühlen wir uns deprimiert und haben Gehirnnebel. Außerdem wird unsere Haut super trocken, unsere Haare beginnen auszufallen, und wir fühlen uns schmerzhaft und älter, als wir sollten. Und wir nehmen oft an Gewicht zu und können Bewegung nicht mehr vertragen.

Ich muss Ihnen einige Fakten mitteilen und Ihnen erklären, wie wichtig Ihre Schilddrüsenfunktion ist. Die *American Thyroid Association* schätzt, dass mehr als 27 Millionen Amerikaner an einer Schilddrüsenerkrankung leiden. Aber leider wissen mehr als die Hälfte von ihnen nicht, dass sie eine Schilddrüsenerkrankung haben. Bei Frauen ist die Wahrscheinlichkeit, eine Schilddrüsenerkrankung zu entwickeln, fünf- bis achtmal höher als bei Männern. In den Vereinigten Staaten ist die Autoimmunkrankheit Hashimoto-Thyreoiditis, oder Autoimmunthyreoiditis, die häufigste Ursache für Schilddrüsenerkrankungen. Bei dieser Krankheit greift das Immunsystem des Körpers die eigene Schilddrüse an. Während die Forschung hart daran arbeitet zu verstehen, warum wir Frauen so anfällig für diese Autoimmunkrankheit sind, ist es ziemlich klar, dass unsere Hormone im Spiel sind. Dabei sollten wir nicht vergessen, dass etwa 80 Prozent der Frauen die Pille eingenommen haben, die entzündungsfördernd ist, zu einer Fehlfunktion des Immunsystems beiträgt und einen durchlässigen Darm verursacht.

Ihre Schilddrüse produziert das Hormon Thyroxin T4, das in das Hormon Triiodthyronin, kurz T3, umgewandelt werden muss, damit Ihre Zellen es nutzen können. Ihr Darm ist eine der wichtigsten Umwandlungsstellen für Schilddrüsenhormone, d. h. er nimmt das inaktive Hormon auf und aktiviert es, damit Sie sich den ganzen Tag über voller Energie und glücklich fühlen können. Wenn Ihr Darm jedoch entzündet ist, Ihr Mikrobiom verzerrt ist, Ihnen Nährstoffe entzogen werden und/oder Ihr Darm durchlässig ist, wird der Aktivierungsprozess beeinträchtigt. Und ohne aktives Schilddrüsenhormon kann Ihr Darm nicht optimal funktionieren. Hier geraten Frauen in einen Teufelskreis, denn wenn der Schilddrüsenhormonspiegel zu tief sinkt, produziert der Körper nicht genügend Salzsäure, die Gallenblase funktioniert nicht richtig und der Darm bewegt sich nicht (Verstopfung). Wenn Sie jetzt ein wenig ausflippen und denken, dass Sie ein Wrack sind, keine Sorge – ich helfe Ihnen mit diesem Kapitel. Ich werde aufschlüsseln, wie die Pille auf Ihre Schilddrüse wirkt und wie Sie Ihre Schilddrüsengesundheit wiederherstellen können.

Die Fakten über Ihre Schilddrüsenhormone

Das Thyreoidea-stimulierende Hormon (TSH) ist der Weg, wie Ihr Gehirn mit Ihrer Schilddrüse spricht. Ihre Schilddrüse reagiert darauf mit der Ausschüttung von T4 und ein klein wenig T3. T4 ist das inaktive Hormon, das zu anderen Geweben in Ihrem Körper gelangt, nämlich zum Darm, zur Leber und zu den Nieren, wo es in T3, Ihr aktives Schilddrüsenhormon, umgewandelt wird. Wie ich bereits erwähnt habe, beeinflusst T3 Ihre Stimmung, Ihre Energie, Ihre Menstruation und Ihren Stoffwechsel und hält Sie außerdem warm. (Wenn Ihnen immer kalt ist, sollten Sie möglicherweise Ihre Schilddrüse untersuchen lassen.) Alles, was die Produktion von TSH oder T4 oder die Umwandlung von T4 in T3 behindert oder Ihre Zellen an der Verwendung von T3 hindert, verursacht möglicherweise Symptome einer Schilddrüsenunterfunktion. Eine Reihe von Dingen kann Ihre Schilddrüse stören: Schwermetalle, Fluorid, Infektionen, Entzündungen, Autoimmunerkrankungen, Stress, Nährstoffmangel und Medikamente, einschließlich der Antibabypille. Obwohl viele Schilddrüsenerkrankungen auf

In diesem Kapitel:

- **Wie die Pille Ihre Schilddrüse und Nebennieren sabotiert**
- **Die vielen Möglichkeiten, wie sich eine Schilddrüsenerkrankung darstellen kann**
- **Die Verbindung zwischen Schilddrüse und Darm (Hinweis: ein durchlässiger Darm kann das Risiko einer Hypothyreose erhöhen.)**
- **Wie Sie Ihre Nebennieren jetzt unterstützen können**
- **Wie Sie Ihre Schilddrüsengesundheit mit oder ohne Pille verbessern können**
- **Wie Ihre Sexualhormone von der Nebennieren- und Schilddrüsenfunktion abhängen**

Autoimmunerkrankungen zurückzuführen sind, müssen wir noch die Ursache dafür ermitteln, denn jemand mit einer Schilddrüsen-Autoimmunerkrankung kann auch Nährstoffmangel oder eines der anderen soeben aufgeführten Probleme haben.

Eine Schilddrüsenerkrankung manifestiert sich primär auf zwei Arten, entweder als Hyperthyreose oder Hypothyreose. Eine Hyperthyreose oder Schilddrüsenüberfunktion liegt vor, wenn die Schilddrüse überaktiv ist und zu viel Schilddrüsenhormon produziert. Wenn Sie dagegen eine Unterfunktion der Schilddrüse haben, die nicht genug Schilddrüsenhormon produziert, ist dies eine Hypothyreose, die weitaus häufiger auftritt als eine Hyperthyreose.

Ignorierte Schilddrüsensymptome

Auch wenn Sie aufgrund der in der Tabelle auf Seite 132 aufgeführten Symptome vermuten, dass Sie an einer Schilddrüsenerkrankung leiden, gibt es einige subtilere Hinweise auf Schilddrüsenerkrankungen, die Sie kennen sollten:

- **Leiden Sie unter Periodenproblemen und PMS?** Unregelmäßige Zyklen, Schmierblutungen zwischen den Perioden, starke Blutungen, Krämpfe und/oder Stimmungsschwankungen können Anzeichen einer Schilddrüsenerkrankung sein. Wenn Sie ein hormonelles Ungleichgewicht haben, haben Sie möglicherweise zu viel Östrogen, was den Entzündungsprozess Ihres Immunsystems verstärken und zum Angriff auf Ihre Schilddrüse beitragen kann.

- **Hatten Sie nach Beginn der Einnahme der Antibabypille starke Müdigkeit?** Die Pille bewirkt eine Erhöhung des schilddrüsenbindenden Globulins, das Ihr freies Schilddrüsenhormon bindet, sodass Sie es nicht mehr verwerten können. Wie die Pille Ihre Schilddrüse stört, werden wir etwas später in diesem Kapitel untersuchen.
- **Hat sich Ihr Geruchs- oder Geschmackssinn verändert?** Wenn Sie nicht genügend Schilddrüsenhormone produzieren, kann sich Ihr Geruchs- und Geschmackssinn und damit auch Ihr Essverhalten verändern. Wenn Sie sich immer weniger für Essen interessieren und Ihren Appetit verlieren, haben Sie möglicherweise eine Schilddrüsenunterfunktion. Die gute Nachricht ist, dass diese Sinne wieder zurückkehren, sobald Sie die Krankheit behandeln.
- **Leiden Sie unter Sehveränderungen und Augenstörungen?** Hashimoto-Thyreoiditis und Morbus Basedow können Augenstörungen verursachen. Wenn Sie Episoden von erhöhten Schilddrüsenhormonen haben, was bei diesen Krankheiten vorkommen kann, kann dies das Augenwachstum stimulieren und dazu führen, dass Ihre Augen hervorstehen, was Ihre Hornhaut schädigen kann. Wenn Ihre Augen häufig jucken, es zu einer Verzögerung kommt, wenn Sie versuchen, Ihre Augenlider zu schließen, oder wenn Sie Veränderungen in Ihrer Sehkraft feststellen, sollten Sie einen Besuch bei Ihrem Augenarzt vereinbaren, um eine korrekte Beurteilung zu erhalten.

Symptome einer Schilddrüsenerkrankung

Hyperthyreose	Hypothyreose
Gewichtsverlust	Gewichtszunahme
Hitzeunverträglichkeit oder übermäßiges Schwitzen	Kälteunverträglichkeit
Ängstlichkeit	Depressionen und/oder Angstzustände
Rennendes Herz	Langsame Herzfrequenz
Zitternde Hände	Verzögerte Reflexe
Schlaflosigkeit	Müdigkeit und Gedächtnisverlust
Haarausfall	Dünner werdendes Haar, trockene Haut, brüchige Nägel
Loser Stuhlgang	Verstopfung
Menstruationsstörungen	Menstruationsstörungen

- **Haben Sie im ersten Schwangerschaftstrimester mit starker Erschöpfung zu kämpfen?** Das Schwangerschaftshormon hCG (humanes Choriongonadotropin) stimuliert die Schilddrüsenproduktion während der ersten Hälfte der Schwangerschaft. Wenn Sie schwanger sind und mit Müdigkeit, Verstopfung, trockener Haut, Haarausfall oder Depressionen zu kämpfen haben, kann dies an einer Hypothyreose liegen. Ich empfehle Ihnen dringend, Ihre Schilddrüse vor der Schwangerschaft, zu Beginn des ersten Trimesters und nach der Geburt untersuchen zu lassen. Wenn Ihr TSH-Wert 2,5 ⊠IU/ml oder höher ist, müssen Sie die Einnahme eines Schilddrüsenmedikaments für Ihre Gesundheit und die Ihres Babys in Betracht ziehen. Weltweit ist jede zwölfte Frau von einer postpartalen Schilddrüsenerkrankung betroffen.
- **Haben Sie SIBO?** SIBO ist bei Schilddrüsenpatientinnen tatsächlich sehr häufig. Wenn Sie Blähungen, Völlegefühl, Verstopfung, Durchfall oder andere Darmsymptome haben, kann dies auf eine Hypothyreose zurückzuführen sein.
- **Haben Sie schweres Sodbrennen?** Sodbrennen ist dieses brennende Gefühl in Ihrer Brust, das Sie nach den Mahlzeiten oder sogar den ganzen Tag über verspüren können. Sie benötigen Schilddrüsenhormone, um Magensäure zu bilden, was bedeutet, dass Sie ohne diese die Nahrung nicht richtig aufschlüsseln können, um alle Nährstoffe zu erhalten. Ihre Verdauung und Ihre Schilddrüse sind tatsächlich eng miteinander verbunden. Wenn Sie ausreichend Magensäure haben, schließt sich Ihr Schließmuskel der Speiseröhre. Wenn Sie zu wenig Magensäure haben, erhält er möglicherweise nicht das Signal zum Schließen, und dann kann die Säure in Ihren Hals gelangen und Sodbrennen verursachen.
- **Verändert sich Ihre Stimme?** Klingen Sie morgens beim Aufstehen, als würden Sie eine Schachtel Zigaretten rauchen? Das kann ein Zeichen für eine Schilddrüsenunterfunktion sein. Das Schilddrüsenhormon verhindert die Bildung von Zucker, den sogenannten Mukopolysacchariden, an den Stimmbändern. Wenn also der Schilddrüsenhormonspiegel sinkt, reichern sich diese Zucker an den Stimmbändern an und verursachen eine tiefere Stimme. Die Stimmbänder können auch anschwellen, was eine weitere Ursache für eine Stimmveränderung und ein häufiges Symptom einer Schilddrüsenunterfunktion ist. Ist Ihre Stimme zittrig und unsicher? Auch das könnte ein Zeichen für eine Schilddrüsenüberfunktion sein. Dies ist auf den hypermetabolischen Zustand zurückzuführen, bei dem alles überladen ist.

- **Haben Sie Hand- oder Fußschmerzen?** Ein Karpaltunnel kann ein Anzeichen für eine Schilddrüsenerkrankung sein. Ein niedriger Schilddrüsenhormonwert beeinträchtigt die Nervenfunktion und die Durchblutung, was zu kalten Händen und Füßen führt. Sie benötigen das Schilddrüsenhormon, um Gewebe zu reparieren. Dies bedeutet, dass die Muskeln, die am meisten beansprucht werden (Hände und Füße), als Erste Anzeichen einer Schilddrüsenhormonunterfunktion zeigen können. Dies äußert sich üblicherweise mit allgemeinen oder brennenden Schmerzen. Wenn Sie eine Schilddrüsenüberfunktion haben, fühlen sich Ihre Hände oder andere Muskeln häufig schwach an. Muskelkrämpfe können sowohl bei einer Über- als auch bei einer Unterfunktion der Schilddrüse auftreten, weshalb Labortests wichtig sind.

Wenn Sie eines dieser Symptome mit Ja beantwortet haben, führen Sie bitte den folgenden Test durch und bitten Sie Ihren Arzt um ein vollständiges Schilddrüsen-Panel zusammen mit Antikörpern. Korrekte Tests sind entscheidend für die Diagnose und die richtige Behandlung einer Schilddrüsenerkrankung. Die Testergebnisse sollten auch in Verbindung mit Ihren Symptomen interpretiert werden. Schilddrüsen-Testwerte sind immer nur eine Momentaufnahme, weshalb die Verfolgung Ihrer Symptome ein wichtiger Bestandteil der Daten ist.

Wie die Pille Ihre Schilddrüse sabotiert

Es besteht ein sehr realer Zusammenhang zwischen der Pille und Ihrer Schilddrüse. Viele meiner Patientinnen merken sogar, dass ihre Schilddrüsenprobleme erst anfingen, nachdem sie mit der Einnahme der Pille begonnen hatten.

Erstens entzieht die Antibabypille Ihrer Schilddrüse lebenswichtige Nährstoffe, welche die Schilddrüse aber zur Synthese des Schilddrüsenhormons benötigt. Zudem entzieht sie ihr die Nährstoffe, die Ihre Zellen zur Verwertung Ihrer Hormone benötigen. Zu den Nährstoffen, die zur Herstellung und Modulation von Schilddrüsenhormonen notwendig sind, gehören die folgenden:

- **Selen und Zink** werden benötigt, um das Schilddrüsenhormon zu produzieren und es von der inaktiven Form T4 in seine aktive Form T3 umzuwandeln.
- **Zink** wird auch benötigt, um Schilddrüsenhormon und Zellrezeptoren zum „Sprechen“ zu bringen. Allein durch den Abbau von Zink kann die Pille Sie daran hindern, Schilddrüsenhormone herzustellen, zu aktivieren und zu verwenden.

- **B-Vitamine** sind der Schlüssel zur Synthese von Schilddrüsenhormonen, neben Hunderten von anderen Körperfunktionen.

All diese Erschöpfungszustände beeinträchtigen auch die Fähigkeit Ihres Körpers, Schilddrüsenhormone auf zellulärer Ebene zu nutzen. Wenn Sie an einer Schilddrüsenerkrankung leiden und die Pille nehmen, werden Sie weniger Schilddrüsenhormone produzieren, weniger in ihre aktive Form umwandeln und weniger davon verbrauchen, was Grund genug ist, die Pille nicht zu nehmen. Wenn Sie die Pille früher eingenommen haben oder gerade nehmen, sollte Ihr erster Schritt zum Schutz der Schilddrüsenfunktion in der Einnahme eines hochwertigen pränatalen Vitamins oder Multivitamins bestehen, um diese wichtigen Schilddrüsennährstoffe wieder aufzufüllen.

Zweitens erhöht die Pille das Thyroxin-bindende Globulin (TBG). Ein erhöhtes TBG bewirkt, dass freies Schilddrüsenhormon gebunden wird. Daher ist dann jedes Schilddrüsenhormon, das Ihr Körper herstellen kann, für Ihre Zellen nicht mehr verfügbar. Einige Studien haben gezeigt, dass die Pille das Schilddrüsenhormon tatsächlich erhöht. Es ist jedoch wichtig zu beachten, dass es in den Studien um das gesamte (gebundene) Schilddrüsenhormon ging, das Sie nicht verwenden können.

Drittens ist die Pille entzündungsfördernd, was wichtig ist, da Entzündungen die Wurzel aller chronischen Krankheiten sind. Wenn Sie bereits an einer Autoimmunerkrankung wie Hashimoto-Thyreoiditis leiden, verschlimmert eine weitere Entzündung nur Ihre Symptome und erschwert es Ihnen, sich zu bewegen, sich zu konzentrieren, Energie zu haben – kurz, ein gutes Leben zu leben. Wenn die Entzündung hoch ist, wandelt Ihr Körper Ihr T4 in reverses T3 (rT3) um, das ich als Winterschlafhormon bezeichne, weil erhöhtes rT3 dazu dient, Kalorien (alias Fett) zu speichern und sich dann schlafen zu legen, sprich den Energieumsatz herunterzufahren. Eine Entzündung führt auch dazu, dass die Zellwände weniger auf *alle* Hormone reagieren, einschließlich Schilddrüsenhormon, Insulin und Progesteron, um nur einige zu nennen. Eine Insulinresistenz führt nicht nur zu Diabetes, sondern auch zu neurologischen Problemen und Herzerkrankungen (mehr dazu im nächsten Kapitel).

Stellen Sie sich die Entzündung als Feuer und die Pille als Benzin vor. Frauen, die die Pille nehmen, erleben einen Anstieg des hochempfindlichen C-reaktiven Proteins (hs-CRP), was auf eine erhöhte Entzündung im Körper hinweist und mit einem höheren Risiko für chronische Krankheiten und Sterblichkeit verbunden ist. Auch andere Marker für akute Entzündungen, darunter die Proteine Fibrinogen und Caeruloplasmin, sind bei der Einnahme der Pille tendenziell erhöht. Und wie wir in Kapitel 9 untersuchen werden, sind all diese Entzündungen wirklich schlecht für das Gehirn.

TSH ist *nicht* genug!

Zusätzlich zur Messung des Thyreoidea-stimulierenden Hormons (TSH) sollte Ihr Arzt Folgendes testen:*

- Gesamt-T4
- Gesamt-T3
- freies T4
- freies T3
- reverses T3
- Thyreoperoxidase-Antikörper (TPO-AK)
- Thyreoglobulin-Antikörper (TAK)
- Schilddrüsenrezeptor und schilddrüsenstimulierende Immunglobuline (wenn Anzeichen einer Hyperthyreose vorliegen)

*Biotin in Dosen von 5 bis 10 Milligramm (was in Produkten gegen Haarausfall häufig vorkommt) kann die Testergebnisse beeinträchtigen und sollte zwei Tage vor dem Test abgesetzt werden.

Test: Wie ist meine Schilddrüsengesundheit?

Kreuzen Sie in den folgenden Listen alle für Sie zutreffenden Aussagen an:

Teil I

- ☐ **Ich habe unerklärliche Gewichtszunahme.**
- ☐ **Mir ist immer kalt.**
- ☐ **Ich bin ständig müde.**
- ☐ **Ich bin deprimiert oder ängstlich.**
- ☐ **Ich habe eine langsame Herzfrequenz.**
- ☐ **Ich habe verzögerte Reflexe.**
- ☐ **Ich kämpfe mit Gehirnnebel und Gedächtnisproblemen.**
- ☐ **Ich habe dünner werdendes Haar, trockene Haut und brüchige Nägel.**
- ☐ **Ich habe oft Verstopfung.**

- ☐ Ich habe meinen Geruchs- oder Geschmackssinn verloren.
- ☐ Ich habe Veränderungen in meinem Sehvermögen festgestellt.
- ☐ Ich bin im ersten Trimester der Schwangerschaft extrem müde.
- ☐ Ich habe eine bakterielle Überbesiedelung des Dünndarms (SIBO).
- ☐ Ich habe oft Sodbrennen.
- ☐ Ich habe lange, schmerzhafte oder unregelmäßige Perioden – oder PMS.
- ☐ Ich bin seit der Einnahme der Antibabypille oft müde.
- ☐ Ich habe Gelenkschmerzen oder Muskelschmerzen.
- ☐ Mein Gesicht ist geschwollen.
- ☐ Meine Stimme ist tief oder heiser.
- ☐ Ich fühle mich viele Tage lang nach körperlicher Aktivität oder Sport wund.
- ☐ Meine Wunden heilen langsam.
- ☐ Ich habe einen hohen Cholesterinspiegel.

Gesamtpunkte:

Test: Wie ist meine Schilddrüsengesundheit?

Teil II

- ☐ Ich hatte einen unerklärlichen Gewichtsverlust.
- ☐ Mir ist immer heiß und ich bin verschwitzt.
- ☐ Ich habe Angstzustände.
- ☐ Mein Herz rast oft.
- ☐ Meine Hände zittern.
- ☐ Ich kämpfe mit Schlaflosigkeit.
- ☐ Ich verliere meine Haare.
- ☐ Ich habe losen Stuhl oder Durchfall.
- ☐ Ich bemerke Veränderungen in meinem Sehvermögen, meine Augen stehen hervor oder meine Augen jucken.
- ☐ Ich habe Menstruationsstörungen.

Gesamtpunkte:

Teil I:

1 Aussage angekreuzt = geringes Risiko einer Hypothyreose

2 Aussagen angekreuzt = mittleres Risiko einer Hypothyreose

3 oder mehr Aussagen angekreuzt = hohes Risiko einer Hypothyreose

Teil II:

1 Aussage angekreuzt = geringes Risiko einer Hyperthyreose

2 Aussagen angekreuzt = mittleres Risiko einer Hyperthyreose

3 oder mehr Aussagen angekreuzt = hohes Risiko einer Hyperthyreose

Befolgen Sie das Brighten-Protokoll zur Schilddrüsen- und Nebennierengesundheit auf Seite 153, wenn Sie Symptome einer Schilddrüsenerkrankung haben. Und besprechen Sie sich mit Ihrem Arzt, um sich testen zu lassen.

Dr. Izabella Wentz, Apothekerin für Arzneimittelsicherheit und Autorin des Buchs *Hashimoto im Griff*, stellt fest: „Ein weiterer Auslöser, der mit einigen oralen Verhütungsmitteln zusammenhängt, sind die in den Pillen enthaltenen Füllstoffe. Viele enthalten zum Beispiel Laktose. Dies kann ein zusätzliches Problem für Frauen mit Hashimoto sein (die häufig Milch- und Glutenunverträglichkeiten haben)."

Die gute Nachricht? Eine Hypothyreose kann rückgängig gemacht werden, indem die Schilddrüse und die Fähigkeit des Körpers, das Schilddrüsenhormon zu nutzen, unterstützt werden.

Die Verbindung zwischen Schilddrüse und Darm

Wenn Sie Ihren Endokrinologen wegen einer Schilddrüsenunterfunktion aufgesucht haben, haben Sie wahrscheinlich ein Rezept erhalten. Hatten Sie ein Gespräch über Ihre Darmgesundheit? Wahrscheinlich nicht. Aber die Schilddrüsen- und die Darmgesundheit sind eng miteinander verbunden – und Sie können Ihre Schilddrüse nicht heilen, ohne auch Ihren Darm zu heilen.

Wie wir in Kapitel 6 gesehen haben, kann die langfristige Einnahme der Pille die Darmschleimhaut schädigen und einen durchlässigen Darm verursachen. Wenn der Darm geschädigt ist, was auch mögliche Infektionen einschließt, steigt das Risiko einer Autoimmunerkrankung, und es kann zu einer Nährstoff-Malabsorption kommen (denken Sie daran, dass die Pille auch Nährstoffe verbraucht). Ihr Körper muss genährt werden, um die Gesundheit der Schilddrüse zu erhalten, denn wenn dies nicht der Fall ist, treten Probleme auf. Wenn Ihre Schilddrüse gesund ist, aber Ihr Darm nicht optimal funktioniert, können Sie Symptome einer Schilddrüsenunterfunktion erleben, weil die Entzündung das aktive Schilddrüsenhormon (T3) hemmt. *Etwa 20 Prozent der Umwandlung des Schilddrüsenhormons findet im Darm statt.* Außerdem können Sie bei einer Entzündung keine Schilddrüsenhormone auf zellulärer Ebene verwenden. In meiner Klinik habe ich herausgefunden, dass bei Frauen im 30-Tage-Brighten-Programm, die weiterhin die Pille nehmen, im Allgemeinen eine Verbesserung der Symptome um etwa 80 Prozent eintritt. Frauen, die die Pille ganz absetzen, berichten jedoch oft von einer vollständigen Reversion der Symptome nach Durchführung des Protokolls.

Die Ovarial-Nebennieren-Schilddrüsen-Achse

Neben dem Darm ist die Schilddrüse auch mit den Nebennieren und den Eierstöcken verbunden. Die Ovarial-Nebennieren-Schilddrüsen-Achse ist die Art und Weise, wie diese drei hormonproduzierenden Drüsen kommunizieren. Nun wissen Sie ja bereits, dass die Pille die Kommunikation zu und von Ihren Eierstöcken vermindert und stattdessen die Rolle der Eierstöcke durch hochdosierte synthetische Hormone ersetzt. Ich stelle mir die Ovarial-Nebennieren-Schilddrüsen-Achse gerne als einen dreibeinigen Hocker vor, bei dem jede Drüse ein Bein darstellt. Wenn ein einzelnes Bein unausgeglichen ist, ist das gesamte System betroffen und beginnt zu schwanken.

Alle Frauen sind auf die richtige Funktion der Ovarial-Nebennieren-Schilddrüsen-Achse angewiesen, um sich optimal zu fühlen, und ich kann Ihnen versichern, dass es *niemals nur eine Drüse ist, die aus dem Gleichgewicht gerät.* Wenn die Schilddrüse, die Nebennieren und die Eierstöcke aufhören, richtig zu kommunizieren, oder wenn Fehlzündungen auftreten, folgt darauf eine ganze Reihe von Symptomen.

Die Verbindung zwischen Nebennieren, Schilddrüsen und Autoimmunerkrankungen

Ihre Nebennieren spielen eine wichtige Rolle für die Gesundheit des Immunsystems, indem sie auf Entzündungen reagieren und die Immunzellen durch das Hormon Cortisol regulieren. Die Hypothalamus-Hypophysen-Nebennieren-Achse (HPA) ist der Mechanismus, mit dem Ihr Körper die Cortisolausschüttung (d. h. die Art und Weise, wie Ihre Nebennieren und Ihr Gehirn kommunizieren) reguliert und der von Entzündungen beeinflusst wird. Ihr Körper versucht, mit der durch die Pille verursachten Entzündung Schritt zu halten, aber im Laufe der Zeit kann es zu einer Unterbrechung Ihrer HPA-Achse kommen. Diese Art von Störung, die allgemein als „Nebennierenermüdung“ bekannt ist, geht nachweislich mit einer Zunahme von Entzündungen und Autoimmunerkrankungen einher, darunter Autoimmunerkrankungen der Schilddrüse (Hashimoto-Thyreoiditis und Morbus Basedow), Multiple Sklerose, Sjögren-Syndrom, Alopecia areata (Haarausfall), entzündliche Darmerkrankungen (Morbus Crohn und Colitis ulcerosa) und viele andere.

Wie Sie sich vorstellen können, finden Ihre Nebennieren den Entzündungszustand, der durch die synthetischen Hormone in der Pille verursacht wird, nicht gerade gut. Chronischer Stress, egal ob geistig, körperlich, emotional oder entzündlich, kann die Art und Weise, wie Ihr Gehirn und Ihre Nebennieren kommunizieren, stören. Das Problem ist, dass die Nebennieren weiterhin Cortisol absondern, wenn sie Stress wahrnehmen, aber in der heutigen Welt kann Stress unerbittlich sein. Die nächtliche Beleuchtung in der Stadt, das Fahren im heftigen Verkehr, das Essen im Gehen und das Schritthalten mit Innovationen und Technologie sind alles subtile Quellen für ständigen Stress in Ihrem Leben. Das bezeichnen wir als eine evolutionäre Fehlanpassung – Ihr Körper hatte auf genetischer Ebene noch nicht die Chance, seine Physiologie an unsere moderne Umgebung anzupassen. Er wurde entwickelt, um auf den gelegentlichen Stress zu reagieren, den wir während der Zeit als Jäger und Sammler hatten, wenn wir uns gegen ein wildes Tier wehren mussten, aber eben nicht auf den ständigen Stress, den wir in der modernen Welt erleben. In den frühen Stadien der Entzündung zirkuliert Cortisol in höheren Konzentrationen, da der Körper die Entzündungsreaktion nicht unterdrücken kann, und dies kann zu einer Cortisolresistenz führen, was bedeutet, dass Ihre Zellen das von Ihnen hergestellte Cortisol nicht verwenden. Die Entzündung kann sich standardmäßig weiterentwickeln, und schließlich sinken die Cortisolspiegel ab. Die Entzündung steigt weiter an und Sie befinden sich in einem hormonellen und immunologischen Chaos. Es gibt mehrere Studien, die einen Zusammenhang zwischen Stress, Dysregulation der HPA-Achse (Nebennierenermüdung) und Autoimmunerkrankungen herstellen. Rheumatoide Arthritis, die vor allem die Gelenke betrifft, Multiple Sklerose, Autoimmunerkrankungen der Schilddrüse und Autoimmundiabetes sind nur eine Handvoll von Erkrankungen, die mit Stress verbunden sind.

Nebennierenermüdung und die Pille

Bei der Dysregulation der HPA-Achse kommt es zu einer Art Schluckauf in der Kommunikation von Gehirn und Nebennieren, und es kann auch zu einem zellulären Widerstand kommen. Dies kann sich als das manifestieren, was typischerweise als Nebennierenermüdung bezeichnet wird, genauer gesagt ist dies die oben genannte Dysregulation der Hypothalamus-Hypophysen-Nebennierenrinden-Achse. Ihre Nebennieren sind nicht so konzipiert, dass sie wie Ihre Eierstöcke in den Wechseljahren ausfallen, sodass sie nicht wirklich ermüden. Ich weiß, dass „Nebennierenermüdung“ ein gängiger Begriff ist, aber ich möchte, dass Sie verstehen, dass er nicht genau das beschreibt, was wirklich vor sich geht. Wenn die Pille in die Ovarial-Nebennieren-Schilddrüsen-Achse eingreift, wirkt sie sich auf die Nebennieren aus und verursacht so die HPA-Dysregulation, die zu Symptomen führt, die mit „Nebennierenermüdung“ verbunden sind.

Da der Östrogenbolus in der Antibabypille stark entzündungsfördernd ist, veranlasst er Ihre Nebennieren, Cortisol freizusetzen, um diese Entzündung zu unterdrücken. Das Gehirn sagt den Nebennieren: „Wir haben eine Entzündung! Bitte Cortisol schicken!“ Das Problem ist, dass die tägliche Dosis der Pille zu hoch sein kann, als dass die Nebennieren über einen langen Zeitraum hinweg damit umgehen könnten. Erschwerend kommt hinzu, dass die Pille den Spiegel eines Proteins, des sogenannten Cortisol-bindenden Globulins, erhöht, das sich an Cortisol bindet und den Körper daran hindert, es zu verwerten. Die Nebennieren produzieren also das Cortisol nach Anweisung, aber das Cortisol-bindende Globulin greift es sich, sodass es seine Arbeit nicht verrichten kann. Dadurch steigt die Entzündung weiter an, wenn Sie die Pille weiter nehmen. Mit der Zeit hören das Gehirn und die Nebennieren auf, in einer für den Körper wirksamen Weise miteinander zu kommunizieren.

Wenn dies ein einmaliger Vorfall wäre, wäre es in Ordnung, aber das beständige Östrogen und die Auslösung von Entzündungen können einfach zu viel für die HPA-Achse des Körpers sein. Zudem entzieht die Antibabypille Nährstoffe, die für die Gesundheit der Nebennieren wichtig sind, und trägt so zur Nebennierenermüdung bei.

Woher wissen Sie, ob Sie eine HPA-Dysregulation haben? Machen Sie den folgenden Test, um herauszufinden, ob Sie eines der häufigen Symptome haben.

Test: Habe ich eine Dysregulation der HPA-Achse?

Kreuzen Sie in der folgenden Liste alle auf Sie zutreffenden Aussagen an:

- ☐ Ich habe Schwierigkeiten, morgens aufzuwachen.
- ☐ Ich bin ermüdet oder habe wenig Energie.
- ☐ Ich fühle mich nachts „aufgedreht und müde“.
- ☐ Ich habe Heißhunger auf Zucker, Salz und/oder Kohlenhydrate.
- ☐ Ich bin häufig krank.
- ☐ Ich habe ein Hormonungleichgewicht, signifikantes PMS und/oder Wechseljahrsbeschwerden.
- ☐ Ich habe Akne und andere Hautprobleme.
- ☐ Ich fühle mich deprimiert und/oder gereizt.
- ☐ Ich habe eine niedrige Libido.
- ☐ Mein Gedächtnis ist schlecht.
- ☐ Ich fühle mich schwindelig, benommen oder habe ein „Kopfrauschen“, wenn ich mich aus einer liegenden oder sitzenden Position erhebe.
- ☐ Ich bin nicht in der Lage, mit Stress umzugehen.
- ☐ Ich habe niedrigen Blutdruck.
- ☐ Ich bin ängstlich.
- ☐ Ich habe Gewichtszunahme in der Körpermitte.
- ☐ Meine Wunden heilen schlecht.
- ☐ Meine Haut verdunkelt sich.
- ☐ Ich hatte unerwarteten Gewichtsverlust.

Gesamtpunkte:

1 Aussage angekreuzt = geringes Risiko einer Dysregulation der HPA-Achse

2 Aussagen angekreuzt = mittleres Risiko einer Dysregulation der HPA-Achse

3 oder mehr Aussagen angekreuzt = hohes Risiko einer Dysregulation der HPA-Achse

Labortests für Dysregulation der HPA-Achse

Wenn bei Ihnen eines der im Test aufgeführten Symptome auftritt, empfehle ich Ihnen die folgenden Tests:

- **Adrenocorticotropes Hormon (ACTH) mit Cortisol:** Normalerweise wird dies gegen 8 Uhr morgens getestet, und die Ergebnisse können Ihnen helfen zu verstehen, wie Ihr Gehirn und Ihre Nebennieren kommunizieren.
- **DHEA-S:** Dieses Steroidhormon wird in den Nebennieren produziert und kann in den frühen Stadien der HPA-Dysregulation hoch sein, kann aber sinken, wenn Ihr Körper mehr Cortisol auf Kosten Ihrer anderen Sexualhormone produziert. DHEA wird schließlich in Östrogen und Testosteron umgewandelt.
- **4 × Cortisol-Test im Speichel oder im Urin:** Dies beinhaltet das Testen Ihres Cortisols zu vier verschiedenen Tageszeiten, da die Werte variieren können. Dies kann ein genaueres Bild liefern. Das Testen von Cortisol im Urin mit einem DUTCH-Nebennierentest hat den Vorteil, dass inaktives Cortisol, bekannt als Cortison, angezeigt wird.
- **21-Hydroxylase-Antikörper:** Wenn Ihre Symptome ausgeprägt sind, ist die Untersuchung auf eine Autoimmunerkrankung erforderlich.

Das Testen auf eine HPA-Dysregulation kann schwierig sein. Aus diesem Grund ist es hilfreich, verschiedene Tests in Kombination mit Ihren Symptomen zu betrachten, damit Sie eine genaue Diagnose und die richtige Behandlung für sich erhalten.

Es ist nicht „Alles nur in Ihrem Kopf“

Als Cali in meine Praxis kam, hatte sie bereits zehn andere Ärzte aufgesucht, und ihr letzter Arzt hatte ihr empfohlen, wegen ihres Stresses einen Psychiater aufzusuchen. Cali war gestresst, aber ihre Symptome waren auch sehr real. Sie litt unter Müdigkeit, Angstzuständen und täglichen Gelenkschmerzen, ganz zu schweigen von der Verstopfung. Sie nahm seit etwa zehn Jahren die Antibabypille und fragte sich, was diese für Auswirkungen auf ihre Gesundheit hatte, da sie zwischen Phasen von ausreichender Energie und regelmäßigem Superstress hin- und herschwankte.

Ich erkannte, dass Cali in der Tat Hilfe bei ihrem Stress brauchte, also fragte ich sie, was sie unternahm, um damit umzugehen. Ich denke, es ist wichtig, Stressmuster zu erkennen und zu unterbrechen. Es ist vielleicht nicht einfach, aber es kann das Gehirn neu verdrahten. Cali gab zu, dass sie, wenn sie sich gestresst fühlte, alles Mögliche in sich hineinstopfte. Vor allem salzige Dinge. Was wir nicht verurteilen sollen, da wir das alle schon erlebt haben. Aber weil Cali sich von ihren anderen Ärzten verurteilt gefühlt hatte, hatte sie diese Gewohnheit ihnen gegenüber nicht erwähnt.

Calis Antwort auf die Stressfrage gab mir zwei wichtige Hinweise auf ihre Situation. Erstens: Cali aß, wenn sie gestresst war. Wenn man sich in einem Stresszustand befindet, wird das Blut vom Darm weg zu den großen Muskeln geleitet. Aus diesem Grund funktionierte Calis Darm nicht richtig, und sie konnte ihre Nahrung nicht verdauen. Kein Wunder, dass sie verstopft war! Außerdem half der ständige Östrogenfluss der Antibabypille nicht. Zweitens: Cali hatte Heißhunger nach salzigem Essen, was ein Hinweis darauf war, dass ihre Nebennieren beteiligt waren. Zusätzlich zu Cortisol regulieren die Nebennieren auch den Blutdruck – und Salz hat mit diesem System etwas zu tun. Deshalb entwickelt man einen Heißhunger nach Salzigem, wenn man gestresst ist.

Cali brauchte adaptogene Kräuter (mehr dazu auf Seite 154), um die Nierenhormone auszugleichen, und Kräuter, um ihre Stressreaktion zu reduzieren. Ich verschrieb ihr eine Kombination aus Rhodiola, Ashwagandha, Passionsblume, Ginseng und Süßholzwurzel. Wir fütterten ihre Nebennieren auch mit B-Vitaminen, Vitamin C, gesunden Fetten und hochwertigen Proteinen. Und Cali beschloss, dass es Zeit war, die Pille abzusetzen und ihre Gesundheit wiederzubeleben.

Leider hatte keiner von Calis früheren Ärzte herausgefunden, *warum* Cali überhaupt eine Entzündung hatte. Nach ein paar Tests stellten wir fest, dass Cali eine Reihe von Problemen hatte, darunter erhöhte Entzündungsproteine und Leaky Gut, und sie war hypothyreotisch mit erhöhten Antikörpern, die Hashimoto anzeigten. Ich gab ihr eine niedrige Dosis des natürlichen, gefriergetrockneten Schilddrüsenextrakts (NDT), weil sie mit ihren niedrigen T4- und T3-Werten Probleme mit der Herstellung und Umwandlung des Schilddrüsenhormons hatte. Schließlich bedeutete ihre schlechte Darmfunktion, dass sie nicht in der Lage war, die Nährstoffe aufzunehmen, die ihre Schilddrüse brauchte, weshalb sich ihr Darm und ihre Schilddrüse immer mehr verschlechterten.

Nach zwei Wochen mit dieser Kur und ohne die Antibabypille verbesserte sich Calis Verdauung, sie hatte mehr Energie und weniger Angstzustände. Und anstatt jedes Mal zu essen, wenn sie sich gestresst fühlte, lernte Cali, eine Pause einzulegen und sich zu fragen, ob Essen wirklich das war, was ihr Körper in diesem Moment brauchte. Ich erkannte auch, dass Cali zu viele Jahre mit einer restriktiven, zu Nährstoffmangel führenden Ernährung verbracht hatte. Deshalb war es meine Priorität, dass sie wieder Lebensmittel einführte und herausfand, welche tatsächlich problematisch waren, damit sie wieder eine abwechslungsreichere Ernährung konsumieren konnte. Sie brauchte heilende Nahrungsmittel und Kräuter, um ihren Darm wieder in Schwung zu bringen und ihr Mikrobiom wiederherzustellen. Innerhalb von sechs Monaten verschwand Calis Verstopfung, ihre Schilddrüsenantikörper nahmen ab, sie hatte keine Angst mehr, und das Beste war, dass ihre Müdigkeit durch grenzenlose Energie ersetzt worden war.

Das Brighten-Protokoll zur Schilddrüsen- und Nebennierengesundheit

In meiner Praxis berichten viele meiner Patientinnen, dass ein Schilddrüsenmedikament ihnen zwar hilft, aber ohne Ernährungs- und Lebensstilstrategien nicht ausreicht, um ihren Zustand deutlich zu verbessern. Unabhängig davon, was Sie tun, um Ihre Schilddrüsenerkrankung in den Griff zu bekommen, können Sie geeignete Nahrungsergänzungsmittel und Lebensmittel in Ihre Ernährung aufnehmen, um die Schilddrüsenfunktion zu unterstützen und die Aktivierung des Schilddrüsenhormons zu erleichtern. Da der Darm und die Schilddrüse sich gegenseitig so stark beeinflussen, empfehle ich, mit dem Brighten-Darm-Protokoll in Kapitel 6 zu beginnen. Sie sollten auch die Leberentgiftung im 30-Tage-Brighten-Programm (siehe Kapitel 12) durchführen. Angesichts der negativen Auswirkungen der Pille auf die Schilddrüsengesundheit würde ich ernsthaft erwägen, die Pille abzusetzen, wenn das für Sie eine Option ist.

Die wichtigsten Schritte im Rahmen des Brighten-Protokolls zur Schilddrüsen- und Nebennierengesundheit sind:

Nebennierennahrung und Adaptogene

Leberentgiftung

Schilddrüsenfördernde Ernährung

Bewegung und Stressabbau

Ursache der Dysfunktion

Jod und Autoimmunerkrankungen

Achten Sie darauf, dass Sie keine hochdosierten Jodpräparate einnehmen. Hohe Jodmengen werden zur Unterdrückung der Schilddrüse verwendet und verschlimmern nachweislich Hashimoto-Thyreoiditis. Entscheiden Sie sich stattdessen für eine Kombination aus Selen und Jod und beschränken Sie den Jodgehalt aus Nahrungsmitteln und Nahrungsergänzungsmitteln auf höchstens 300 Mikrogramm täglich.

Nebennierennahrung und Adaptogene

Sie verbessern die Kommunikation des gesamten Ovarial-Nebennieren-Schilddrüsen-Systems, wenn Sie Ihre Nebennieren unterstützen, was zusätzlich dazu führt, dass Sie ein Gleichgewicht innerhalb Ihres Hormonsystems schaffen. Ausreichender, erholsamer Schlaf ist für die Wiederherstellung Ihrer Nebennieren, Ihrer Schilddrüse und Ihrer Hormone sowie für die Reparatur Ihres Körpers absolut unerlässlich. Planen Sie zusätzlich zum Schlaf auch Zeit ein, um sich während der Wachphase zu entspannen - also tief durchzuatmen und Dankbarkeit zu empfinden. Dies signalisiert Ihrem Körper, sich ebenfalls auszuruhen.

Ihre Nebennieren sind die Grundlage Ihrer Hormone, und sie müssen stark sein, um Ihre anderen Hormone zu unterstützen. Achten Sie darauf, sie gut mit Vitaminen, Mineralien und Kräutern zu versorgen. Ich empfehle die Einnahme von Folgendem:

- ein hochwertiger Vitamin-B-Komplex
- 1.000 bis 4.000 Milligramm Vitamin C
- 150 bis 600 Milligramm Magnesium am Abend

Wenn wir gestresst sind, scheiden wir tatsächlich mehr Magnesium aus, und die meisten von uns haben bereits aufgrund der mangelnden Versorgung durch die Nahrung einen Magnesiummangel. Wenn Sie mit irgendeiner Art von hormonellen Symptomen zu kämpfen haben, empfehle ich Ihnen eine Magnesiumergänzung von mindestens 300 Milligramm pro Tag.

Eine der besten Möglichkeiten, Ihre Nebennieren zu unterstützen, ist die Einnahme von adaptogenen Kräutern. Adaptogene Kräuter verbessern die Nebennierenfunktion und -immunität sowie die körperliche und geistige Ausdauer. Sie verbessern die Kommunikation zwischen Ihrem Gehirn und Ihren Nebennieren und gleichen den Cortisolausstoß aus. Im Folgenden sind einige adaptogene Kräuter aufgeführt, die Sie in Betracht ziehen sollten:

- **Maca** wirkt auf die Nebennieren, um gesunde Östrogen- und Testosteronspiegel zu unterstützen. Fügen Sie Ihrem täglichen Smoothie Maca hinzu!
- **Eleutherococcus senticosus, Taigawurzel oder sibirischer Ginseng** ist bekannt dafür, Energie, Ausdauer, Fokus und Konzentration zu verbessern. Er hilft, Müdigkeit zu beseitigen, das Immunsystem zu unterstützen, das Gedächtnis und die geistige Wachsamkeit zu verbessern und Schlaflosigkeit zu reduzieren. Er hilft auch beim Muskelaufbau. Vermeiden Sie dieses Kraut, wenn Sie hohen Blutdruck haben, und nehmen Sie es unbedingt vor dem Mittag, um einen guten Schlaf zu gewährleisten.

- **Gotu Kola, Indischer Wassernabel** kann wirksam eingesetzt werden, wenn Sie ständigem Stress ausgesetzt waren oder der Stress kurz vor dem Anstieg steht. Es hält Ihre Nebennieren gesund, während Sie daran arbeiten, das zu reduzieren, was sie überreizt.
- **Rhodiola** hilft Ihnen, Ihren Cortisolausstoß auszugleichen, die Auswirkungen von Stress zu reduzieren und Ihre Widerstandsfähigkeit zu verbessern – stellen Sie sich das Kraut als ein Ausdauer-Kraut vor. Es verbessert Ihre Energie, senkt Angstzustände und Entzündungen und unterstützt Ihr Immunsystem. Zusätzlicher Bonus: Rhodiola unterstützt auch gesundes Progesteron. (Nehmen Sie es nicht ohne ärztliche Aufsicht ein, wenn Sie in der Vergangenheit an Depressionen oder bipolaren Störungen gelitten haben.)
- **Ashwagandha** beruhigt Cortisol und bringt ein tiefes Gefühl der Ruhe. Wenn Sie sich „aufgedreht und dennoch müde" fühlen, kann dieses Kraut besonders zur Schlafenszeit hilfreich sein. Es reduziert Entzündungen, oxidativen Stress und Ängste und verbessert Schlaf, Gedächtnis, Energie und Libido. Untersuchungen haben gezeigt, dass es auch starke Blutungen während Ihrer Periode reduzieren und Uterus-Myome bei langfristiger Anwendung beseitigen kann. Ashwagandha ist ein Nachtschattengewächs, daher kann es problematisch sein, wenn Sie eine Empfindlichkeit gegenüber der Nachtschattenfamilie haben.
- **Cordyceps sinensis** ist ein Heilpilz, der die Nebennieren nährt und ihre allgemeine Funktion unterstützt sowie die Leberfunktion verbessert. Zusätzlicher Bonus: Er ist traditionell als natürliches Aphrodisiakum bekannt. Lassen Sie also am nächsten Valentinstag den Champagner weg und heizen Sie Ihre Beziehung mit einigen Cordyceps an.
- **Süßholzwurzel** erhöht die Energie und verringert die Entzündung, indem sie das Cortisol länger hält. Nehmen Sie dieses Kraut nicht ein, wenn Sie hohen Blutdruck haben.
- **Reishi** ist ein Pilz, der Ihre Nebenniere stärkt, Erkältungen in Schach hält und Sie widerstandsfähiger gegen Stress macht.

Diese Kräuter können zwar sehr hilfreich sein, aber sie wirken nicht über Nacht. Erwarten Sie daher keine Ergebnisse innerhalb weniger Tage. Geben Sie ihnen zwei bis drei Monate Zeit, um ihre Magie wirklich zu entfalten.

Leberentgiftung

In Kapitel 5 haben Sie die Bedeutung von Entgiftung und Lebergesundheit kennengelernt. Die Unterstützung der Leber ist auch für die Gesundheit der Schilddrüse von entscheidender Bedeutung, da Umweltgifte und Medikamente die Schilddrüsenfunktion stören und letztlich eine Schilddrüsenerkrankung verursachen können. Auch die Leber ist ein wichtiger Ort für die Schilddrüsenumwandlung, da sie dem Hormon T4 hilft, sich in aktives T3 zu verwandeln. Ihre Leber ist auch ein Schlüsselorgan bei der Blutzuckerregulierung (Glukose), die eng mit Ihren Nebennieren verbunden ist. Cortisol veranlasst die Leber, Glykogen (die Speicherform von Glukose) abzubauen und als Reaktion auf Stress, zu dem auch das Auslassen von Mahlzeiten gehört, Glukose in den Blutkreislauf abzugeben. Studien haben gezeigt, dass Nebennieren- und Leberfunktionsstörungen miteinander einhergehen. Und erinnern Sie sich an all die Hormone aus Kapitel 2, die aus Cholesterin hergestellt werden? Ihre Leber ist für die Herstellung des Cholesterins verantwortlich, das zur Synthese Ihrer Hormone verwendet wird. Was die Leber nicht alles macht! Sofern Sie das noch nicht getan haben, beginnen Sie bitte mit der Leberentgiftung des 30-Tage-Brighten-Programms in Kapitel 12.

Schilddrüsenfördernde Ernährung

Nehmen Sie in erster Linie Lebensmittel und Nahrungsergänzungsmittel ein, die Ihre Schilddrüsengesundheit optimieren. Sie können damit beginnen, Ihre fehlenden Nährstoffe aufzufüllen, indem Sie Bio-Fleisch, Meeresfrüchte, grünes Blattgemüse, Pilze und andere vitamin- und mineralstoffreiche Nahrungsmittel in Ihre Ernährung aufnehmen.

Die folgenden Nährstoffe sind für die Gesundheit der Schilddrüse am wichtigsten:

- **Selen** wird für die Produktion von T4 und dessen Umwandlung in T3 benötigt. Eine tägliche Dosis von 200 Mikrogramm hat sich als vorteilhaft für die Produktion von Schilddrüsenhormonen und zur Umkehrung und Vorbeugung von Autoimmunerkrankungen der Schilddrüse erwiesen. Fügen Sie Ihrer Ernährung Innereien, Meeresfrüchte, Paranüsse und Muskelfleisch hinzu.
- **Jod** bildet zusammen mit der Aminosäure Tyrosin das Schilddrüsenhormon, daher ist Jod für die allgemeine Gesundheit der Schilddrüse ziemlich wichtig. Sie benötigen nur 150 Mikrogramm täglich, die Sie

durch den Verzehr von Meeresfrüchten und Algen erhalten können. Auch jodiertes Speisesalz sowie andere Lebensmittel enthalten Jod. Also achten Sie darauf, den Konsum nicht zu übertreiben, da es die Schilddrüsensynthese beeinträchtigen kann.

- **Omega-3-Fettsäuren** halten die Zellmembranen stark, lassen das Schilddrüsenhormon in diese Zellen eindringen, verringern Entzündungen und tragen zur Aufrechterhaltung der Schilddrüsenfunktion bei. Essenzielle Fettsäuren helfen auch, Ihre Hormone auszugleichen und Ihre Energie zu stabilisieren. Essenzielle Fettsäuren finden Sie in Hering, Lachs, Sardinen, Austern und anderen Kaltwasserfischen.
- **Magnesium** hilft bei der Regulierung des Blutdrucks, der bei einem Schilddrüsenhormonmangel ansteigen kann. Erhöhen Sie Ihre Magnesiumzufuhr, indem Sie viel grünes Gemüse, Limabohnen, Fisch und Nüsse essen.
- **Zink** wirkt sich sehr positiv auf Ihre Schilddrüse aus. Zusammen mit anderen Vitaminen und Mineralstoffen hilft es bei der Synthese des Schilddrüsenhormons und der Umwandlung von T4 in T3. Außerdem hilft es Ihrem Gehirn (speziell dem Hypothalamus), das in Ihrem Blutkreislauf zirkulierende Schilddrüsenhormon zu erkennen und angemessen darauf zu reagieren. Zink kommt in Schalentieren, insbesondere in Austern, und in rotem Fleisch vor. Leider ist das Zink, das Sie in Vollkorn, Hülsenfrüchten und Nüssen finden können, nicht bioverfügbar, da es an Phytinsäure gebunden ist.
- **Eisen** spielt eine entscheidende Rolle bei der Produktion von Schilddrüsenhormonen, und ein Mangel kommt bei Menschen mit einer Schilddrüsenunterfunktion häufig vor. Es hilft bei der Umwandlung von T4 in T3 und von Jodid in Jod, was dazu führt, dass Sie sich energisch und lebensfroh fühlen sowie leichtere Perioden haben. Sie finden Eisen in tierischen Quellen wie Huhn, Rind, Schwein und Meeresfrüchten sowie in dunkelgrünem Blattgemüse. Interessanterweise geht ein Eisenmangel normalerweise mit einem Vitamin-A-Mangel einher. Studien haben gezeigt, dass eine Supplementation von Vitamin A positive Auswirkungen auf den Eisenstatus hat. Beachten Sie jedoch, dass Vitamin A als Teratogen angesehen wird. Wenn Sie also eine hohe Dosis einnehmen, könnte dies schädlich sein, wenn Sie schwanger werden. Frauen, die ihre Periode haben, sollten versuchen, täglich 18 bis 30 Milligramm Eisen zu sich zu nehmen. Ihre Dosierung kann jedoch je nach Ihren individuellen Bedürfnissen variieren.

- **Vitamin A** unterstützt als Antioxidans Ihre Immunfunktion. Es verbessert die zelluläre Empfindlichkeit gegenüber dem Schilddrüsenhormon. Wenn Vitamin A für die Verwendung im Körper bereit ist, wird es Retinol genannt. Sie können es in tierischen Produkten wie Leber, Eigelb, Butter von Bio-Kühen und Lebertran finden. Auch Carotinoide können in Vitamin A umgewandelt werden, wenn der Körper es braucht. Man findet sie in Süßkartoffeln, Karotten, Mangos, Aprikosen, orangefarbenem Gemüse und grünem Blattgemüse. Wenn Sie aktiv versuchen, schwanger zu werden, oder keine Form der Verhütung anwenden, sollten Sie in Ihren Nahrungsergänzungsmitteln nur Beta-Carotin-Vitamin-A-Quellen verwenden und viel carotinoidreiches Gemüse essen, da dies die sicherste Form von Vitamin A während der Schwangerschaft ist.
- **B-Vitamine** sind an der Produktion von Schilddrüsenhormonen, der Immunfunktion und der Entgiftung beteiligt. Dies sind alles Bereiche, in denen Frauen, die die Pille nehmen (und Frauen im Allgemeinen) Unterstützung benötigen. Wenn Sie die Pille eingenommen haben oder gerade einnehmen, kann ein B-Komplex dazu beitragen, die Nährstoffe, die die Pille erschöpft, wieder aufzufüllen und gleichzeitig den Hormonhaushalt zu unterstützen. Das Brighten-Protokoll Ernährung umfasst Nahrungsquellen für B-Vitamine.
- **Vitamin D** ist für die Gesundheit der Schilddrüse sehr wichtig, da es am Transport des Schilddrüsenhormons in die Zellen beteiligt ist und Ihre Immunzellen unterstützt. Eine der einfachsten Möglichkeiten, Vitamin D zu erhalten, ist der Aufenthalt in der Sonne, aber Sie finden es auch in Lachs-, Sardinen-, Makrelen- oder Fischleberölen. Ein Test ist der beste Weg, um festzustellen, ob Sie ein Ergänzungsmittel benötigen und welche Dosis für Sie am besten geeignet ist. Im Allgemeinen profitieren die meisten Menschen von einer Supplementation von 1.000 bis 2.000 IU täglich.

Befolgen Sie die Mahlzeitenpläne des 30-Tage-Brighten-Programms in Kapitel 12, um Ihre Schilddrüsenhormone und Ihre Nebennierengesundheit zu stärken.

WARUM SIE AUF GLUTEN VERZICHTEN SOLLTEN, WENN SIE AN EINER SCHILDDRÜSENUNTERFUNKTION LEIDEN

In Kapitel 6 habe ich erörtert, warum es notwendig ist, Gluten wegzulassen, wenn Sie Probleme mit dem Darm haben. Dies ist jedoch besonders wichtig, wenn Sie unter einer Schilddrüsenunterfunktion leiden, da 90 Prozent der Fälle von Schilddrüsenunterfunktion durch eine Autoimmunerkrankung verursacht werden. In Fällen wie der Hashimoto-Thyreoiditis signalisieren

Antikörper den Angriff auf Ihre Schilddrüse und zerstören das Schilddrüsengewebe. Es gibt immer mehr Hinweise darauf, dass Gluten diesen Angriff auf Ihre Schilddrüse auslöst. Wenn ein Protein im Gluten, das Gliadin genannt wird, durch den Darm in Ihren Blutkreislauf gelangt, sieht Ihr Immunsystem das Gliadin als körperfremd an und setzt Antikörper frei, sofern Sie eine Nahrungsmittelempfindlichkeit oder einen durchlässigen Darm haben (denken Sie daran, dass die Pille dies verursacht). Das Problem ist, dass Ihr Immunsystem Ihre Schilddrüse fälschlicherweise für Gliadin hält, ein Prozess, den man als molekulare Mimikry bezeichnet. Im Wesentlichen produziert Ihr Körper jedes Mal, wenn Sie Gluten essen, Antikörper gegen Gliadin, die dann letztendlich einen Angriff auf Ihre Schilddrüse auslösen.

Viele meiner Patientinnen haben ihre Antikörperspiegel gesenkt und ihre unangenehmen Symptome durch Ernährungspraktiken wie die Eliminierung von Gluten verringert; und Sie können das auch.

Bewegung und Stressabbau

Wie bei allen Heilungsprotokollen in diesem Programm ist es wichtig, den Körper regelmäßig in Bewegung zu bringen, da dies Entzündungen senkt und die Hormone verbessert. Wenn es um die Schilddrüse geht, unterstützt Bewegung auch die Umwandlung von T4 in aktives T3. Wenn Sie sich durch eine Schilddrüsenerkrankung oder Nebennierensymptome ermüdet fühlen, fangen Sie erst einmal klein an und erhöhen Sie Ihre Trainingszeit und Intensität, so gut Sie können. Streben Sie täglich dreißig Minuten Bewegung an – das kann Gehen, Krafttraining, Cardiotraining, Yoga sein oder was immer Ihnen Spaß macht. Bewegung ermöglicht es Ihnen, Stress und Anspannung aus Ihrem Körper zu lösen, den Sauerstoffgehalt Ihres Gehirns zu erhöhen und den Auswirkungen von Cortisol entgegenzuwirken.

Wenn Sie Bewegung als Gewohnheit in Ihren Lebensstil einbauen, wird sich dies positiv auf Ihre Schilddrüsen- und Gesamtgesundheit auswirken. Achten Sie jedoch darauf, sich nicht zu lange zu überanstrengen oder sich zu intensiv zu betätigen, z. B. zwei Stunden lang zu laufen oder einen rigorosen Spinning-Kurs oder ein Boot-Camp-Training zu absolvieren. Dies kann zu viel Stress verursachen, was, wie Sie bereits wissen, zu einer HPA-Dysregulation und zu einer Entzündung führen kann, die die Produktion von Schilddrüsenhormonen entgleisen lässt. Stress verändert nachweislich auch die Darmbakterien, was sich nachteilig auf Ihre Schilddrüse und Ihre Nebennieren auswirken kann. Versuchen Sie, zusätzlich zu leichten Übungen, tief zu atmen, zu meditieren und achtsam zu sein, um Stress abzubauen, wenn Ihr Leben außer Kontrolle gerät. Auch wenn Stress in der heutigen Welt praktisch nicht zu vermeiden ist, können Sie wählen, wie Sie darauf reagieren. Probieren Sie eine der auf Seite 274 aufgeführten Methoden zur Stressreduzierung aus. Lassen Sie Ihren Stress daraufhin links liegen und entdecken Sie Ihr inneres Zen.

Ursache der Dysfunktion

Wenn bei Ihnen Infektionen, Parasiten oder Organismen im Darm wachsen, müssen Sie diese behandeln, um die Entzündung zu verringern, den Darm wiederherzustellen und die Schilddrüse und die Nebennieren zu heilen. Viele natürliche Therapien können dazu beitragen, Ihren Darm wieder ins Gleichgewicht zu bringen. Lesen Sie dazu das Brighten-Darm-Protokoll in Kapitel 6.

Die zentralen Aussagen des Kapitels

- Durch TSH veranlasst, sondert Ihre Schilddrüse inaktives T4 und eine kleine Menge T3 ab. Das T4 wird im Darm, in der Leber, in den Nieren und in anderen Geweben in aktives T3 umgewandelt.
- Die beiden Arten von Schilddrüsenerkrankungen sind Hyperthyreose (zu viel Schilddrüsenhormon – Schilddrüsenüberfunktion) und Hypothyreose (zu wenig Schilddrüsenhormon – Schilddrüsenunterfunktion), wobei Letztere am häufigsten auftritt.
- Die Hauptsymptome einer Hypothyreose sind Gewichtszunahme, Kälteunverträglichkeit, Depressionen oder Angstzustände, langsame Herzfrequenz, verzögerte Reflexe, Müdigkeit, Gedächtnisverlust, dünner werdendes Haar, trockene Haut, brüchige Nägel und Verstopfung.
- Zusätzlich zum TSH sollte Ihr Arzt Gesamt-T4, Gesamt-T3, freies T4, freies T3, reverses T3, Thyreoperoxidase-Antikörper (TPO-AK) und Thyreoglobulin-Antikörper testen.
- Die Pille entzieht Ihrer Schilddrüse wichtige Nährstoffe, die sie benötigt, und erhöht außerdem das Thyroxin-bindende Globulin (TBG), wodurch jedes Schilddrüsenhormon gebunden wird, das Sie herstellen können.
- Ein durchlässiger Darm erhöht das Risiko einer Schilddrüsenerkrankung und hemmt die aktive Schilddrüsenproduktion. Denken Sie daran, dass 20 Prozent der Schilddrüsenhormon-Umwandlung im Darm stattfindet.
- Die Pille verursacht auch eine Dysregulation der HPA-Achse (Nebennierenermüdung), weil der ständige Östrogenstrom eine Entzündung hervorruft und die Nebennieren veranlasst, mehr Cortisol auszuschütten.
- Das Brighten-Protokoll zur Schilddrüsen- und Nebennierengesundheit umfasst folgende Schritte: Nährstoffe zur Unterstützung der Schilddrüsenfunktion konsumieren, mit mäßiger Bewegung beginnen und Stress abbauen, die Leber unterstützen, die Ursache von Infektionen oder Entzündungen finden und die Nebennieren unterstützen.
- Die wichtigsten Nährstoffe für die Gesundheit der Schilddrüse sind Selen, Jod, essenzielle Fettsäuren, Magnesium, Zink, Eisen und die Vitamine A, B und D.
- Sie können beginnen, Ihre Nebennieren mit den folgenden adaptogenen Kräutern zu unterstützen: Maca, Eleutherococcus senticosus, Gotu Kola, Rhodiola, Ashwagandha, Cordyceps, Süßholzwurzel und Reishi-Pilz.

KAPITEL 8

METABOLISCHES CHAOS UMKEHREN

Beim Stoffwechsel geht es um viel mehr als eine Zahl auf der Skala. Ihr Stoffwechsel verursacht die chemischen Reaktionen in Ihren Zellen, die Energie aus den von Ihnen konsumierten Lebensmitteln erzeugen, und er kann eine Rolle bei der Regulierung von allem Möglichen spielen, vom Blutzuckerspiegel bis hin zum Hormonhaushalt. Wenn die Antibabypille die ordnungsgemäße Stoffwechselfunktion stört, kann sie ernsthafte Probleme auslösen, die ich als metabolisches Chaos bezeichne.

Die Pille verursacht Entzündungen und Insulinresistenz, was zu einem Ungleichgewicht des Blutzuckers führen kann, wodurch Sie einem Risiko für drei lebensbedrohliche Erkrankungen ausgesetzt sind: Herzkrankheiten, Schlaganfall und Krebs. Die Pille erhöht ebenso den Cholesterinspiegel und den Blutdruck, zwei weitere Risikofaktoren für diese schwerwiegenden Erkrankungen. Schließlich erhöht die Pille auch noch das Risiko von Blutgerinnseln, die einen Schlaganfall auslösen können, insbesondere, wenn Sie bestimmte Gene haben.

In diesem Kapitel werde ich Ihnen helfen festzustellen, ob bei Ihnen ein Risiko für Schlaganfall, Herzerkrankungen oder Krebs besteht, damit Sie eine fundierte Entscheidung darüber treffen können, ob die Pille für Sie geeignet ist – insbesondere, wenn Sie die Pille aus nicht empfängnisverhütenden Gründen einnehmen. Unabhängig davon, ob Sie die Pille weiterhin nehmen oder nicht, kann das Brighten-Stoffwechsel-Protokoll Sie bei einigen Änderungen Ihres Lebensstils unterstützen, die dem metabolischen Chaos genau sagen, wohin es gehen kann.

Blutzucker-Ungleichgewicht und Ihre Hormone

Hatten Sie schon einmal einen dieser stressigen Tage, an denen Sie keine Zeit zum Essen hatten und sich während einer Nachmittagsbesprechung schnell einen Muffin schnappten, nur um dann wie aus dem Nichts miese Laune und richtig großen Hunger zu bekommen? Und danach wollten Sie sich vor Erschöpfung auf Ihrem Schreibtisch legen? Dafür ist Ihr Blutzuckerspiegel verantwortlich. Blutzuckerschwankungen können Ihren Hormonen ein echtes Schleudertrauma bescheren und zu Symptomen wie Reizbarkeit, Müdigkeit und sogar Übelkeit führen. Eine gesunde Ernährung kann Ihnen zwar helfen, Ihren Blutzucker – und Ihre Hormone – ins Gleichgewicht zu bringen, aber sie kann nur bis zu einem gewissen Grad helfen, wenn Sie mit Entzündungen zu kämpfen haben, die durch die Pille verursacht wurden. Eine Entzündung bewirkt möglicherweise Insulinresistenz und hohen Blutzucker, und das ist der beste Weg zu einem metabolischen Chaos.

Eine 2016 in der Fachzeitschrift *Endocrine* veröffentlichte Studie ergab, dass eine mindestens sechsmonatige frühere Einnahme der Pille das Risiko für die Entwicklung von Diabetes bei Frauen nach der Menopause signifikant erhöhte. Bei Pillenanwenderinnen, die kein Diabetes hatten, wurde ein signifikant erhöhter Insulinspiegel festgestellt. Dieser ist ein Zeichen von Insulinresistenz und ein Risikofaktor für die Entwicklung von Diabetes und Herzerkrankungen. Bei Pillenanwenderinnen wurde Diabetes auch in einem jüngeren Alter diagnostiziert. Die Forscher fanden auch heraus, dass Frauen, die die Pille eingenommen hatten, höhere Cholesterin- und Blutdruckwerte aufwiesen als diejenigen, die die Pille über einen längeren Zeitraum nicht eingenommen hatten. Die Forschungsergebnisse legen nahe, dass die Einnahme der Pille über mindestens sechs Monate während der reproduktiven Jahre ein erheblicher Risikofaktor für die Entwicklung von Diabetes ist.

Die Pille, Insulinresistenz und PCOS

Okay, die Pille führt also bei einigen Frauen zu Insulinresistenz und erhöhtem Blutzuckerspiegel. Wissen Sie, was noch eine Insulinresistenz verursacht? Das polyzystische Ovarialsyndrom (PCOS). PCOS ist einer der wichtigsten nicht empfängnisverhütenden Gründe, warum Frauen die Pille verschrieben wird. Viele Ärzte verschreiben sie, um bei den Symptomen von Akne, Gewichtszunahme, übermäßigem Haarwuchs und unregelmäßigen Perioden zu helfen.

In diesem Kapitel:

- **Wie die Pille dazu führen kann, dass Sie zickig werden und sich erschöpft fühlen (Tipp: Prüfen Sie Ihren Blutzucker)**
- **Was hat es mit dem Krebsrisiko auf sich?**
- **Warum diese lästigen Kinnhaare und Akne vielleicht nicht an PCOS liegen**
- **Wie gefährlich die Einnahme der Pille auf unbestimmte Zeit sein kann**
- **Warum es eine schlechte Idee ist, die Pille zu nehmen, wenn man Kopfschmerzen oder Migräne bekommt**
- **Warum Sie sich auf das humane Papillomavirus (HPV) testen lassen sollten – und die Pille absetzen, wenn Sie sie nehmen**
- **Wie die Pille töten kann und dies auch tut**

Meiner Meinung nach ist es nicht nur ein Bärendienst, einer Frau mit PCOS-Diagnose die Pille zu verschreiben, um ihre hormonellen Symptome zu verdecken, ohne sie zumindest über die Nebenwirkungen der Pille aufzuklären, sondern geradezu gefährlich. Wie Sie jetzt wissen, ist die Pille ein hormonelles Pflaster und gelangt nicht wirklich an die Ursache Ihrer Symptome. Dies bedeutet, dass die Probleme, auf welche die Symptome hinweisen, weiter fortschreiten, solange Sie von Ihrer täglichen Pille abhängig sind. Und es gibt Hinweise darauf, dass eine Insulinresistenz infolge einer Entzündung tatsächlich PCOS verursachen kann, und nicht umgekehrt.

Denken Sie an Kapitel 2 zurück: Insulin ist ein von der Bauchspeicheldrüse produziertes Hormon, das hilft, den Blutzucker in Ihre Zellen zu bringen. Eine Entzündung führt dazu, dass Ihre Zellen starr werden und somit nicht mehr in der Lage sind, das Signal des Insulins zum Transport des Zuckers in Ihre Zellen zu empfangen. Wenn der gesamte Zucker in Ihrem Blutkreislauf verbleibt, produziert Ihre Bauchspeicheldrüse mehr Insulin. Und noch mehr. Und noch mehr - bis Ihre Zellen so müde werden, dass das Insulin zwar immer an die Tür klopft, sie aber nicht mehr zuhören und es ignorieren, was letztlich zu einer Insulinresistenz führt. Dies verursacht ziemlich ernsthafte Schäden an Ihrem Gehirn, Ihren Nieren, Augen und Eierstöcken. Ihre Eierstöcke werden nicht insulinresistent, aber wenn sie mit Insulin bombardiert werden, tritt eine strukturelle Veränderung auf und regt Ihre Eierstöcke zur Testosteronausschüttung an. Dies führt zu Haarwuchs an Kinn, Brust und Bauch. Na toll! Insulin hemmt auch die Sekretion von Sexualhormon-bindendem Globulin (SHBG), einem in der Leber hergestellten Protein, das sich an Sexualhormone bindet, um Symptome zu verhindern, die durch zu viel Testosteron oder Östrogen entstehen können. Während also PCOS an der Oberfläche wie ein reines Sexualhormon-Problem erscheinen mag, hat es seine Wurzeln in Stoffwechselstörungen. Eine Dysregulation des Blutzuckers ist der Kern vieler Hormonstörungen, einschließlich des erhöhten Testosterons, und kann zu Unfruchtbarkeit führen. Und dies ist der knifflige Teil: Einige Frauen, die die Pille absetzen, erleben die gleichen Symptome wie bei PCOS.

PCOS NACH ABSETZEN DER PILLE

Sie können Symptome von PCOS erleben, ohne *tatsächlich* PCOS zu haben, da Insulin- und Blutzuckerprobleme den Testosteronspiegel in die Höhe treiben. (Ihr Blutzucker ist wirklich der Chef, wenn es um Ihre Hormone geht!) Dies wird gemeinhin als Post-Pill-PCOS oder Pillen-induziertes PCOS bezeichnet, wie es zuerst von Dr. Lara Briden, der Autorin des Buchs *Die Perioden-Werkstatt,* definiert wurde, und es ist eine der Möglichkeiten, wie sich das Post-Pill-Syndrom manifestieren kann. Aber es ist nicht *wirklich* PCOS.

Bei Frauen wird fälschlicherweise PCOS diagnostiziert, weil die Pille zu einer Insulinresistenz führt, den Eisprung unterdrückt und einen Anstieg des Testosterons bewirken kann, sobald Sie die Einnahme beenden. Ein Testosteronanstieg kann auf Blutzuckerprobleme oder auf den sogenannten Androgen-Rebound zurückzuführen sein. Dies ist der Anstieg der Testosteronproduktion, der auftreten kann, wenn Sie die Pille absetzen. Ich habe unzählige Patientinnen getroffen, die die Pille abgesetzt haben, nur um festzustellen, dass ihre Haut unerbittliche und schmerzhafte Akne aufweist. Wenn Sie die Pille absetzen, kurbeln Ihre Eierstöcke die Testosteronproduktion an, wodurch die Talgdrüsen in Ihrer Haut zur Ausscheidung von Talg angeregt werden. Dies ist einer der Gründe, warum Akne nach der Empfängnisverhütung so schlimm sein kann und warum es langfristig eine schlechte Idee ist, die Pille einzunehmen, um zu versuchen, die Akne loszuwerden.

Woher wissen Sie, ob Ihre Symptome nicht wirklich PCOS-Symptome sind? Frauen mit einem Pillen-induzierten PCOS hatten vor der Einnahme der Pille regelmäßige Perioden und keine Anzeichen einer Insulinresistenz. In meiner Klinik habe ich festgestellt, dass die meisten Frauen mit Post-Pill-PCOS keine Periode haben, dass sie erhöhte Androgene (d. h. Testosteron) haben und dass sie oft nicht in dem Maße Blutzucker-/Insulinprobleme haben wie eine Frau mit echtem PCOS. Gelegentlich sind die Insulinprobleme vorhanden, und dann sehe ich mir die Menstruationsgeschichte der Frau an. Klassische PCOS-Frauen haben nie einen regelmäßigen Zyklus gehabt.

Als Olivia zu mir kam, war sie Anfang dreißig und hatte die Pille in der Hoffnung auf ein Baby abgesetzt, nur um festzustellen, dass sie keine Periode mehr hatte. Ihr Arzt hatte bei ihr PCOS diagnostiziert, aber es passte nicht zu ihrer Geschichte der regelmäßigen Perioden *vor der Pille*. Ihre Menstruationszyklen waren immer etwa siebenundzwanzig bis neunundzwanzig Tage pro Zyklus gewesen und keine anderen Symptome aus ihrer Jugendzeit ergaben ein PCOS-Bild. Aber als Olivia die Pille abgesetzt hatte, bekam sie keine Periode mehr, stattdessen fettige Haut, jede Menge Akne und Haarausfall, was sie sehr empfindlich machte. Als ich sie sah, hatte Olivia seit acht Monaten keine Periode mehr gehabt! Aufgrund leichter Blutanomalien und ihres Symptombildes hatte ihr Arzt die PCOS-Diagnose gestellt und ihr gesagt, dass sie sich einer Fruchtbarkeitsbehandlung unterziehen müsse, wenn sie schwanger werden wolle. Olivia war selbst Ärztin und von dieser Diagnose verwirrt, daher suchte sie mich auf, um herauszufinden, warum sie diese Symptome hatte.

Olivias Blutuntersuchung ergab, dass sie keine Insulinresistenz hatte, was durch ihren Insulinspiegel, ihr Hämoglobin A1C und ihren Nüchtern-Glukosegehalt belegt wurde. Sie hatte ein hochempfindliches C-reaktives Protein (hs-CRP) mit einem Messwert von 3 mg/l, was bedeutet dass sie eine erhöhte Entzündung in ihrem Körper hatte. Dies wies auf einen Zusammenhang mit den Nebennieren und Eierstöcken hin. Wir untersuchten auch ihre Werte des follikelstimulierenden Hormons (FSH) und des luteinisierenden Hormons (LH). Sie hatte zwar einen etwas höheren LH-Spiegel, aber nicht so hoch wie bei PCOS üblich. Und ihr Ultraschall zeigte keine Zysten an ihren Eierstöcken.

Wie ein typischer Arzt arbeitete Olivia viele Stunden und aß nicht zu Mittag. Sie hatte Symptome einer Hypoglykämie und deutliche Anzeichen dafür, dass sie viel Testosteron produzierte, was zu fettiger Haut und Akne führte. Sie erinnerte sich: „Etwa drei Monate, nachdem ich die Pille abgesetzt hatte, bekam ich harte, schmerzhafte Beulen an meinem Kiefer, und ich tupfte mir wegen der fettigen Haut ständig das Gesicht ab." Mein erstes Ziel war es, Olivia dabei zu helfen, ihre Akne durch besseres Essen unter Kontrolle zu bringen. Also ließ ich sie das 30-Tage-Brighten-Programm starten, um ihren Blutzuckerspiegel wieder ins Gleichgewicht zu bringen. Ich empfahl auch eine Unterstützung des zirkadianen Rhythmus und brachte Kräuter- und Ernährungstherapien ein, wie Sägepalme, Kurkuma, Omega-3-Fettsäuren, Zink, Brennnesselwurzel und frisch gemahlene Leinsamen, um die fettige Haut und Akne zu reduzieren. Außerdem brachte ich sie dazu, eine Laserlichttherapie für ihre Kopfhaut durchzuführen, um das Wachstum ihrer Haare zu stimulieren.

Da Olivia schon eine ganze Weile keine Periode mehr gehabt hatte, begannen wir, ihren Zyklus mit dem Samenzyklus (siehe Seite 272) und Kräutertinkturen mit dem Mond zu synchronisieren. Von Neumond bis Vollmond nahm sie höhere Dosen Traubensilberkerze. Von Vollmond bis Neumond nahm sie Mönchspfeffer ein und verwendete mikronisierte Progesteroncreme topisch, weil diese eine antiandrogene Wirkung hat, die hilft, das Testosteron zu blockieren.

Olivia war in der Lage, innerhalb von nur drei Monaten eine normale Periode zu bekommen und das Progesteron abzubauen. Ich habe aber auch erlebt, dass es achtzehn bis vierundzwanzig Monate und manchmal auch länger dauert, um eine Periode wiederherzustellen, also verlieren Sie nicht die Hoffnung. Sie nahm die Kräuter noch etwas länger ein, und es kam nie zu einer Insulinresistenz. Während des 30-Tage-Brighten-Programms erkannte Olivia, dass Milchprodukte für sie ein Auslöser waren. Sie hatte kein Problem damit, auf Milchprodukte zu verzichten, wenn dies bedeutete, dass die Tage der Akne hinter ihr lagen. Glücklicherweise wurde Olivia sieben Monate, nachdem sie das Programm begonnen hatte, auf natürliche Weise schwanger. Und ihre Periode kehrte nach der Geburt in einem regelmäßigen neunundzwanzigtägigen Zyklus zurück.

Die Pille und das metabolische Syndrom

Das metabolische Syndrom bezeichnet eine Gruppe von Erkrankungen (drei oder mehr), die Ihr Risiko für Herzerkrankungen, Schlaganfall und Diabetes erhöhen können. Dazu gehören abdominale Fettleibigkeit, hoher Blutzucker, hohe Bluttriglyceride, niedriges HDL-Cholesterin und hoher Blutdruck. Sie wissen jetzt, dass die Pille aufgrund von Entzündungen und Insulinresistenz zur Gewichtszunahme und zu hohem Blutzucker beitragen kann, dass sie aber auch Ihren Cholesterinspiegel und Ihren Blutdruck beeinflusst. Wenn bei Ihnen ein Risiko für ein metabolisches Syndrom besteht oder Sie eine familiäre Vorgeschichte haben, sollten Sie eine der alternativen Formen der Empfängnisverhütung in Kapitel 13 in Betracht ziehen.

Die Pille führt bei einigen Frauen nachweislich zu einem erhöhten Gesamtcholesterin, einem hohen LDL-Wert (schlechtes Cholesterin), einem niedrigen HDL-Wert (gutes Cholesterin) und erhöhten Triglyzeriden. PCOS wurde auch mit höheren Triglyzeriden in Verbindung gebracht, und da orale Verhütungsmittel diese Werte weiter ansteigen lassen können, kann die Einnahme der Pille bei PCOS das Risiko von Herz-Kreislauf-Erkrankungen erhöhen. Wenn die einzige Lösung Ihres Arztes für Ihre PCOS-Symptome darin besteht, Ihnen die Pille zu verschreiben, suchen Sie sich einen anderen Arzt! Wir haben bessere Möglichkeiten, den Haarwuchs und die Akne zu beseitigen, ohne Ihr Leben zu gefährden.

Mönchspfeffer und PCOS

Die Anwendung von Mönchspfeffer bei Frauen mit PCOS war umstritten, weil man immer dachte, dass es das luteinisierende Hormon (LH) erhöhen würde, von dem Frauen mit PCOS bereits zu viel haben. Aber Dr. Fiona McCulloch, Autorin des Buchs *8 Steps to Reverse Your PCOS*, argumentiert, dass Frauen mit PCOS und PCOS-ähnlichen Symptomen eine Dysfunktion im Opioidsystem ihres Gehirns entwickeln können und Mönchspfeffer dabei helfen kann, dieses System zurückzusetzen. Diese Funktionsstörung wird durch eine Insulinresistenz verursacht. Entgegen der landläufigen Meinung kann Mönchspfeffer also für Frauen mit PCOS von Vorteil sein.

Erhöhter Blutdruck

Hormonelle Verhütungsmittel können auch Ihren Blutdruck erhöhen; dies wird oft als Nebenwirkung direkt auf der Verpackung aufgeführt, wobei das Risiko steigt, wenn Sie älter als fünfunddreißig Jahre, übergewichtig oder Raucherin sind. Wenn er über lange Zeiträume besteht, kann Bluthochdruck zu Schäden an Nieren, Augen und Gehirn führen. Tatsächlich ist Bluthochdruck ein Risikofaktor für eine Art von Schlaganfall, der als transitorische ischämische Attacke (TIA) bekannt ist. Die regelmäßige Überwachung des Blutdrucks ist ein wichtiges Hilfsmittel zur Früherkennung. Einige Ärzte befürworten die Einnahme der Pille bei Frauen nach dem 35. Lebensjahr und behaupten, dass damit die Symptome der Perimenopause behandelt werden können und dass Frauen die Pille einfach so lange nehmen können, bis sie keine Periode mehr haben (denken Sie daran, dass eine Periode nach der Pille eine Entzugsblutung ist). Es ist eine Sache, wenn Sie sich über die Schwangerschaftsverhütung Sorgen machen. Aber in Anbetracht der Nebenwirkungen (z. B. der tödlichen) sollte man über die Risiken gründlich nachdenken – zumal es auch andere, weniger risikoreiche Möglichkeiten gibt, Schwangerschaften zu verhindern (siehe Kapitel 13).

Blutgerinnsel

Die Pille ist dafür bekannt, dass sie das Risiko von Blutgerinnseln erhöht, die zu Lungenembolie, tiefer Venenthrombose und Schlaganfall führen können. Das Risiko für Blutgerinnsel besteht, wenn Sie übergewichtig, über 35 oder Raucherin sind. Viele Kritiker haben zwar argumentiert, dass das Risiko im Vergleich zu dem Risiko während der Schwangerschaft oder nach der Geburt gering ist, aber diese beiden Zustände nehmen nun einmal nur ein begrenztes Zeitfenster im Leben einer Frau ein. Die Pille wird in der Regel jahrzehntelang angewendet. Haben Sie jemals eine Frau gesehen, die jahrzehntelang schwanger ist? Nein, noch nie. Die Pille birgt ein langfristiges Risiko für die Entwicklung eines Blutgerinnsels, das zum Tod führen kann. Frauen jeden Alters sind gefährdet, besonders aber, wenn sie in die Wechseljahre kommen. Wenn Sie zwischen 20 und 44 Jahre alt sind, sollten Sie wissen, dass 1 von 2.000 Frauen in dieser Altersgruppe, die die Pille nimmt, wegen eines abnormalen Gerinnsels ins Krankenhaus eingeliefert wird. Vergleichen Sie das mit Nicht-Konsumentinnen in derselben Altersgruppe, und etwa 1 von 20.000 (ja, das ist eine zusätzliche Null) wird wegen der gleichen Erkrankung ins Krankenhaus eingeliefert.

Die Pille kann töten und das tut sie auch. Bei Frauen im Alter von 15 bis 34 Jahren beträgt das Risiko, an einer Durchblutungsstörung zu sterben, 1 zu 12.000. Bei Nicht-Konsumentinnen liegt dieses Risiko bei etwa 1 zu 50.000. Auch wenn Ihr Arzt Ihnen gesagt hat, dass das Risiko eines Schlaganfalls und des Todes gering ist, ist es wichtig, diese Zahlen im Zusammenhang mit Ihrer persönlichen und familiären Geschichte zu untersuchen. Vielleicht scheint auch 1 von 12.000 niedrig zu sein, aber wenn es um Sie, Ihre Schwester oder Ihre beste Freundin geht, wird diese Zahl sehr viel bedeutender. Und das führt viele Frauen zu der Frage: „Wie notwendig ist diese Pille?"

Frauen, die kombinierte Östrogen-Gestagen-Pillen einnehmen, haben im Vergleich zu Frauen, die die Pille nicht nehmen, auch ein zwei- bis vierfach erhöhtes Risiko für eine venöse Thromboembolie (VTE). Eine VTE liegt vor, wenn sich in Ihrer Vene ein Gerinnsel bildet. Vielleicht ist Ihnen der Begriff tiefe Venenthrombose (TVT) bekannt, bei dem es sich um ein Gerinnsel in einer tiefen Vene handelt, normalerweise im Bein, manchmal aber auch im Arm oder in anderen Venen. Eine tiefe Venenthrombose wird besonders gefährlich, wenn sie sich von der Venenwand löst, in die Lunge gelangt und die Blutversorgung teilweise oder ganz blockiert. Dies wird als Lungenembolie (LE) bezeichnet. TVT und LE können das Risiko eines Schlaganfalls erhöhen. Obwohl die Hersteller versucht haben, das VTE-Risiko in neueren Versionen der Pille zu senken, besteht es nach wie vor. Das geringste Risiko scheint bei levonorgestrelhaltigen Verhütungsmitteln zu bestehen, doch wenn Sie ein familiäres Risiko für Blutgerinnsel oder Schlaganfall oder aufgrund genetischer oder anderer Faktoren ein erhöhtes Risiko für Blutgerinnsel haben, dann rate ich Ihnen, die Verwendung hormoneller Verhütungsmittel zu überdenken.

Dieses Risiko, ein Gerinnsel zu entwickeln, ist ein echtes Problem. Es ist so schwerwiegend, dass die US Food and Drug Administration im Jahr 2012 auf der Grundlage der verfügbaren Daten allen oralen Kontrazeptiva, die Drospirenon enthalten, eine überarbeitete Kennzeichnung hinzufügte, aus der hervorgeht, dass sie mit einem bis zu dreifach höheren VTE-Risiko verbunden sein können. Drospirenon ist ein synthetisches Gestagen, das in Kombinationspillen wie Yasmin verwendet wird und mit einem höheren Risiko für Blutgerinnsel und Schlaganfall in Verbindung gebracht wurde.

Wenn Sie die Pille zur Behandlung von Akne, PMS, Kopfschmerzen oder anderen hormonellen Symptomen einnehmen, fordere ich Sie dringend auf, die Ursache für Ihre Symptome zu finden. Die Pille zur Behandlung von Symptomen einzusetzen, wenn es sichere und wirksame Alternativen gibt, kann Ihr Leben einem erheblichen und unnötigen Risiko aussetzen.

Stoffwechselprobleme und B6-Mangel

Wie bereits in den vorangegangenen Kapiteln erwähnt, entzieht die Pille viele Nährstoffe, darunter auch Vitamin B6. Studien haben ergeben, dass bis zu 75 Prozent der Frauen, die orale Verhütungsmittel einnehmen, einen B6-Mangel aufweisen, der unabhängig davon mit einem erhöhten Risiko für Schlaganfall und Herzerkrankungen verbunden ist. Ein B6-Mangel trägt auch zur Erhöhung eines als Xanthurenat bekannten Moleküls bei, das sich negativ auf das Insulin auswirkt und in Tierversuchen nachweislich zu Diabetes geführt hat. Wenn Sie die Pille nehmen und etwas B6 auffüllen müssen, sind Nahrungsmittel wie Avocados, Pistazien, Sesam- und Sonnenblumenkerne, Hühnchen und Bio-Rindfleisch ausgezeichnete Quellen.

Die Pille und das Schlaganfallrisiko

Das Risiko eines Schlaganfalls ist gut dokumentiert, wird aber von vielen Ärzten schnell abgetan, weil es *nicht* als signifikant angesehen wird. Wie bitte? Das erhöhte Risiko mag zwar gering sein, aber es ist nicht unbedeutend, und eine individuelle Beratung ist grundsätzlich angebracht. Der mit der Pille in

Verbindung stehende ischämische Schlaganfall wird durch ein Blutgerinnsel verursacht, das den Fluss von sauerstoffreichem Blut zum Gehirn behindert. Im Allgemeinen treten pro 100.000 Frauen im gebärfähigen Alter etwa 4,4 ischämische Schlaganfälle auf. Die Pille verdoppelt laut einer Meta-Analyse das Risiko fast auf 8,5 Schlaganfälle pro 100.000 Frauen. Frauen mit Lupus-Antiphospholipid-Antikörpern sind eine der höchsten Risikogruppen für Schlaganfall und Herzinfarkt. Die Wahrscheinlichkeit, dass diese Frauen während der Einnahme der Pille einen Herzinfarkt erleiden, liegt bei 21,6 pro 100.000.

Frauen mit erhöhten Werten der Aminosäure Homocystein haben auch ein höheres Risiko für ein Blutgerinnsel im Gehirn, während sie die Pille einnehmen. Ich weiß nicht, wie es Ihnen geht, aber ein Blutgerinnsel im Gehirn? Nein, danke. Ich empfehle einige wirklich einfache Blutuntersuchungen und ein Screening (siehe Seite 175), wenn Sie die Pille nehmen oder überlegen, mit der hormonellen Empfängnisverhütung zu beginnen. Dies ist der beste Weg, um Ihr individuelles Risiko zu verstehen.

Was die meisten Frauen nicht über das Schlaganfallrisiko wissen, ist, dass Zigarettenrauchen, Bluthochdruck, Übergewicht, bestimmte Gene und eine Vorgeschichte mit Migräne mit Auren (Lichtblitzen) das Risiko deutlich erhöhen. Frauen mit diesen Gewohnheiten oder Beschwerden sollten die Pille *nicht* einnehmen. Laut CDC (Centers for Disease Control and Prevention) stellen die folgenden Punkte ein Gesundheitsrisiko für Frauen dar, die ein kombiniertes orales Östrogen-Gestagen-Kontrazeptivum verwenden:

- Systemischer Lupus erythematodes (positive oder unbekannte Antiphospholipid-Antikörper)
- Persönliche oder familiäre Vorgeschichte von Blutgerinnseln oder Schlaganfall im Alter von 35 Jahren oder älter
- Raucher von 15 oder mehr Zigaretten pro Tag (um es klar zu sagen: Das bedeutet nicht, dass es in Ordnung ist, ein paar oder auch nur eine täglich zu rauchen!)
- Übergewicht
- Migräne mit Auren (egal, wie alt man ist)
- Hoher Blutdruck (systolisch ≥160 mmHg oder diastolisch ≥100 mmHg)
- Hoher Cholesterinspiegel
- Brustkrebs
- Lebererkrankungen, einschließlich Leberzirrhose, Tumoren oder Krebs
- Herz- oder Lungenerkrankungen, einschließlich Vorhofflimmern oder pulmonaler Hypertonie

- Menschen mit mehreren Risikofaktoren für Herzkrankheiten, wie fortgeschrittenes Alter, Rauchen, Diabetes und Bluthochdruck
- eine genetische Mutation, die das Gerinnungsrisiko erhöht, wie z. B. Faktor-V-Leiden und/oder MTHFR-Genvariationen

Genetisches Risiko und die Pille

Wenn Sie die Pille nehmen, ist es wichtig zu wissen, ob Sie Faktor-V-Leiden und *MTHFR*-Genveränderungen haben, worauf Sie sich leicht testen lassen können. In meiner Klinik untersuche ich jede Frau auf diese Variationen, damit ich individuelle Empfehlungen geben kann. Die Studie The Risk of Arterial Thrombosis in Relation to Oral Contraceptives (RATIO = Das Risiko einer arteriellen Thrombose im Zusammenhang mit oralen Kontrazeptiva) ergab, dass Frauen, die nur eine einzige Genkopie einer Faktor-V-Leiden-Genmutation hatten, ein elfmal höheres Risiko für einen ischämischen Schlaganfall hatten als Frauen, die keine orale Verhütung verwendeten.

Ein weiterer Risikofaktor für einen ischämischen Schlaganfall ist das Alter. Je älter man ist, desto höher ist das Risiko. Die geschätzte Häufigkeit von Blutgerinnseln liegt bei 100 pro 100.000 Personen bei Frauen über 39, die die Pille einnehmen. Zum Vergleich: Bei Jugendlichen liegt diese Zahl bei 25 pro 100.000 Personen.

In einer anderen Studie wurde gezeigt, dass **die Gefahr eines Schlaganfalls bei Frauen mit dem Faktor-V-Gen, die orale Kontrazeptiva einnehmen, auf das 35-Fache erhöht ist**. Frauen mit MTHFR 677TT, die orale Kontrazeptiva einnahmen, hatten ein 5,4-fach erhöhtes Schlaganfallrisiko. In meiner Praxis testen wir auf MTHFR-Variationen und finden sie häufig. Faktor V ist zwar ein seltener Befund, aber wir suchen danach. Ich empfehle, sich auf diese beiden Gene untersuchen zu lassen, bevor Sie mit der hormonellen Empfängnisverhütung beginnen, und wenn Sie bereits die Pille nehmen, lassen Sie das bitte ebenfalls überprüfen.

Was sind die Anzeichen eines Schlaganfalls?

Als ich zwanzig war, wusste ich nicht, wie ein Schlaganfall aussieht, aber das hielt mich nicht davon ab, eine Pille zu nehmen, die mein Risiko für einen Schlaganfall erhöhte. Zu den typischen Warnzeichen eines Schlaganfalls gehören:

- Taubheit oder Schwäche, vor allem auf einer Körperseite, z. B. im Gesicht, im Arm oder im Bein
- Gefühl von Kribbeln und Stechen
- Verwirrung oder Probleme mit dem Verständnis von Menschen
- Schwierigkeiten beim Sprechen oder undeutliches Sprechen
- Verschwommenes Sehen, Doppelbilder oder Sehverlust
- Probleme mit dem Gleichgewicht oder der Koordination, Schwierigkeiten beim Gehen
- Schwindel, Benommenheit oder Gleichgewichtsstörung
- Plötzliche schwere Kopfschmerzen

Wenn Sie eines dieser Symptome, insbesondere mehrere auf einmal, feststellen, nehmen Sie sie ernst und lassen Sie sich sofort untersuchen!

Kopfschmerzen und Migräne

Wenn Sie oder Ihre Eltern in der Vergangenheit bereits Kopfschmerzen hatten, besteht ein erhöhtes Risiko, dass Sie mit Einnahmestart der Pille neue Kopfschmerzen entwickeln. Und das erneute Auftreten von Kopfschmerzen ist ein wichtiger Grund dafür, dass viele Frauen sich letztlich dafür entscheiden, die Pille abzusetzen. Bei einigen Frauen können die Kopfschmerzen nach einigen Monaten der Pilleneinnahme abklingen, bei anderen hingegen bleiben sie bestehen. Kopfschmerzen und Migräne sind ein mögliches Anzeichen für Entzündungen, Hormonstörungen, Zöliakie, Nahrungsempfindlichkeit, Autoimmunerkrankungen und vieles mehr. Ihre Ursache sollte untersucht werden.

Bei Migräne berichten einige Frauen von einer großen Verbesserung nach Einnahmebeginn der Pille, andere hingegen von einer Zunahme der Häufigkeit oder Dauer. Obwohl die Erfahrungen und die Daten unterschiedlich sind, wissen wir mittlerweile, dass Frauen, die Auren mit ihrer Migräne erleben, ein erhöhtes Risiko für einen ischämischen Schlaganfall haben.

Was Sie testen lassen sollten, bevor Sie die Pille nehmen

Ich empfehle Ihnen, die folgenden Tests in Betracht zu ziehen, wenn Sie über die Einnahme der Pille nachdenken oder sie bereits nehmen, insbesondere, wenn in Ihrer Familie Blutgerinnsel, Schlaganfall, Herzinfarkt im frühen Alter oder Lungenembolie aufgetreten sind:

- Anticardiolipin-Antikörper
- Antiphospholipid-Antikörper
- Blutdruck
- Cholesterin-Panel
- Vollständiges Blutbild (CBC)
- Umfassendes Stoffwechsel-Panel (CMP)
- Faktor-II-Gene
- Faktor-V-Gene
- Fibrinogen
- Hochempfindliches C-reaktives Protein (hs-CRP)
- Homocystein
- Lipoprotein-A
- Lipoprotein-assoziierte Phospholipase A2 (Lp-PLA2)-Aktivität
- MTHFR
- Myeloperoxidase (MPO)

Die Pille und das Herzinfarkt-Risiko

Wie bereits erwähnt, erhöht die Pille auch das Risiko eines Herzinfarkts, an dem Frauen seit den 1980er-Jahren häufiger als Männer sterben. Warum sterben wir häufiger daran? Nun, das würde ein ganz anderes Buch erfordern, in dem die Feinheiten der medizinischen Geschlechtervorurteile untersucht werden und wie sie Frauen krank und manchmal tot zurücklassen! Tatsächlich stirbt in den USA alle 80 Sekunden eine Frau an einem Herzinfarkt. Kurz gesagt, wir präsentieren uns anders, und das verwirrt die Ärzte manchmal. Ihr Hausarzt und Ihr Gynäkologe sind jedoch sehr gut darin, Risikofaktoren für Herzkrankheiten und andere Stoffwechselprobleme zu identifizieren, aber sie brauchen dazu Ihre Daten. Zusätzlich zu einem Blutbild oder anderen Tests müssen sie Ihre Krankengeschichte, Ihre Familiengeschichte und Ihre Symptome kennen. Sie können Ihnen nicht helfen, wenn Sie nicht alle Fakten kennen. In der Checkliste auf Seite 178 erfahren Sie, worüber Sie mit Ihrem Arzt sprechen sollten.

In den Vereinigten Staaten sind Yaz, Yasmin und Ocella einige der bekannteren Verhütungsmittel, **die mit einem deutlichen Warnhinweis auf der Packung (Black-Box-Warnung) für ein erhöhtes Risiko schwerer kardiovaskulärer Störungen versehen sind**. Dies sind dieselben Medikamente, die zur Behandlung gutartiger Erkrankungen wie Akne eingesetzt werden. Es scheint ein wenig extrem zu sein, einem Mädchen ein Medikament zu verabreichen, das einen Schlaganfall oder Herzinfarkt verursachen kann, ohne es über das Risiko aufzuklären oder ihm andere, sicherere Möglichkeiten zur Behandlung von Akne zu bieten. Falls Sie sich dessen nicht bewusst sind, sei Ihnen versichert, dass eine Black-Box-Warnung von großer Bedeutung ist. Es ist die strengste Warnung, die die FDA herausgibt, und die FDA gibt sie nur dann heraus, wenn es genügend Beweise dafür gibt, dass ein Medikament mit ernsthaften gesundheitlichen Folgen verbunden ist.

Als Yaz 2006 auf den Markt kam, wurde es schnell zur bevorzugten Pille für Ärzte und Frauen gleichermaßen. Schließlich wurde es in der Werbung mit dem Slogan „Beyond Birth Control" („Viel mehr als nur Empfängnisverhütung") als ein Allheilmittel gegen PMS-Symptome beworben. Doch wie sich herausstellte, wurde Yaz nie wirklich zur Behandlung von PMS zugelassen, und es war auch nicht wirksamer zur Verhinderung einer Schwangerschaft als frühere Pillen. Und diese Nebenwirkungen – die FDA schätzte es nicht, dass Bayer Behauptungen über PMS aufstellte oder ablenkende Inhalte in seiner Werbung verwendete, während der Sprecher die Nebenwirkungen auflistete.

Lange bevor die FDA einschritt, teilten Frauen ihre Geschichten über die Pille jedoch im Internet. Gewichtszunahme, sich verschlechternde PMS-Symptome (das exakte Gegenteil hatten die Hersteller angepriesen), Kopfschmerzen, unregelmäßige Blutungen, Angstzustände, Depressionen, Müdigkeit, Libidoverlust, Übelkeit, Verdauungsstörungen, Gallenblasenerkrankungen, Herzklopfen, Herzinfarkte und Schlaganfälle wurden gemeldet. Wohlgemerkt, dies sind die gleichen Symptome, über die Frauen seit der Einführung der Pille berichten, aber es ging hier um ein neues Produkt, und die Frauen, die die Pille nahmen, begannen zu begreifen.

Was machte Yaz so besonders? Es war das erste Mal, dass ein Verhütungshormon, Drospirenon, als etwas eingeführt wurde, das die Symptome bei Frauen behandeln und über die Schwangerschaftsverhütung hinaus eine größere Rolle spielen sollte. Im Gegensatz zu anderen synthetischen Gestagenen wird Drospirenon aus Spironolacton gewonnen, wodurch es im Körper als Antimineralocorticoid wirken kann (wie ein Diuretikum – es bringt Sie dazu, mehr zu pinkeln). Es hat auch antiandrogene Wirkungen (wie Anti-Testosteron), was es bei der Verbesserung von Akne wirksam macht. Aber eine harntreibende Wirkung, die bei Blähungen hilft?

Da wird es schnell unheimlich. Dieses Medikament führt dazu, dass Sie Natrium verlieren und Kalium festhalten, indem es Aldosteron entgegenwirkt, einem Hormon, das von Ihren Nebennieren zur Regulierung des Blutdrucks produziert wird. Zu viel Kalium kann zu einem Herzinfarkt führen und mit der Zeit bestimmten Menschen Nierenschäden hervorrufen. Wenn Sie bereits an einer Nieren- oder Lebererkrankung oder einer Nebenniereninsuffizienz leiden (wie es bei Morbus Addison der Fall ist) oder ein Medikament einnehmen, das Sie dazu veranlasst, an Kalium festzuhalten (wie Spironolacton oder NSAIDs), dann sollten Sie die Einnahme dieses Hormons noch einmal überdenken. Häufig verwendete NSAIDs, wie Ibuprofen und Naproxen, führen auch dazu, dass Sie an Kalium festhalten, weshalb eine regelmäßige Blutuntersuchung Ihres Kaliums empfohlen wird, wenn Sie diese in hoher Dosis oder längerfristig einnehmen. Frauen mit schmerzhaften Regelblutungen, wie es bei der Endometriose der Fall ist, können gefährdet sein, wenn sie zur Schmerzlinderung auf NSAIDs angewiesen sind, während sie ein hormonelles Verhütungsmittel einnehmen, das Drospirenon enthält.

In einer Studie wurden die Daten von 1,6 Millionen dänischen Frauen ausgewertet, die mehrere Jahre lang eine Drospirenon-Verhütungspille eingenommen hatten. Die Forscher fanden heraus, dass das Risiko eines Herzinfarkts oder Schlaganfalls bei diesen Frauen höher war als bei denen, die eine nicht-hormonale Verhütungsmethode verwendeten.

Wie sich ein Herzinfarkt bei einer Frau bemerkbar macht

Wir Frauen neigen dazu, Symptome zu haben, die nicht wie die unserer männlichen Gegenstücke aussehen. Verwenden Sie diese Liste, um sich mit dem Erscheinungsbild eines Herzinfarkts bei einer Frau vertraut zu machen, damit Sie, falls Sie jemals diese Symptome erleben, wissen, dass Sie sofort Hilfe benötigen:

- Kalte Schweißausbrüche
- Müdigkeit
- Grippeähnliche Symptome
- Verdauungsstörungen
- Schwindelgefühl

- Übelkeit
- Schmerzen in Armen, Rücken, Nacken, Kiefer oder Bauch
- Kurzatmigkeit
- Unangenehmes, intermittierendes Quetschen in der Brustmitte

Habe ich ein Risiko für einen Herzinfarkt?

Sie haben möglicherweise ein erhöhtes Risiko für einen Herzinfarkt, wenn Sie:

- ein Elternteil haben, das eine Herzerkrankung hat oder hatte
- rauchen
- einen hohen Blutdruck haben
- einen hohen Cholesterinspiegel haben
- Diabetes haben
- übergewichtig oder fettleibig sind
- einen überwiegend sitzenden Lebensstil führen
- sich schlecht ernähren
- regelmäßig Stress erleben
- Alkohol trinken
- über 65 sind (aber Herzinfarkte können und werden auch bei viel jüngeren Frauen vorkommen)

Die Pille und das Krebsrisiko

Das Risiko für Brust-, Gebärmutterhals-, Leber- und Hirnkrebs steigt mit der Pille. Viele Experten sind zu dem Schluss gekommen, dass das Risiko, an östrogenbedingtem Krebs zu erkranken, umso höher ist, je länger ein Körper synthetischem Östrogen – wie dem in der Pille – ausgesetzt ist. Und auch die neueren, niedrig dosierten Pillen stellen ein Risiko dar. Eine kürzlich im *New England Journal of Medicine* veröffentlichte Studie, an der 1,8 Millionen Frauen im Alter von 15 bis 49 Jahren teilnahmen, ergab, dass hormonelle Verhütungsmittel mit einem erhöhten Brustkrebsrisiko verbunden sind. Die Studie fand auch heraus, dass Gestagene (synthetisches Progesteron) das Brustkrebsrisiko erhöhen können. Frauen, die die Pille nahmen, hatten ein 20 Prozent höheres Brustkrebsrisiko als Frauen, die nicht-hormonelle Formen der Empfängnisverhütung verwendeten. Lassen Sie mich das für Sie aufschlüsseln: Von 100.000 Frauen, die *keine* hormonellen Verhütungsmittel verwenden, erhalten wahrscheinlich 55 pro Jahr die Diagnose Brustkrebs. Von 100.000 Frauen, die die Pille und andere Formen der hormonellen Verhütung nehmen, wird bei 68 Frauen pro Jahr wahrscheinlich Brustkrebs diagnostiziert.

Es sind mehr Langzeitstudien erforderlich, aber erste Hinweise deuten darauf hin, dass dieses Risiko nicht verschwindet, wenn Sie die Pille absetzen, sondern dass es sich um ein langfristig erhöhtes Risiko handelt. Was bedeutet das? Alle Formen der hormonellen Verhütungsmittel erhöhen das Brustkrebsrisiko. Aktuelle Studien zeigen zwar, dass das Risiko gering ist, aber wenn in Ihrer Familie schon einmal jemand an Brustkrebs erkrankt ist, sollten Sie alternative Formen der Empfängnisverhütung in Betracht ziehen. Wenn Sie derzeit die Pille nehmen oder sie in der Vergangenheit genommen haben, können Sie die Änderungen im Brighten-Stoffwechsel-Protokoll auf Seite 182 umsetzen, um Ihren Körper bei der Eliminierung von Östrogenen und der Stärkung zellschützender Antioxidantien zu unterstützen.

Nun ist die Pille nicht nur schlecht, wenn es um Krebs geht, denn Fälle von Gebärmutter-, Endometrium-, Eierstock- und Darmkrebs sind bei Frauen, die die Pille nehmen, geringer. Es scheint auch, dass die Schutzwirkung über den Zeitpunkt des Absetzens der Pille hinausgehen kann – obwohl Studien gezeigt haben, dass Insulinresistenz das Risiko für Endometriumkrebs erhöht. Daher wird die Debatte darüber fortgesetzt, wie gut sie vor dieser Form von Krebs schützt. Ich würde argumentieren, dass es weitaus bessere Möglichkeiten gibt, Krebs zu verhindern, die dem gesamten Körper zugutekommen können und mit viel weniger Nebenwirkungen einhergehen. Mal ehrlich – wie hilfreich ist es, wenn die Pille einige Krebsarten reduziert, nur um das Risiko für andere zu erhöhen?

Eine systematische Auswertung von 28 Studien, in denen mehr als 12.000 Frauen mit Gebärmutterhalskrebs untersucht wurden, ergab, dass das Risiko für Gebärmutterhalskrebs steigt, je länger die Pille eingenommen wird. Nach zehn Jahren der Anwendung hat sich das Risiko sogar verdoppelt! Das Risiko stieg sogar nach Berücksichtigung von Faktoren wie der Anzahl der Sexualpartner, der Verwendung von Barriere-Verhütungsmethoden, früherer Pap-Abstriche, Rauchen und dem Status des Humanen Papillomavirus (HPV).

Die Collaborative Group on Epidemiological Studies of Cervical Cancer stellte in ihrer Analyse von 24 Studien mit mehr als 16.000 Frauen mit Gebärmutterhalskrebs fest, dass das Risiko für invasiven Gebärmutterhalskrebs zunahm, je länger eine Frau die Pille nahm. Die gute Nachricht ist, dass das Risiko nach Absetzen der Pille abnahm, und nach zehn Jahren ohne die Pille war das Risiko ähnlich hoch wie bei Frauen, die die Pille nie genommen hatten. Das Verzwickte an diesen Studien ist, dass sie nicht in der Lage waren, die volle Wirkung von HPV zu beurteilen. Und andere Studien haben ergeben, dass HPV-negative Frauen, die die Pille einnehmen, kein so hohes Risiko aufweisen. Dennoch haben etwa 79 Millionen Amerikaner HPV, was etwa 80 Prozent der sexuell aktiven Männer und Frauen sind.

Dies sind einige Fakten zu HPV:

- Eine In-vitro-Studie zeigte, dass Östradiol das Wachstum von HPV-positiven Gebärmutterhalskrebszellen stimuliert.
- Gerade jüngere Frauen, die am stärksten HPV-gefährdet sind, nehmen orale Kontrazeptiva ein. (Oh mein Gott!)
- Die Einnahme von synthetischem Östrogen erhöht die Ektopie des Gebärmutterhalses (wenn sich die inneren Zellen des Gebärmutterhalses außen befinden), und HPV siedelt sich dort sehr gerne an.
- Die Einnahme von Östrogen erhöht auch die Östrogenrezeptorexpression – HPV hängt sich an diesen Rezeptor an.

Die Pille, HPV und das Gebärmutterhalskrebsrisiko

Das humane Papillomavirus (HPV) ist ein sexuell übertragbares Virus mit mehr als 150 Stämmen. Etwa 13 von ihnen sind als krebserregend bekannt. Im Gegensatz zu anderen sexuell übertragbaren Infektionen ist HPV weit verbreitet – es besteht eine gute Chance, dass Sie oder jemand, den Sie kennen, daran erkrankt ist. Etwa 70 Prozent des Gebärmutterhalskrebses, 95 Prozent des Analkrebses und 65 Prozent des Vaginalkrebses können auf HPV zurückgeführt werden.

Mehrere Studien gehen davon aus, dass der Metabolismus des Östrogens in der Pille in den Metaboliten 16-alpha-Hydroxyöstron (16OHE1), der sich mit HPV zusammenschließt, um das Wachstum von Krebs zu verursachen, das größte Risiko darstellt. Wie Sie aus Kapitel 5 wissen, metabolisiert die Leber Ihr Östron und Östradiol in die Metaboliten 2OHE1, 4OHE1 und 16OHE1, und der 16OHE1-Signalweg kann das Gewebewachstum stimulieren, was möglicherweise zu Krebs führt.

Kann Melatonin das Brustkrebsrisiko reduzieren?

Melatonin, das oft als „Schlafhormon" bezeichnet wird, wird hauptsächlich von der Zirbeldrüse produziert, aber auch an einigen anderen Stellen, wie z. B. im Darm und in den weißen Blutkörperchen. Melatonin ist ein hervorragendes Antioxidans und schützt vor Brustkrebs, was ein weiterer Grund ist, warum Schlaf so wichtig ist. Wenn Ihr Melatoninwert niedrig ist und Sie starke Östrogene (wie 4OHE1 oder 16OHE1) haben, könnten Sie große Probleme haben, wenn es um Brustkrebs geht. Melatoninrezeptoren befinden sich auf den Eierstockzellen, was darauf hinweist, dass Melatonin möglicherweise eine Rolle bei den in Ihren Eierstöcken produzierten Östrogenspiegeln spielt, indem es als selektiver Östrogenrezeptor-Modulator wirkt und das Wachstum hemmt. Studien haben gezeigt, dass Nachtschichtarbeiterinnen wie Krankenschwestern ein höheres Risiko für Brustkrebs haben. Sie ergaben auch, dass Frauen, bei denen Brustkrebs diagnostiziert wurde, niedrigere Melatoninspiegel aufweisen. Eine Metaanalyse zeigte einen 40-prozentigen Anstieg von Brustkrebs bei Frauen, die in Nachtschichten arbeiteten. Eine weitere Metaanalyse von Flugbegleitern ergab ein um 44 Prozent erhöhtes Brustkrebsrisiko im Vergleich zur Allgemeinbevölkerung, was nicht überrascht, wenn man bedenkt, dass viele Flugbegleiterinnen nachts arbeiten und Zeitzonen überqueren, was ihren zirkadianen Rhythmus stören könnte.

Wenn bei Ihnen HPV diagnostiziert wird, atmen Sie tief ein. Das bedeutet nicht unbedingt, dass Sie an Krebs erkranken werden. Das Befolgen der Richtlinien Ihres Arztes zur regelmäßigen Überwachung in Verbindung mit der Durchführung von Lebensstil- und Ernährungstherapien zur Unterstützung Ihrer zervikalen Gesundheit kann einen enormen Einfluss haben. Nehmen Sie mit oder ohne Pille Antioxidantien wie die Vitamine C und E ein und nehmen Sie entkoffeinierten grünen Tee in Ihre Ernährung auf oder supplementieren Sie ihn als Nahrungsergänzungsmittel. Es ist erwiesen, dass Antioxidantien antikanzerogene Eigenschaften haben und für Frauen mit Veränderungen des Gebärmutterhalses von Vorteil sind. Kreuzblütler-Gemüse wie Brokkoli, Blumenkohl und Grünkohl enthalten Phytonährstoffe und unterstützen einen gesunden Östrogenstoffwechsel. Ich empfehle meinen Patientinnen die Nahrungsergänzungsmittel Indol-3-Carbinol (I3C) und Diindolylmethan (DIM), weil sie höhere Dosen von Phytonährstoffen enthalten als das, was die meisten von uns normalerweise essen würden. (Sie können natürlich auch täglich 2 Pfund dieses Gemüses essen, und das jeden Tag.) I3C und DIM helfen Ihnen, 16OHE1 in die vorteilhaftere 2OHE1-Form umzuwandeln.

Besteht bei mir die Gefahr einer Krebserkrankung?

Sie haben ein erhöhtes Krebsrisiko, wenn Sie:

- eine familiäre Vorgeschichte von Krebs haben
- Chemikalien und krebserregenden Stoffen (Karzinogenen) ausgesetzt sind
- rauchen
- Alkohol trinken
- eine chronische Entzündung haben
- sich schlecht ernähren
- fettleibig sind
- Infektionen haben, die bekanntermaßen Krebs verursachen
- Strahlung ausgesetzt waren

Das Brighten-Stoffwechsel-Protokoll

Wenn Sie Ihren Blutzuckerspiegel ausgleichen wollen, um das metabolische Chaos von Insulinresistenz, erhöhtem Cholesterinspiegel, Bluthochdruck und hormoneller Unausgeglichenheit zu verhindern, können Sie durch eine Reihe von Änderungen in der Lebensweise vermeiden, einen Weg zu gehen, der zu einem erhöhten Schlaganfall-, Herzinfarkt- oder Krebsrisiko führen kann. Das 30-Tage-Brighten-Programm hilft Ihnen dabei, Ihr Risiko für Stoffwechselprobleme zu verringern. Dies sind die wichtigsten Tipps dieses Protokolls, um Ihnen den Einstieg zu erleichtern:

Zucker und raffinierte Kohlenhydrate streichen

Echte Nahrung essen – mit viel Gemüse

Tägliche Bewegung

Festgelegte Essenzeiten

Zucker und raffinierte Kohlenhydrate streichen

Wenn das Weglassen von Zucker Ihnen das Gefühl gibt, in einer Sackgasse festzustecken, sollten Sie wissen, dass Sie damit nicht allein sind. Zucker macht in hohem Maße süchtig. Ich habe in früheren Kapiteln darüber gesprochen, weshalb ich mich hier nicht allzu oft wiederholen werde. Aber der Schlüssel zum Ausgleich Ihres Blutzuckers und zur Erhaltung Ihrer Energie liegt darin, keinen Zucker und keine raffinierten Kohlenhydrate wie Weißbrot, Reis und Gebäck zu konsumieren, die zu diesen Blutzuckerspitzen und Energieeinbrüchen führen. Ja, das gilt auch für Bagels und Kekse. Verwenden Sie Ahornsirup, Honig und Kokoszucker sparsam. Entscheiden Sie sich eher für viele frische Früchte wie Beeren.

Echte Nahrung essen – mit viel Gemüse

Vollwertige Bio-Lebensmittel – Fleisch, Fisch, Gemüse und gesunde Fette – nähren Ihren Körper und stabilisieren Ihren Blutzucker, im Gegensatz zu verarbeiteten Lebensmitteln, die oft einen Anstieg des Blutzuckerspiegels verursachen. Ich empfehle Ihnen, bei jeder Mahlzeit Fett und Eiweiß zu verzehren, um einen ausgewogenen Blutzuckerspiegel zu erreichen. Versuchen Sie, zu jeder Mahlzeit 1 bis 2 Esslöffel gesundes Fett zu sich zu nehmen, z. B. Kokosöl, Olivenöl, Avocadoöl, Macadamianussöl oder ganze Avocados, oder Bio-Butter und Bio-Ghee, wenn Sie Milchprodukte konsumieren (folgen Sie dabei bitte der Brighten-Protokoll Ernährung). Als Proteinlieferant sind 170 Gramm Fisch oder Geflügel, 110 Gramm rotes Fleisch oder 30 Gramm Nüsse gut geeignet.

Füllen Sie mindestens die Hälfte Ihres Tellers mit ballaststoffreichem Gemüse. Vermeiden Sie zu viel stärkehaltiges Gemüse, wie Kartoffeln, Kürbis und Erbsen. Kreuzblütler-Gemüse ist wegen seiner krebshemmenden Eigenschaften schon sehr empfehlenswert, der absolute Hit sind aber Brokkolisprossen. Sie sind besonders wirksam und enthalten starke Mengen an Sulforaphan, das die Hormonentgiftung unterstützt und krebshemmende Eigenschaften hat. Es ist sogar erwiesen, dass Brokkolisprossen bei der Beseitigung von Umweltgiften helfen. Wenn Sie die Pille nehmen, essen Sie drei- oder viermal wöchentlich ungefähr 25 Gramm davon. Wenn Sie die Pille nicht mehr nehmen, sollten Sie sie mindestens zweimal wöchentlich verzehren. Wenn Sie Symptome einer Östrogendominanz haben, essen Sie dreimal pro Woche 25 Gramm und fünf Tage vor Beginn der Periode täglich 25 Gramm. Versuchen Sie, mindestens sieben bis neun Portionen Gemüse pro Tag zu essen. Wenn das für Sie nach viel klingt, fangen Sie damit an, jeden Tag ein bisschen mehr hinzuzufügen. Genießen Sie morgens zu Ihrem Frühstücksei etwas Gemüse, essen Sie einen großen Salat mit Eiweiß zum Mittagessen und bringen Sie abends beim Abendessen ebenfalls ein paar Gemüsesorten ein. Oder bereiten Sie eines meiner Smoothie-Rezepte zu (siehe Seite 307), um auf einfache Weise ein paar Portionen auf einmal zu konsumieren. Versuchen Sie, ein buntes Farbspektrum an Gemüse zu essen, damit Sie eine Vielzahl von Antioxidantien und Nährstoffen erhalten.

Tägliche Bewegung

Sowohl Cardio- als auch Krafttraining verbessern nachweislich den Glukosestoffwechsel und die Insulinsensitivität, was den Hormonhaushalt verbessert und Ihnen hilft, ein metabolisches Chaos zu vermeiden. Untersuchungen haben auch gezeigt, dass regelmäßige tägliche Bewegung das Risiko vieler Krebserkrankungen wirksam senkt. Mäßige bis kräftige Bewegung, etwa 150 Minuten wöchentlich, ist mit niedrigeren Brustkrebs-Rücklaufquoten und niedrigeren Sterberaten durch die Krankheit verbunden. Eine Metaanalyse ergab sogar, dass regelmäßige Bewegung das Risiko, an Brustkrebs zu sterben, um 40 Prozent senken kann! Streben Sie mindestens 20 Minuten tägliche Bewegung an – Sie können zwischen Cardio- und Krafttraining wechseln. Oder versuchen Sie es mit Yoga, Pilates, Zumba, Barre-Work-out oder Kampfsportarten. Wenn Sie nicht an regelmäßige Bewegung gewöhnt sind, beginnen Sie mit Gehen und Dehnen und arbeiten Sie sich zu anderen, intensiveren Aktivitäten hoch.

Festgelegte Essenzeiten

Wenn Sie an Hypoglykämie leiden oder die Pille absetzen, sollten Sie drei regelmäßige Mahlzeiten am Tag zu sich nehmen – Frühstück, Mittagessen und Abendessen. Sie sollten nämlich nicht in eine Situation geraten, in der Sie hungrig sind und Energie verlieren und dann einen schnellen, kohlenhydrathaltigen Snack in sich hineinstopfen, der eine Dysregulation des Blutzuckers verursacht. Wenn Sie auch bei drei Mahlzeiten am Tag einen Snack benötigen, essen Sie etwas Gemüse mit einem Protein oder gesundem Fett, wie Karottenstäbchen mit Guacamole oder Sellerie mit Hummus. Greifen Sie nicht zu so etwas wie Pommes oder Chips! Wenn Sie es oft eilig haben, besonders zum Frühstück, machen Sie sich einen grünen Smoothie zum Mitnehmen oder nehmen Sie ein hart gekochtes Ei mit. Ich empfehle auch, schnelle, gesunde Snacks wie Protein-Riegel oder hydrolysierte Kollagen-Riegel bereitzuhalten. Mit solchen Snacks bekommen Sie Ihren Hunger gut in den Griff.

Intermittierendes Fasten hat sich als vorteilhaft erwiesen, um das Krebsrisiko zu senken, die Herzgesundheit zu verbessern, die Darmmobilität zu fördern, Entzündungen zu senken, den Blutzucker zu stabilisieren und die Gewichtsabnahme zu unterstützen. Betrachten Sie es als Liebesdienst für Ihren Stoffwechsel. Ich empfehle Frauen, mit täglichem vierzehnstündigen Fasten zu beginnen. Vierzehn Stunden! Ich weiß – das klingt nach viel, aber es ist einfach. Ich verspreche es. Versuchen Sie, Ihre täglichen Mahlzeiten innerhalb eines Zehn-Stunden-Fensters zu essen, und schließen Sie dann die Küche gegen 18 oder 19 Uhr. Nehmen wir an, Sie essen um 18 Uhr zu Abend; dann warten Sie am nächsten Tag mit dem Frühstück bis 8 Uhr. Es gibt viele Variationen des intermittierenden Fastens, aber ich empfehle, mit einem Arzt zusammenzuarbeiten, bevor Sie über dieses grundlegende Fasten hinaus experimentieren. Ich befürworte dies als Teil des 30-Tage-Brighten-Programms.

Die zentralen Aussagen des Kapitels

- Frauen mit PCOS haben häufig eine Insulinresistenz, welche die Eierstöcke zur Testosteronausschüttung anregen kann.
- Wenn Sie die Antibabypille genommen haben, können Sie Symptome eines PCOS haben, die kein echtes PCOS, sondern ein Post-Pill-PCOS oder ein pilleninduziertes PCOS sind.
- Die Pille verursacht nachweislich erhöhte Cholesterinwerte, Bluthochdruck und Insulinresistenz, was zu Diabetes führen kann.
- Die Pille erhöht auch das Risiko von Blutgerinnseln, die wiederum das Risiko eines Schlaganfalls erhöhen.
- Sofern Sie Faktor-V-Leiden oder MTHFR-Genvariationen haben, besteht möglicherweise ein höheres Schlaganfallrisiko, wenn Sie die Pille nehmen.
- Frauen, bei denen aufgrund ihrer Migräne Auren auftreten, haben ein erhöhtes Risiko für ischämische Schlaganfälle.
- Bestimmte Antibabypillen wie solche, die Drospirenon enthalten, können das Risiko für Herzinfarkt und Schlaganfall erhöhen.
- Die Pille erhöht auch das Risiko bestimmter Krebsarten wie Brust-, Gebärmutterhals-, Leber- und Gehirnkrebs.

KAPITEL 9

STIMMUNGS-SCHWANKUNGEN, ÄNGSTE UND DEPRESSIONEN IN DEN GRIFF BEKOMMEN

Wussten Sie, dass die Pille Ihre Fähigkeit beeinträchtigen kann, auf Angst und Stress angemessen zu reagieren? Und wussten Sie auch, dass die Dysregulation der HPA-Achse (welche wie in Kapitel 7 beschriebenFrauen haben, die die Pille einnehmen) Sie Stress aussetzen und Ihnen veränderte Angstreaktionen bescheren kann? Ist Ihnen bekannt, dass die Pille möglicherweise die Art und Weise beeinflusst, wie Sie mit Ihren Kindern und sogar mit Ihrem Partner umgehen? Die Forschung hat nämlich gezeigt, dass Frauen, die die Pille nehmen, eine verminderte Empfindlichkeit gegenüber Oxytocin haben, was sich auf ihre Fähigkeit auswirken kann, sich mit ihrem Baby oder ihrem Partner zu verbinden. Auch die Beziehungszufriedenheit wird dadurch beeinträchtigt – und zwar nicht in guter Weise. Das alles ergibt Sinn, denn die Forschung hat gezeigt, dass die natürlichen zyklischen Veränderungen der Hormone die Stimmung, das Verhalten und die soziale Bindung beeinflussen. Es ist ein wissenschaftlicher Bereich, der gerade erst erforscht wird. Viele Forscher beginnen jetzt damit, zu untersuchen, welchen Einfluss die Antibabypille nicht nur auf Ihre Stimmung, sondern auch auf Ihre Sozialisation und Ihr Verhalten als Person haben kann.

Wie vielen anderen Frauen wurde auch Ihnen vielleicht gesagt, dass ein Zusammenhang zwischen der Antibabypille und Ihrer Stimmung nur in Ihrem Kopf besteht. Es ist nicht nur in der Medizin, sondern auch in der Gesellschaft üblich, die mit der Pille verbundenen Stimmungssymptome abzutun. Dabei ist es egal, dass die Symptome als Nebenwirkungen auf der Verpackung aufgeführt sind. Frauen haben seit Einführung der Pille von einer Stimmungsveränderung berichtet. Aber Depressionen sind nicht die einzige psychische Herausforderung, die die Pille mit sich bringt. Es gibt auch einen Zusammenhang zwischen der Pille und einer etwas weniger sichtbaren, aber weitaus weiter verbreiteten Störung: der Angst.

Wenn Sie unter Depressionen oder Angstzuständen leiden – oder unter beidem – fühlen Sie sich vielleicht verzweifelt und beschädigt, aber ich möchte, dass Sie wissen, dass Sie nicht „kaputt“ sind. Und wenn Ihr Arzt Ihnen gesagt hat, dass dies „alles nur in Ihrem Kopf“ ist, dann ist es an der Zeit, eine zweite Meinung einzuholen. Für viele Frauen bedeutet der Einnahmebeginn der Pille einen Stimmungseinbruch. Jedoch gibt es viele natürliche Möglichkeiten, Ihren Körper bei der Heilung von diesen verheerenden, manchmal lähmenden Störungen zu unterstützen, die auftreten können, wenn Sie mit der Einnahme der Pille beginnen. In diesem Kapitel werde ich Ihnen einige wirksame und bewährte Ansätze vorstellen, die Ihnen helfen können, Ihre Stimmung wiederherzustellen und Depressionen und Ängste endgültig zu überwinden!

Hat sich Ihre Stimmung seit Einnahmebeginn der Pille verschlechtert?

Drei Monate nach Absetzen der Pille fand Samantha den Weg in meine Praxis. Sie kämpfte mit ihrer mangelnden Motivation und hatte, wie sie sagte, „die Liebe zum Leben verloren“. Sie weinte leicht und fühlte sich jeden Tag hoffnungslos. Ihre Symptome hatten vier Jahre zuvor begonnen, als sie mit der Einnahme der Antibabypille begonnen hatte. Und nachdem ihr Arzt ihr viele Jahre lang gesagt hatte, dass die Pille auf keinen Fall etwas mit ihrer Depression zu tun habe, beschloss sie, dass es an der Zeit sei, die Sache zu beenden und sich selbst davon zu überzeugen. Samantha hatte, wie viele Frauen, gedacht, dass ihre Stimmung wieder zurückkommen und sie sich wieder wie ihr altes Selbst fühlen würde, sobald sie die Pille abgesetzt hatte. Sie war sich jedoch nicht bewusst, dass es so etwas wie das Post-Pill-Syndrom gibt und welche langfristigen Nebenwirkungen

In diesem Kapitel

- **Wie die Pille Sie depressiv machen kann**
- **Die beiden Hauptrisikofaktoren für die Entwicklung einer Depression während der Einnahme der Pille**
- **Wie die Pille Ihre Serotoninproduktion beeinträchtigt**
- **Der Zusammenhang zwischen Angstzuständen, Ihren Hormonen und der Pille**
- **Wie die Pille Nährstoffmängel verursacht – und was Sie dagegen tun können**

und Folgen die Pille haben kann. Sie konnte nicht verstehen, warum ihre Depression anhielt, und sie begann an sich selbst zu zweifeln. *Vielleicht hatte ihr Arzt Recht. Vielleicht hatte es gar nichts mit der Pille zu tun.* Ich versicherte Samantha, dass sie nicht die erste Frau war, die von Stimmungsschwankungen bei der Einnahme der Pille berichtete, und auch sicher nicht die erste Frau war, die wegen Schwierigkeiten, die trotz Absetzen der Pille nicht besser wurden, zu mir kam. Ich erklärte ihr, dass es einige sehr reale Möglichkeiten gibt, wie sich die Pille auf die Stimmung auswirken kann, und dass es eine grundlegende Ursache dafür gibt, warum sich ihre Stimmung nicht verbessert hatte und sie stattdessen unter einem ständigen Gefühl der Depression litt.

In einer dreizehnjährigen Studie, an der mehr als eine Million Frauen im Alter von 15 bis 34 Jahren teilnahmen, wurde festgestellt, dass die Wahrscheinlichkeit einer erstmaligen Diagnose mit Depressionen bei den Frauen größer war, die hormonelle Verhütungsmittel verwendeten. Diesen Frauen wurde mit 23 Prozent höherer Wahrscheinlichkeit ein Antidepressivum verschrieben, wenn sie eine Kombinationspille einnahmen, die sowohl Östrogen als auch Gestagen enthielt. Noch erschreckender ist, dass junge Frauen, die eine Kombinationspille einnahmen, *mit einer um 80 Prozent höheren Wahrscheinlichkeit an Depressionen erkrankten.* Leider war die reine Gestagen-Pille für junge Frauen nicht viel besser und erhöhte ihr Risiko doppelt so stark wie für diejenigen, die keine Antibabypille einnahmen. Diese Studie war bahnbrechend für die Gesundheit von Frauen, da sie zum ersten Mal in diesem Umfang eine schlüssige Beziehung zwischen hormoneller Empfängnisverhütung und Depressionen aufzeigte. Während frühere Studien nie einen eindeutigen Zusammenhang nachweisen konnten, hatte diese schließlich das tatsächliche Risiko aufgedeckt, dass die Einnahme der Antibabypille zur

Diagnose einer Depression führen kann. Sie lieferte dringend benötigte Erkenntnisse für Frauen – und Ärzte –, die sich seit Jahren mit diesem Zusammenhang auseinandersetzten oder sich dieses Zusammenhangs gar nicht bewusst waren.

Dr. Kelly Brogan, eine zertifizierte Psychiaterin und Autorin des Buchs *Die Wahrheit über weibliche Depression*, ist der Ansicht, dass die Pille ein bedeutendes Hindernis für die psychische Gesundheit und einen angemessenen Hormonhaushalt darstellt. Brogan erklärt: „Wenn ich heutzutage eine Patientin habe, die sich über schlechte Laune, niedrige Libido, Gewichtszunahme, Reizbarkeit, Depressionen und Angstzustände beklagt, ist eine der ersten Fragen, die ich stelle: ‚Nehmen Sie die Pille?' Und es scheint, dass es eine Untergruppe von Patientinnen gibt, für die synthetische Hormone wirklich schlecht geeignet sind und bei denen diese entweder bereits bestehende psychiatrische Symptome verschlimmern oder neue psychiatrische Symptome manifestieren können." Brogan glaubt daran, dass diese Symptome untersucht werden sollten, und sagt dazu: „Ich bin zu der Erkenntnis gelangt, dass Sie Ihre ursprüngliche Weiblichkeit niemals wirklich erlangen können, dass Sie die Frage nach Ihren Symptomen – von unregelmäßigen Perioden bis hin zu PMS – nie beantworten können, wenn Sie keinen tiefen Kontakt mit Ihrem hormonellen Selbst herstellen."

Erhöhtes Selbstmordrisiko

Eine andere kürzlich durchgeführte Studie hat herausgefunden, dass junge Frauen, die hormonelle Verhütungsmittel verwenden, ein *dreimal höheres Selbstmordrisiko* haben als diejenigen, die diese Art der Empfängnisverhütung noch nie angewendet haben. Dieser Studie zufolge war die Selbstmordgefahr in den ersten zwei Monaten nach Beginn der Einnahme der Pille (oder des Rings, der Spirale oder des Pflasters) am höchsten. Obwohl dieses Risiko ein Plateau erreichte, war es immer noch höher als bei Frauen, die niemals hormonelle Verhütungsmittel verwendeten. Das Pflaster hatte die höchste Gefahr von Selbstmordversuchen, dicht gefolgt von den anderen hormonellen Verhütungsmitteln. Keine hormonellen Verhütungsmittel sind risikofrei. Obwohl Forschungsstudien sicherlich viele Variablen haben können, die den Nachweis einer direkten Ursache erschweren, sollten uns diese Ergebnisse dazu veranlassen, zu überdenken, wie frei wir hormonelle Verhütungsmittel verschreiben – insbesondere aus anderen Gründen als der Empfängnisverhütung.

Ich glaube an das Recht einer Frau, eine Schwangerschaft zu verhindern, wie auch immer sie sich entscheidet, aber es ist wichtig, die mit der Pille verbundenen Risiken zu kennen und zu wissen, wie man sich vor diesen Risiken schützen kann, um seine Gesundheit zu erhalten. Zum neuen Feminismus gehört, dass man so gut über seinen Körper informiert ist, dass man sich zu 100 Prozent sicher sein kann, dass man die absolut beste Entscheidung für sich trifft. Wenn Sie sich für die Pille oder ein anderes hormonelles Verhütungsmittel als primäre Form der Empfängnisverhütung entscheiden, müssen Sie über die psychischen Gesundheitsrisiken vollständig informiert sein, sich der möglichen Anzeichen und Symptome bewusst sein und über die Instrumente verfügen, die Ihnen helfen können, den schädlichen Auswirkungen entgegenzuwirken. Ich setze mich seit Jahren für ein gründlicheres Screening und eine persönlichere Beratung durch Ärzte ein, bevor sie ihren Patientinnen hormonelle Verhütungsmittel empfehlen, denn das Verständnis der individuellen Bedürfnisse jeder Frau kann uns helfen, die Empfehlungen auszusprechen, die ihr und ihrer Gesundheit am besten dienen.

Sind Sie gefährdet?

Warum leiden einige Frauen unter Depressionen, wenn sie die Pille einnehmen, während andere dies nicht tun? Die kurze Antwort lautet, dass der Körper jeder Frau anders ist – und deshalb ist eine Medizin, die jeden Menschen einzeln betrachtet, so wichtig. Wir kennen zwei Risikofaktoren: eine persönliche oder familiäre Vorgeschichte mit Depressionen und eine persönliche oder familiäre Vorgeschichte mit dysregulatorischen Immunkrankheiten oder entzündlichen Erkrankungen wie Autoimmunerkrankungen. Das heißt, wenn Sie in der Vergangenheit eine Depression hatten, die aber inzwischen wieder verschwunden ist, kann sie während der Einnahme der Pille zurückkehren. Oder wenn Ihre Mutter, Ihr Bruder oder Ihre Großeltern an Depressionen litten, sind Sie möglicherweise anfälliger.

Untersuchungen haben gezeigt, dass Entzündungen und Dysregulationen des Immunsystems bei Depressionen eine Rolle spielen. Wie Sie in den Kapiteln 6 und 8 erfahren haben, ist die Pille entzündungsfördernd und führt zu einem geschwächten Immunsystem. Aus diesem Grund kann eine persönliche oder familiäre Vorgeschichte mit Entzündungs- oder Autoimmunerkrankungen das Risiko einer Depression während der Einnahme der Pille erhöhen. Dies ist ein Bereich, der mehr Aufmerksamkeit und Forschung benötigt, um unser Verständnis zu vertiefen.

Zurück zu meiner Patientin Samantha. Sie selbst hatte vor der Einnahme der Pille keine Depressionen, aber sie erinnerte sich, dass ihre Mutter mit einer postpartalen Depression zu kämpfen hatte. Wir fanden auch Hinweise in ihren Laborwerten, warum sie sich depressiv fühlte: Sie hatte erhöhte Entzündungsmarker und niedrige B6-Werte. Wie wir noch genauer untersuchen werden, kann eine erhöhte Entzündung das Risiko einer Depression erhöhen.

Die Pille und die Depressionsrisiken

- Frauen, die Kombinationspillen (Östrogen und Gestagen) einnahmen, wurden mit 23 Prozent höherer Wahrscheinlichkeit Antidepressiva verschrieben.
- Bei Teenagern war die Wahrscheinlichkeit, bei der Einnahme der Kombinationspille eine Depression zu entwickeln, um 80 Prozent höher.
- Frauen, die die reine Gestagen-Pille einnahmen, wurde mit 34 Prozent höherer Wahrscheinlichkeit ein Antidepressivum verschrieben.
- Bei Teenagern, die die reine Gestagen-Pille einnahmen, stieg das Risiko einer Depression um das Doppelte.
- Junge Frauen, die hormonelle Verhütungsmittel verwenden, haben ein dreimal höheres Selbstmordrisiko.
- Teenager haben nach einem Jahr der Pilleneinnahme ein doppelt so hohes Selbstmordrisiko und haben nach sieben Jahren hormoneller Verhütung ein 30 Prozent höheres Risiko für Selbstmord.
- Das Suizidrisiko erreicht seinen Höhepunkt etwa zwei Monate nach Beginn der hormonellen Verhütung.

Wie kann die Pille zu Depressionen beitragen?

Die Pille entzieht dem Körper Nährstoffe, die für die Gesundheit des Gehirns entscheidend sind, senkt das Testosteron, stört die Schilddrüse und die Nebennieren, verursacht einen durchlässigen Darm und beeinträchtigt Ihr Mikrobiom – jedes einzelne davon kann dazu führen, dass Sie sich depressiv fühlen. Untersuchungen zeigen nun, dass Frauen, die die Pille nehmen, im Vergleich zu Frauen, die keine hormonelle Verhütung anwenden, eine Abnahme der neuroprotektiven Moleküle erfahren, die die Gehirnzellen schützen, und eine Zunahme der neurotoxischen Chemikalien, die die Gehirnzellen zerstören. Das bedeutet, dass die Einnahme der Pille schlecht für das Gehirn ist, und es scheint, dass Ihre Stimmung davon abhängt, wie eine kleine Aminosäure – Tryptophan – verarbeitet wird.

Gehirnunterstützende Nährstoffe

Die folgenden Mittel werden Ihnen helfen, Nährstoffe wiederaufzufüllen und Ihr Gehirn zu unterstützen:

- Acetyl-L-Carnitin
- Beeren
- Beta-Hydroxybutyrat
- Brahmi (Bacopa monnieri)
- Epigallocatechingallat (EGCG)
- Fischöl
- Ginkgo biloba
- Huperzin A
- Kaffee
- Kurkuma
- Magnesium
- Phosphatidylcholin
- Phosphatidylserin

Was bitte hat Truthahnfleisch mit Ihrem Gehirn zu tun?

Haben Sie schon einmal gehört, dass Truthahn schläfrig macht? Das liegt daran, dass Truthahn Tryptophan enthält, eine Aminosäure, aus der man Serotonin (eine im Gehirn und im Darm vorkommende Chemikalie) und Melatonin, den schläfrigen Neurotransmitter, herstellt. Obwohl diese Truthahngeschichte ein Mythos ist (es sind wirklich all die Kohlenhydrate, der Zucker und der Alkohol, die Sie an Thanksgiving konsumieren, welche Sie schläfrig machen), ist Tryptophan eine essenzielle Aminosäure im Gehirn, in den Hormonen und in der psychischen Gesundheit. Wenn der Tryptophan-Stoffwechsel optimal funktioniert, produziert Ihr Körper Serotonin und Melatonin sowie Kynurensäure, die Ihr Gehirn schützt. Studien haben gezeigt, dass Frauen, die die Pille nehmen, Tryptophan nicht normal verstoffwechseln, und einige empfehlen die tägliche Einnahme von Tryptophan-Präparaten, um dies zu korrigieren.

In einer Studie wurde festgestellt, dass Frauen, die die Pille nehmen, weniger Kynurensäure und ein erhöhtes hochempfindliches C-reaktives Protein (hs-CRP) haben, ein Zeichen für Entzündung und Aktivierung des Immunsystems.

(Denken Sie daran, dass die hohe Östrogendosis in der Pille entzündungsfördernd ist.) Wenn die Entzündung oder das Cortisol ansteigt, verschiebt sich der Tryptophanweg in Richtung Chinolinsäure-Produktion, die entzündlich und schädlich für das Gehirn ist. Entzündung und Immunregulationsstörungen spielen nachweislich eine Rolle bei der Entstehung von Depressionen. Bei meiner Patientin Samantha schien es definitiv so, als sei die Entzündung die Ursache ihrer Stimmungssymptome. Außerdem wird durch die Pille B6 abgebaut, das für die Umwandlung von Tryptophan in Serotonin und Kynurensäure notwendig ist, und Samanthas Laborwerte hatten niedrige B6-Werte angezeigt.

Wir wissen, dass Hormone das Immunsystem beeinflussen – es gibt Östrogenrezeptoren auf wichtigen Immunzellen wie Lymphozyten, Makrophagen und dendritischen Zellen. Wir wissen auch, dass viele Gene im natürlichen Immunsystem auf Östrogen reagieren. Die Forschung hat gezeigt, dass Frauen in der Regel eine stärkere Immunantwort auf Infektionen haben und häufiger an Entzündungs- und Autoimmunerkrankungen leiden als Männer. Dies ist ein Hauptgrund, warum Forscher glauben, dass Frauen ein höheres Risiko für Depressionen haben als Männer.

Wenn man all dies weiß, ergibt es also durchaus Sinn, dass eine östrogenhaltige Pille eine Entzündungsreaktion beeinflussen und den Körper dazu bringen kann, schädliche Gehirnchemikalien herzustellen. Aber es scheint etwas Besonderes an der Pille selbst zu sein, da Östrogen nachweislich auch dem Gehirn zugutekommt und vor neurologischen Erkrankungen schützt. Aus diesem Grund vermuten viele Experten, dass die multifaktorielle Wirkung der Pille, einschließlich der Zunahme von Entzündungen und Nährstoffverlusten, ein Hauptgrund dafür sein könnte, dass Frauen während der Einnahme der Pille über Depressionen berichten. Größere Studien sind notwendig, um zu verstehen, ob die reduzierte Kynurensäure und die erhöhte Entzündung der Hauptmechanismus dafür sind, wie die Pille eine Depression verursachen kann.

Unterschätzen Sie niemals Ihr Risiko – oder Ihre Symptome!

Wenn Sie die Pille nehmen und mit einer Depression zu kämpfen haben, empfehle ich Ihnen, sich genau anzusehen, welche Rolle die Pille für Ihre allgemeine Stimmung spielen kann, und zu überlegen, ob Sie sich von ihr trennen sollten. Ich würde Ihnen gerne sagen, dass sich alles auf magische Weise bessern wird, wenn Sie das tun, aber leider habe ich aus medizinischer Sicht festgestellt, dass dies nicht der Fall ist. Es kann einige Zeit, Veränderungen und Engagement erfordern, um eine hormonelle Gesundheit zu erreichen. Wenn Sie nur die Pille absetzen, sollten Sie nicht erwarten, dass sich Ihre Stimmung ändert. Wenn Sie die Pille absetzen, sollten Sie wissen, dass sich nur ein kleiner Prozentsatz der Frauen in Bezug auf ihre Stimmungssymptome besser fühlt. Und die Mehrheit der Frauen muss eine Ernährungs- und Lifestyle-Therapie zusammen mit einer gezielten Supplementation anwenden, um ihre Stimmung wirklich wieder zu verbessern. Wenn Sie also derzeit Stimmungssymptome haben, können die in diesem Buch beschriebenen Schritte dazu beitragen, diese zu verbessern, und es wird Ihnen den Übergang von den Hormonen der Pille wesentlich erleichtern, wenn Sie dazu bereit sind. Ich möchte, dass Sie wissen, dass Samantha mit den Informationen, die ich in diesem Kapitel weitergebe, ihre Stimmung wiederherstellen konnte.

Wir begannen mit der Ernährung des 30-Tage-Brighten-Programms, die von Natur aus entzündungshemmend ist und das Gehirn mit den für die Gehirngesundheit wichtigen Fetten versorgt. Zusätzlich verwendeten wir ein Kurkuma-Präparat, um die Entzündung zu reduzieren, und unterstützten Samanthas Nebennieren, damit die natürlichen entzündungshemmenden Mechanismen ihres Körpers genutzt werden konnten. Wir begannen auch, ihr Mikrobiom mithilfe des Brighten-Darm-Protokolls und mittels Probiotika wiederherzustellen. In der Mikrobiomforschung hat man riesige Fortschritte gemacht, die zeigen, dass das, was im Darm wächst, definitiv einen Einfluss darauf hat, wie man sich den ganzen Tag über fühlt. Innerhalb eines Zyklus verbesserte sich Samanthas Stimmung, und in der Woche vor ihrer Periode fühlte sie sich viel besser. Nach drei Zyklen berichtete sie freudig, dass sie wieder in Schwung gekommen war und sich sowohl im Job als auch im Leben insgesamt hoch motiviert fühlte. Sie führte die Maßnahmen noch zehn Monate durch, und danach war es fast so, als hätte sie nie in ihrem Leben eine Depression erlebt. Sie fühlte sich so voller Lebensfreude und Energie und war glücklich, dass sie die ganze Tortur hinter sich gelassen hatte. Auch mit einem Berater arbeitete sie zusammen, denn wenn eine Patientin Depressionen oder Angstzustände hat, sorge ich dafür, dass ein Spezialist für psychische Gesundheit die Behandlung begleitet. Ich glaube, es ist wirklich wichtig, dass Frauen Zugang zu Experten in jedem Bereich haben, damit all ihre Bedürfnisse erfüllt werden können.

Wenn Sie in der Vergangenheit an Depressionen gelitten haben oder ein Familienmitglied ersten Grades Depression hatte, dann fordere ich Sie dringend auf, ein alternatives Verhütungsmittel in Betracht zu ziehen. Während die Debatte darüber, ob die Pille Depressionen verursacht, weitergeht, hat die Medizin erkannt, dass die persönliche oder familiäre Vorgeschichte ein Risiko für Stimmungsschwankungen darstellt, wenn Sie die Pille nehmen.

Ich kann nicht genug betonen, dass niemand, nicht einmal Ihr Arzt, Ihre Symptome abtun oder sie als „nur in Ihrem Kopf" herunterspielen darf, wenn Sie die Pille einnehmen und Stimmungssymptome haben. Eine Depression ist ein Symptom des Ungleichgewichts, eine Art und Weise, wie Ihr Körper mit Ihnen kommuniziert, und sie kann geradezu lähmend sein. Sie verdienen es, dass Ihre Symptome untersucht werden.

Wenn Sie aus irgendeinem Grund die Pille nehmen müssen oder wollen, sollten Sie sicherstellen, dass Sie Maßnahmen ergreifen, um die durch die Pille erschöpften Nährstoffe wieder aufzufüllen, Entzündungen zu reduzieren und Ihre Leber bei der natürlichen Entgiftung zu unterstützen. Beginnen Sie mit der Einnahme eines pränatalen Vitamins oder Multivitamins und befolgen Sie das Brighten-Protokoll zur Stimmungsbewältigung sowie die leber- und entzündungsunterstützenden Protokolle in den Kapiteln 5 und 6. Das 30-Tage-Brighten-Programm in Kapitel 12 wird Ihnen bei der Wiederbelebung Ihrer Stimmung enorm helfen.

Die Pille und Nährstoffmangel

Untersuchungen haben gezeigt, dass die Einnahme der Antibabypille Ihrem Körper wichtige Nährstoffe entzieht. Daher finden Sie hier eine Liste mit einigen der häufigsten Nährstoffverluste, die Sie möglicherweise erfahren:

- Folat (Folsäure)
- Magnesium
- Selen
- Vitamin B2 (Riboflavin)
- Vitamin B6 (Pyridoxin)
- Vitamin B12
- Vitamin C
- Vitamin E
- Zink

Darüber hinaus senkt die Pille Antioxidantien, wie z. B. das Coenzym Q10. Wegen all dieser Mängel ist es wichtig, eine nährstoffreiche Ernährung zu sich zu nehmen und mit der Einnahme von Nahrungsergänzungsmitteln zu beginnen, einschließlich Q10 und denjenigen, die ich im Brighten Nahrungsergänzungs-Protokoll aufliste (Seite 263).

Haben Sie durch die Pille Angstzustände?

Vielleicht leiden Sie nicht an einer Depression, aber Sie nehmen täglich eine Xanax-Tablette, um die Angst zu vertreiben. Der Gedanke an eine ungeplante Schwangerschaft kann Sie zwar emotional belasten, aber die Einnahme der Antibabypille kann letztlich viel mehr Angst auslösen, weil sie Ihrem Körper schadet. Wenn Sie unter lähmenden Angstzuständen leiden, ist es sehr wahrscheinlich, dass Sie ein hormonelles Ungleichgewicht haben – besonders dann, wenn Sie eine Korrelation zwischen Ihren Symptomen und dem Einnahmebeginn der Antibabypille bemerkt haben.

Angstzustände sind nicht lustig. Es kann unglaublich lähmend sein, wenn Sie ein Gefühl von Angst und Panik haben, das scheinbar aus dem Nichts kommt, und das kann Ihr Leben ernsthaft beeinträchtigen. Wenn in meiner Klinik eine Frau sagt, dass Angst ihr primäres Symptom ist, möchte ich als Erstes eine schnelle Linderung der Symptome erreichen, damit sie die ganze Energie, die von ihrer Angst aufgefressen wird, aufnehmen und sich wieder darauf konzentrieren kann, sich selbst zu heilen und an der grundlegenden Ursache zu arbeiten.

Es besteht ein echter Zusammenhang zwischen Angst und Ihren Hormonen – und kein Medikament oder keine Meditation wird Ihnen helfen, Ihre Symptome zu lindern, wenn Sie die Ursache Ihrer Angst nicht an der Wurzel packen. Die konventionelle Annahme ist, dass die Angst durch ein Ungleichgewicht der Neurotransmitter verursacht wird, und viele Ärzte verschreiben ein Medikament, um dieses schlechte Verhalten abzustellen. Zwar können Medikamente die unangenehmen Symptome unterdrücken, doch sie tun nichts, um die Neurotransmitter wieder ins Gleichgewicht zu bringen, den Darm zu reparieren oder die zugrunde liegenden Ursachen der Angst zu bekämpfen.

Die Wahrheit sieht so aus, dass ein großer Teil der Angst durch Stress verursacht wird, der, wie Sie jetzt wissen, eine Reaktion der Nebennieren erzeugt, um mehr Cortisol zu produzieren. In der heutigen Welt erleben die meisten von uns irgendeine Form von Stress. An jedem einzelnen Tag unseres Lebens. Ob es sich um ein wichtiges Kundengespräch oder eine bevorstehende Abgabefrist, einen Streit mit Ihrem Lebensgefährten oder ein schulisches Problem Ihres Kindes handelt, diese wiederholten Stresssituationen lösen eine Reaktion in Ihrem Körper aus, die Angst hervorrufen kann, insbesondere wenn Sie die Pille einnehmen. Neben den offensichtlicheren Ursachen von Stress bombardieren auch immer wieder subtilere Stressfaktoren den Körper, wie z. B. nächtliche Lichteinwirkung, Essen im Gehen oder chronische Infektionen.

Lassen Sie uns zunächst einen Blick darauf werfen, wie sich Stress auf Ihren Zyklus auswirkt. Um den 14. Tag herum, wenn Ihre Eizelle während des Eisprungs freigesetzt wird, beginnt Ihr Körper etwa zwei Wochen lang Progesteron abzusondern. Progesteron bewirkt ein Gefühl der Ruhe und ein tiefes Gefühl der Liebe und Verbundenheit, indem es die Gamma-Aminobuttersäure(GABA)-Rezeptoren stimuliert, die die exzitatorischen Neurotransmitter (d. h. Stress!) beruhigen. Wenn Sie unter Stress stehen, gibt Ihr Körper leider dem Überleben den Vorrang vor der Fruchtbarkeit, was bedeutet, dass er auf Kosten von Progesteron mehr Cortisol produziert. Wenn Sie unter chronischem Stress leiden – wie viele von uns – erleben Sie eine Dysregulation der HPA-Achse, die die Symptome der Nebennierenermüdung auslöst, die Sie in Kapitel 7 kennengelernt haben. Ihr Körper steigert das Adrenalin und das Noradrenalin, was Ihr Gehirn zum Ausflippen bringt. Da Ihr Körper auch Ihr Progesteron drastisch reduziert, das normalerweise Ihr Gehirn anweisen würde, ruhig zu bleiben, wirken sich Stress und Angst bei Ihnen doppelt so stark aus. Wissen Sie, was die HPA-Achse sonst noch stört? Entzündungen. Und die Antibabypille ist definitiv eine Hauptursache für Entzündungen. Denken Sie daran, dass die Pille auch den Eisprung unterbindet, was bedeutet, dass Sie während der Einnahme kein Progesteron herstellen, und dass Gestagen nicht die gleiche Wirkung auf die Stimmung hat.

Angst kann und wird oft durch hormonelle Ungleichgewichte verursacht, wie z. B. durch Funktionsstörungen der HPA-Achse. Bei Frauen mit Hashimoto-Thyreoiditis ist die Wahrscheinlichkeit, Angstzustände zu entwickeln, doppelt so hoch (lesen Sie bitte Kapitel 7, wenn Sie an Hashimoto leiden). Angst entsteht auch durch eine beeinträchtigte Darmgesundheit und Nährstoffmängel, die ich in Kapitel 6 angesprochen habe. Ihr Darm erzeugt eine beträchtliche Menge Serotonin und ist daher unglaublich wichtig, um gesund zu bleiben, wenn Sie Angstzustände vermeiden wollen. Durch Nährstoffmangel sind Sie einem noch höheren Risiko für Angstzustände ausgesetzt, und nährstoffzehrende Medikamente wie die Pille verschlimmern bereits bestehende Mängel. Die folgenden Nährstoffe beeinflussen alle Ihre Stimmung und können bei einem Mangel zu Angstzuständen führen:

- Kupfer
- EPA und DHA
- Folsäure
- Inosit
- Magnesium
- Omega-3-Fettsäuren
- Vitamine B6, B12 und D
- Zink

Wenn Sie also die Pille nehmen und bemerkt haben, dass Sie ängstlicher als gewöhnlich sind, sollten Sie überlegen, ob es einen Zusammenhang gibt zwischen dem Zeitpunkt, an dem Sie begonnen haben, die Pille zu nehmen, und Ihren Stimmungsschwankungen. Unabhängig davon, ob das Absetzen der Pille eine Option für Sie ist oder nicht, können Sie jetzt damit anfangen, Maßnahmen zur Verringerung dieser lähmenden Symptome zu ergreifen und Ihre Stimmung mit meinem Protokoll zur Stimmungsbewältigung wieder zu stabilisieren.

Das Brighten-Protokoll zur Stimmungsbewältigung

Sie wissen jetzt, dass der Darm und das Immunsystem eine entscheidende Rolle für die Gesundheit Ihres Gehirns spielen und dass die Antibabypille eine ganze Reihe von Nährstoffen verbraucht, die für diese Gesundheit lebenswichtig sind. Das 30-Tage-Brighten-Programm in Kapitel 12 wird Ihnen helfen, Ihren Körper von Giftstoffen und Entzündungen zu befreien, Ihren Darm wieder aufzubauen und Nährstoffe wieder aufzufüllen.

Um gezielt Depressionen und Angstzustände zu lindern, was Sie erzielen, indem Sie Entzündungen reduzieren und Nährstoffmangel mit nährstoffreichen Lebensmitteln und Nahrungsergänzungsmitteln beseitigen, können Sie das Brighten-Protokoll zur Stimmungsbewältigung anwenden. Die wichtigsten Schritte dazu sind:

Essen Sie das Richtige für Ihre Stimmung

Bewegen Sie sich

Reduzieren Sie Stress

Schlafen Sie ausreichend

Supplementieren Sie mit Nahrungsergänzungsmitteln

Lassen Sie sich unterstützen

Essen Sie das Richtige für Ihre Stimmung

Wenn eine Entzündung zu Ihrer Depression oder Angst beiträgt, kann dies auf Verdauungsstörungen, Autoimmunität, Nahrungsmittelempfindlichkeit, Stress, chronische Infektionen, die Antibabypille oder anderes zurückzuführen sein. Ein qualifizierter Arzt kann Ihnen helfen, die Ursache zu ermitteln, aber vorerst können Sie mit einer entzündungshemmenden Ernährung Ihre Heilung in die Hand nehmen. Zucker- und Nahrungsmittelempfindlichkeiten können die Angst verstärken und dazu führen, dass Sie sich nicht mehr so gut fühlen. Beseitigen Sie jegliches Getreide und Gluten, Milchprodukte, Soja, Zucker, Koffein, Alkohol und entzündungsfördernde Fette (die in verarbeiteten oder raffinierten Lebensmitteln, Fastfood, Margarine, Rapsöl, Maisöl, Baumwollsamenöl und Erdnussöl enthalten sind) aus Ihrer Ernährung. Sie können dann langsam einige dieser Lebensmittel einzeln wieder einführen, um herauszufinden, welche möglicherweise zu Ihren Stimmungsproblemen beitragen. In Kapitel 6 finden Sie weitere Einzelheiten über die Darmheilung und in Kapitel 12 detaillierte Informationen über die Wiedereinführung von Lebensmitteln.

Beginnen Sie mit dem Verzehr von Vollwertkost, um Ihre Nährstoffdepots wieder aufzufüllen und Entzündungen zu reduzieren. Entscheiden Sie sich für mehr Gemüse und gesündere Fette. Omega-3-Fettsäuren können bei Entzündungen helfen und gleichzeitig Ihr Gehirn nähren. Sie finden sie in Kaltwasserfischen wie Makrele, Lachs und Sardellen, oder Sie nehmen Fischöl mit einer Mischung aus EPA und DHA zu sich. Kurkuma ist auch ein starker Entzündungshemmer. Sie können die frische Wurzel für einen Tee ziehen lassen oder sie als Ergänzung einnehmen. Die Aufnahme von Kräutern in Ihre Ernährung kann ebenfalls Linderung verschaffen, und viele davon werden seit Langem zur Behandlung von Depressionen und Angstzuständen verwendet (mehr dazu im Folgenden – „Supplementieren Sie mit Nahrungsergänzungsmitteln").

Warum Fett Ihre Stimmung verbessern kann

Gesunde Fette stabilisieren Ihren Blutzucker, reduzieren Entzündungen, regulieren die Hormone und versorgen Ihr Gehirn mit Brennstoff. Ihr Gehirn braucht Fett – tatsächlich bestehen 60 Prozent Ihres Gehirns aus Fett. Wenn Ihre Ernährung zu fettarm ist, wirkt sich das auf Ihr Gedächtnis und Ihre Stimmung aus. Fett ist reich an den Vitaminen A und E sowie an Omega-3-Fettsäuren, die bei Depressionen Entzündungen reduzieren und die Leistungsfähigkeit des Gehirns steigern können. Da Fette Sie satt machen, regulieren sie Ihren Blutzucker, sodass Sie die Blutzuckerspitzen vermeiden können, die zu Angstzuständen beitragen können. Eine Dysregulation des Blutzuckers kann das Cortisol in die Höhe treiben und die Symptome der Angst und Besorgnis verschlimmern. Wenn Sie versuchen wollen, den Symptomen von Depressionen oder Angstzuständen entgegenzuwirken, fügen Sie Ihrer Ernährung gesunde Fette bei.

Bewegen Sie sich

Mäßige körperliche Bewegung kann die Entzündung, die Ihre Stimmung durcheinanderbringt, verringern und die Gehirnfunktion erhöhen, ganz zu schweigen von einer Erhöhung des Endorphinspiegels. Bewegung schützt Sie auch vor neurologischen Erkrankungen wie Depressionen und Demenz. Die tägliche Bewegung Ihres Körpers wirkt Wunder für Ihre Stimmung und hilft, Ihre Hormone zu regulieren. Finden Sie eine Sportart, die Ihnen Spaß macht, wie zum Beispiel Zumba-Kurse, Yoga, Pilates, Walking oder Krafttraining, und bewegen Sie sich regelmäßig. Die Intensität Ihres Trainings können Sie ruhig etwas erhöhen, denn wenn Sie ängstlich sind, möchte Ihr Körper, dass Sie sich bewegen, damit Sie Spannungen abbauen und der Wirkung von Cortisol entgegenwirken können. Große Muskelbewegungen wie Kniebeugen, Ausfallschritte und Tritte können Ihnen helfen, die Angst zu bewältigen und Stress abzubauen. Apropos Stress …

Reduzieren Sie Stress

Da Sie bereits wissen, dass Stress dazu führt, dass Sie Cortisol ausschütten und dass er Ihre Hormone ins Ungleichgewicht bringt und Entzündungen auslöst, die zu Angstzuständen und Depressionen führen können, sollten Sie sich darüber bewusst werden, was Ihren Stress verursacht, und Maßnahmen ergreifen, um ihn zu beseitigen. Ideen dazu finden Sie in den auf Seite 274 des Programms aufgeführten Praktiken zur Stressreduzierung.

Eine weitere Möglichkeit ist es, auf Koffein zu verzichten, wenn Sie sich ständig gestresst fühlen. (Ich empfehle, während des 30-Tage-Programms ganz auf Koffein zu verzichten.) Der morgendliche Koffeinschock könnte mehr schaden als nützen. Ich gebe zu, dass ich Kaffee *liebe*, aber ich muss Ihnen sagen, dass viele meiner Patientinnen einen Rückgang ihrer Ängste feststellen, wenn sie aufhören, ihre morgendliche Tasse Kaffee zu trinken. Wenn Sie Ihren Morgenkaffee genießen, dann schlage ich vor, ihn nach und nach mit halb normalem, halb koffeinfreiem Kaffee zu verdünnen. Sie können Ihren täglichen Kaffee auch durch entkoffeinierten grünen Tee ersetzen, der die beruhigende Aminosäure L-Theanin enthält. Wenn Sie wie ich sind und den Geschmack von Kaffee lieben, dann probieren Sie einen der koffeinfreien Kaffee-Ersatzstoffe auf Seite 130.

Schlafen Sie ausreichend

Ich habe es schon einmal gesagt und ich sage es noch einmal: Schlaf ist absolut entscheidend für Ihre hormonelle Gesundheit. Wenn Sie nicht mindestens sieben Stunden pro Nacht schlafen, können Sie sich von jeglichen fantastischen Stimmungen verabschieden. Ihr Gehirn und Ihr Körper erholen sich während des Schlafs vom Tag. Wenn Sie also nicht ausreichend schlafen, können Sie damit rechnen, dass Ihr Körper Probleme hat. Es ist wichtig, Ihren zirkadianen Rhythmus zu verstärken, um Ihre Stimmung zu verbessern. Im Abschnitt „Ihren zirkadianen Rhythmus wiederherstellen“ auf Seite 249 finden Sie einige hilfreiche Tipps.

Supplementieren Sie mit Nahrungsergänzungsmitteln

Selbst wenn meine Patientinnen eine ideale Ernährung zu sich nehmen, füge ich zur Optimierung der Nährstoffaufnahme häufig Nahrungsergänzungsmittel für diejenigen hinzu, die entweder die Pille nehmen oder genommen haben. Ich verschreibe auch Nahrungsergänzungsmittel für diejenigen, die sich in einer Heilungsphase befinden und Maßnahmen ergreifen, um unerwünschte Symptome zu verringern und zu beseitigen. Nahrungsergänzungsmittel können dazu beitragen, Entzündungen zu reduzieren und eine optimale Gehirngesundheit zu unterstützen, und sie sind eine gute Möglichkeit, die durch die Einnahme der Pille verloren gegangenen Nährstoffe wieder aufzufüllen. Viele Forscher haben die nährstoffabbauende Wirkung der Pille dokumentiert und empfehlen als erste Therapieform die Supplementierung mit einem pränatalen Vitamin oder einem Multivitamin. Auch hormonausgleichende Kräuter und Nährstoffe können helfen, gesunde Progesteronspiegel zu erhalten.

Zusätzlich zu einem hochwertigen Multivitaminpräparat empfehle ich die Einnahme folgender Substanzen:

- **Kurkuma** in einer Dosis von 1.000 Milligramm ein- oder zweimal täglich (siehe auch das Rezept für Optimierte goldene Milch, Seite 320)
- **Omega-3** in einer Dosis von 2.000 bis 4.000 Milligramm täglich
- **B-Vitamin-Komplex**
- Die **Passionsblume** ist eine hübsche kleine Pflanze, die helfen kann, Ängste zu lindern. Nehmen Sie davon 2 oder 3 Tropfen Tinktur ein, wenn Sie sich ängstlich fühlen.
- **L-Theanin** ist eine Aminosäure, die in grünem Tee enthalten ist und dafür bekannt ist, ein Gefühl der Ruhe in Ihrem Körper hervorzurufen. Nehmen Sie zweimal täglich 200 Milligramm ein.
- **Taurin** ist eine Vorstufe von GABA, von der viele Menschen mit Angstzuständen einen Mangel haben. Nehmen Sie 500 Milligramm täglich ein.
- **Glycin** ist eine Aminosäure im Kollagen, die Ihnen hilft, sich ruhig zu fühlen. Nehmen Sie täglich 2 bis 4 Esslöffel Kollagen.

- **Magnesium** in einer Dosis von 300 Milligramm jeden Abend
- **Vitamin D** ist möglicherweise etwas, wovon Sie zu wenig haben, aber lassen Sie sich zuerst testen. Nehmen Sie je nach Status 2.000 bis 5.000 IU täglich ein.

Pflanzenstoffe wie Passionsblume und Helmkraut unterstützen die gesunde Serotoninproduktion, indem sie die Chinolinsäure-Produktion reduzieren. Adaptogene Kräuter wie Süßholzwurzel, Rhodiola, heiliges Basilikum und Ashwagandha können Ihre Cortisolproduktion verbessern und Entzündungen verringern. Obwohl das Johanniskraut nachweislich stimmungsaufhellend wirkt, wirkt es auf Ihre Leber in einer Weise, die zum Versagen der Pille führen kann. Aus diesem Grund wird Frauen, die die Pille nehmen, empfohlen, kein Johanniskraut zu nehmen.

Lassen Sie sich unterstützen

Frauen brauchen Gemeinschaft, und wenn wir mit geliebten Menschen zusammen sind, haben wir tatsächlich bessere Progesteronwerte. Nicht nur das, auch die soziale Isolation – besonders wenn wir mit der Schule oder Uni abschließen und unseren ersten Arbeitsplatz antreten oder wenn wir Mutter werden – kann Frauen wirklich belasten. Wenn wir also Zeit mit Freunden verbringen, die uns unterstützen, kann dies unserer Stimmung und unseren Hormonen helfen. Wenn Sie mit Depressionen oder Angstzuständen zu kämpfen haben, ist es wichtig, dass Sie angemessene Unterstützung erhalten. Und während Sie alle in diesem Buch enthaltenen Empfehlungen zu Lebensstil und Ernährung anwenden, sollten Sie auch mit einem Experten für psychische Gesundheit zusammenarbeiten, um sicherzustellen, dass Sie einen ganzheitlichen Ansatz für Ihre Bedürfnisse wählen.

Die zentralen Aussagen des Kapitels

- Studien haben bestätigt, dass bei Frauen, die hormonelle Verhütungsmittel einnehmen, eher eine Depression diagnostiziert wird.
- Bei Teenagern, die eine Kombinationspille einnahmen, war die Wahrscheinlichkeit, eine Depression zu entwickeln, um 80 Prozent höher.
- Junge Frauen, die hormonelle Verhütungsmittel einnehmen, haben ein dreimal höheres Suizidrisiko – wobei die größte Bedrohung innerhalb der ersten zwei Monate auftritt.
- Zwei bekannte Risikofaktoren für die Entwicklung einer Depression während der Einnahme der Pille sind eine persönliche oder familiäre Vorgeschichte mit Depressionen und eine persönliche oder familiäre Vorgeschichte mit dysregulatorischen Immunkrankheiten und Entzündungskrankheiten wie Autoimmunerkrankungen.
- Die Pille entzieht dem Körper Nährstoffe, die für die Gesundheit des Gehirns entscheidend sind, senkt das Testosteron, stört die Schilddrüse und die Nebennieren, verursacht einen durchlässigen Darm und beeinträchtigt das Mikrobiom, was alles zu einer Depression führen kann.
- Die Pille greift in den Tryptophan-Stoffwechsel ein, sodass statt der Produktion von Serotonin, Melatonin und Kynurensäure, die das Gehirn schützen, das hs-CRP erhöht wird und sich in Richtung der Produktion von Chinolinsäure verschiebt, die entzündungsfördernd und schädlich für das Gehirn ist.
- Es besteht ein realer Zusammenhang zwischen Angstzuständen und Hormonen, und die Pille verursacht eine Dysregulation der HPA-Achse, eine Beeinträchtigung der Darmgesundheit, eine Progesteronblockade und Nährstoffmängel, die Angst auslösen können.
- Die Antibabypille verbraucht die Vitamine B, C und E, Magnesium, Selen, Zink und das Coenzym Q10, was sich alles auf die Stimmung auswirken kann.
- Um Ihre Stimmung zu heben und Depressionen und Angstzustände zu bekämpfen, sollten Sie folgende wichtige Schritte unternehmen: Essen Sie das Richtige für Ihre Stimmung, bewegen Sie sich, reduzieren Sie Stress, schlafen Sie ausreichend, supplementieren Sie mit Nahrungsergänzungsmitteln, lassen Sie sich unterstützen.

KAPITEL 10

STEIGERN SIE IHRE LIBIDO UND FRUCHTBARKEIT

Die effektivste Art und Weise, wie die Pille tatsächlich wirkt, besteht möglicherweise darin, Sie Ihrer Libido zu berauben. Das ist irgendwie traurig und auch frustrierend, weil Sie mit der Einnahme beginnen, damit Sie sexuell aktiv sein können, ohne sich Sorgen um eine Schwangerschaft machen zu müssen. Aber wenn Sie die Pille einmal genommen haben, sind Sie nicht mehr im Geringsten an Sex interessiert. Sie haben vielleicht schon gehört, dass die Pille Ihre Libido ruinieren kann, aber das wird oft als eine Art urbane Legende abgetan. Das ist es jedoch nicht. So etwas passiert Frauen wirklich. Viele von uns zeigen sogar mit dem Finger auf sich selbst und denken: *Mit mir stimmt etwas nicht. Oder vielleicht liegt es daran, dass ich einfach nicht mehr auf diesen Kerl stehe.* Vielleicht fangen Sie auch an, Ausreden zu erfinden wie: *Hey, so läuft das nun mal in Beziehungen. Es ist einfach nicht mehr so aufregend wie früher.* Oder: *Ich werde einfach nur älter.* Auch wenn an dem Gespräch, das Sie mit sich selbst führen, etwas Wahres dran sein mag, besteht die Wahrscheinlichkeit, dass Sie Ihre Libido wirklich verlieren, wenn Sie hormonelle Empfängnisverhütung betreiben. Und wenn Sie eine Frau sind, die darüber nachdenkt, Kinder zu haben, lehnen Sie sich wahrscheinlich gerade zurück und fragen sich: *Moment, muss ich nicht wenigstens Sex haben wollen, um ein Baby zu bekommen?* Ja, so funktioniert es normalerweise!

Die Pille ist nicht nur schlecht für Ihre Libido, sondern kann auch Ihre Fruchtbarkeit ernsthaft beeinträchtigen. Den meisten Frauen wird gesagt, dass die Pille nur einen sehr geringen Einfluss auf ihre Fruchtbarkeit hat und dass sie, wenn sie die Pille absetzen, leicht schwanger werden können: „Das ist nichts, worüber man sich Sorgen machen muss." Wenn Sie nicht daran interessiert sind, in nächster Zeit – oder überhaupt – ein Kind zu bekommen, dann fragen Sie sich vielleicht, warum wir im selben Kapitel über Sex und Fruchtbarkeit sprechen. Ich verrate Ihnen ein kleines Geheimnis: Ein fruchtbarer weiblicher Körper ist ein Körper, der eine starke Libido und geniale Orgasmen hat. Ob Sie also ein Baby wollen oder nicht, das ist egal, wichtig ist jedoch, dass Ihre Libido wiederkommt. Wir werden daher Ihre Libido und Ihre Orgasmen wiederherstellen, und wenn es Zeit ist, ein Kind zu bekommen – falls Sie das planen –, werden wir darauf achten, dass auch für Ihre Fruchtbarkeit gesorgt ist.

Auf ärztliche Anweisung: einmal wöchentlich Orgasmus

Frauen können aufgrund der hormonellen Veränderungen, die wir erleben, im Laufe des Monats vier verschiedene Arten von Orgasmen haben. (Das ist ein ernst zu nehmender Grund, die Pille weiter zu nehmen.) Ob Sie es glauben oder nicht, ich muss nicht nur bei Frauen, sondern auch bei meinen Berufskollegen begründen, warum Frauen einen Orgasmus haben sollten. Denn – kein Witz – viele Ärzte sagen: „Orgasmen sind ja ganz schön, aber für Frauen nicht wirklich notwendig." Das ist eine glatte Lüge. Abgesehen davon, dass sich Orgasmen erstaunlich gut anfühlen, haben sie zudem unglaubliche gesundheitliche Vorteile. Sie können Stress und Angst abbauen, die Durchblutung steigern und Autoimmunkrankheiten, den Menstruationszyklus und die Fruchtbarkeit verbessern. Außerdem können sie Ihnen eine strahlende Haut verleihen, Migräne lindern und zu einem besseren Schlaf führen. Orgasmen können Ihnen sogar helfen, länger zu leben! Wenn Sie also derzeit keine regelmäßigen Orgasmen haben, sollten Sie diesem Thema Priorität einräumen. Ärztliche Anweisung!

Wenn Sie einen Orgasmus haben, setzen Sie Oxytocin frei, das oft als „Liebeshormon" bezeichnet wird, weil es Ihre Gefühle von Zuneigung oder Bindung zu Ihrem Partner verstärkt. Es fördert auch die soziale Bindung im Allgemeinen. Oxytocin kann den negativen Auswirkungen von Cortisol entgegenwirken, sodass es zum Abbau von Stress beitragen kann. Es kann sogar Ihre Intuition schärfen, und vielleicht ist es der Grund, warum manche Frauen so erfolgreich sind. Sehen Sie? Orgasmen sind sogar gut für Ihre Karriere! Die Forschung hat gezeigt, dass Oxytocin auch Angstzustände und soziale Ängste reduzieren kann.

In diesem Kapitel:

- **Die außergewöhnlichen gesundheitlichen Vorteile von Orgasmen**
- **Wie die Pille Ihre Libido entführen kann – und was Sie dagegen tun können**
- **Die Auswirkungen der Pille auf Ihre Fruchtbarkeit**
- **Warum Sie Ihre Gesundheit optimieren sollten, bevor Sie versuchen, schwanger zu werden**
- **Die zehn besten Lebensmittel zur Maximierung Ihrer Libido**

Die meisten von uns verbringen viel zu viel Zeit im Sitzen – ob am Schreibtisch bei der Arbeit oder abends vor dem Fernseher. So viel Sitzen ist nicht gut für den Körper und kann sogar zu einer verminderten Durchblutung des Beckens führen. Orgasmen können die Durchblutung der Beckenbodenorgane erhöhen und Nährstoffen und Hormonen helfen, dorthin zu gelangen, wo sie gebraucht werden. Hula-Hooping, Hula-Tanz und Bauchtanz können ebenfalls helfen, aber seien wir ehrlich: Orgasmen machen viel mehr Spaß.

Eine geringe Libido ist bei Autoimmunerkrankungen häufig, aber Orgasmen können sich positiv auf die Gesundheit des Immunsystems auswirken. Der Einfachheit halber wollen wir uns auf zwei Aspekte des Immunsystems konzentrieren, nämlich Th1 und Th2. Th1 ist der Teil Ihres Immunsystems, der Viren und Bakterien und alles, was „nicht Sie" sind, bekämpft. Dies könnte möglicherweise sogar Sperma oder ein Baby einschließen, wenn Sie schwanger werden. Th2 ist jedoch viel toleranter, weshalb schwangere Frauen eine Verschiebung ihres Immunsystems von Th1 zu Th2 erleben. Th2 ist der Aspekt des Immunsystems, der sich zum Schutz vor Parasiten entwickelt hat, obwohl es sich in der heutigen Zeit eher als Allergie, Asthma und Ekzem darstellt. Die Mehrzahl der Autoimmunerkrankungen wird durch das Th1-System ausgelöst, das die Autoimmunsymptome verstärkt. Th2 hingegen kann diese Symptome vermindern. Wenn Sie also an einer Autoimmunerkrankung leiden, sollten Sie Th1 und Th2 in einen ausgeglichenen Zustand bringen, wobei Ihnen Orgasmen helfen können. Sex kann tatsächlich die Autoimmunsymptome verringern und die Fruchtbarkeit steigern, da das Immunsystem in einen Th2-Zustand übergeht, der für die Empfängnis günstiger ist. Frauen, die keinen Sex haben, erleben diese Immunverschiebung nicht. Was ist, wenn Sie Th2-dominant sind? Auch hier sind Orgasmen gut, weil sie Ihr gesamtes Immunsystem harmonisieren.

Untersuchungen haben gezeigt, dass Frauen, die wöchentlich Sex haben, auch besser vorhersehbare Menstruationszyklen haben. Frauen, die nicht regelmäßig Sex haben, haben möglicherweise sporadischere Zyklen, die tendenziell kürzer sind, ein möglicher Hinweis auf einen niedrigen Progesteronspiegel und eine Östrogendominanz. Regelmäßige Orgasmen können hingegen einen hormonausgleichenden Effekt haben. Sie können auch helfen, Menstruationskrämpfe zu lindern, da die Freisetzung von Oxytocin und anderen Endorphinen während des Orgasmus die Schmerzen lindern kann.

Orgasmen verbessern Ihre allgemeine Fruchtbarkeit nicht nur, weil sie Ihnen regelmäßigere Zyklen verleihen, sondern auch, weil Frauen, die wöchentlich Sex haben, die höchste Inzidenz von fruchtbaren Basaltemperatur-Rhythmen haben. Die Orgasmen versetzen Sie auch zum richtigen Zeitpunkt in den Zustand des Th2-Immunsystems, was Ihre Chancen auf eine Empfängnis erhöht.

Da Orgasmen Ihre Durchblutung erhöhen, nähren sie Ihre Haut und verleihen Ihnen einen herrlich strahlenden Teint. Wenn Sie das nächste Mal Sex haben, werfen Sie danach einen Blick in den Spiegel – das Leuchten wird bereits sichtbar sein. Orgasmen setzen entzündungshemmende Chemikalien frei, die Ihre Haut vor Umweltgiftstoffen und alterungsfördernden Hormonen schützen. Wer hätte gedacht, dass sie ein so wichtiger Teil Ihrer Schönheitspflege sein könnten?

Wussten Sie auch, dass sie bei Migräne lindernd wirken können? Die schmerzlindernde und entspannende Wirkung der Hormone, die Sie während des Orgasmus freisetzen, kann helfen, diese hartnäckigen Kopfschmerzen zu beseitigen. Wenn Ihr Partner das nächste Mal Sex haben will und Sie antworten: „Nicht heute Abend. Ich habe Kopfschmerzen“, überlegen Sie es sich zweimal und gehen Sie lieber ins Schlafzimmer.

Haben Sie Probleme mit Angstzuständen? Auch da hilft Sex. Haben Sie Probleme mit Schlaflosigkeit? Wieder ist Sex die Lösung. Wenn Sie einen Orgasmus haben und Oxytocin freisetzen, entspannt es Sie, beruhigt Ihren Geist und ermöglicht Ihnen einen guten Schlaf. Neben Oxytocin setzt Ihr Körper während des Orgasmus auch Vasopressin frei, ein Hormon, das oft mit der Freisetzung von Melatonin einhergeht. Wie Sie wissen, ist Melatonin das „Schlafhormon“. Haben Sie sich jemals gefragt, warum Männer oft direkt nach dem Sex einschlafen? Jetzt wissen Sie es.

Schließlich können Orgasmen Ihnen sogar helfen, länger zu leben. DHEA ist ein Anti-Aging-Hormon, das abzunehmen beginnt, wenn Sie Mitte bis Ende zwanzig sind. Aber Orgasmen helfen Ihnen, Ihr DHEA zu erhöhen, was auch die Gesundheit des Gehirns, der Haut und die Immunfunktion verbessert – alles wichtig für die Bekämpfung der Auswirkungen des Alterns. DHEA kann auch Autoimmunantikörper reduzieren und wie ein natürliches Antidepressivum wirken. Und das Beste ist, dass die Forschung gezeigt hat, dass Menschen, die regelmäßig Orgasmen haben, ein um 50 Prozent reduziertes Sterblichkeitsrisiko haben. Häufige Orgasmen können wirklich Ihr Leben retten.

Die Top 10 der gesundheitlichen Vorteile von Orgasmen

1. Sie werden länger leben. (Wirklich, ich hätte diese Liste einfach bei Nummer 1 abbrechen können.)
2. Sie werden durch die beim Orgasmus freigesetzten Anti-Aging-Hormone jünger aussehen und sich auch so fühlen.
3. Orgasmen verringern Ihre Autoimmunsymptome.
4. Sie verbessern Ihre Stimmung und reduzieren Angstzustände.
5. Sie erhöhen die Durchblutung des Beckens.
6. Sie bauen Stress ab und fördern die Entspannung.
7. Sie sorgen für eine leichtere Periode, regelmäßigere Zyklen und die Linderung von Menstruationsbeschwerden.
8. Sie lindern Migräne.
9. Sie fördern Ihre Fruchtbarkeit, wenn Sie sie regelmäßig haben.
10. Sie helfen Ihnen, besser zu schlafen.

Auf Wiedersehen, Libido!

Erin fühlte sich stark zu Jake hingezogen, einem Mann, der in ihrem Wohnheim lebte, aber sie konnte ihren Gefühlen nicht nachgehen, weil er immer noch mit seiner Freundin von zu Hause zusammen war. Schließlich begann sie, mit Andrew auszugehen, einem Lacrosse-Spieler, den sie eines Abends auf einer Party kennenlernte. Als sie sexuell aktiv wurden, beschloss sie, die Antibabypille zu nehmen. Nach ein paar Jahren endete ihre Beziehung, und Erin verbrachte wieder Zeit mit Jake, der nun Single war. Endlich waren beide zur gleichen Zeit Single. Das Problem? Erin merkte, dass sie sich nicht mehr von ihm angezogen fühlte. Tatsächlich wollte sie weder körperlich noch romantisch etwas mit ihm zu tun haben. Es war ein bisschen seltsam, aber sie schrieb ihre frühere Anziehungskraft einfach dem Umstand zu, dass sie jung und neu am College gewesen war, und dachte nicht viel darüber nach. Und so blieben Erin und Jake einfach Freunde.

Erin war so lange Single, dass sie sich entschied, die Pille abzusetzen, weil es ihr sinnlos erschien, sie weiter zu nehmen. Nachdem sie einige Monate lang die Pille abgesetzt hatte, merkte sie, dass sie sich wieder stark zu Jake hingezogen fühlte. Warum war das nach all den Jahren plötzlich so? Eines Abends, als sie sich einen Film ansahen, küsste Jake sie schließlich, und sie gingen von einer reinen Freundschaft zu einer romantischen Beziehung über. Erin glaubte, dass sie ihren Seelenverwandten gefunden hatte, und erzählte all ihren Freunden und ihrer Familie, dass sie ihn heiraten würde.

Weil es so ernst zwischen ihnen war, beschloss Erin, die Antibabypille wieder zu nehmen ... und ihre Beziehung begann sich zu verschlechtern. Sie verlor ihre Libido, wollte keinen Sex mehr mit Jake haben und fühlte sich nicht einmal im Entferntesten von ihm angezogen. Sie hatte überhaupt keine Lust mehr auf Sex, weil es sich nicht mehr gut anfühlte, wenn sie ihn hatte – sie litt nun an vaginaler Trockenheit. Außerdem hatte ihre Stimmung begonnen, sich zu verschlechtern. Jake gab zu, dass er sie nicht mehr erkannte, weil sie immer deprimiert war, ständig weinte und alle Motivation verloren zu haben schien. Zuvor war Erin immer ein lebensfroher und anpackender Mensch gewesen, aber jetzt fühlte sie sich völlig unmotiviert. Ihre Ärzte sagten ihr, dass sie an Depressionen litt und verschrieben ihr einen Serotonin-Wiederaufnahmehemmer. Sie versuchte es mit diesem Mittel, doch es half ihr nicht. Und es gefiel ihr auch nicht, wie sie sich damit fühlte, weil sie gar nichts mehr empfand.

Erin kam mit Mitte zwanzig schließlich zu mir, nachdem sie einen meiner Blog-Beiträge gelesen hatte. Dadurch war ihr klar geworden, dass sie möglicherweise Symptome der Nebenwirkungen der Antibabypille hatte – und dass ihre Depression und ihr Libidoverlust vielleicht mit einem Hormonungleichgewicht zusammenhingen. Zu diesem Zeitpunkt hatte Erin das Gefühl, dass ihre Beziehung zu Jake nicht mehr funktionierte. Sie dachte, sie sei jung und dumm gewesen, und hatte keine Ahnung, warum sie jemals geglaubt hatte, sie würde ihn heiraten. Sie zog ernsthaft in Erwägung, die Beziehung zu beenden.

Bevor sie mit Jake Schluss machte, half ich Erin, die Antibabypille abzusetzen und das 30-Tage-Brighten-Programm zu starten. Sechs Monate später war Erin wieder in Jake verliebt und glaubte erneut, dass er ihr Seelenverwandter sei. Und Jake erkannte endlich die Frau wieder, in die er sich vor all den Jahren verliebt hatte.

Jetzt planen Erin und Jake ihre Hochzeit, und sie macht mit der Uni weiter. Sie ist ein völlig anderer Mensch – oder eigentlich ist sie der Mensch, der sie war, bevor die Pille ihre Persönlichkeit übernommen hatte. Erins Geschichte veranschaulicht, wie sehr die Pille Ihre Libido, Ihre Stimmung und Ihr Leben durcheinanderbringen kann. Die Pille hatte einen großen Einfluss auf Erins Anziehungskraft, auf die Liebe ihres Lebens sowie auf ihre allgemeine Stimmung und Motivation. Nachdem wir Erin von der Pille befreit und mit der Arbeit an all diesen Dingen begonnen hatten, verliebte sie sich wieder in Jake, ihre Familienmitglieder erkannten sie wieder, und sie war wieder sie selbst und hatte ihren Elan wiedergefunden. Wenn, wie bei Erin, Ihre Libido verschwunden ist, befolgen Sie bitte mein Protokoll am Ende des Kapitels.

Viele Menschen sehen den weiblichen Orgasmus als ein riesiges Mysterium an. Dabei ist er in Wahrheit ein Zeichen der Gesundheit und etwas, das Sie – und Ihre Ärzte – ernst nehmen sollten. Erlauben Sie niemandem, Ihre Bedenken über den Verlust Ihrer Libido abzutun. Viele Frauen haben eine verminderte Libido oder finden es schwierig, einen Orgasmus zu erreichen. In meiner Praxis haben Frauen jeden Alters das schon einmal zugegeben. Wie immer ist es wichtig, die Grundursache zu untersuchen, und wenn Sie Ihren Sexualtrieb verloren haben, haben Sie möglicherweise einen niedrigen Testosteronspiegel, eine Entzündung in Ihrem Körper oder eine Dysregulation der HPA-Achse, die es erforderlich macht, dass Sie Ihre Nebennieren unterstützen.

Wie die Pille Ihre Libido zerstört

Leider hat die Pille von Anfang an die Libido der Frauen zerstört. Es erscheint mir widersprüchlich, dass irgendwo jemand eine Methode zur Empfängnisverhütung für Frauen entwickelt hat, die im Grunde jegliches Verlangen nach Sex ruiniert. (Ich bin sicher, wenn Männer eine Antibabypille nehmen müssten, wäre dies nie erlaubt worden! Und natürlich war es das auch nicht, wie Sie aus dem Abschnitt „Was ist aus den Verhütungsmitteln für Männer geworden?“ in Kapitel 3 wissen.) Mehrere wissenschaftliche Studien haben gezeigt, auf welche Weise die Pille die sexuelle Gesundheit der Frauen beeinträchtigt, einschließlich des Verlustes des Interesses an Sex, verminderter Erregung, Schwierigkeiten, Orgasmen zu erreichen, Schmerzen beim Sex, schmerzhaften Orgasmen, weniger häufigem Sex, weniger von Frauen initiiertem Sex und insgesamt mangelndem sexuellen Genusses. Eine Studie mit mehr als tausend Medizinstudentinnen ergab, dass Frauen, die die Pille nahmen, mit 32 Prozent höherer Wahrscheinlichkeit an weiblichen sexuellen Funktionsstörungen litten als diejenigen, die nicht-hormonelle Methoden der Empfängnisverhütung (oder gar keine) verwendeten. Diese Frauen hatten auch eine um 8,7 Prozent höhere Wahrscheinlichkeit, an einer Orgasmusstörung zu leiden.

Wie genau sabotiert die Pille Ihre Libido? Es hat mit Ihren Hormonen zu tun, genauer gesagt mit Testosteron und einem Protein namens Sexualhormon-bindendes Globulin (SHBG). Während die Pille Ihr Gehirn daran hindert, das follikelstimulierende Hormon (FSH) und das luteinisierende Hormon (LH) freizusetzen, damit Sie keinen Eisprung haben, stört sie auch Ihre Testosteronproduktion. Außerdem erhöht sie das SHBG, um Ihren Körper gegen den Östrogenüberschuss der Pille zu schützen. Wenn Sie einen hohen Östrogenspiegel haben, produziert Ihr Körper mehr SHBG, um Östrogen zu binden und Ihre Zellen zu schützen. Aber dieses Protein bindet auch Testosteron, das bereits niedrig ist, weil die Pille die Produktion in den Eierstöcken unterbricht. Das Ergebnis? Auf Wiedersehen, Libido!

Leider können Ihre SHBG-Werte auch nach Absetzen der Pille erhöht bleiben. Eine Studie im *Journal of Sexual Medicine* hat ergeben, dass Frauen, die die Pille mindestens sechs Monate lang eingenommen haben, höhere SHBG-Spiegel aufweisen als Frauen, die die Pille nie genommen haben, und dass diese Werte auch mehrere Monate später noch erhöht sind. Frauen, die sich dafür entschieden, die Pille weiterhin zu nehmen, hatten etwa die vierfache Menge an SHBG! Diese Werte können zwar irgendwann abnehmen, aber *sie werden nie wieder auf die Werte aus der Zeit vor der Pille zurückgehen*. Diese Ergebnisse haben die Forscher zu Spekulationen darüber veranlasst, ob die langfristige Exposition gegenüber dem synthetischen Östrogen in der Pille die Gene einer Frau so verändern kann, dass sie lebenslang höhere SHBG-Spiegel bildet, was natürlich einen langfristigen Effekt auf ihre Libido haben könnte.

Labortests für eine niedrige Libido

Wenn Sie feststellen, dass Ihr Sexualtrieb auch nach Absetzen der Antibabypille gering ist, sollten Sie die folgenden Tests in Erwägung ziehen:

- DHEA-S
- DUTCH vollständig
- Östrogen
- Progesteron
- Sexualhormon-bindendes Globulin (SHBG)
- Gesamt- und freies Testosteron

Den Körper energetisch unterstützen

Wenn Sie Probleme mit Ihrer Libido haben oder versuchen, schwanger zu werden, empfehle ich Ihnen, sich in den Raum Ihrer Gebärmutter zu begeben. Dieses Chakra wird auch als Sakralchakra bezeichnet und ist das zweite der sieben Chakren in Ihrem Körper. Es befindet sich in Ihrem Unterbauch. Das Sakralchakra ist der Ort, an dem Ihre Kreativität fließt. Es ist jedoch auch der Ort, an dem Frauen häufig Stress und Traumata speichern. Sie denken vielleicht: *Aber ich speichere Stress in meinen Schultern und meinem Nacken.* Aber Tatsache ist, dass Sie Stress und Traumata in jedem Gewebe Ihres Körpers speichern können, und das Sakralchakra ist ein gängiger Ort, an dem wir Frauen Dinge ablegen. Weil dies auch Ihr kreatives Zentrum ist, ist es enorm kraftvoll. Denken Sie darüber nach: Hier enstehen Babys; aus diesem Raum heraus lassen Sie ein ganzes menschliches Leben wachsen!

Einer der Gründe, warum ich mich für die Frauenmedizin interessierte, war die Erkenntnis, dass zu viele Frauen von diesem Raum abgekoppelt sind. Während meines Studiums der Gynäkologie beobachtete ich, dass die Frauen dieses heilige Gebiet irgendwie verlassen, weil die gynäkologischen Untersuchungen *an* Frauen und nicht *mit* Frauen durchgeführt werden. Ich konnte sehen, dass die Frauen einfach an den Rand des Stuhls rutschten und sich dann von ihrem Körper trennten, weil es keine angenehme Erfahrung war. Und ich verstehe das vollkommen – ich habe bei solchen Untersuchungen auch meine eigene

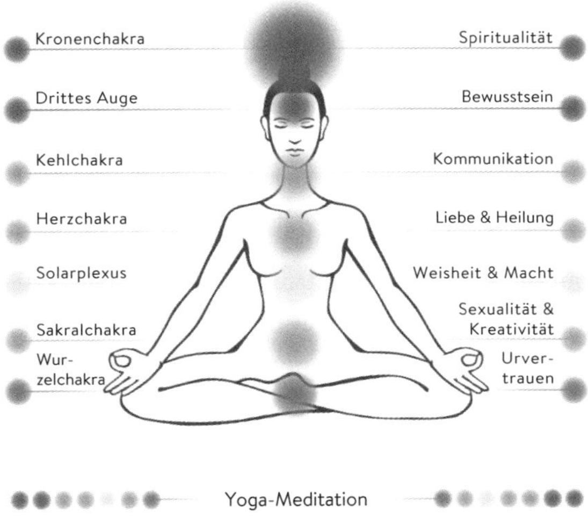

Die Pflege Ihres Energiekörpers ist ein notwendiger Bestandteil der Gesundheit. In meiner Praxis empfehle ich Frauen, die mit ihrer Libido zu kämpfen haben oder schwanger werden wollen, die Sakralchakra-Meditation auf Seite 220 durchzuführen.

Trennung vorgenommen! Was mir für die Frauenmedizin wichtig war, war das Bedürfnis, Frauen zu *aktiven Teilnehmerinnen* zu machen.

Wenn eine Frau mit ihrer Libido kämpft und Probleme mit ihrer Fruchtbarkeit hat, möchte ich ihr Bewusstsein auf energetischer Ebene wieder in diesen Raum zurückführen. Eine Möglichkeit, das zu erreichen, ist eine tägliche Meditation, und ich empfehle dies sehr, auch wenn Sie diese Probleme nicht haben. Eine hilfreiche Meditation, die Sie ausprobieren können, finden Sie im bevorstehenden Brighten-Protokoll zur Steigerung der Libido (Seite 219).

Beeinträchtigt die Pille Ihre zukünftige Fruchtbarkeit?

Ihre Libido ist nicht der einzige Teil Ihrer sexuellen reproduktiven Gesundheit, den die Pille schädigen kann. In einer 2015 durchgeführten Studie mit 887 dänischen Frauen wurde festgestellt, dass Frauen im Alter von 19 bis 46 Jahren, die die Pille nahmen, 19 Prozent niedrigere Werte des Anti-Müller-Hormons (AMH) und 18 Prozent weniger Follikel im Frühstadium aufwiesen. AMH zeigt die Eierstockreserve einer Frau an. Wenn diese Werte niedrig sind, kann dies bedeuten, dass eine Frau weniger lebensfähige Eizellen und möglicherweise Probleme hat, schwanger zu werden. Das Interessante an dieser Studie war, dass selbst nach Korrektur aller Variablen, von denen bekannt ist, dass sie diese Werte negativ beeinflussen können – Alter, Body-Mass-Index, Rauchen, Mutter in den Wechseljahren, Rauchen der Mutter während der Schwangerschaft sowie Frühgeburt –, das AMH bei Frauen, die die Pille nehmen, im Vergleich zu Frauen, die keine Pille nehmen, um bis zu 30 Prozent niedriger und die Antrumfollikelzahl um bis zu 20 Prozent verringert ist. Darüber hinaus lässt die Pille die Eierstöcke schrumpfen! Die Forscher dieser Studie kamen zu dem Schluss, dass die Pille die Eierstöcke zwar „alt“ erscheinen lässt, dieser Effekt aber möglicherweise nicht dauerhaft ist. Oh! Falls Sie in Versuchung geraten sollten, lassen Sie diese Marker nicht testen, während Sie die Pille nehmen, denn sie bieten keine genaue Darstellung Ihrer Fruchtbarkeit.

Mehrere Studien geben zwar Hoffnung, indem sie die Hypothese aufstellen, dass die Veränderungen möglicherweise nicht dauerhaft sind. Aber fast alle haben festgestellt, dass Frauen, die die Pille genommen haben, länger brauchen, um schwanger zu werden, was bedeutet, dass die Fruchtbarkeit verzögert wird. Die Forschung hat gezeigt, dass die Dauer der Pilleneinnahme einen Einfluss darauf hat, und je länger Sie die Pille nehmen, desto länger kann es dauern, bis Sie schwanger werden. Bei Berücksichtigung des Alters wurde festgestellt, dass die Einnahme der Pille vor dem Versuch einer Schwangerschaft zu einem längeren Zeitfenster vor der Empfängnis führt.

Wenn Sie fünfunddreißig Jahre oder älter sind, in der Vergangenheit geraucht haben, die Frauen in Ihrer Familie vorzeitig in die Wechseljahre gekommen sind, oder wenn Sie einen der anderen Risikofaktoren haben, die die Fruchtbarkeit beeinträchtigen, dann belastet die Pille Ihren Körper nur noch mehr und trägt möglicherweise zur Beeinträchtigung der Fruchtbarkeit bei. Darüber hinaus kann die Pille eine deutliche Verringerung der Fruchtbarkeitsmarker und ein Hormonungleichgewicht verdecken. Möglicherweise bemerken Sie erst dann eine beeinträchtigte Fruchtbarkeit, wenn Sie sich entscheiden, die Pille zur Vorbereitung auf die Schwangerschaft abzusetzen.

Labortests für die Fruchtbarkeit

Ziehen Sie die folgenden Tests in Betracht, um Ihre Fruchtbarkeit zu ermitteln:

- Anti-Müller-Hormon (AMH)
- DHEA-S
- Östradiol
- Nüchtern-Insulin und Nüchtern-Glukose
- Follikelstimulierendes Hormon (FSH)
- 4 × Cortisol-Test im Speichel oder im Urin
- Luteinisierendes Hormon (LH)
- Nährstofftests
- Progesteron
- Prolaktin
- Sexualhormon-bindendes Globulin (SHBG)
- Schilddrüsen-Panel: TSH, Gesamt-T4, Gesamt-T3, freies T4, freies T3, reverses T3, Thyreoperoxidase-Antikörper (TPO-AK), Thyreoglobulin-Antikörper

Wenn Sie die Pille nehmen, haben Sie ein verändertes AMH. Wenn Sie also die Pille absetzen und feststellen, dass Sie ein abnormales AMH haben, führen Sie das 30-Tage-Brighten-Programm durch und testen Sie dann erneut, denn ich habe festgestellt, dass sich die Werte mit diesen Methoden verbessern.

Frauen wird oft gesagt, dass die Pille keinen Einfluss auf ihre Fruchtbarkeit hat. Manchen wird sogar gesagt, dass sie gleich nach Absetzen der Pille fruchtbarer sind! Aber wie kann etwas, das Entzündungen verursacht, Nährstoffe verbraucht, die Gehirnkommunikation stört, die Eierstöcke schrumpfen lässt und stark genug ist, um den Eisprung zu stoppen, keinen Einfluss auf die Hormone und die Fruchtbarkeit haben? Und warum sprechen Ärzte nicht darüber? Leider liegt in den meisten Forschungsarbeiten der Schwerpunkt auf vielversprechenden Ergebnissen bei der Fertilität nach der Pille, und wie den meisten Ärzten wurde auch mir beigebracht, dass die Auswirkungen der Pille auf die Fruchtbarkeit vernachlässigbar sind und die Vorteile die Risiken überwiegen. Aber die Forschung ist widersprüchlich, was die Auswirkungen auf die Fruchtbarkeit betrifft, und wenn Sie die Antibabypille nehmen, ist es wichtig, dass Sie über die potenziellen Risiken für Ihre zukünftige Fruchtbarkeit informiert sind.

Studien haben gezeigt, dass es mehrere Monate bis über ein Jahr dauern kann, bis Frauen nach der Einnahme der Pille schwanger werden. Ein durchschnittliches Paar braucht unter Umständen sechs Monate, um schwanger zu werden, weshalb viele Ärzte dann auch nicht besorgt sind, wenn die Periode der Frau nicht zurückkommt. In meiner Praxis habe ich Frauen behandelt, die Schwierigkeiten hatten, schwanger zu werden, obwohl sie vor Einnahme der Pille regelmäßige Zyklen hatten, schon einmal schwanger waren und keinerlei Anzeichen dafür vorlagen, dass dies ein Problem darstellen würde, bis sie dann die Pille absetzten. In einer kleinen Studie mit Frauen, die sich einer Fruchtbarkeitsbehandlung unterzogen, wurde festgestellt, dass die langfristige Anwendung der Empfängnisverhütung (zehn oder mehr Jahre) zu einer dünneren Gebärmutterschleimhaut führte. Die Gebärmutterschleimhaut ist der Ort, an dem sich eine befruchtete Eizelle einnistet, und sie muss eine bestimmte Dicke haben, damit sich ein Baby darin entwickeln kann. Stellen Sie sich dies wie eine große Daunendecke auf einem bequemen Bett im Gegensatz zum Schlafen auf dem Boden vor. Wo würden Sie es sich so richtig gemütlich machen wollen? Tierstudien haben auch gezeigt, dass die langfristige Einnahme von Gestagenen mit einer Verringerung der Östrogenrezeptoren in der Gebärmutterschleimhaut verbunden ist. Dies bedeutet, dass Östrogen, selbst wenn es sich in Labortests normal zeigt, nicht in der Lage ist, ein angemessenes Wachstum zu stimulieren. Das Ergebnis? Sie werden schwanger, aber die Gebärmutter kann das Kind nicht versorgen und es kommt zu einer Fehlgeburt. Also zum Schlimmsten, was passieren kann. Der Mechanismus, der zu Fruchtbarkeitsproblemen führen kann, ist möglicherweise die Art und Weise, wie die Pille vor Gebärmutterhalskrebs schützen kann. Wir brauchen größere Studien, um die Auswirkungen der Pille auf die Fruchtbarkeit zu verstehen, und es gibt noch so vieles, was wir über die Fruchtbarkeit der Frau nicht wissen.

Wenn Sie die Pille nehmen und in den Zwanzigern oder Dreißigern sind, aber in Zukunft Kinder haben möchten, sollten Sie die möglichen Auswirkungen der Pille auf Ihren Zyklus und Ihre Fruchtbarkeit in Betracht ziehen. All die hormonellen Ungleichgewichte, denen Frauen nach der Pille ausgesetzt sind, können es extrem schwierig machen, schwanger zu werden. Frauen mit einem unzureichenden Schilddrüsenhormonspiegel haben zusätzlich ein erhöhtes Risiko für Unfruchtbarkeit und Fehlgeburten, und wie Sie aus Kapitel 7 wissen, untergräbt die Pille die Gesundheit der Schilddrüse. Auch Leaky Gut und Autoimmunerkrankungen können Ihre Fruchtbarkeit beeinträchtigen, und wie wir bereits gesehen haben, wird die Pille mit beiden in Verbindung gebracht. Das 30-Tage-Brighten-Programm kann dazu beitragen, die Funktionsweise zu beheben, in der die Pille Ihre Fruchtbarkeit untergraben hat. Wenn Sie wissen, dass Sie ein Kind haben möchten, sollten Sie jetzt damit beginnen, Schritte zur Verbesserung Ihrer Gesundheit zu unternehmen. Bitte warten Sie nicht bis zu dem Tag, an dem Sie schwanger werden möchten, um sich um Ihre Fruchtbarkeit zu kümmern.

Wussten Sie, dass Ihre Eierstöcke schmecken können?

Ja, Ihre Eierstöcke erschmecken tatsächlich die Umgebung und untersuchen sie nach Bitterstoffen. Wenn der Bitterstoff erkannt wird, ist die Fruchtbarkeit viel besser. Viele Experten glauben, dass dies Informationen über die Umwelt liefert und viel mit der Blutzuckerregulierung zu tun haben kann. Das 30-Tage-Brighten-Programm bietet Ihnen eine optimale Ernährung, die zuckerarm und reich an gesunden Nährstoffen ist.

Progesteron und Schwangerschaft

Inzwischen wissen Sie, dass die Pille Ihren Progesteronspiegel beeinflussen kann, aber was Sie vielleicht nicht wissen, ist, dass dieses Hormon für Ihre Fruchtbarkeit sehr wichtig ist. Progesteron steigt nach dem Eisprung an und schafft in der Gebärmutter eine Umgebung, die das Wachstum des Babys unterstützt, indem es die Gebärmutterschleimhaut verdickt, Entzündungen reduziert und die Sekrete verändert.

Wenn Sie mit PMS-Symptomen, wie Stimmungsschwankungen, Angstzuständen, Müdigkeit, geringem Sexualtrieb oder Schlafstörungen, zu kämpfen haben, haben Sie möglicherweise einen niedrigen Progesteronspiegel. Ich empfehle, Ihren Progesteronspiegel testen zu lassen, wenn Sie versuchen, schwanger zu werden, da ein niedriger Wert dies schwierig machen kann bzw. das Schwanger-Bleiben erschwert. Darüber hinaus sind die Nebennieren- und Schilddrüsenfunktion eng mit der Fruchtbarkeit und der Progesteronproduktion verbunden, weshalb diese Hormone ebenfalls untersucht werden sollten. Wenn Sie sich eine gesunde Libido und einen fruchtbaren Körper wünschen, sollten Sie sicherstellen, dass Sie einen ausgewogenen Progesteronspiegel haben.

Kann die Pille Melasmen verursachen?

Auch wenn die meisten Menschen die grau-braunen Hautflecken im Gesicht mit einer Schwangerschaft in Verbindung bringen, kann die Pille ebenfalls ein Melasma auslösen. Die Einnahme von B-Vitaminen und das Meiden der Sonne kann bei der Behandlung helfen, aber wenn Sie die Pille zur Behandlung von Akne einsetzen, tauschen Sie möglicherweise nur ein Hautsymptom gegen ein anderes.

Optimieren Sie Ihre Gesundheit vor der Empfängnis

Eine der wichtigsten Botschaften, die ich Ihnen über Ihre Fruchtbarkeit vermitteln möchte, ist die folgende: Dass Sie sofort schwanger werden *können*, bedeutet nicht, dass Sie sofort schwanger werden *sollten*. Dies gilt vor allem dann, wenn Sie die Antibabypille eingenommen haben. Erstens sollten Sie nach all den Nährstoffmängeln, die während der Einnahme der Pille in Ihrem Körper aufgetreten sind, wirklich Zeit haben, diese Nährstoffspeicher wieder aufzufüllen, damit Ihre Gesundheit und die Ihres Babys bestmöglich gefördert werden können. Wenn Ihre Hormone im Ungleichgewicht sind oder es grundlegende Probleme gibt, die vor der Einnahme der Pille oder während der Einnahme der Pille zu PMS geführt haben, gibt es Hinweise darauf, dass Sie möglicherweise eine schwierigere postpartale Phase haben könnten. Wenn Sie Stimmungssymptome hatten, sollten Sie diese vor allem anderen lösen. Finden Sie die Ursache dafür, bevor Sie schwanger werden, da Sie sonst ein höheres Risiko für eine Wochenbettdepression haben. Die Pille verursacht ebenso Entzündungen, was nicht nur zu einem höheren Risiko für Depressionen beiträgt, sondern auch zu Fehlgeburten führen kann. Wenn Sie eine Frau sind, die während der Einnahme hormoneller Verhütungsmittel ein höheres Risiko für Schlaganfälle oder Blutgerinnsel hatte, ist es wichtig zu verstehen, dass dieses Risiko bei einer Schwangerschaft erhöht bleibt – und sogar noch steigen könnte. Dies ist ein weiterer Grund, die Pille abzusetzen und dann erst einmal Ihre Gesundheit zu optimieren, bevor Sie versuchen, schwanger zu werden. Zudem sollten Sie dies auch mit Ihrem Arzt besprechen.

Eine 2018 in *The Lancet Oncology* veröffentlichte Kohortenstudie mit 1,1 Millionen dänischen Kindern ergab eine erhöhte Inzidenz von Leukämie bei Kindern, wenn die Mutter bis zu sechs Monate vor der Empfängnis eine kombinierte Antibabypille eingenommen hatte. Das damit verbundene Risiko war geringer, wenn die Frauen mehr als sechs Monate vor der Schwangerschaft keine Antibabypille genommen hatten. Ich möchte klarstellen, dass dies kein „Du sollst dich schämen"-Spiel ist oder dazu führen soll, dass Sie sich schlecht fühlen. Wir verdienen es zu wissen, wie sich die Pille auf unseren Körper und den Körper unseres zukünftigen Babys auswirkt. Wir haben heute und in Zukunft die Gelegenheit, mehr zu lernen und uns besser um unsere Gesundheit zu kümmern, und ich hoffe aufrichtig, dass die Forschung Fortschritte machen wird, damit alle Frauen die beste Entscheidung für ihren Körper treffen können.

Ich empfehle Ihnen, die Pille abzusetzen und mindestens sechs Monate vor der Empfängnis mit dem 30-Tage-Brighten-Programm zu beginnen (ein Jahr ist noch besser). Es dauert neunzig Tage, bis eine Eizelle reif ist, also benötigen Sie mindestens drei Monate, um die Eizelle vor der Empfängnis zu optimieren. Wenn Sie bereit sind, schwanger zu werden, vergewissern Sie sich, dass Ihr Arzt alle richtigen Tests durchgeführt hat, um die Ursache für die Probleme zu finden und Ihre Gesundheit wiederherzustellen. Denn die Mama ist sowohl der Samen als auch die Erde, was bedeutet, dass Ihr Fokus nicht nur auf dem Schwanger-Werden liegen darf. Einen Menschen in sich heranwachsen zu lassen ist eine ziemlich große Sache, und es braucht eine Menge notwendiger Ressourcen wie Nährstoffe, Energie, gesunde Hormone und einen gut funktionierenden Darm. Deshalb glaube ich an einen ganzheitlichen Ansatz zur Fruchtbarkeit, der Ihnen und Ihrem Baby ein Leben lang Gesundheit beschert. Eine gesunde, glückliche Mutter ist die beste Voraussetzung für ein gesundes, glückliches Baby. Wenn Sie sich auf Ihre Gesundheit und Ihr Wohlbefinden konzentrieren, bevor ein Baby kommt, erhalten Sie die Energie, die Sie brauchen, um bestmöglich zu funktionieren.

Das Brighten-Protokoll zur Steigerung der Libido

Die gute Nachricht ist, dass es viele natürliche Möglichkeiten gibt, Ihre Libido anzukurbeln und Ihnen zu den Orgasmen zu verhelfen, die Sie vermisst haben. Wie Sie jetzt wissen, vermindert die Pille Ihr Testosteron, was zum Teil dafür verantwortlich ist, dass Ihre Libido nachlässt. Es ist daher von entscheidender Bedeutung, Wege zu finden, um Ihre Hormone wieder ins Gleichgewicht zu bringen und Ihren Testosteronspiegel zu erhöhen.

Ich weiß, dass es eine persönliche Entscheidung ist und daher nicht zu den eigentlichen Schritten des folgenden Protokolls zur Steigerung der Libido gehört, aber ich rate Ihnen dringend, die Pille abzusetzen, wenn Sie Ihre Libido wirklich wiederherstellen wollen. Die Forschung ist diesbezüglich eindeutig. Es gibt so viele alternative Verhütungsmethoden, die wir in Kapitel 13 besprechen werden – warum bei der einen bleiben, die Ihnen ein weniger zufriedenstellendes Sexualleben beschert?

Dies sind die wichtigsten Schritte zur Steigerung Ihrer Libido:

- Reduzieren Sie den Stress und steigern Sie den Schlaf.
- Aktivieren Sie Ihre weiblichen Körperteile.
- Sprechen Sie mit Ihrem Partner.
- Konsumieren Sie eine libido-liebende Ernährung.

Reduzieren Sie den Stress und steigern Sie den Schlaf

Wenn Sie gestresst sind, befindet sich Ihr Körper in einem sympathischen Übersteuerungszustand, was bedeutet, dass Sie sich im Kampf- oder Fluchtmodus befinden, in dem Ihr Körper hohe Cortisolwerte auf Kosten des Testosterons fördert. Das macht es besonders schwierig, einen Orgasmus zu erreichen. Bemühen Sie sich daher, Ihren Stress zu reduzieren, indem Sie tief einatmen, meditieren, sich bewegen, toxische Beziehungen und negative Selbstgespräche beseitigen und Zeit für Aktivitäten einplanen, die Ihnen Spaß machen.

Es ist auch sehr wichtig, ausreichend Schlaf zu bekommen, wenn Sie mit einer geringen Libido zu kämpfen haben, da dies Ihren Körper belebt und hilft, Ihre Hormone wieder ins Gleichgewicht zu bringen. Wenn Sie Ihren zirkadianen Rhythmus unterbrechen und nur ein paar Stunden Schlaf pro Nacht bekommen, belastet das Ihren Hormonhaushalt erheblich. Im Abschnitt „Ihren zirkadianen Rhythmus wiederherstellen“ auf Seite 249 finden Sie Tipps für eine gute Nachtruhe.

Sakralchakra-Meditation

Setzen Sie sich an einen Tisch, mit den Füßen flach auf dem Boden und mit den Sitzknochen an der Stuhlkante, sodass Ihr Rücken vom Stuhl weg und schön aufrecht ist, oder setzen Sie sich im Schneidersitz auf den Boden – je nachdem, was für Sie am bequemsten ist. Bilden Sie mit Ihren Händen ein umgekehrtes Dreieck, wobei Ihre Handflächen nach unten auf der Höhe Ihrer Hüftknochen liegen, Ihre Fingerspitzen nach unten zeigen und Ihre

Daumen verbunden sind, um die Grundlinie dieses Dreiecks zu bilden. Dies ist das Symbol für den Raum Ihres Mutterleibs und das Symbol für die Frau. Bringen Sie Ihr Bewusstsein in diesen Raum und ziehen Sie Ihren Atem nach unten in diesen Raum. Atmen Sie in das Becken ein, lassen Sie den Atem nach unten strömen und atmen Sie aus. Während Sie ausatmen, lassen Sie die Dinge los, die Ihnen nicht mehr dienen. Versuchen Sie, diese Meditation jeden Tag drei bis fünf Minuten lang durchzuführen, und wenn Sie dies zweimal am Tag tun können, ist es noch besser.

Wenn Sie eine Frau sind, die mit einer geringen Libido kämpft, stellen Sie sich vor, dass Blut in Ihr Becken und zu den Sexualorganen fließt, denn diese brauchen den Blutfluss und eine gute Ernährung. Das ist auch ein Teil der Erregung und der Gleitfähigkeit, also atmen Sie einfach in diesen Raum hinein. Visualisieren Sie dabei die Farbe Orange vor Ihrem geistigen Auge oder lassen Sie diese Farbe direkt in den Beckenboden fallen.

Eine weitere Möglichkeit, Ihre Libido (und Fruchtbarkeit) zu steigern, ist das Tragen eines orangefarbenen Höschens, um das Sakralchakra zu beleben.

Aktivieren Sie Ihre weiblichen Körperteile

IHR TERRAIN ERKUNDEN

Möglicherweise müssen Sie Ihr eigenes Terrain erkunden und verstehen, wie Ihr Körper funktioniert. Machen Sie Ihre eigene Anatomie-Tour und benutzen Sie Spielzeug, wenn es Ihnen hilft. Vielleicht brauchen Sie auch mehr Gleitmittel, da die Antibabypille zu einer trockenen Scheide führen kann. Wenn das Ihr Problem ist, verwenden Sie ein „sauberes" Gleitmittel, das keine Umweltgifte wie Phthalate enthält. Führen Sie auch Sportarten durch, die Ihr Becken unterstützen, wie Bauchtanz, Hula-Hooping, Hula-Tanz und Tanzen im Allgemeinen. Die testosteronsenkende Wirkung der Pille führt auch zu einer Muskelatrophie im Beckenboden, sodass die Aktivierung dieser Muskeln für Ihre Gesundheit von entscheidender Bedeutung ist.

TOPISCHES DHEA ANWENDEN

Wie in Kapitel 2 erwähnt, ist DHEA oder Dehydroepiandrosteron ein in den Nebennieren produziertes Steroidhormon, von dem bekannt ist, dass es die vaginale Lubrikation und Libido verbessert und unter anderem gesunde Beckenbodenmuskeln fördert. Sie können ein topisches DHEA in die Vagina geben, um bei einer geringen Libido zu helfen oder wenn Sie Schmerzen beim Geschlechtsverkehr haben. Ich empfehle, zunächst einen Hormontest durchführen zu lassen, um festzustellen, ob Sie niedriges DHEA oder einen niedrigen Testosteronspiegel haben. Denken Sie daran, dass es immer wichtig ist, die Grundursache Ihrer Gesundheitssymptome herauszufinden.

DIE MAGIE VON MACA UND GINSENG

Maca, das adaptogene Kraut, das ich in Kapitel 7 vorgestellt habe, unterstützt Ihre Eierstöcke, Ihre Nebennieren und Ihren Sexualtrieb. Es ist eine kraftvolle Wurzel, die dafür bekannt ist, Hormone auszugleichen und das sexuelle Verlangen zu steigern. (Bonus: Es kann auch dazu beitragen, die Beweglichkeit der Spermien und die erektile Dysfunktion zu verbessern, wenn Ihr Partner männlich ist.) Manche Menschen empfinden Maca als ein wenig zu stimulierend. Da es zudem Magenbeschwerden verursachen kann, fangen Sie am besten klein an und arbeiten sich schrittweise bis zur vollen Tagesdosis von

Zehn Nahrungsmittel zur Maximierung Ihrer Libido

1. **Dunkle Schokolade:** Die Bioflavonoide in Zartbitterschokolade haben eine positive Wirkung auf die Gesundheit Ihrer Blutgefäße, indem sie den gesunden Blutfluss zu Ihren Sexualorganen für eine bessere Erregung, Lubrikation und einen Orgasmus erhöhen. Zartbitterschokolade stimuliert die Freisetzung von Dopamin, dem mit dem Genuss verbundenen Neurotransmitter im Gehirn. Achten Sie darauf, dass Sie Schokolade essen, die 70 Prozent oder mehr Kakao enthält.
2. **Kürbiskerne:** Diese Samen haben einen hohen Zinkgehalt, der Ihren Testosteronspiegel und damit Ihren Sexualtrieb steigern kann. Versuchen Sie, mindestens 30 Gramm Kürbiskerne pro Tag zu verzehren oder probieren Sie die Leinsamen- und Kürbiskugeln auf Seite 317.
3. **Knoblauch:** Ich weiß, es mag ein bisschen widersprüchlich wirken, sich in Stimmung zu bringen, wenn Sie sich über Knoblauchatem Sorgen machen. Aber das Allicin im Knoblauch verdünnt Ihr Blut und verbessert die Durchblutung, sodass das Gewebe in den weiblichen Körperteilen mehr Blut und Nährstoffe erhält, was möglicherweise das körperliche Empfinden verbessert.
4. **Austern:** Das ist kein Mythos. Diese kleinen Kerlchen stecken voller Zink, das eine gesunde Libido sowohl bei Frauen als auch bei Männern unterstützt.
5. **Ananas:** Diese tropische Frucht enthält Bromelain, ein Enzym, das Ihr Testosteron und Ihre Libido steigern und Entzündungen verringern kann. Im Inneren steckt die höchste Menge an Bromelain.

1,5 bis 3 Gramm pro Tag hoch. Sie können Maca auch als Getränk zu sich nehmen oder zu Ihrem täglichen Smoothie hinzufügen.

Ginseng ist ein weiteres adaptogenes Kraut, das Ihre Stressreaktion auf physiologischer Ebene modulieren kann, was dann möglicherweise Ihrer Libido zugutekommt. Es ist auch bekannt, dass es den Sexualtrieb erhöht. In einer doppelblinden, placebokontrollierten Studie an Frauen ohne sexuelles Verlangen hat ein Nahrungsergänzungsmittel, das Ginseng zusammen mit anderen Kräutern, Vitaminen und Mineralien enthält, dazu beigetragen, das sexuelle Verlangen und die Befriedigung der Teilnehmerinnen sowie die Häufigkeit des sexuellen Verlangens und des Geschlechtsverkehrs zu erhöhen. Wenn Sie mit einer geringen Libido zu kämpfen haben, versuchen Sie, Ginseng zu Ihrer täglichen Diät hinzuzufügen.

6. **Sellerie:** Sellerie enthält etwas, das Androsteron genannt wird, ein Bestandteil, der Ihrem Körper hilft, Pheromone zu produzieren. Die Pheromone werden durch Ihre Schweißdrüsen ausgeschieden und deuten unbewusst auf sexuelle Erregung hin.
7. **Ingwer:** Dieses entzündungshemmende Kraut steigert auch die Durchblutung, die Lubrikation und das sexuelle Empfinden, wodurch der Orgasmus verbessert wird. Trinken Sie statt eines Cocktails demnächst abends einen Ingwertee und sehen Sie, wie sehr er Ihre sexuelle Leistung und die Ihres Partners verbessert. Außerdem werden Sie morgens keinen bösen Kater haben.
8. **Spinat:** Dieses Blattgrün ist eine ausgezeichnete Quelle für die Aminosäure Arginin und Folsäure. Arginin kann die weibliche Libido und den Orgasmus durch die Erweiterung der klitoralen Blutgefäße unterstützen. Folat hilft bei der Produktion von Histamin, das bei der sexuellen Erregung aus den Mastzellen freigesetzt wird.
9. **Erdbeeren:** Vitamin C, das man in Erdbeeren findet, unterstützt die Funktion der Nebennieren, wo DHEA hergestellt wird. DHEA kann in Testosteron umgewandelt werden.
10. **Avocado:** Die guten Fette, die in der Avocado enthalten sind, unterstützen ein gesundes Herz-Kreislauf-System, das für die Gewebeschwellung während der Erregung notwendig ist. Avocados sind auch reich an Kalium und B-Vitaminen, die die Ausdauer unterstützen.

Sprechen Sie mit Ihrem Partner

Zur Wiedererlangung der Libido gehören auch Gespräche mit dem Partner. Wenn Sie Probleme mit Ihrem Partner haben, erkennen Sie dies bitte an und gehen Sie zur Beratung. Führen Sie mit Ihrem Partner echte Gespräche darüber, was für Sie funktioniert und was nicht funktioniert. Wenn die Wurzel Ihrer Libido-Probleme in Ihrer Beziehung liegt, dann gibt es keine Nahrung oder Nahrungsergänzung, die das beheben kann.

Konsumieren Sie eine libido-liebende Ernährung

Wie Sie mittlerweile wissen, spielt die Ernährung eine entscheidende Rolle für Ihre Hormone – und dazu gehört auch Ihre Libido! Streben Sie ausgewogene Mahlzeiten mit viel gesunden Fetten und Gemüse an, um Ihrem Körper die Vitamine und Mineralien zu geben, die er für die Hormonproduktion benötigt. Denken Sie daran, dass die Pille viele Nährstoffe verbraucht und Sie diese daher unbedingt ersetzen sollten. Ich empfehle den Verzehr von Nahrungsmitteln, die den Kreislauf unterstützen und den Testosteronspiegel erhöhen, wie zum Beispiel die „Zehn Nahrungsmittel zur Maximierung Ihrer Libido" auf den Seiten 222–223.

DEN ÖSTROGENSPIEGEL AUSGLEICHEN

Wenn Sie mit einer geringen Libido zu kämpfen haben, ist es sehr wahrscheinlich, dass Sie eine Östrogendominanz haben, die Sie launisch, verkrampft und aufgebläht machen kann – kaum ein Rezept, um sich sexy zu fühlen! Nehmen Sie diese Nährstoffe zu sich, um Ihr Östrogen ins Gleichgewicht zu bringen (die Mengen finden Sie im Brighten Nahrungsergänzungs-Protokoll auf Seite 263):

- **Calcium-D-Glucarat** unterstützt nicht nur die Wiederherstellung des Östrogengleichgewichts, sondern auch die Entgiftungswege der Leber, die Ihnen helfen, überschüssiges Östrogen aus Ihrem Körper zu entfernen.
- **DIM (Diindolylmethan)** verbessert den Östrogenstoffwechsel, was zu gesünderen Östrogenmetaboliten und ausgeglichenen Hormonen führt. Dies geschieht dadurch, dass es die 2-Dehydroxylierung von Östrogen erhöht.

- **Brokkolisamenextrakt** unterstützt die Entgiftung der Leber, sodass schädliche Giftstoffe, Stoffwechselabfälle und Hormone in sicherere Metaboliten umgewandelt und für die Ausscheidung vorbereitet werden.
- **Ballaststoffe:** Essen Sie eine Vielzahl von Obst und Gemüse, um täglich mindestens 25 Gramm Ballaststoffe zu sich zu nehmen.

Die zentralen Aussagen des Kapitels

- Orgasmen haben außergewöhnliche gesundheitliche Vorteile, wie die Regulierung des Menstruationszyklus, die Linderung von Krämpfen, die Verbesserung der Fruchtbarkeit und die Erhöhung der Anti-Aging-Hormone, die Ihnen ein längeres Leben ermöglichen.
- Die Antibabypille kann Ihre Libido beeinträchtigen, was zu einem Verlust des Interesses an Sex, verminderter Erregung und Schwierigkeiten beim Erreichen des Orgasmus führen kann.
- Sprechen Sie lieber früher als später mit Ihrem Arzt, wenn Sie wissen, dass Sie schwanger werden wollen, denn die Pille kann die Fruchtbarkeit beeinträchtigen.
- Nur weil Sie sofort schwanger werden können, heißt das noch lange nicht, dass Sie es auch tun sollten. Es ist wichtig, dass Sie zuerst alle Nährstoffmängel, Stimmungsprobleme, hormonellen Störungen oder Entzündungen beseitigen. Starten Sie das 30-Tage-Brighten-Programm mindestens sechs Monate vor der Empfängnis.

TEIL 3

HOLEN SIE SICH IHREN KÖRPER ZURÜCK

KAPITEL 11

IHR EINSTIEG IN DAS PROGRAMM

Nun geht es endlich los! Aber bevor Sie mit dem Programm in Kapitel 12 beginnen, werde ich Ihnen einen Überblick darüber geben, wie Sie das Programm befolgen können, und Ihnen erklären, wie Sie die Pille absetzen können, wenn Sie dazu bereit sind. **Das 30-Tage-Brighten-Programm ist ein individueller Plan, der Ihnen helfen wird, von der hormonellen Empfängnisverhütung wegzukommen, unerwünschte Hormonsymptome zu beseitigen und sich mit Ihrer Periode anzufreunden.**

Je nachdem, was Sie im Hormontest am Anfang des Buches entdeckt haben, sollten Sie meine spezifischen Richtlinien für Ernährung, Lebensstil und Nahrungsergänzungsmittel befolgen, die Ihnen helfen, Ihre Hormone ins Gleichgewicht zu bringen. Und um Ihren Erfolg sicherzustellen, habe ich einen Mahlzeitenplan mit Rezepten beigefügt, die Ihre Hormone jubeln lassen.

Dieses Programm verschreibe ich meinen Patientinnen in meiner Rubus Health-Klinik, und es ist so konzipiert, dass Sie sofort damit beginnen können - genau, jetzt sofort, damit es Ihnen schnell besser geht. Unabhängig davon, ob und wann Sie planen, die Pille abzusetzen, wird Ihnen dieses Programm alles Notwendige geben, um Ihre Hormone und Ihre Gesundheit in die richtige Richtung zu lenken. Wenn Sie sich dazu entschließen, die Pille zumindest vorerst weiter einzunehmen, können Sie durch die Befolgung des Programms immer noch erhebliche Fortschritte in Ihrer Gesundheit erzielen. Aber leider können Sie Östrogen, Progesteron und Testosteron erst dann ausbalancieren, wenn Sie die Pille abgesetzt haben. Wenn Sie derzeit die Pille nehmen und planen, sie abzusetzen, sollten Sie sich auf jeden Fall eine Verhütungsalternative besorgen. Kapitel 13 kann Ihnen bei der Auswahl der für Sie am besten geeigneten Methode helfen.

Mein 30-Tage-Plan gibt Ihnen zwar spezifische Hilfsmittel für die Entgiftung Ihrer Leber und die Heilung Ihres Darms und Ihrer Hormone mit Nahrungsmitteln, Nahrungsergänzungsmitteln und Samenzyklen an die Hand, aber es ist auch wichtig, eine ganzheitliche Perspektive einzunehmen und sicherzustellen, dass Sie Bewegung und Entspannung in Ihr Programm einbauen und Ihre „Rebellengöttin" umarmen. Wenn Sie glauben, dass Ihr Umgang mit Menschen, die Art, wie Sie mit sich selbst umgehen, und Ihre persönlichen Denkmuster keinen Einfluss auf Ihre Hormone haben, ist es an der Zeit, einen Schritt zurückzutreten und sich genau anzusehen, wie sich all dies auf Ihr Leben auswirkt. Ich werde Ihnen einige Hinweise geben, um Ihnen zu helfen, auch dies in Ordnung zu bringen, damit Sie sich auf eine radikale Veränderung Ihrer Gesundheit einlassen können. Und ich möchte definitiv, dass Sie das fünfte Vitalzeichen – Ihren Menstruationszyklus – wirksam einsetzen, denn das ist eine Goldgrube an Informationen darüber, was Ihr Körper braucht. Tauchen Sie also ein und beginnen Sie, Ihre Hormone und Ihren Körper zurückzuerobern.

So funktioniert das Programm

Wenn Sie sich müde, aufgebläht oder launisch fühlen oder mit unerwünschten Hormonsymptomen zu kämpfen haben, weiß ich, dass das Letzte, was Sie brauchen, ein Haufen Arbeit ist, der Ihnen aufgehalst wird. Deshalb biete ich Ihnen ganz praktische Ressourcen und Hilfsmittel, um es Ihnen so einfach wie möglich zu machen. Sie finden alles, was Sie brauchen, in Kapitel 12, und alles, was Sie tun müssen, ist, einen Tag nach dem anderen anzugehen. Folgendes erwartet Sie:

- Mahlzeitenpläne und Rezepte für das gesamte 30-Tage-Programm
- Ein Mustertag, der Ihnen hilft, Ihre Ernährung, Ihren Lebensstil und Ihre Ergänzungsstrategie zu integrieren
- Ein umfassender Leitfaden zur Nahrungsergänzung für Ihre individuellen Bedürfnisse
- Lebensstilpraktiken für Ihre spezifischen Hormonstörungen
- Eine 14-tägige Leberentgiftung
- Samenzyklen, Mondmagie und andere Tricks, die Ihnen helfen, Ihre Hormone auszubalancieren

Ihr Weg zum Absetzen der Pille

Meiner Erfahrung nach sind Frauen, wenn sie die hormonelle Empfängnisverhütung absetzen, endgültig damit fertig. Das kann bedeuten, dass man einfach die Pille absetzt, das Pflaster abzieht oder zum Arzt geht, um die Spirale entfernen zu lassen. Aber ich möchte, dass es für Sie so einfach wie möglich ist, daher machen wir Folgendes:

Erstens: Wenn Sie jemals hormonelle Verhütungsmittel zur Behandlung von Symptomen verwendet haben, ist die Wahrscheinlichkeit, dass diese Symptome wieder auftreten, ziemlich groß und Teil des Post-Pill-Syndroms. Wir werden diese Symptome jedoch im Rahmen dieses Programms wirksam einsetzen, weil sie Sie zu den Ursachen und letztlich zu den besten Lösungen für Sie führen werden.

Zweitens müssen Sie sich entscheiden, was Sie als Nächstes verwenden möchten, um nicht schwanger zu werden. Selbst wenn Sie, wie ich bereits sagte, ein Kind bekommen wollen, sollten Sie Ihrem Körper mindestens sechs Monate Zeit geben, um sich zu erholen; falls Sie es schaffen, zwölf Monate darauf zu verwenden, ist das noch viel besser. (In Kapitel 13 finden Sie eine Reihe nicht hormoneller Verhütungsoptionen.) Wenn Sie noch immer hormonelle Verhütungsmittel nehmen, sollten Sie die Methode zur Förderung des Fruchtbarkeitsbewusstseins anwenden, um sich auf Ihren Körper einzustellen und Veränderungen in Ihrem Zyklus zu verfolgen (siehe auch Kapitel 13). Dies ist jedoch erst dann eine zuverlässige Alternative zur Empfängnisverhütung, wenn Sie einige Monate lang nicht mehr die Pille nehmen. In der Zwischenzeit sollten Sie ein ergänzendes Verhütungsmittel in Betracht ziehen, bis sich Ihr natürlicher Zyklus eingependelt hat.

Sobald Sie Ihre Ersatzmethode zur Empfängnisverhütung gefunden haben, ist es wichtig, sich mit Ihren individuellen Bedürfnissen auseinanderzusetzen. Dies sind die allgemeinen Richtlinien, die ich den Frauen in meiner Praxis gebe:

- Wenn Sie die Pille ausschließlich zur Schwangerschaftsverhütung eingesetzt haben und sie absetzen wollen, um schwanger zu werden, oder wenn Sie etwas schwerere Perioden, Akne und andere lästige Symptome haben, können Sie mit dem 30-Tage-Brighten-Programm beginnen und die Einnahme der Pille beenden, nachdem Sie die letzte Pille aus der Packung genommen haben. Es ist nicht notwendig, sich von der Pille zu entwöhnen, aber Sie sollten nicht mitten in der Packung aufhören, weil dies eine verfrühte Periode auslösen kann. Und niemand möchte eine doppelte Periode.

- Wenn Sie aufgrund von PMS, Akne, Blutungen oder anderen Symptomen überhaupt erst die Pille genommen haben, empfehle ich Ihnen, jetzt direkt mit dem 30-Tage-Brighten-Programm zu beginnen und dies mindestens drei Monate lang durchzuführen, bevor Sie die hormonelle Empfängnisverhütung absetzen. Das klingt vielleicht ein wenig entmutigend oder verwirrend, aber lassen Sie sich davon nicht beirren. Es geht um Folgendes: In diesem Programm biete ich Ihnen alles, was Sie brauchen, um sich bestmöglich um Ihren Körper zu kümmern. Die meisten Frauen führen das Programm noch weitere drei bis sechs Monate durch, weil es mindestens einen Monat oder länger dauert, bis Ihr Menstruationszyklus wieder ins Lot kommt. Die gute Nachricht ist, dass es aber weniger als einen Monat dauert, bis es Ihnen besser geht. Wenn bei Ihnen Endometriose, PCOS oder eine andere Erkrankung diagnostiziert wurde, die zu wirklich schweren, schmerzhaften Perioden, ausbleibenden Perioden oder Stoffwechselstörungen führen kann, müssen Sie Ihren Körper sehr sorgfältig pflegen. Wenn Sie also innerhalb dieses Programms das Gefühl haben, dass Sie zusätzliche Unterstützung benötigen, schließen Sie sich unserer Gemeinschaft an (besuchen Sie DrBrighten.com/resources), denn das ist etwas, das viele Frauen durchmachen, und leider kämpfen wir oft allein.
- Wenn Sie die Pille bereits abgesetzt haben, können Sie direkt in das Programm einsteigen. Ich unterstütze Frauen an beiden Enden des Spektrums, und dieses Programm kann Ihnen auf jeden Fall helfen, Ihre hormonelle Gesundheit wiederherzustellen und Gewicht, Akne, Stimmungsprobleme und PMS loszuwerden.

Denken Sie beim Einstieg in dieses Programm bitte daran, dass natürliche Therapien Zeit brauchen. Seien Sie geduldig mit Ihrem Körper. Ich sage das, weil oft Frauen in meine Praxis kommen und sagen: „Ich habe Mönchspfeffer [Keuschbaumbeere] ausprobiert und es zehn Tage lang genommen, und es hat mir wirklich nichts gebracht." Es dauert durchschnittlich drei Monate, bis Mönchspfeffer wirksam wird. Sie unterstützen das Fundament Ihres Darms, Ihrer Leber und Ihrer Nebennieren, denn wenn diese gesund und glücklich sind, werden die Sexualhormone miteinander in Einklang gebracht. Somit wird es einfacher, die Entzündung zu kontrollieren, die Ihre Periode so schmerzhaft, Ihre Stimmung so schwierig und Ihr Gewicht so anhänglich macht. Vergleichen Sie Ihre Gesundheit mit der Titanic – ein riesiges Schiff, das in die falsche Richtung fährt. Es wird einige Zeit dauern, um das Schiff zu wenden, und Sie sollten den Kurs nicht so abrupt ändern, dass Sie auf einen Eisberg stoßen und das ganze Ding versenken. Natürliche Therapien arbeiten mit Ihrem Körper, um das Schiff so zu lenken, dass es wieder in die richtige Richtung fährt. Das erfordert Zeit. Pharmazeutika zwingen Ihren Körper im Grunde genommen zur Unterwerfung, weshalb sie in manchen Fällen viel schneller wirken können. Es gibt eine Zeit und einen Ort für Arzneimittel, und ich verurteile niemanden, der sie verwendet. Aber ich möchte, dass Sie realistische Erwartungen an die Wirkung von Naturheilverfahren haben. Der lohnendste Teil dieser natürlichen Therapien ist, dass Sie damit nichts unterdrücken. Das bedeutet, dass Sie jeden Tag daran arbeiten, Ihre Gesundheit zu verbessern, und Ihrem Ziel täglich einen Schritt näher kommen.

Auch wenn Sie die Pille oder andere hormonelle Verhütungsmittel schon lange nehmen, machen Sie sich keine Sorgen. Sie sind jetzt auf dem richtigen Weg und haben mehr Informationen, als Sie jemals hatten. Wir werden Sie weiter voranbringen. Um es noch einmal zusammenzufassen: Wenn Sie derzeit diese Hormone nehmen, mit schwächenden Symptomen zu kämpfen haben und schon einmal versucht haben, die Pille abzusetzen, und es nicht geklappt hat, dann steigen Sie direkt in das 30-Tage-Brighten-Programm in Kapitel 12 ein. Versuchen Sie, drei Monate lang daran festzuhalten, bevor Sie diese Hormone nicht mehr nehmen. Bauen Sie Ihren Körper auf und lieben Sie ihn wirklich. Füttern Sie ihn mit den nahrhaften Rezepten ab Seite 307. Sie werden nicht alles, was Sie getan haben, rückgängig machen können, aber Sie können der Gesundheit etwas näher kommen und dann die hormonelle Empfängnisverhütung abbrechen. Ich verstehe es auch, wenn Sie noch nicht bereit sind, diese Hormone abzusetzen. Ich habe in meiner Praxis mit Frauen gearbeitet, die sagen: „Geben Sie mir sechs Monate“ oder „Geben Sie mir zwölf Monate“. Eigentlich braucht niemand zwölf Monate, weil jede Frau normalerweise einen Punkt erreicht, an dem sie denkt: *„Moment, ich fühle mich jetzt schon gut und könnte mich noch besser fühlen? Okay, dann will ich jetzt auch diese Teile loswerden.“* Wenn Sie die Pille noch ein bisschen länger nehmen müssen, nutzen Sie dieses Programm, um Ihren Körper so sicher und gesund wie möglich zu erhalten. Wenn Sie schwanger sind oder stillen, fragen Sie bitte Ihren Arzt, bevor Sie ein neues Programm beginnen.

Entgiften Sie Ihr Leben

Wie wir in Kapitel 5 gesehen haben, musste Ihre arme Leber ständig Überstunden machen, um zu versuchen, all das synthetische Östrogen aus der Pille zu verarbeiten. Damit Sie sich schnell wieder besser fühlen, beginnen wir mit einer Leberentgiftung während der ersten zwei Wochen des Programms. Dies ist das gleiche Protokoll, das ich in meiner Klinik anwende. Dabei wird eine Entgiftungsdiät aus leberunterstützenden Lebensmitteln mit Nahrungsergänzungsmitteln in Arztqualität kombiniert, um leberliebende Synergien zu erzielen. Da die Leber für die Ausscheidung der Hormone, die Ihr Körper nicht mehr benötigt, für die Balance Ihres Blutzuckers, die Verarbeitung von Nährstoffen und die Unterstützung Ihres Immunsystems verantwortlich ist, ist es wichtig, dass Sie ihr helfen und ihr etwas Liebe geben.

Es gibt zwei Phasen der Entgiftung, in denen Ihre Leber Toxine und Hormone verarbeitet: Phase I und Phase II. Viele Entgiftungen sind stark auf die Phase I ausgerichtet, in der Ihr Körper Ihre Metaboliten und Umweltgifte auf die Entgiftung in Phase II vorbereitet. Wenn die Entgiftung der Phase II nicht optimal funktioniert, können sich schädliche Metaboliten, die während der Phase I produziert werden, im System ansammeln und unerwünschte Symptome wie Kopfschmerzen, Hautreizung, Reizbarkeit und Müdigkeit hervorrufen. Deshalb fühlen sich manche Menschen während einer Entgiftung schrecklich, weil sie nur die Phase I durchführen, was zu erhöhten Toxinen (manchmal schlimmer als die ursprüngliche Form) führt, die den Körper überlasten. In diesem Programm werden Sie Lebensmittel aufnehmen, die sowohl die Phase I als auch die Phase II der Entgiftung unterstützen, um dies zu verhindern.

Manchmal reichen diese Lebensmittel nicht aus, und Sie brauchen in Phase II noch mehr Hilfe. Aus diesem Grund enthält ein Teil des Entgiftungsprogramms Nahrungsergänzungsmittel, die dazu beitragen, die zweite Entgiftungsphase besser zu regulieren, damit Sie niemals durch die Metaboliten der Phase I überlastet werden. Dies ist wirklich eine der besten Möglichkeiten, um Entgiftungsnebenwirkungen zu verhindern. Meiner Erfahrung nach spüren Frauen, die Nahrungsergänzungsmittel einsetzen, einen höheren Nutzen und fühlen sich schneller besser.

Wenn wir über Entgiftung sprechen, geht es genauso sehr darum, Giftstoffe auszuscheiden, wie darum, keine in den Körper zu lassen. Ein ganzheitlicher Ansatz ist das Geheimnis, um die Entgiftung wirksam zu machen und die Nebenwirkungen zu minimieren. Daher sollten Sie sich von den Hautpflege- und Schönheitsprodukten verabschieden, die schädliche Substanzen enthalten. Das bedeutet nicht, dass Sie ohne Make-up herumlaufen müssen (es sei denn, Sie möchten das). Es bedeutet nur, dass Sie anfangen sollten, Marken zu verwenden, die keine Inhaltsstoffe enthalten, die Ihre Hormone belasten können.

Leberfreundliche Nahrungsmittel

Essen Sie 3 Tassen einer Kombination dieser Artikel wöchentlich oder vorzugsweise 1 Tasse pro Tag:

- Artischocken
- Rüben
- Brokkoli
- Rosenkohl
- Klettenwurzel (Gobo)
- Kohl
- Karotten
- Blumenkohl
- Knoblauch
- Pampelmuse
- Grünkohl
- Zwiebeln
- Kurkumawurzel

Und ich empfehle Ihnen dringend, sich von allen negativen Menschen und jedwedem Schwachsinn zu fernzuhalten, die Sie möglicherweise belasten und unerwünschten Stress verursachen. Auch Menschen können giftig sein, und während Sie im 30-Tage-Brighten-Programm sind und versuchen, Ihre Hormone wieder ins Gleichgewicht zu bringen, sollten Sie sich mit Familie und Freunden umgeben, die Sie bei Ihren Zielen unterstützen – und nicht mit solchen Menschen, die das nicht tun. Verbringen Sie Zeit mit den Menschen, die Ihr Herz glücklich machen, die Sie zum Lachen und Lächeln und die Frieden und Positivität in Ihr Leben bringen.

Nein heißt Nein

Ich verstehe, dass es Menschen gibt, die eine Meinung zu Ihrer Ernährung haben, wenn Sie dieses Programm befolgen. Es gibt immer jemanden, der eine Meinung über Ihr Leben hat. Aber Sie schulden diesen Menschen keine Erklärung, warum Sie das essen, sich so verhalten oder das tun, was Sie für Ihren Körper für das

Beste halten. Wenn Sie es also nicht erklären wollen, dann lassen Sie es einfach. Und wenn Sie das Gefühl haben, dass eine Erklärung einer Freundin helfen wird zu verstehen, wie Sie bessere Schritte zur Verbesserung ihres Lebens unternehmen können, dann tun Sie das. Ansonsten verschwenden Sie darauf nicht Ihre mentale und emotionale Energie und sagen Sie einfach: „Nein, danke."

Nahrung für den Hormonhaushalt

Lassen Sie uns jetzt einige allgemeine Unklarheiten beseitigen: Nahrung ist Information für Ihren Körper. Es geht nicht nur um Brennstoff oder Makros oder Nährstoffe. Die Lebensmittelauswahl, die Sie treffen, liefert Ihrem Körper Informationen über Ihre Umwelt. Denken Sie daran: Wenn Ihr Körper glaubt, die Welt sei ein sicherer

Empfohlene Lebensmittel

Es gibt so viele köstliche Lebensmittel! Hier sind einige Vorschläge. Wählen Sie Gemüse und Früchte aus, die biologisch, lokal angebaut und der Jahreszeit entsprechend sind, und essen Sie davon eine Vielfalt.

Bio-Gemüse

Artischocken, Spargel, Rübengrün, Rüben, Pak Choi, Brokkoli, Rosenkohl, Kohl, Karotten, Blumenkohl, Sellerie, Schnittlauch, Blattkohl, Gurken, Endiviensalat, grüne Erbsen, Grünkohl, Lauch, Salat, Sareptasenf, Zwiebeln, Petersilie, Kürbis, Radieschen, Spinat, Sprossen, Speisekürbis, grüne Bohnen, Süßkartoffeln, Mangold, Steckrüben, Brunnenkresse, Yamswurzeln, Zucchini

Bio-Früchte

Äpfel, Aprikosen, Bananen, Brombeeren, Heidelbeeren, Cantaloupe-Melonen, Kirschen, Cranberrys, Feigen, Trauben, Kiwis, Mangos, Melonen, Papayas, Pfirsiche, Birnen, Ananas, Pflaumen, Granatäpfel, Himbeeren, Erdbeeren

Hülsenfrüchte

Kichererbsen, Kidneybohnen, Linsen, Pintobohnen, Spalterbsen – alle Sorten von Hülsenfrüchten außer Erdnüssen und Soja

Samen und Nüsse

Frisch gemahlener Leinsamen, Macadamianüsse, Pekannüsse, Pistazien, Kürbiskerne, Sesam, Sonnenblumenkerne, Walnüsse

Ort, dann haben Sie Ihren Eisprung. Das, was Sie essen, ist eine starke Medizin und hat großen Einfluss auf Ihre Hormone – im Guten wie im Schlechten.

Wir werden mit einer entzündungshemmenden Vollwertkost beginnen, um den Nährstoffmangel zu beheben und den Hormonhaushalt zu unterstützen, während wir gleichzeitig Lebensmittel eliminieren, die Ihre Hormone beeinträchtigen könnten. Wenn ich „Vollwertkost" sage, dann meine ich damit das, was nicht in einer Schachtel oder Verpackung geliefert wird. Bei diesem Programm essen Sie viel Gemüse sowie Proteine, die Ihrer Leber helfen, ihre mächtigen Entgiftungswege zu betreiben. Außerdem essen Sie gesunde Fette, die Ihren Blutzuckerspiegel im Gleichgewicht halten und Ihren Körper mit den Bausteinen für die Hormonbildung versorgen. Bevor Sie loslegen, sollten

Gute Proteine

Rindfleisch von zu 100 Prozent gras- oder weidegefütterten Tieren, Bison, Büffel, Huhn, Eier, Elch, Lamm, Schwein, Pute, Wild

Fisch aus Wildfang

Kabeljau, Umberfisch, Flunder, Schellfisch, Makrele, Lachs, Sardinen, Seezunge (Schauen Sie auf seafoodwatch.org nach, um Qualitätsfisch auszuwählen.)

Gesunde Fette

Avocados, Avocadoöl, Kokosöl, kalt gepresstes Olivenöl, Macadamianussöl, Oliven

Gewürze

Basilikum, Schnittlauch, Koriander, Dill, Ingwer, Minze, Oregano, Petersilie, Rosmarin, Salbei, Estragon, Thymian, Kurkuma

Getränke

Entkoffeinierter grüner Tee, Kräutertees, natürliches Sprudelwasser, Wasser

Sie sich einen Moment Zeit nehmen, um Ihren Verstand, Ihr Zuhause, Ihre Küche und Ihr Leben auf diese Entgiftung vorzubereiten.

Lebensmittel, die Sie weglassen sollten

Entfernen Sie diese hormonstörenden Nahrungsmittel aus Ihrer Ernährung:

Gluten und (Pseudo-)Getreide

Gerste, Kamut, Hafer, Quinoa, Roggen, Dinkel, Weizen, alle glutenhaltigen Produkte

Milchprodukte

Tiermilch, Butter, Käse, Hüttenkäse, Sahne, Eiscreme, milchfreie Sahne, Joghurt (Ghee und Kamelmilch sind möglicherweise in Ordnung. Konsumieren Sie sie mindestens zwei Wochen lang nicht, führen Sie sie dann ein und notieren Sie Ihre Symptome.)

Mais und Maisprodukte

Popcorn, Tortillas, Tortillachips

Soja

Alle Sojaarten und sojahaltigen Produkte, einschließlich Edamame, Fleischersatz aus Soja, Tempeh, Tofu

Erdnüsse

Erdnussbutter oder erdnusshaltige Produkte

Verarbeitete Lebensmittel/Lebensmittel mit Zuckerzusatz

Agaven-, Maissirup, Maissirup mit hohem Fruchtzuckergehalt, Aspartam, Saccharin, weißer oder brauner Zucker (Stevia, weniger als 1 Teelöffel Honig und Ahornsirup sind in Ordnung)

Kaffee und andere koffeinhaltigen Getränke

Kaffee, Espresso-Getränke, koffeinhaltiger Tee, Energydrinks, Limonaden

Alkohol

Bier, Likör, Wein

Entzündungsfördernde Fette

Rapsöl, Maisöl, Baumwollsamenöl, Fastfood, Margarine, Mayonnaise (überprüfen Sie das Etikett, denn Mayo auf Avocado- oder Olivenöl-Basis ist in Ordnung), Erdnussöl, verarbeitete Lebensmittel

Denken Sie daran: Wenn Sie Ihre Hormone ins Gleichgewicht bringen wollen, müssen Sie auch Ihren Darm heilen. Eine der Möglichkeiten, wie die Giftstoffe aus Ihrem System herauskommen, ist der Weg durch Ihren Darm. Wenn Ihr Darm diesen Entgiftungsprozess nicht durchläuft, werden Sie störende Hormone nicht effektiv eliminieren und sich nicht wohlfühlen. Wenn Sie Verstopfung bekommen oder nicht jeden Tag Stuhlgang haben, dann wird Ihr Östrogen wieder in Ihrem Körper in den Kreislauf zurückkehren, was zu einer Östrogendominanz führt. Ich habe das 30-Tage-Programm so konzipiert, dass es die Ballaststoffe, die Flüssigkeiten und alles andere enthält, was Sie brauchen, um den Darm in Bewegung zu bringen. Ballaststoffe sind hervorragend geeignet, um den Stuhl aufzufüllen und Ihnen zu helfen, Abfallstoffe, Cholesterin und fettlösliche Giftstoffe aus dem Körper zu entfernen. Sie helfen auch Ihren Hormonen und sorgen dafür, dass Sie sich länger satt fühlen, was bei der Gewichtsabnahme hilfreich ist. Streben Sie ein Minimum von 25 Gramm Ballaststoffen pro Tag an. Das erreichen Sie durch Smoothies und Vollwertmahlzeiten.

Lesen Sie Kapitel 6 noch einmal, wenn Sie sich bezüglich des Darms in Erinnerung rufen wollen, warum Sie bestimmte Nahrungsmittel aus dem Speiseplan streichen müssen, und holen Sie sich außerdem die notwendigen Hilfsmittel. Die Mahlzeiten des 30-Tage-Brighten-Programms sollen Ihnen helfen, Ihre Darmgesundheit wiederherzustellen, aber einige Frauen brauchen zusätzliche Unterstützung bei der Heilung. Wenn Ihr Darmgesundheitstest in Kapitel 6 gezeigt hat, dass Sie unter einem Ungleichgewicht und Symptomen im Darm leiden, ist es wichtig, Protokolle zur Darmheilung durchzuführen, die für die Wiederherstellung Ihrer Gesundheit von entscheidender Bedeutung sind. Informationen darüber, welche Nahrungsergänzungsmittel Sie zu Ihrer Ernährung hinzufügen sollten, finden Sie im Brighten Nahrungsergänzungs-Protokoll auf Seite 263.

So zügeln Sie Ihr Verlangen

Nehmen wir uns einen Moment Zeit, um zu erkennen, dass die Pille Nährstoffe verbraucht, Ihre Nebennieren belastet, Ihren Darm zerstört und Ihre Hormone in einer Weise durcheinandergebracht hat, die so ziemlich jede Frau ihren Gelüsten und Heißhungerattacken ausliefern würde. Erinnern Sie sich an die Aminosäure Tryptophan, über die wir im Kapitel über die Stimmung sprachen? Und dass sie für Serotonin (das übrigens hauptsächlich im Darm produziert wird) notwendig ist? Tryptophan hilft zusammen mit Dopamin auch, den Appetit zu kontrollieren. Wenn Sie sich nach einem Törtchen sehnen, dann nehmen Sie 50 bis 100 Milligramm 5-HTP (5-Hydroxytryptophan) plus seine notwendigen Kofaktoren Vitamin B12 und B6 ein. Rhodiola hilft auch bei der Regulierung gesunder Werte von Neurotransmittern, und Cortisol macht das ebenso. Übrigens: Auch wenn Sie Getreide weglassen werden, möchte ich Ihnen ganz klar sagen, dass dies kein Low Carb Programm ist. Stattdessen werden Sie Getreide weglassen und dadurch Platz für mehr Gemüse schaffen, das für den Rückgang dieser Hormone und die Behebung des von ihnen verursachten Schadens unerlässlich ist.

Achten Sie auf Ihre Gelüste und Ihr Verlangen. Wenn Sie feststellen, dass sie vor Ihrer Periode schlimmer sind oder Sie Heißhunger auf Zucker, Salz oder Kohlenhydrate haben, dann ist das ein sicheres Zeichen dafür, dass Ihre Hormone Zuwendung brauchen und dass dieses Programm für Sie absolut notwendig ist. Versuchen Sie, in der Woche vor Ihrer Periode Wurzelgemüse wie Rote Bete, Steckrüben und Karotten zu essen. Ein niedriger Blutzucker ist ein häufiger Grund für den Heißhunger auf Zucker, also vergewissern Sie sich, dass Sie regelmäßige Mahlzeiten zu sich nehmen. Füllen Sie sich mit Ballaststoffen, Fett und Eiweiß, und Sie werden weniger geneigt sein, sich einen Donut zu holen. Wenn Sie Ihren Darm und Ihr Mikrobiom wiederherstellen, können Sie Ihren Heißhunger auch stark eindämmen. Das bekommen Sie hin!

KOFFEIN

Vielleicht fällt es Ihnen schwer, auf Koffein zu verzichten, weil Sie Ihre morgendliche Tasse Kaffee lieben -, ich verstehe das. Auch ichliebe Kaffee. Ich lebe in Portland, und Kaffee ist wie der flüssige Sonnenschein des pazifischen Nordwestens. Für die meisten von uns ist er ein Ritual, weshalb ich empfehle, die Tasse Kaffee durch etwas anderes zu ersetzen und eine Pause von der Bohne zu machen. Wenn Sie den tatsächlichen Geschmack von Kaffee vermissen, versuchen Sie eine der Alternativen aus dem Abschnitt „Koffeinfreier Kaffee-Ersatz" (Seite 130). Wenn es Ihnen weniger um den Geschmack geht, sondern Sie auf Kaffee als täglichen Energieschub angewiesen sind, beginnen Sie den Tag mit einem grünen Saft, um in Schwung zu kommen, und nutzen Sie Nahrungsergänzungsmittel, um Ihre natürliche Energieproduktion zu verbessern. Ihre Nebennieren und Hormone werden Sie dafür lieben. Außerdem stellen Sie möglicherweise einen positiven Nebeneffekt fest, nämlich weniger Stress und Angst zu empfinden, ganz zu schweigen von einem besseren Schlaf. Kein Witz. Wenn Sie viel Stress haben, werden Sie erstaunt sein, wie anders Sie sich nach 30 Tagen fühlen werden - nein, schon nach zwei Wochen.

MILCHPRODUKTE

Wenn Sie unbedingt Milchprodukte konsumieren wollen, können Sie Kokos-, Cashew- oder Mandelmilch probieren. Die meisten Frauen vertragen auch Kamelmilch gut, aber lassen Sie mindestens zwei Wochen die Tiermilch ganz weg, bevor Sie Kamelmilch einführen. Tauschen Sie Milchkäse gegen Nusskäse und Nährhefe aus. Sie können auch Sahne durch vollfette Kokosmilch aus der Dose ersetzen.

ZUCKER

Das Verlangen nach Zucker kann die größte Herausforderung sein, und Sie fühlen sich anfangs vielleicht extrem launisch und müde, wenn Ihr Körper einen Zuckerentzug durchmacht. Es ist buchstäblich in *allem* Zucker enthalten (sogar in Hühnerbrühe). Selbst wenn Sie nicht permanent Kekse in sich hineinstopfen, nehmen Sie wahrscheinlich jeden Tag viel mehr Zucker durch Ihr Essen zu sich, als Sie denken. Und seien wir mal ehrlich: Viele von uns greifen auf Zuckerhaltiges zurück, wenn sie gestresst oder niedergeschlagen sind, was eine blöde Gewohnheit ist. Wenn Sie mit Ihrer Naschsucht zu kämpfen haben, tun Sie sich selbst einen Gefallen und greifen Sie zuerst zu Protein. Das gibt Ihrem Körper die Möglichkeit zu überlegen, ob das, wonach Sie sich wirklich sehnen, in Ihrem besten Interesse ist. Wenn Sie den Nachtisch wirklich vermissen oder sich ausgeschlossen fühlen, probieren Sie es mit einer Schale frischer Beeren mit gekühlter Kokoscreme. Wenn Sie es jedoch vermeiden können, diesem Verlangen nachzugeben, haben Sie eine bessere Chance, sich von Ihrer Zuckersucht endgültig zu trennen.

ALKOHOL

Ich verstehe, dass es ein wichtiger Teil der Geselligkeit ist und man sich nicht wie ein Spielverderber auf einer Party fühlen oder 30 Tage lang in den Winterschlaf fallen will. Aber wer sagt, dass man Alkohol braucht, um sich zu amüsieren? Bestellen Sie einen leckeren Mocktail, wenn Sie mit Freunden ausgehen, oder probieren Sie eines der Rezepte in den Abschnitten Smoothies (Seite 307) oder Getränke (Seite Seite 320) an einem Abend mit Ihrem Liebsten oder Ihren Freundinnen. Servieren Sie es in einem Wein- oder Champagnerglas, um sich in eine feierliche Stimmung zu versetzen.

Was Sie erwartet

Wenn Sie das Programm mit der Entgiftung Ihrer Leber und der Heilung Ihres Darms mit den richtigen Nahrungsmitteln und Nahrungsergänzungsmitteln beginnen, können Sie auf einige, sagen wir mal, unangenehme Nebenwirkungen stoßen. Dies ist völlig normal. Sie führen einige große und wichtige Veränderungen in Ihrem Körper durch, und es wird einen Übergang geben, wenn Sie sich von den synthetischen Hormonen lösen. Wie ich bereits erwähnt habe, fühlen Sie sich anfangs vielleicht etwas launisch und müde. Vielleicht haben Sie sogar einen Tag, an dem Sie nur noch in der Jogginghose auf der Couch schlafen wollen. Wenn Sie auf Koffein verzichten und Zuckerentzug haben, ist es gut möglich, dass Sie einen oder zwei Tage lang Kopfschmerzen haben, während sich Ihr Körper anpasst. Ich will Ihnen hier nichts vormachen: Wir bewegen uns noch lange nicht in einer Welt voll Sonnenschein, Regenbögen und Glitzer-Einhörnern, wenn wir uns von diesen Hormonen verabschieden. Falls Sie am Anfang Schwierigkeiten haben, dann wissen Sie, dass Sie nicht allein sind und dass Sie diese Situation meistern werden, damit Sie sich später einer besseren Gesundheit erfreuen. Wenn Sie mögen, schauen Sie sich auch einmal unsere Community unter DrBrighten.com/resources an.

Und lassen Sie sich nicht entmutigen. Wenn Sie Ihre natürliche Entgiftung unterstützen, Ihren durchlässigen Darm flicken und Ihre Hormone ins Gleichgewicht bringen, werden Sie nach und nach viel attraktivere Nebenwirkungen feststellen. Tagsüber werden Sie eine hohe Konzentration und Energie erleben und nachts den ganzen Monat über gut schlafen. Ihre Stimmung wird sich verbessern und die Angst- und Depressionsgefühle, die durch die Pille oder das PPS ausgelöst wurden, können allmählich nachlassen. Im Laufe der Zeit wird auch Ihre Haut reiner werden, obwohl die Haut normalerweise eines der letzten Organe ist, das heilt; also seien Sie geduldig mit diesem Organ. Und falls Sie ein Aufflackern von Akne haben, verwenden Sie den Leitfaden auf Seite 55 in Kapitel 3. Wenn Sie den Ausgleich Ihrer Hormone unterstützen, werden Sie auch Veränderungen in Ihrem Menstruationszyklus feststellen. Ihre fehlende Periode kehrt irgendwann zurück. Oder sie kann leichter und weniger schmerzhaft werden. Und wenn Sie späte, unregelmäßige oder kurze Zyklen haben, können sich diese allmählich ausgleichen und regelmäßiger werden. Und was noch? All die PMS-Symptome wie Krämpfe, Blähungen, Stimmungsschwankungen und Kopfschmerzen werden sich verbessern. Sie werden nicht mehr an Migräne leiden. Zudem kann die Heilung Ihres Darms Ihnen helfen, einen dicken Bauch loszuwerden, sofern Sie einen haben, denn Bauchfett ist oft das Ergebnis einer Entzündung, und Sie werden die Entzündung in Ihrem Körper herunter regulieren. Außerdem kann es sein, dass ein wenig mehr Spaß in Ihr Leben kommt, wenn Ihre Libido sich entscheidet, ihr Debüt zu geben.

Vorbereitung auf das Programm

Bevor Sie mit Tag 1 des Programms beginnen, lesen Sie das nächste Kapitel durch, um zu verstehen, welche individualisierten Praktiken und Nahrungsergänzungsmittel Sie benötigen, um Ihre Hormone wieder in Einklang zu bringen. Verwenden Sie die Tabelle auf Seite 263 zusammen mit den Testergebnissen der Seiten 18–22, um Ihren individuellen Erfolgsplan zu erstellen. Räumen Sie aus Ihrer Speisekammer und Ihrem Kühlschrank alle auf Seite 238 aufgeführten „Lebensmittel, die Sie weglassen sollten" aus und machen Sie einen Ausflug zu Ihrem örtlichen Lebensmittelgeschäft, um sich mit Lebensmitteln einzudecken, die einfach nur gut für Ihren Körper sind.

Es ist auch hilfreich, einige Mahlzeiten im Voraus vorzubereiten, denn nach einem anstrengenden Tag können Sie nicht einfach auf Ihre üblichen Essensgewohnheiten zurückgreifen. Wenn Sie müde und hungrig sind – oder mies gelaunt und hungrig –, kann es schwierig sein, sich an einen Plan zu halten, es sei denn, Sie haben im Voraus Essen zubereitet und immer einen Snack für unterwegs dabei. Ich habe versucht, die Mahlzeiten so einfach und doch so schmackhaft wie möglich zu gestalten, da ich weiß, dass Sie ein geschäftiges Leben führen und nicht unbedingt Ihre ganze Zeit in der Küche verbringen wollen.

Sie brauchen Bewegung!

Während Sie im 30-Tage-Brighten-Programm sind, sollten Sie sich bewegen, schwitzen und trainieren! Aktivität bringt Ihr Lymphsystem in Bewegung und Ihr Blut in Fluss, und der Schweiß transportiert Abfallstoffe aus Ihrem Körper heraus. Bewegung erhöht auch die Muskelmasse, was Osteoporose vorbeugt und die Insulinsensibilisierung erhöht. Studien deuten darauf hin, dass eine Verbesserung der Insulinsensitivität Ihre Hormone dramatisch verbessern kann, ganz zu schweigen von der Verringerung Ihres Risikos für Diabetes und Herzerkrankungen. Sie können durch Sport also nur gewinnen! Streben Sie an fünf Tagen in der Woche 30 Minuten Bewegung an, um die Umwandlung der Schilddrüsenhormone zu unterstützen, Stresshormone abzubauen und die Durchblutung zu verbessern. Außerdem bringt Sport Ihren Darm in Bewegung, sodass Sie überschüssiges Östrogen loswerden können!

Sie können 30 Minuten lang am Stück trainieren oder Ihr Training in drei zehnminütige Sitzungen innerhalb eines Tages aufteilen. Wenn Sie einen Tag mit wenig Energie haben, ist es eine gute Zeit für Aktivitäten wie Restorative Yoga oder Yin Yoga, Stretching, leichtes Schwimmen oder leichtes Pilates – oder Sie gehen einfach raus und machen einen Spaziergang oder tanzen. Wenn Ihr Energieniveau stark ist, sollten Sie sich für Gewichtheben, hochintensives Intervalltraining (HIIT), strengeres Yoga oder Pilates, Joggen, Schwimmen oder jede andere Sportart oder Aktivität entscheiden, die Ihnen Spaß macht.

Auf Nimmerwiedersehen, Stress

Ich möchte Sie nur kurz daran erinnern, dass Stress Ihren Hormonen keinen Gefallen tut. Stellen Sie daher bitte sicher, dass Sie Ihre Geist-Körper-Arbeit erledigen. Wie ich im ganzen Buch gesagt habe, richtet Stress einen verheerenden Schaden an Ihren Hormonen an, daher ist dies eine entscheidende Komponente des Programms. Befreien Sie sich deswegen unbedingt von Stress. Jedes Mal, wenn Sie eine Entgiftung machen, sollten Sie auch Ihre Emotionen unterstützen und Ihren Stress reduzieren und sicherstellen, dass Sie auch hier entgiften.

Umarmen Sie Ihre Rebellengöttin

Sie haben es in sich. Sie haben die Macht, ein ganzes Wesen zu erschaffen und in diese Welt zu gebären. Sie sind Teil des Stammes – des Stammes der Frauen –, der die Existenz der menschlichen Rasse gesichert hat. Und soweit unsere Geschichte zurückreicht, wurden wir Frauen wegen der unbestreitbaren Macht, die wir besitzen, entweder geschätzt und geehrt oder beschämt und ausgestoßen. Selbst jetzt, während Sie dies lesen, spüren Sie vielleicht etwas wie Bestätigung oder Scham. Ehren Sie Ihr Sein. Stehen Sie zu sich. Machen Sie sich bewusst, dass dies mehr mit dem zu tun hat, was Sie zuvor erlebt haben und was Sie nicht beeinflussen konnten, als mit Ihrer Unfähigkeit, eine Verbindung zu Ihrer Machtquelle herzustellen.

Jetzt sind wir gerade auf einer sehr spirituellen Ebene gelandet. Nennen Sie es, wie Sie wollen, aber ich halte in diesem Buch nichts zurück. Denn eines sollten wir noch ganz deutlich machen, nämlich dass Ihr physischer Körper nur eine Ihrer vielen Schichten ist. Und wenn Sie es mit der Heilung ernst meinen, ernsthaft Ihren Körper und Ihre Kraft zurückgewinnen wollen, dann müssen Sie Ihre innere Weisheit nutzen. Recken Sie nun die Faust der Rebellengöttin und heben Sie sie zum Himmel. Denn Sie sind eine mächtige Göttin, und jeder,

der das infrage stellt oder Ihnen das Gefühl gibt, Sie seien etwas Geringeres, soll sich trollen.

Ihr kosmischer Rhythmus

Ist Ihnen schon einmal aufgefallen, dass einige Ihrer Freundinnen um den Neumond herum ihre Periode bekommen und andere in der Vollmondphase? Das liegt daran, dass wir Damen mit dem kosmischen Rhythmus des Universums synchron sind. Alle Lebewesen werden von Hell-Dunkel-Zyklen beeinflusst, wie den Zyklen des Mondes. Aber wir Frauen sind etwas Besonderes, weil unsere Perioden und unser Eisprung mit dem Mond synchron sind. (Einige von uns haben auch zu- und abnehmende Mondzyklen, was auch in Ordnung ist.) Dies haben viele Frauen beobachtet, und es wurde bei Primaten schon lange vor der Einführung der Pille durch die Wissenschaft berichtet. Louise Lacey erkannte in den 1960er-Jahren, dass die Pille ihren natürlichen Rhythmus blockierte und dass ihre Periode unregelmäßig wurde, wenn sie sie absetzte (klassisches Post-Pill-Syndrom). Also begann sie den Mond zu studieren, zu kartieren und ihren zirkadianen Rhythmus zu kultivieren. 1975 veröffentlichte sie ihre Erkenntnisse in ihrem Buch *Lunaception – Der weibliche Körper in Harmonie mit dem Mondzyklus*. Bereits 1978 zeigte Dr. Edmond M. Dewan, dass die Exposition gegenüber Licht den Eisprung beeinflussen und zur Regulierung des Menstruationszyklus verwendet werden kann. Schon 1978! Noch bevor wir mit LED-Straßenlampen, iPads, Mobiltelefonen und konstanter Lichtexposition überflutet wurden. Natürlich wurde der gute alte Ed kritisiert und seine Ergebnisse wurden größtenteils ignoriert, aber heute verstehen wir, dass er etwas sehr Wichtiges herausgefunden hatte. Künstliches Licht stört nicht nur Ihren Zyklus. In mehreren Studien wurde festgestellt, dass künstliches Licht bei Frauen, die nachts arbeiten, auch mit einem erhöhten Brustkrebsrisiko korreliert.

Eine weitere alarmierende Nachricht ist, dass im Jahr 2001 in den *Monthly Notices of the Royal Astronomical Society* berichtet wurde, dass „zwei Drittel der US-Bevölkerung und mehr als die Hälfte der europäischen Bevölkerung bereits die Fähigkeit verloren haben, die Milchstraße mit dem bloßen Auge zu sehen". Lassen Sie das auf sich wirken, insbesondere wenn Sie eine Frau mit unregelmäßigen Zyklen, einer Familiengeschichte mit Brustkrebs oder einem erhöhten Brustkrebsrisiko (durch die Pille) sind. Künstliche Lichtexposition in der Nacht hat Auswirkungen auf Ihren Menstruationszyklus, kann den Eisprung beeinflussen und steht in Zusammenhang mit einem erhöhten Brustkrebsrisiko. Und wir leben heute in der lichtreichsten Zeit der Geschichte – es ist so hell, dass viele von uns von ihrem Wohnort aus noch nicht einmal die Sterne sehen können. Das ist ein großes Problem, weshalb ich Ihnen natürlich einige Lösungen anbieten werde, um Ihre kosmische Verbindung als moderne Frau aufrechtzuerhalten. Im nächsten Kapitel zeige ich Ihnen, wie Sie dies tun können und wie Sie Nahrungsmittel, Nahrungsergänzungsmittel, Samen und Kräuter einsetzen können, um Ihren Zyklus in Einklang zu bringen.

Beginnen wir damit, etwas Mondwissen zu erlangen. Wenn Sie bei Vollmond Ihre Periode bekommen, wird das als roter Mondzyklus betrachtet, während Blutungen bei Neumond ein weißer Mondzyklus sind und häufiger auftreten. Sind Sie eine Weißmond-Göttin oder eine Rotmond-Göttin?

Roter Mondzyklus: Periode bei Vollmond, Ovulation bei Neumond

Haben Sie schon einmal gehört, dass Sie bei Neumond menstruieren und bei Vollmond den Eisprung haben „sollten"? Ja, das hat man mir auch im Medizinstudium gesagt, was mich zu einem tiefen Eintauchen in die Lehrbücher der alten Schule veranlasste. Ich fand heraus, dass je nach höherer Lebensaufgabe einer Frau, der sie sich mit ihrer ganzen Energie und Aufmerksamkeit widmet, ihre Periode auf einen Voll- oder Neumond fällt. Die rote Mondgöttin ist oft eine Medizinfrau, Schamanin, Heilerin oder Priesterin; mit anderen Worten, sie ist hier, um große Arbeit zu leisten. Auf die heutige Zeit übersetzt sind dies Ärztinnen, Krankenschwestern, Geschäftsführerinnen, Aktivistinnen, Künstlerinnen und Allround-Macherinnen. Diese Frauen neigen dazu, ihre Kräfte und Energie während ihrer Periode nach außen in die Welt zu richten.

Es stellt sich also heraus, dass dieses „sollte" nicht richtig ist; meiner Meinung nach ist es ein bisschen albern zu denken, dass das Einzige, mit dem wir in unserem Universum synchron sind, der Mond ist, den wir sehen. Lassen Sie sich also nicht darauf ein zu tun, was Sie „sollten". Nein, synchronisieren Sie sich mit dem, was für Sie wahr ist.

Weißer Mondzyklus: Periode bei Neumond, Ovulation bei Vollmond

Haben Sie bei Vollmond Ihren Eisprung? Es wird angenommen, dass dies mit einem fruchtbaren Zyklus (also bereit, ein Baby zu machen) zusammenfällt. Denken Sie darüber nach: Sie sind in einer Höhle und der Vollmond weckt Sie auf. Was können Sie da tun? Wenn Licht in Ihre Augen eindringt und auf die

Zirbeldrüse in Ihrem Gehirn trifft, löst das in Ihrem Körper den Abbau von Melatonin aus und Sie wachen auf. Aus diesem Grund haben einige Frauen vor und während des Vollmonds Schlafschwierigkeiten. All das zusätzliche Licht, das auf uns herabscheint, ist auch der Grund dafür, dass die Erde während des Vollmonds als am fruchtbarsten gilt. Wenn wir uns jetzt aber mal die aktuelle Lichtverschmutzung ansehen, haben wir ein ganz anderes Problem, weil sich dieses Licht nun einmal stark auf Ihre Hormone auswirkt. Bedenken Sie, dass Melatonin auch ein Antioxidans ist und Ihre Eierstöcke Rezeptoren für dieses Hormon haben.

Die weiße Mondgöttin neigt dazu, ihre Energie mit ihrer Periode nach innen zu ziehen, um sich zu nähren und ihre Intuition zu erschließen. Sie lässt die Energie fließen, um Leben zu erschaffen, weshalb man annimmt, dass dies der Zyklus einer Frau ist, deren Körper für ein Baby bereit ist. Aber lassen Sie sich nicht täuschen: Diese Göttin ist nicht nur hier, um sich fortzupflanzen. Die weiße Mondgöttin verfügt über ernsthaftes, tiefes Wissen und Intuition, und was sie kultiviert hat, könnte uns einfach umhauen, wenn sie es der Welt schenkt.

Wenn sich Ihr Mondzyklus verschiebt

Sie können Ihren Mondzyklus wechseln. In meiner Praxis habe ich es schon erlebt, wie sich die Zyklen von Frauen zu verschieben beginnen, um sich mit dem Eisprung bei Vollmond zu synchronisieren, wenn sie ein Baby planen. Ich habe es auch bei Frauen gesehen, die sich dann verändern, wenn sie ihre Aufmerksamkeit auf sich selbst konzentrieren. Das bedeutet nicht, dass Sie nicht schwanger werden können, wenn Sie Ihren Eisprung mit dem Neumond haben. Das können Sie auf jeden Fall. Es gibt viele Frauen in meiner Klinik, die bei Vollmond schwanger geworden sind. Ich persönlich war eine Rotmondgöttin, als ich empfangen habe, und auch wieder nach der Geburt meines Sohnes. Ich hatte fast fünf Jahre lang einen beständigen Rotmondzyklus, bis ich eine Partnerschaft mit meinem Verlag akzeptierte und beschloss, dieses Buch zu gebären. Meine Zyklustage schienen jeden Monat etwas anders zu werden, aber meine Intuition und meine Beobachtung von Tausenden von Frauen sagten mir, dass dies weise sei. Das Schreiben eines Buches erforderte es, sich zurückzuziehen (fragen Sie meine Freunde), die Aufmerksamkeit nach innen zu richten und ein ernsthaftes Wissen zu kultivieren. Der Wechsel zu einem weißen Mondzyklus ergab also Sinn, und ich muss sagen, es war eine ganz neue Erfahrung, mit dem Vollmond zu ovulieren. Ich bin gespannt, wie sich mein Zyklus verschiebt, wenn ich in die nächste Phase eintrete, in der ich der Welt von diesem Buch erzähle. Ich werde Sie in unserer Community unter DrBrighten.com/resources auf dem Laufenden halten.

Was ist, wenn Ihre Periode einige Tage vor oder nach den Monden kommt? Nun, es kann sein, dass Sie die Zyklen verschieben oder dass Sie von Kräften jenseits des Mondes regiert werden. Wenn Sie nur den einen Mond von unserem Planeten sehen, ist es leicht zu glauben, dass dies der einzige Teil ist, über den Sie mit dem Kosmos verbunden sind. Aber in Wirklichkeit sind Sie ein göttliches Wesen, das mit dem kosmischen Rhythmus sowohl des Sichtbaren als auch des Unsichtbaren verbunden ist.

DIE SYNCHRONISIERUNG IHRES KOSMISCHEN ZYKLUS

Um Ihre kosmische Verbindung aufrechtzuerhalten und Ihren Zyklus zu synchronisieren, müssen Sie in die Natur hinausgehen, sich der Sonne und der frischen Luft aussetzen und sich ein wenig „erden". Das bedeutet, sich mit der Erde zu verbinden, indem Sie Ihre nackten Füße auf den Boden stellen, im Gras liegen oder einen Baum umarmen. In Japan nennt man das Naturbaden. Es ist ein wunderbares Mittel zur Stressreduktion, das Ihnen und Ihrem Körper hilft zu erkennen, dass es Tag ist.

Es ist auch sehr hilfreich für Sie, Ihren Menstruationszyklus zusammen mit den Mondphasen aufzuzeichnen.

Versuchen Sie als Nächstes „den Mond herunterzuziehen": Gehen Sie bei Vollmond nach draußen. Wenn Sie barfuß auf dem Boden stehen können, ist es noch besser, denn es wird Sie mit der Erde verbinden. Bilden Sie ein Dreieck mit Ihren Händen, indem Sie Zeigefinger und Daumen zusammenlegen. Strecken Sie Ihre Arme zum Himmel aus und platzieren Sie den Mond genau in der Mitte des Dreiecks. Visualisieren Sie, wie Sie die Energie des Mondes in Ihr Sakralchakra hinunterziehen, diese Energie in Ihr Becken bringen und diesen Beckenraum mit nährender Yin-Energie füllen. (Dies ist auch eine großartige Übung, wenn Sie versuchen schwanger zu werden.)

Wenn Sie diese energetischen Aspekte und die Informationen zum Mond ansprechen, dann empfehle ich Ihnen dringend, sich das Buch *Code Red* von Lisa Lister anzusehen. Außerdem liebe ich sie einfach.

Ihren zirkadianen Rhythmus wiederherstellen

Wenn Sie nicht schlafen, haben Sie keine Chance, Ihre Hormone wieder in Schwung zu bringen. Der Schlaf ist zudem eine wichtige Zeit, in der Ihr Melatonin und Ihr Wachstumshormon ihre Arbeit tun können. Befolgen Sie diese Schritte, um Ihren zirkadianen Rhythmus wiederherzustellen:

1. Verbringen Sie einmal wöchentlich nach 20 Uhr einen Abend bei Kerzenlicht, um eine Veränderung Ihres zirkadianen Rhythmus zu fördern.
2. Tragen Sie zwei Stunden vor dem Schlafengehen und immer dann, wenn Sie auf einen elektronischen Bildschirm (Fernseher, Computer, Smartphone usw.) schauen, eine bernsteinfarbene Brille, die blaues Licht blockiert, um den Anstieg von Melatonin zu ermöglichen.
3. Schaffen Sie entspannende Bettrituale, wie z. B. Kräutertee trinken, ein Bad nehmen, leichtes Lesen, Dehnübungen oder Meditation.
4. Nehmen Sie vor dem Schlafengehen 2 Tropfen Ashwagandha oder 50 bis 150 Milligramm Phosphatidylserin ein, um den Cortisolspiegel zu senken.
5. Schlafen Sie in einem völlig dunklen Raum und meiden Sie zwei Stunden vor dem Schlafengehen jegliche lichtemittierende Elektronik (Fernseher, Computer, Mobiltelefon). Kein Scrollen durch Instagram und keine Textnachrichten mehr spät in der Nacht.
6. Halten Sie Ihre Raumtemperatur auf oder unter 21 Grad Celsius, um den Schlaf zu optimieren.
7. Streben Sie acht oder mehr Stunden Schlaf pro Nacht an und gehen Sie vor 22 Uhr ins Bett.
8. Setzen Sie sich nach dem Aufwachen dem natürlichen Licht aus, indem Sie die Vorhänge öffnen oder nach draußen gehen, wobei das Licht nicht unbedingt direktes Sonnenlicht sein muss.

Sie können Ihr Melatonin auch auf natürliche Weise erhöhen, indem Sie 150 bis 300 Milligramm Magnesium pro Abend einnehmen und Ananas, Kirschen, Bananen oder Orangen essen, die natürliche Melatoninquellen sind.

Ihren Menstruationszyklus aufzeichnen und verfolgen

Erinnern Sie sich daran, dass Ihre Periode Ihr fünftes Vitalzeichen ist? Sie können Ihr eigener Gesundheitsdetektiv sein, indem Sie Ihren Menstruationszyklus nutzen, um Ihre Symptome zu steuern und zu verstehen, was Sie brauchen. Es ist wichtig, dass Sie vor Beginn dieses Programms wissen, wo Sie sich gerade befinden, damit Sie Ihre persönlichen Werte verfolgen und herausfinden können, was funktioniert und was nicht. Halten Sie Ihre Symptome und Ihr Befinden schriftlich fest und notieren Sie, was sich verbessert.

Sie schaffen das!

Sind Sie bereit, in das 30-Tage-Programm einzutauchen? Sie können das auf jeden Fall schaffen, und wenn Sie jemals das Gefühl haben, dass Sie zusätzliche Unterstützung benötigen, haben wir eine Community, der Sie beitreten können. Ich habe ein Online-Support-Programm und Sie können jederzeit mit meinen Gesundheitstrainern oder meiner Klinik zusammenarbeiten.

KAPITEL 12

DAS 30-TAGE-BRIGHTEN-PROGRAMM

Lassen Sie uns loslegen! Sie haben alles gelernt, Sie haben alle Werkzeuge und jetzt ist es an der Zeit, dies alles in die Praxis umzusetzen und die Kontrolle über Ihre Hormone zurückzugewinnen. Dieses Programm wird Ihnen helfen, wenn Sie die Pille nehmen, wenn Sie die Pille absetzen oder wenn Sie sie bereits abgesetzt haben. Sie unternehmen die ersten Schritte, um Ihre Energie zu steigern, Ihre Stimmung zu heben und unerwünschte Hormonsymptome zu beseitigen. Durch den Einsatz der naturheilkundlichen und funktionellen Medizin, der klinischen Ernährung und der Geist-Körper-Medizin können Sie Ihre Hormone effektiv in einen Zustand der Glückseligkeit versetzen. Dies ist die Grundlage dessen, was ich in meiner Klinik praktiziere, und ich freue mich, es mit Ihnen im 30-Tage-Brighten-Programm zu teilen. Lassen Sie uns mit Ihrer Heilungsreise beginnen!

Werfen Sie einen Blick auf den Hormontest, den Sie in Kapitel 1 ausgefüllt haben (Seiten 18–22). Haben Sie eine Östrogendominanz? Haben Sie ein niedriges Progesteron? Einen hohen Cortisolspiegel? Niedriges Testosteron? Dieses Wissen kann Ihnen helfen, Probleme zu identifizieren und zu erkennen, was Sie während dieses 30-Tage-Plans tun müssen, um den Reset-Knopf zu drücken. Wie Sie ja wissen, führt ein Hormonungleichgewicht oft zu einem anderen. Seien Sie also nicht überrascht, wenn Sie in mehrere Kategorien fallen. Unabhängig davon, welche Hormonungleichgewichte Sie haben, halten Sie sich an die Pläne für leberentgiftende, hormonreparierende Mahlzeiten (Seite 273), denn diese unterstützen Ihren Körper als Ganzes und sind der schnellste Weg, sich nach der hormonellen Empfängnisverhütung zu regenerieren.

In der Tabelle des Brighten-Nahrungsergänzungs-Protokolls finden Sie Anweisungen für zusätzliche Unterstützung in den Bereichen, in denen Sie diese benötigen, und zwar auf der Grundlage Ihrer individuellen Ungleichgewichte. Betrachten Sie es als ein persönliches Abenteuer auf der Grundlage Ihrer Ergebnisse, bei dem Sie sich auf bestimmte Hormone konzentrieren können. Beginnen Sie sofort mit der Einnahme dieser Nahrungsergänzungsmittel, denn natürliche Therapien können Zeit brauchen. Sie werden mit Ihrem Körper arbeiten, um seine natürlichen Rhythmen wiederherzustellen und ihm beizubringen oder ihn daran zu erinnern, wie die Dinge früher waren – und wie schön sie wieder sein können. Die meisten Frauen, die dieses Programm befolgen, müssen die Nahrungsergänzungsmittel mindestens drei Monate lang einnehmen. Verfolgen Sie weiterhin Ihre Symptome und verwenden Sie die Tests und Checklisten in diesem Buch, um Ihre Ernährung, Ihren Lebensstil und den Bedarf an Nahrungsergänzungsmitteln neu zu bewerten.

Was Ihr Körper Ihnen sagt

Bevor Sie mit dem Programm beginnen, möchte ich, dass Sie mit dem Hormontest Ihren Ausgangswert ermitteln, falls Sie das noch nicht getan haben. Auf diese Weise können Sie auch Ihren Fortschritt verfolgen. Manchmal erzählen mir Frauen in meiner Klinik, dass sie eine ganze Liste von Symptomen haben und dann drei oder sechs Monate später vergessen haben, dass sie diese überhaupt hatten. Das ist etwas ganz Reales: Sie können völlig vergessen, dass Ihre Periode jemals schrecklich war! Und ich möchte Ihnen dabei helfen. Die meisten Frauen, die ihren Zyklus nicht verfolgen und dieses Programm durchlaufen, müssen etwa drei bis sechs Monate lang daran festhalten.

Nehmen Sie den Hormontest jederzeit zur Hand, wenn Sie etwas überprüfen wollen. Wenn Sie beispielsweise denken, *ich bin mir nicht sicher, was diese Hormonsymptome mir sagen*, dann benutzen Sie den Test, denn er kann Ihnen helfen, Klarheit darüber zu bekommen, was wirklich los ist. Falls zu viel Östrogen bei Ihnen ein Problem ist, wenn Sie mit diesem Programm starten, ist es durchaus möglich, dass Sie in einem Jahr nicht mehr genug Östrogen haben werden. Eine Vielzahl von Faktoren kann Ihren Hormonhaushalt beeinflussen; deshalb ist es gut, sich regelmäßig zu hinterfragen, um zu sehen, ob Ihre Hormone ein wenig Hilfe benötigen. Ich lasse meine Patientinnen oft einmal im Quartal ihre Symptome beurteilen, um zu sehen, wie es ihnen geht. Wenn Sie feststellen, dass Sie anfangen, mehr Kästchen anzukreuzen, warten Sie gar nicht erst ab. Greifen Sie ein und bekommen Sie Ihre Symptome sofort in den

Griff. Folgen Sie dann den Lebensstilstrategien für jede Kategorie des Tests und starten Sie mit den entsprechenden Ergänzungen, die Sie in der Tabelle finden.

Wenn Sie, wie ich bereits erwähnt habe, in einer Kategorie des Hormontests weniger als zwei Kästchen angekreuzt haben, ist es unwahrscheinlich, dass diese Kategorie für Sie ein Problem darstellt. Wenn Sie zwei oder mehr Kästchen angekreuzt haben, dann ist dies ein Bereich, der Ihre Aufmerksamkeit erfordert. Und wenn Sie fünf oder mehr angekreuzt haben, dann könnte dies Ihr Unruhestifter sein. Das ist wahrscheinlich Ihr dominierendes Hormon, das Ihre Symptome verschlimmert, und dieses muss ausgeglichen werden.

Ihre Symptome können Sie leiten. Beginnen Sie, sie in Ihrem Menstruationszyklus zu verfolgen. Der erste Tag, an dem Sie Blut sehen, ist der erste Tag Ihres Zyklus. Sie müssen wissen, wann Sie bluten, wie lange Sie bluten und wie lange Ihr Zyklus dauert (Tag 1 bis zum nächsten Tag 1). Und Sie müssen verfolgen, wann und wo Ihre Symptome auftreten, damit Sie sich vorbereiten und mit der Korrektur von Ungleichgewichten beginnen können. Wenn Sie zum Beispiel fünf Tage vor Ihrer Periode Angstzustände feststellen und Schlafprobleme haben, können Sie sich sieben bis zehn Tage vor Ihrer Periode Unterstützung holen, um diese frühzeitig zu stoppen.

Kategorie A: Zu viel Östrogen

Zu viel Östrogen – Östrogendominanz – ist eines der häufigsten Hormonungleichgewichte, die ich in meiner Praxis und bei Frauen sehe, die die Pille absetzen. Es führt mit der Zeit zu einer Belastung für die Leber, wodurch es schwierig wird, das Östrogen zu entfernen. Wenn Sie fünf oder mehr Aussagen in Kategorie A des Tests angekreuzt haben, sollten Sie auf jeden Fall die Empfehlungen zur Unterstützung und Nahrungsergänzung in Betracht ziehen. Zu viel Östrogen bedeutet nämlich: Sie sind gereizt, Sie sind wütend, Sie wollen die ganze Zeit weinen, Sie haben Gehirnnebel, Sie nehmen an Gewicht an den Hüften, am Hintern und an den Oberschenkeln zu – und all das macht keinen Spaß. Außerdem kann es schwieriger sein, die Dinge zu tun, von denen Sie wissen, dass sie für Sie am besten sind, und die Ihnen helfen, sich besser zu fühlen. Ich stelle fest, dass Frauen, die die Ernährungs- und Lebensstilempfehlungen zusammen mit den Nahrungsergänzungsmitteln nutzen, am erfolgreichsten ihre Hormone ausgleichen und sich eher früher als später wieder wie sie selbst fühlen.

Die Östrogendominanz kann entweder offen oder relativ sein. Eine offene Östrogendominanz ist in der Regel auf Umweltgifte oder eine schlechte Entgiftung über die Leber und den Darm zurückzuführen. Wenn Sie auch in Kategorie C des Tests eine Aussage angekreuzt haben, was auf zu wenig Progesteron hinweist, dann ist es wahrscheinlich, dass Sie eine relative Östrogendominanz haben: zu wenig Progesteron, um Ihrem Östrogen entgegenzuwirken. Dies ist eine häufige Ursache für PMS-Symptome.

Wenn bei Ihnen Symptome einer Östrogendominanz auftreten, sei es relativ oder offen, fügen Sie die Ergänzungsmittel aus der Tabelle auf Seite 265 in Ihre Routine während des Programms ein und befolgen Sie diese Ernährungs- und Lebensgewohnheiten:

- Vermeiden Sie Xenoöstrogene – trinken Sie nur aus Glasflaschen und/oder mit Metallstrohhalmen und verwenden Sie Glasbehälter. Vermeiden Sie auch Plastik bei Lebensmittelkäufen, denn auch wenn dort steht, es sei BPA-frei, ist das oft nicht so. Trauen Sie dem nicht.
- Verzichten Sie ganz auf Alkohol – ein alkoholisches Getränk kann das Östrogen um über 10 Prozent in die Höhe treiben. Das bedeutet nicht, dass der Alkohol für immer aus Ihrem Leben verschwinden muss, aber für die Dauer dieses Programms empfehle ich dringend, ihn zu vermeiden.
- Nutzen Sie die Anleitungen zur Entgiftung Ihrer Hautpflege und Ihres Hauses (siehe Ressourcen). Besuchen Sie die Website von BDiH (www.kontrollierte-naturkosmetik.de) oder der Verbraucherzentrale (www.verbraucherzentrale.de/wissen/umwelt-haushalt/produkte/kosmetik-inhaltsstoffe-kennzeichnung-und-unerwuenschte-wirkungen-26338), und überprüfen Sie alle Ihre persönlichen Pflegeartikel, um sicherzustellen, dass Sie die saubersten Produkte auf dem Markt kaufen. (Weitere Informationen finden Sie in Kapitel 5.)
- Nehmen Sie ein Nahrungsergänzungsmittel ein, das den Östrogenstoffwechsel unterstützt und schützend wirkt, wie DIM, Chrysin und Calcium-D-Glucarat.
- Befolgen Sie die Übungen des zirkadianen Rhythmus und ziehen Sie Melatonin in Betracht – 5–3 Milligramm pro Abend. Melatonin ist nicht nur für den Schlaf gut, sondern auch ein hervorragendes Antioxidans. Ein niedriger Melatoninspiegel wird mit dem Brustkrebsrisiko in Verbindung gebracht., o

Kategorie B: Zu wenig Östrogen

Dies kommt auch nach Absetzen der Antibabypille häufig vor. Ganz offen gesagt, nach dem Absetzen der Pille oder jeder anderen hormonellen Verhütungsmethode ist ein regelrechtes hormonelles Chaos möglich! Östrogen fällt bei uns ab den Vierzigern und Fünfzigern auf natürliche Weise ab. Mit zu wenig Östrogen wird Ihre Haut dünner, Ihre Brüste hängen herunter, und Sie haben wahrscheinlich keine große Libido. Dabei müssen wir darauf achten, dass Ihre Knochen, Ihr Gehirn und Ihr Herz nicht schneller altern, als sie sollten.

Zu wenig Östrogen kann ein Zeichen dafür sein, dass Sie mehr Nahrungsfett benötigen. Denken Sie daran, dass Fett in Ihrer Ernährung Ihr Östrogen auf eine gesunde Art und Weise erhöht. Verstehen Sie das nicht so, dass Sie, wenn Sie Fett essen, eine Östrogendominanz entwickeln. Wenn Sie die falsche Art von Fett essen, wie Rapsöl oder hydrierte Fette, werden Sie Probleme haben, aber entzündungshemmende Fette sind für alle Ihre Hormone unerlässlich.

Ein niedriger Östrogenspiegel kann auch ein Zeichen für die Wechseljahre sein. Wenn Sie älter als 45 sind, kann dies ein Hinweis darauf sein, dass Sie in die Wechseljahre kommen, die wir Perimenopause nennen. Wenn Sie jedoch jünger als 40 Jahre sind, könnte dies eine primäre Ovarialinsuffizienz (POI) sein. Die Mehrzahl der POI-Fälle ist ein Rätsel, aber in meiner Klinik habe ich gesehen, dass ein Autoimmunproblem häufig die Ursache ist. Wenn Ihre biologische Uhr tickt, können Sie daran nichts ändern. Ich würde das für Sie auf jeden Fall tun, wenn ich einen Zauberstab hätte. Sie können nicht ändern, was die Natur beabsichtigt, aber dieses Programm wird Sie beim Übergang in die Wechseljahre unterstützen. Etwas von demselbem Erfolgsrezept nämlich, das Ihnen beim Übergang in die Wechseljahre hilft, hilft Ihnen auch, von diesen Hormonen loszukommen und Ihre geistige Gesundheit zu erhalten.

Wenn Sie kürzlich entbunden haben, ist zu wenig Östrogen nach der Geburt absolut normal. Sie haben einen Menschen geboren, dann eine Plazenta, und in diesem Moment sind Ihre Hormone fast auf Null gesunken wie bei einer Frau in der Postmenopause. Wenn Sie also in der Phase kurz nach der Geburt sind, erwarten Sie, dass Ihr Östrogenspiegel niedrig ist. Sie können einige der gleichen Richtlinien im Programm verwenden, um die Rückkehr Ihrer Hormone zu unterstützen und Symptome wie Scheidentrockenheit zu bewältigen. Aber fragen Sie natürlich immer Ihren Arzt, bevor Sie mit der Einnahme von Nahrungsergänzungsmitteln beginnen, wenn Sie stillen.

Wenn Sie zu wenig Östrogen haben, fügen Sie die Nahrungsergänzungsmittel aus der Tabelle auf Seite 266 in Ihre Routine während des Programms ein und befolgen Sie diese Ernährungs- und Lebensgewohnheiten:

- Erhöhen Sie das Fett in Ihrer Ernährung; es liefert Ihnen die Bausteine, damit Sie tatsächlich Hormone herstellen können. Fügen Sie Ihrer Ernährung mehr Avocadoöl oder Avocado, kalt gepresstes Olivenöl, Sardinen und Makrelen hinzu.
- Ziehen Sie einen Test auf primäre Ovarialinsuffizienz (POI) in Betracht. Ziehen Sie niemals den Schluss, dass Ihre Eierstöcke versagen; ich habe gesehen, wie die Laborergebnisse von Frauen, deren Ärzte ihnen Unfruchtbarkeit diagnostiziert haben, mit den Protokollen dieses Programms umgedreht wurden.
- Verwenden Sie eine bioidentische Hormontherapie, wenn Sie unangenehme vaginale Trockenheit oder schwächende Symptome haben, über die Sie mit einem Arzt sprechen können. Sie können auch 400 IU Vitamin E als Zäpfchen verwenden, was für die Gesundheit Ihrer Vagina sehr gut ist.
- Sie können nicht nur eine Nahrungsergänzung mit Maca probieren, sondern auch Maca zu Smoothies oder anderen Getränken hinzufügen.
- Erhöhen Sie Ihren Leinsamenkonsum.
- Haben Sie regelmäßige Orgasmen. Diese helfen nicht nur, Ihre Hormone ins Gleichgewicht zu bringen, sondern senken auch Entzündungen, verbessern die Immunfunktion und reduzieren PMS.
- Ziehen Sie in Betracht, Gluten aus Ihrer Ernährung zu eliminieren, was Sie im Rahmen des 30-Tage-Programms tun werden. Ein niedriger Östrogenspiegel kann auf eine Nahrungsmittelempfindlichkeit zurückzuführen sein.
- Nehmen Sie Vitamin E und Magnesium ein; sie sind beide hervorragend für Ihre Hormone geeignet. Sie können hilfreich sein, wenn Sie nächtliche Schweißausbrüche oder Hitzewallungen haben. Auch Nüsse sind eine großartige Nahrungsquelle.

Kategorie C: Zu wenig Progesteron

Wenn Sie zu wenig Progesteron haben, kann Ihre Stimmung in der Woche vor der Periode ganz anders sein, besonders, wenn Sie auch zu viel Östrogen haben. Es kann sein, dass Sie Ihre Haare verlieren, sich wirklich gereizt und launisch fühlen und geschwollen und aufgedunsen aussehen. Progesteron stimuliert den GABA-Rezeptor im Gehirn und hilft Ihnen, sich wirklich entspannt und ruhig zu fühlen. Wenn Sie also nicht genug davon haben, können Sie Probleme beim Schlafen haben und sich ängstlich fühlen. Nach dem 35. Lebensjahr ist es üblich, dass Progesteron abnimmt, weil wir weniger häufig ovulieren. Wie ich bereits erwähnt habe, gehen niedrige Progesteronwerte und Östrogendominanz häufig Hand in Hand.

Mit zu wenig Progesteron müssen Sie Ihren Stress abbauen, und zwar in großem Stil. Solange Sie unter hohem Stress stehen, wird Ihr Körper Mühe haben, ausreichend Progesteron zu produzieren.

Wenn Sie zu wenig Progesteron haben, fügen Sie die Ergänzungsmittel aus der Tabelle auf Seite 266 in Ihre Routine während des Programms ein und befolgen Sie diese Ernährungs- und Lebensgewohnheiten:

- Reduzieren Sie den Stress. Erwägen Sie adrenalinunterstützende Praktiken wie Essen in entspannter Umgebung, Meditation, Yoga, regelmäßigen Sport und tiefes Atmen. Das Organ, bei dem ich mit Frauen beginne zu arbeiten, sind die Nebennieren, weil sie für so viele Hormonprobleme von zentraler Bedeutung sind.
- Nehmen Sie ein Ergänzungsmittel, das Mönchspfeffer und B6 enthält, um die Progesteronproduktion zu unterstützen.
- Vitamin C als Nahrungsergänzungsmittel oder in Lebensmitteln kann helfen, den Progesteronspiegel zu verbessern. Es ist ein durch die Pille erschöpfter Nährstoff.
- Möglicherweise benötigen Sie auch bioidentisches Progesteron. Besprechen Sie dies mit Ihrem Arzt.

Kategorie D: Zu viel Testosteron

Bei erhöhtem Testosteron, insbesondere, wenn Sie Insulin- oder Blutzuckerprobleme haben, lassen Sie sich von Ihrem Arzt untersuchen, um herauszufinden, ob Sie PCOS haben. Ja, Ihre Hormone sind verrückt, aber Sie haben auch ein sehr hohes Risiko für Herzkrankheiten, Schlaganfall und Diabetes, wenn Sie PCOS haben – all die Dinge, die die hormonelle Verhütung ohnehin verursachen kann. In der Zwischenzeit können Sie zur Unterstützung Ihrer Hormone immer noch das 30-Tage-Programm befolgen.

Das Blutzuckergleichgewicht ist der Kern von allem, was hormonell bedingt ist, aber besonders wichtig, wenn Sie zu viel Testosteron haben. Eine Dysregulation des Blutzuckers kann dazu führen, dass die Eierstöcke mehr Testosteron ausschütten, was zu Symptomen wie Akne, Haarwuchs an Kinn, Brust und Bauch oder Haarausfall auf dem Kopf führen kann. Und niemand mag das alles. Sie müssen auch Ihre Schilddrüse und Ihre Nebennieren untersuchen lassen.

Zu viel Testosteron kann auch ein Androgen-Rebound sein. Wenn Sie die Pille absetzen, hören Sie dadurch auf, Testosteron zu unterdrücken, und dann haben Sie auf einen Schlag das ganze Testosteron. Es kann sein, dass Sie PCOS-ähnliche Symptome entwickeln, aber kein PCOS haben. Sie können das beheben, aber es kann ein wichtiger Grund dafür sein, dass Frauen nach dem Absetzen der Pille so viele Komplikationen mit ihrer Haut haben.

Wenn Sie zu viel Testosteron haben, fügen Sie die Ergänzungsmittel aus der Tabelle auf Seite 267 in Ihre Routine während des Programms ein und befolgen Sie diese Ernährungs- und Lebensgewohnheiten:

- Wenn Sie Ihre Periode haben, testen Sie am 3. Tag Ihren FSH und LH, um PCOS auszuschließen. Lassen Sie auch Ihr Insulin und Ihre Entzündung überprüfen und lassen Sie ein kardiometabolisches Panel, eine Reihe von Tests zur Beurteilung des Risikos von Herz-Kreislauf- und Stoffwechselerkrankungen durchführen. Bitten Sie Ihren Arzt, auch Ihre Androgene zu überprüfen.
- Ersetzen Sie Ihren Kaffee durch koffeinfreien grünen Tee, der den sexualhormonbindenden Globulin- (SHBG) und den Testosteronspiegel verbessern kann.
- Frisch gemahlene Leinsamen können den Gehalt an sexualhormonbindendem Globulin (SHBG) erhöhen, und das hilft Ihnen, Ihr Testosteron zu binden, sodass nicht so viel davon für Ihre Zellen bioverfügbar ist.
- Nehmen Sie ein Ergänzungsmittel mit Sägepalme, Zink, Vitamin D und Brennnesselwurzel ein. Diese Kräuter und Nährstoffe helfen bei überschüssigem Testosteron und verhindern, dass es sich in DHT umwandelt, das Haarausfall verursacht.
- Unterstützen Sie Ihre Nebennieren. Bei Frauen mit überschüssigem Testosteron hat sich Süßholz als hilfreich erwiesen, um diese Hormone zu senken, und es ist hervorragend geeignet, das Cortisol auf Trapp zu halten.
- Nehmen Sie Kurkuma, denn es wird die Entzündung stoppen und Ihre Zellen auf gute Weise empfindlicher für Ihre Hormone machen; aber es wird auch die Entgiftung Ihrer Leber fördern und Ihre Eierstöcke unterstützen.
- Nehmen Sie täglich 300 bis 1.000 Milligramm Chrom ein, um bei der Blutzuckersensibilisierung zu helfen.
- Nehmen Sie ein- oder zweimal täglich 2 Gramm Inositol.

Kategorie E: Zu wenig Testosteron

Wenn Ihr Testosteronspiegel niedrig ist, haben Sie einen stark verminderten Sexualtrieb, und Sie fühlen sich vielleicht deprimiert, haben Stimmungsschwankungen oder weinen leicht, was Ihrer Libido sicherlich nicht zuträglich ist. Oder vielleicht haben Sie Angstzustände und Panikattacken. Sie sind müde oder erschöpft und scheinen jegliche Motivation völlig verloren zu haben. Sie verlieren auch Muskelmasse und nehmen an Gewicht zu, und vielleicht haben Sie sogar Herz-Kreislauf-Symptome oder eine Herzerkrankung. Wenn Sie einen niedrigen Testosteronspiegel haben, fühlen Sie sich oft nicht wie Ihr gewohntes Selbst und alles ist für Sie ein Kampf.

Um einen Testosteronmangel zu beheben, fügen Sie die Ergänzungsmittel aus der Tabelle auf Seite 268 in Ihre Routine während des Programms ein und befolgen Sie diese Ernährungs- und Lebensgewohnheiten:

- Viel Sport! Versuchen Sie es mit Krafttraining, Pilates, Körpergewichts-Widerstandsübungen oder hochintensivem Intervalltraining. Bewegung baut die Skelettmuskulatur auf und sensibilisiert Sie für Östrogene. Es stimuliert das Wachstum Ihrer Muskeln, was dem Testosteron zugutekommt. Bewegung senkt auch das Körperfett, und Körperfett erzeugt Östrogen, das Sie dazu bringt, alle Ihre Hormone in Östrogen umzuwandeln, einschließlich Testosteron.
- Bei uns Frauen kommt unser Testosteron aus den Eierstöcken und den Nebennieren, daher ist die Pflege Ihrer Nebennieren ein Muss, ebenso wie eine gute Blutzuckerregulierung.
- Essen Sie eine antioxidantienreiche Ernährung, um Ihre Eierstöcke zu schützen, und nehmen Sie gesunde Fette zu sich. Essen Sie mehr Avocado, Spinat, Sellerie, Knoblauch, Ingwer, Ananas, Erdbeeren, dunkle Schokolade, rotes Fleisch und viele gesunde Fette, um die Testosteronproduktion zu unterstützen.
- Reduzieren Sie Stress. Üben Sie einige der im Programm empfohlenen Körper-Geist-Übungen aus, denn solange Sie gestresst sind, verwendet Ihr Körper seine Energie – alles auf Kosten Ihrer Libido – in die Cortisol-Produktion.
- Nehmen Sie Vitamin D. Vitamin-D-Mangel ist mit einem niedrigen Testosteronspiegel verbunden, daher ist eine ausreichende Vitamin-D-Konzentration für die Testosteronproduktion wichtig.
- Nehmen Sie adaptogene Kräuter, wie z. B. Ginseng, ein.
- Sorgen Sie für einen guten Schlaf.
- Haben Sie Sex. Sie müssen Orgasmen haben. Das ist unerlässlich.

Kategorie F: Zu wenig Cortisol

Zu wenig Cortisol ist ein Anzeichen für eine HPA-Dysregulation oder Nebennierenermüdung. Es ist ein Muss, adaptogene Kräuter und Nährstoffe zur Ernährung der Nebennieren zu konsumieren. Drei weitere Dinge, die Ihr Körper unbedingt braucht, sind der Abbau von Stress, das Gleichgewicht Ihres Blutzuckers und ein besonders sanfter Umgang mit sich selbst. Das bedeutet, dass Sie im Fitnessstudio nicht verrücktspielen dürfen, um Gewicht zu verlieren – denn das bewirkt das Gegenteil von dem, was Sie glauben, dass es mit Ihren Hormonen tun wird. Sie sollten sich auch nicht dafür hassen, dass Sie nicht mehr so hart trainieren können wie früher.

Es wird wahrscheinlich nicht ausreichen, sich nur auf die Ernährung und den Lebensstil zu konzentrieren, wenn Sie zu wenig Cortisol haben, besonders wenn Sie sich ziemlich erschöpft fühlen. Stellen Sie also sicher, dass Sie die Nahrungsergänzungsmittel aus der Tabelle auf Seite 269 während des Programms in Ihre Routine einbeziehen. Dies ist das Wichtigste, was Sie tun können:

- Nehmen Sie einen guten Vitamin-B-Komplex. Sie brauchen B5 für Ihre Nebennieren, B6 für Ihr Progesteron und Östrogen und B1, wenn Sie eine stärkere Entzündung oder wirklich schmerzhafte Menstruationskrämpfe haben.
- Nehmen Sie adaptogene Kräuter wie Rhodiola, *Eleutherococcus*, Süßholz und Ginseng, die helfen, gesunde Cortisolspiegel zu unterstützen.
- Nehmen Sie Vitamin C ein, das für all Ihre Hormone enorm hilfreich ist und durch die Pille verbraucht wird.
- Seien Sie sanft und freundlich zu sich selbst, denn das senkt tatsächlich die Entzündung. Wenn Sie sich dabei ertappen, dass Sie unfreundliche Gedanken über sich selbst hegen, halten Sie inne und stellen Sie Ihre Gedanken neu ein. Sie sind erstaunlich. Das weiß ich. Sie wissen es. Also handeln Sie auch danach.

Kategorie G: Zu viel Cortisol

Wenn Ihr Leben wahnsinnig stressig und überwältigend ist, wenn Sie Bauchfett einlagern oder mitten in der Nacht mit rasenden Gedanken aufwachen und sich um all die Dinge sorgen, die Sie am nächsten Tag erledigen müssen, oder über alles grübeln, was Sie an diesem Tag nicht geschafft haben, dann wissen Sie, wie es sich anfühlt, wenn Sie zu viel Cortisol haben.

Abgesehen von der Bewertung der Beziehungen in Ihrem Leben und der Frage, wer und was Sie belastet, müssen Sie Ihren Blutzuckerspiegel ausgleichen und die Gesundheit Ihrer Nebenniere und Ihrer Schilddrüse wiederherstellen; andernfalls werden Östrogen und Progesteron nie in Einklang gebracht, und Ihr Testosteron wird tun, was immer es will.

Wenn Sie zu viel Cortisol haben, fügen Sie die Ergänzungsmittel aus der Tabelle auf Seite 269 in Ihre Routine während des Programms ein und befolgen Sie diese Ernährungs- und Lebensgewohnheiten:

- Beseitigen Sie alle belastenden Beziehungen. Vielleicht gehen manche für immer dahin und vielleicht auch nicht, aber im Moment müssen Sie auf sich selbst aufpassen.
- Erwägen Sie die Einnahme von Adaptogenen wie Ashwagandha, Rhodiola und Gotu Kola. Sie können auch Süßholz verwenden, das entzündungshemmend ist, aber nehmen Sie es nicht ein, wenn Sie hohen Blutdruck haben.
- Fühlen Sie sich zur Schlafenszeit müde und aufgedreht? Nehmen Sie Phosphatidylserin ein, eine Aminosäure, die auf natürliche Weise hilft, Cortisol abzubauen, und Nervenkräuter – Kräuter, die Ihnen helfen werden, aus dem Zustand „Kampf oder Flucht“ in den Zustand „Ruhe und Verdauung“ zu gelangen. Es unterstützt sowohl die Gesundheit der Nebennieren als auch die des Nervensystems.
- In Zeiten hoher Belastung benötigt unser Körper mehr B-Vitamine, die die Pille erschöpft hat. Nach meiner Erfahrung tun Frauen gut daran, wenn sie zusätzlich zur Kräuterergänzung einen B-Komplex verwenden.
- Nehmen Sie Omega-3-Fettsäuren ein. Diese sind entzündungshemmend, unterstützen die Gesundheit der Haut und helfen Ihren Zellen, Ihre Hormone zu nutzen.
- Finden Sie Übungen, die Ihnen helfen, sich zu entspannen. Yoga. Nein, Sie können Savasana nicht überspringen. Pilates, Walking und andere entspannende Bewegungsformen können einen echten Unterschied machen.
- Meditation, Gebet, Floating, Akupunktur, Massage und sogar eine Mani- oder Pediküre können Ihnen helfen, sich zu entspannen und Ihre Stressreaktion zu meistern.

Kategorie H: Zu wenig Schilddrüsenhormon

Wenn Sie die Aussagen für die Kategorie H angekreuzt haben, müssen Sie ein vollständiges Schilddrüsen-Panel erhalten, da Sie möglicherweise ein Schilddrüsenmedikament benötigen. Ihr Körper braucht dieses Schilddrüsenhormon; das ist nicht verhandelbar. Zu wenig Schilddrüsenhormon kann Sie langfristig einem hohen Risiko für Dinge wie Herzinsuffizienz aussetzen, und es belastet kurzfristig alle anderen Hormone, sodass Sie sich schrecklich fühlen. Wir reden hier von Problemen mit Ihrer Stimmung, Ihrem Stoffwechsel und Ihrer Menstruation.

Wenn Sie zu wenig Schilddrüsenhormon haben, fügen Sie die Ergänzungsmittel aus der Tabelle auf Seite 270 in Ihre Routine während des Programms ein und befolgen Sie diese Ernährungs- und Lebensgewohnheiten:

- Wie gesagt, lassen Sie ein vollständiges Schilddrüsen-Panel erstellen (weitere Informationen finden Sie in Kapitel 7).
- Wenn Ihre Laborwerte und Ihr Körper anzeigen, dass Sie Medikamente benötigen, nehmen Sie diese ein. Vielleicht brauchen Sie diese Medikamente nicht für immer, und es gibt vielleicht eine Ursache, die sich beheben lässt. Sie müssen aber Ihren Körper so gut wie möglich unterstützen, damit Sie eine Kehrtwende machen und wieder zu einem gesunden Leben zurückkehren können. Nach meiner Erfahrung sind die meisten Frauen am besten mit einem natürlichen, gefriergetrockneten Schilddrüsenextrakt zurechtgekommen.
- Beginnen Sie mit der Einnahme von Nährstoffen wie Eisen, Jod, Zink, B-Vitaminen und Vitamin C, die für die Produktion von Schilddrüsenhormonen unerlässlich sind.
- Nehmen Sie ein pränatales Vitamin oder Multivitaminpräparat ein. Die meisten menstruierenden Frauen kommen besser mit einem pränatalen Vitamin zurecht, weil sie während ihrer Periode Eisen verlieren wenn sie dies Hormone absetzen, können diese Werte oft niedrig sein.

Das Brighten-Nahrungsergänzungs-Protokoll*

FÜR ALLE

Art des Ergänzungsmittels	Einnahmeempfehlung	Hinweise
Multivitamin oder pränatales Vitamin	2 Kapseln zweimal täglich 3 Kapseln zweimal täglich	Wählen Sie ein Supplement mit aktivierten B-Vitaminen wie Methylfolat, B12 (Methyl-Cobalamin) und B6 (Riboflavin-5'-Phosphat). Vermeiden Sie Folsäure.
Lactobacillus und Bifidobakterium probiotisch	Täglich 50 Milliarden KBE Nach dem 30-Tage-Programm täglich 15–20 Milliarden KBE	Wenn Sie den Verdacht haben, dass Sie SIBO haben, überspringen Sie den Lactobazillus und beginnen Sie stattdessen mit Saccharomyces boulardii und einem sporenbildenden Probiotikum.
Saccharomyces boulardii probiotisch	Täglich 500–2.000 mg	Nützliche Hefe
Probiotikum auf Sporenbasis	½ Kapsel für 7 Tage 1 Kapsel für 14 Tage 1 Kapsel zweimal täglich für 14 Tage 2 Kapseln zweimal täglich für mindestens 60 Tage	Beginnen Sie mit einer niedrigen Dosis und erhöhen Sie diese allmählich, um Verdauungsstörungen zu vermeiden.
Omega-3	2 Kapseln ein- oder zweimal täglich	Suchen Sie nach Marken, die unabhängige Tests, nachhaltige Fischereipraktiken und Schwermetallsiebe verwenden.
Vitamin-B-Komplex	1 Kapsel täglich	Wählen Sie eine Ergänzung mit aktivierten B-Vitaminen wie Methylfolat, B12 (Methylcobalamin) und B6 (Riboflavin-5'-phosphat). Vermeiden Sie Folsäure.

*Ich bleibe immer auf dem neuesten Stand der Forschung und passe meine Produkte entsprechend an. Also besuchen Sie bitte DrBrighten.com/resources für regelmäßige Updates.

Das Brighten-Nahrungsergänzungs-Protokoll*

14-TÄGIGE LEBERENTGIFTUNG

Art des Ergänzungsmittels	Einnahmeempfehlung	Hinweise
Leberunterstützendes Pulver	1 Getränkemischpackung zweimal täglich Nehmen Sie dies für die ersten 14 Tage des Programms. Wiederholen Sie die Einnahme alle 3–4 Monate, wenn Sie die Pille nehmen.	Entgiftungspulver auf Erbsenproteinbasis erfordert zusätzliche Unterstützung für Verdauungsenzyme.
Phase-II-Leberentgiftungs-Unterstützung (Glutamin, Glycin, Taurin, Alpha-Ketoglutarat, Glutathion, Methionin, Ornithin)	3 Kapseln zweimal täglich während der 14-tägigen Entgiftung. Kann zur zusätzlichen Unterstützung der Leber und der Gallenblase fortgesetzt werden.	

DARMSANIERUNG

Art des Ergänzungsmittels	Einnahmeempfehlung	Hinweise
Kräuter und Nährstoffe zur Darmsanierung (L-Glutamin, DGL, Aloe Vera, Glattulme, Kamille, Eibischwurzel, Katzenkralle, Quercetin, Zink-Carnosin, N-Acetyl-D-Glucosamin, Zitruspektin, MSM)	3 Kapseln zum Frühstück, 4 Kapseln zum Abendessen 30–90 Tage einnehmen	Vermeiden Sie N-Acetyl-D-Glucosamin aus Schalentieren, wenn Sie an einer Allergie gegen Schalentiere leiden.
Umfassende Verdauungsunterstützung	2 Kapseln täglich zu den Mahlzeiten	Suchen Sie nach einer Ergänzung mit Verdauungsenzymen, Salzsäure und Gallensäure zur vollständigen Unterstützung der Verdauung.

Das Brighten-Nahrungsergänzungs - Protokoll*

DARMSANIERUNG

Art des Ergänzungsmittels	Einnahmeempfehlung	Hinweise
Kollagen von Tieren aus Weidehaltung	2 EL zweimal täglich	Entscheiden Sie sich für Weide- oder Grasfütterung und Bio.
Kurkuma	500–1.000 mg täglich	Suchen Sie nach hoch bioverfügbaren Kurkumaquellen mit aktiven Wirkstoffen, um die besten Ergebnisse zu erzielen.
Lactobacillus und Bifidobakterium probiotisch	Täglich 50 Milliarden KBE. Nach dem 30-Tage-Programm täglich 15 bis 20 Milliarden KBE	Wenn Sie vermuten, dass Sie SIBO haben, überspringen Sie den Laktobazillus und beginnen Sie stattdessen mit Saccharomyces boulardii und einem sporenbildenden Probiotikum.
Saccharomyces boulardii probiotisch	500–2.000 mg täglich	Nützliche Hefe

KATEGORIE A: ZU VIEL ÖSTROGEN

Art des Ergänzungsmittels	Einnahmeempfehlung	Hinweise
Kurkuma	500–1.000 mg täglich	Suchen Sie nach hoch bioverfügbaren Kurkumaquellen mit aktiven Wirkstoffen, um die besten Ergebnisse zu erzielen.
Melatonin	0,5–3 mg jeden Abend	Wenn Sie sich beim Aufwachen groggy fühlen, nehmen Sie es eine Stunde vor dem Schlafengehen.

Das Brighten-Nahrungsergänzungs - Protokoll*

KATEGORIE A: ZU VIEL ÖSTROGEN

Art des Ergänzungsmittels	Einnahmeempfehlung	Hinweise
Umfassende Hormonunterstützung (B6, B12, Folsäure, DIM, Brokkoli-Extrakt, Calcium-D-Glucarat, Grüntee-Extrakt, Traubensilberkerze, Mönchspfeffer, Resveratrol, Magnesium, Chrysin)	2 Kapseln zweimal täglich	Wählen Sie eine Ergänzung, die den Östrogenstoffwechsel in Leber und Darm unterstützt.

KATEGORIE B: ZU WENIG ÖSTROGEN

Art des Ergänzungsmittels	Einnahmeempfehlung	Hinweise
Maca, gelatiniertes Pulver	5 g täglich, kann in einen Smoothie gerührt werden	Suchen Sie nach gelatiniertem Maca in Pulverform.
Traubensilberkerze	100 mg täglich oder ½–1 Teelöffel Tinktur ein- oder zweimal täglich An den Tagen 1 bis 14 Ihres Zyklus oder von Neumond bis Vollmond verwenden	Östrogen-unterstützendes Kraut
Vitamin E	400 IU täglich mindestens 30 Tage lang einnehmen	Suchen Sie nach 400 IE d-alpha-Tocopherol.
Magnesiumbisglycinat	300–600 mg täglich	Citrat ist eine alternative Form von Magnesium, die bei Verstopfung helfen kann.

KATEGORIE C: ZU WENIG PROGESTERON

Art des Ergänzungsmittels	Einnahmeempfehlung	Hinweise
Mönchspfeffer (Keuschbaumbeere)	200 mg täglich oder 1–2 TL zweimal täglich, von Tag 5 bis Tag 28 Ihres Zyklus oder von Vollmond bis Neumond	Die meisten meiner Patientinnen bevorzugen die Kapselform wegen des starken Geschmacks der Mönchspfeffer-Tinktur.

Das Brighten-Nahrungsergänzungs - Protokoll*

KATEGORIE C: ZU WENIG PROGESTERON

Art des Ergänzungsmittels	Einnahmeempfehlung	Hinweise
Vitamin C	5 ml täglich liposomal oder 1.000–4.000 mg gepuffertes Vitamin C	Liposomal ist eine stark resorbierbare Form. Vitamin C kann bei höheren Dosen zu losem Stuhlgang führen.
Vitamin-B-Komplex	1 Kapsel täglich	Wählen Sie eine Ergänzung mit aktivierten B-Vitaminen wie Methylfolat, B12 (Methylcobalamin) und B6 (Riboflavin-5'-phosphat). Vermeiden Sie Folsäure.
Bioidentisches Progesteron	Wie von Ihrem Arzt verordnet	Bioidentisches Progesteron ist nicht dasselbe wie Progestin. Ich empfehle, Progestin aufgrund hoher Nebenwirkungen zu vermeiden.

KATEGORIE D: ZU VIEL TESTOSTERON

Art des Ergänzungsmittels	Einnahmeempfehlung	Hinweise
Omega-3	2 Kapseln ein- oder zweimal täglich	Suchen Sie nach Marken, die unabhängige Tests, nachhaltige Fischereipraktiken und Schwermetallsiebe verwenden.
Umfassende Testosteronunterstützung (B6, Vitamin D, Zink, Sägepalme, Brennnessel, L-Glycin, L-Alanin, Chrysin, DIM, Lycopin)	2 Kapseln täglich	Ich empfehle, auf die Produktion von DHT zu testen und die Symptome zu überwachen.

Das Brighten-Nahrungsergänzungs - Protokoll*

KATEGORIE D: ZU VIEL TESTOSTERON

Art des Ergänzungsmittels	Einnahmeempfehlung	Hinweise
Umfassende Hormonunterstützung (B6, B12, Folsäure, DIM, Brokkoli-Extrakt, Calcium-D-Glucarat, Grüntee-Extrakt, Traubensilberkerze, Mönchspfeffer, Resveratrol, Magnesium, Chrysin)	2 Kapseln zweimal täglich	Wählen Sie eine Ergänzung, die den Östrogenstoffwechsel in Leber und Darm unterstützt.
Umfassende Nebennierenunterstützung (Vitamin C, B2, B6, Pantothensäure, Eleuthero, amerikanischer Ginseng, Ashwagandha, Rhodiola, N-Acetyltyrosin, Süßholzwurzel)	3 Kapseln morgens	Vermeiden Sie Süßholz, wenn Sie in der Vergangenheit einen hohen Blutdruck hatten.
Inosit	2 g ein- oder zweimal täglich	Unterstützt die Hormone von Frauen und fördert einen erholsamen Schlaf.

KATEGORIE E: ZU WENIG TESTOSTERON

Art des Ergänzungsmittels	Einnahmeempfehlung	Hinweise
Umfassende Nebennierenunterstützung (Vitamin C, B2, B6, Pantothensäure, Eleuthero, amerikanischer Ginseng, Ashwagandha, Rhodiola, N-Acetyltyrosin, Süßholzwurzel)	3 Kapseln morgens	Vermeiden Sie Süßholz, wenn Sie in der Vergangenheit einen hohen Blutdruck hatten.
DHEA (topisch)	10–15 mg täglich	Von Ihrem Arzt zusammengestellt. Vermeiden Sie den Kontakt mit Menschen und Haustieren, wenn Sie Creme auftragen. Brechen Sie die Einnahme von DHEA ab, wenn Sie fettige Haut entwickeln.

Das Brighten-Nahrungsergänzungs - Protokoll*

KATEGORIE F: ZU WENIG CORTISOL

Art des Ergänzungsmittels	**Einnahmeempfehlung**	**Hinweise**
Umfassende Nebennierenunterstützung (Vitamin C, B2, B6, Pantothensäure, Eleuthero, amerikanischer Ginseng, Ashwagandha, Rhodiola, N-Acetyltyrosin, Süßholzwurzel)	3 Kapseln morgens	Vermeiden Sie Süßholz, wenn Sie in der Vergangenheit einen hohen Blutdruck hatten.
Vitamin C	5 ml täglich Liposomal oder 1.000–4.000 mg gepuffertes Vitamin C	Liposomal ist eine stark resorbierbare Form. Vitamin C kann bei höheren Dosen zu losem Stuhlgang führen.
Vitamin B-Komplex	1 Kapsel täglich	Wählen Sie eine Ergänzung mit aktivierten B-Vitaminen wie Methylfolat, B12 (Methylcobalamin) und B6 (Riboflavin-5'-phosphat). Vermeiden Sie Folsäure.

KATEGORIE G: ZU VIEL CORTISOL

Art des Ergänzungsmittels	**Einnahmeempfehlung**	**Hinweise**
Umfassende Nebennierenunterstützung (Vitamin C, B2, B6, Pantothensäure, Eleuthero, amerikanischer Ginseng, Ashwagandha, Rhodiola, N-Acetyltyrosin, Süßholzwurzel)	3 Kapseln morgens	Vermeiden Sie Süßholz, wenn Sie in der Vergangenheit einen hohen Blutdruck hatten.
Umfassende Cortisol-senkende Formel (Vitamine C, B1, B2, B6, B12, Pantothensäure, Magnesium, Taurin, L-Theanin, Zitronenmelisse, Passionsblume, Baldrian, Ashwagandha, Phosphatidylserin)	3 Kapseln vor dem Schlafengehen	Die aufgeführten Kräuter fördern ein ruhiges Nervensystem.

Das Brighten-Nahrungsergänzungs - Protokoll*

KATEGORIE G: ZU VIEL CORTISOL

Art des Ergänzungsmittels	Einnahmeempfehlung	Hinweise
Vitamin B-Komplex	1 Kapsel täglich	Wählen Sie eine Ergänzung mit aktivierten B-Vitaminen wie Methylfolat, B12 (Methylcobalamin) und B6 (Riboflavin-5'-phosphat). Vermeiden Sie Folsäure.
Vitamin C	5 ml täglich Liposomal oder 1.000–4.000 mg gepuffertes Vitamin C	Liposomal ist eine stark resorbierbare Form. Vitamin C kann bei höheren Dosen zu losem Stuhlgang führen.

KATEGORIE H: ZU WENIG SCHILDDRÜSENHORMON

Art des Ergänzungsmittels	Einnahmeempfehlung	Hinweise
Umfassende Schilddrüsenunterstützungsformel (Vitamin A, B2, Jod, Zink, Selen, Kupfer, Mangan, Chrom, N-Acetyltyrosin, amerikanischer Ginseng, Forskolinextrakt)	2 Kapseln täglich	Nehmen Sie Jod niemals als eigenständige Ergänzung ohne Selen ein, sondern konsultieren Sie Ihren Arzt.
Umfassende Nebennierenunterstützung (Vitamin C, B2, B6, Pantothensäure, Eleuthero, amerikanischer Ginseng, Ashwagandha, Rhodiola, N-Acetyltyrosin, Süßholzwurzel)	3 Kapseln morgens	Vermeiden Sie Süßholz, wenn Sie in der Vergangenheit einen hohen Blutdruck hatten.
Omega-3	2 Kapseln ein- oder zweimal täglich	Suchen Sie nach Marken, die unabhängige Tests, nachhaltige Fischereipraktiken und Schwermetallsiebe verwenden.

Ihre persönliche Nahrungsergänzungstabelle

Füllen Sie diese Tabelle mit den spezifischen Nahrungsergänzungen aus, um Ihren individuellen Bedürfnissen gerecht zu werden:

	Art des Ergänzungsmittels	Dosierung	Marke
Morgens			
Mittags			
Abends			

Leberentgiftung

Für die Leberentgiftung sollten Sie entweder eine Entgiftung mit Knochenbrühe oder, wenn Sie Vegetarier sind, eine Erbsenprotein-Entgiftung durchführen. (Bitte beachten Sie, dass Sie die Erbsenprotein-Entgiftung nicht durchführen sollten, wenn Sie SIBO haben, da diese wahrscheinlich Blähungen verursacht.) Beginnen Sie am Tag 1 des 30-Tage-Programms mit der Leberentgiftung und fahren Sie bis zum 14. Tag damit fort (siehe Brighten-Nahrungsergänzungs-Protokoll). Verzehren Sie zweimal täglich eine der Pulverpackungen, die reich an Nährstoffen ist und Ihrer Leber hilft, die verlorenen Nährstoffe wieder aufzufüllen. Sie können diese Päckchen in Ihren Morgen-Smoothie oder einfach in Wasser oder Pflanzenmilch geben. Sie sollten auch Antioxidantien und Aminosäuren in Form von Nahrungsergänzungsmitteln einnehmen. Antioxidantien sind entzündungshemmend und helfen bei Stimmungsschwankungen, Stoffwechselproblemen und schmerzhaften Perioden. Aminosäuren sind ebenfalls für eine gute Leberfunktion unerlässlich. Viele meiner Patientinnen nehmen diese Nahrungsergänzungsmittel am Nachmittag ein, wenn sie anfangen sich müde zu fühlen, weil die B-Vitamine ihnen den nötigen Antrieb geben, um weiterzumachen. Und nun lassen Sie uns diese Entgiftung in Schwung bringen!

Die 30-Tage-Brighten-Protokoll Ernährung

Lassen Sie in den nächsten 30 Tagen sämtliches Gluten und Getreide, Milchprodukte, Soja, Zucker, Koffein, Alkohol und entzündliche Fette weg. Befolgen Sie jeden Tag die Mahlzeitenpläne und Rezepte, um sicherzustellen, dass Sie Ihren Körper mit dem richtigen Gemüse, Protein und gesunden Fetten ernähren. Ich habe diese Mahlzeitenpläne so gestaltet, dass sie in der ersten Hälfte des Programms sowohl darmfördernde Lebensmittel als auch leberfreundliche Optionen enthalten. Vergessen Sie nicht, viel Wasser zu trinken – besonders in den ersten zwei Wochen, wenn Sie entgiften. Trinken Sie täglich die Hälfte Ihres Körpergewichts in flüssigen Unzen, also 30 ml pro halbes Kilogramm Gewicht, und zusätzlich 600 ml während der Entgiftung.

Samenzyklus

Ja, Samen können zur Beeinflussung Ihrer Hormone und zur Korrektur oder Beseitigung von unregelmäßigen oder schweren Perioden, PMS, Unfruchtbarkeit und Symptomen der Perimenopause und der Menopause verwendet werden. Sie sollten sich in der ersten Hälfte Ihres Zyklus auf bestimmte Samen konzentrieren, um Östrogene zu erhöhen, und in der zweiten Hälfte andere Samen konsumieren, um Progesteron zu erhöhen und so Ihren natürlichen Hormonrhythmus zu unterstützen. Fügen Sie Ihrer Ernährung als Samenzyklus Folgendes hinzu (folgen Sie dem Mondzyklus, wenn Sie keine Periode haben):

- Tag 1 bis Tag 14 (Neumond bis Vollmond): Während der Follikelphase benötigen Sie mehr Östrogen, um Ihre Gebärmutterschleimhaut aufzubauen. Essen Sie täglich 2 Esslöffel frisch gemahlene Leinsamen und Kürbiskerne zur Erhöhung Ihres Östrogenspiegels.
- Tag 15 bis Tag 30 (Vollmond bis Neumond): Während der Lutealphase beginnt der Gelbkörper (das, was nach dem Zerreißen der Eizelle zurückbleibt) Progesteron freizusetzen, das die Verdickung der Gebärmutterschleimhaut unterstützt und den Körper für ein Baby vorbereitet. (Keine Sorge, auch wenn Sie kein Baby wollen, sind die Samen trotzdem sehr gut für Sie.) Essen Sie täglich 2 Esslöffel frisch gemahlene Sesam- und Sonnenblumenkerne, um Ihre Progesteronproduktion zu steigern.

Sie können den Samenzyklus auch dann anwenden, wenn Sie keine Menstruation haben oder die Pille nehmen, indem Sie dem Mondzyklus folgen. (Weitere Informationen zum Mond finden Sie auf Seite 245.)

Der 30-Tage-Plan

Ich habe einen Mustertag des Programms beigefügt, den Sie am ersten Tag verfolgen können (mit Lebensgewohnheiten, Nahrungsergänzungen usw.). Sie werden diese Routine an allen anderen Tagen des Programms wiederholen, außer dass sich Ihre Mahlzeiten ändern werden. Ich habe für Sie Mahlzeitenpläne mit schnellen und einfach zuzubereitenden Rezepten erstellt, die auch noch köstlich schmecken. Diese Mahlzeiten sollen Ihre Hormone und Ihr Entgiftungssystem optimieren und Ihre Energie steigern. Bitte beachten Sie, dass viele der Mahlzeiten mehr als eine Portion ergeben, sodass Sie die restlichen Portionen an späteren Tagen essen werden. Passen Sie dieses Programm an Ihr spezielles Hormonungleichgewicht an und achten Sie darauf, die Leberentgiftungspakete und -zusätze von Tag 1 bis Tag 14 einzuschließen.

Mustertag 1

MORGEN

- Nach dem Aufwachen messen Sie Ihre Temperatur, wenn Sie eine Methode zur Förderung des Fruchtbarkeitsbewusstseins anwenden. Atmen Sie fünfmal tief in Ihren Bauch und setzen Sie sich dann natürlichem Licht aus, indem Sie entweder die Vorhänge öffnen oder für mindestens fünf Minuten nach draußen gehen. Wenn Sie mit nackten Füßen auf den Boden kommen und etwas „Erdung“ durchführen können, ist dies sogar noch besser. Sie können auch einen Wecker mit natürlichem Licht kaufen, der Ihnen hilft, sich dem Licht auszusetzen, das dem Sonnenlicht ähnlich ist.
- Trinken Sie 220 bis 450 ml warmes Zitronenwasser.
- Lesen Sie Ihr Tagebuch. Nehmen Sie sich fünf Minuten Zeit, um eine Art Entspannungsübung zu machen, wie z. B. Meditation, Gebet, Atemarbeit, Yoga oder HeartMath, um Ihren parasympathischen Ton für den Tag einzustellen. Schreiben Sie in Ihr Tagebuch alle Erfahrungen, die Sie während Ihrer Entspannungsübung gemacht haben.
- Nehmen Sie sich zehn Minuten Zeit, um sich zu bewegen. Suchen Sie eine Yoga-App oder ein Pilates-Video auf YouTube – oder was auch immer Sie bevorzugen – und bringen Sie Ihren Körper in eine morgendliche Bewegung.
- Sehen Sie in Ihrem Kalender nach, an welchem Tag sich der Mond-/Menstruationszyklus befindet.
- Bereiten Sie sich darauf vor, die Zeichen und Symptome zu beachten, die Ihr Körper Ihnen vermittelt.

Praktiken zur Stressreduzierung

Die folgenden Hilfsmittel können Sie dabei unterstützen, Ihre Stressreaktion zu meistern und Ihre Hormone während des Programms wieder ins Gleichgewicht zu bringen. Selbstfürsorge ist nicht egoistisch. Sie ist wesentlich für Ihre Gesundheit.

- ☐ **Meditieren Sie.** Nehmen Sie sich jeden Morgen fünf Minuten Zeit, um sich auf Ihren Atem, Ihren Körper und Ihre Gedanken einzustimmen. Lassen Sie die Gedanken los, die Ihnen nicht mehr dienen, und legen Sie Ihre Absichten für den Tag fest. Atmen Sie tief ein, um den Aspekt der „Ruhe und Verdauung" des Nervensystems zu aktivieren. Versuchen Sie es mit einem Meditationskurs oder einem Meditationsgerät wie Muse, um Ihre Praxis zu meistern.
- ☐ **Atmen Sie tief ein.** Über den Tag verteilt sollten Sie auf fünfzig bis hundert reinigende Atemzüge kommen, wobei der Schwerpunkt auf einer längeren Ausatmung liegt, um das parasympathische Nervensystem („Ruhe und Verdauung") zu nähren. Stellen Sie den Wecker auf Ihrem Smartphone so ein, dass Sie stündlich und zu Beginn und am Ende eines jeden Tages daran erinnert werden. Tiefes Atmen entspannt Ihren Geist und hilft Ihrer Lunge, Stoffwechselabfälle zu beseitigen.
- ☐ **Führen Sie ein Dankbarkeitstagebuch.** Schreiben Sie jeden Abend die drei Dinge auf, für die Sie dankbar sind, und legen Sie dann Ihre Absicht für den nächsten Tag fest, indem Sie sie ebenfalls aufschreiben. Wenn Sie morgens aufwachen, atmen Sie fünfmal tief in den Bauch und lesen Sie dann vor allem anderen Ihr Tagebuch, wobei Sie sich die Absicht, die Sie sich am Vorabend gesetzt haben, ansehen. Dadurch wird sichergestellt, dass Sie Ihren Tag selbst bestimmen und dass Sie über das Ergebnis entscheiden.
- ☐ **Verfolgen Sie Ihre Fortschritte.** Gratulieren Sie sich zu Ihren Leistungen während des Programms und stellen Sie fest, wo Sie vom Kurs abgewichen sind. Nehmen Sie sich am Ende jedes Tages einige Minuten Zeit, um alle aufgetretenen Schwierigkeiten sowie die physischen und emotionalen Veränderungen, die Sie erlebt haben, aufzuzeichnen. Wie fühlen Sie sich? Wie ist Ihre Stimmung? Sind Sie weniger gereizt oder eher energisch? Sieht Ihre Haut besser aus? Fühlen Sie sich weniger aufgebläht? Es ist wichtig für Sie, die positiven Auswirkungen dieser Veränderungen auf Ihren Körper zu feiern.
- ☐ **Visualisieren Sie.** Sie können ein Vision Board anfertigen oder einfach Ihre Augen schließen, über Ihre Ziele nachdenken und sich dann vorstellen, wie es sich anfühlt, diese Ziele zu erreichen. Diese Praxis wird Sie nicht nur motivieren, sondern auch Ihren Stress verringern und Ihnen helfen, sich zu organisieren – beides lieben Ihre Hormone!

- ☐ **Beten Sie.** Erweitern Sie Ihre spirituelle Praxis durch Gebete, wenn sich das für Sie richtig anfühlt.
- ☐ **Üben Sie Achtsamkeit.** Konzentrieren Sie sich darauf, präsent zu sein und Ihre Umgebung ohne Beurteilung nur fünf Minuten am Tag zu beobachten. Das kann helfen, Angstzustände, Stress und Depressionen zu verringern.
- ☐ **Finden Sie Ihren glücklichen Ort.** Stellen Sie sich eine Zeit oder einen Ort vor, der Sie glücklich macht. Sprechen Sie alle Ihre Sinne an. Erinnern Sie sich an die Gerüche, die Sie umgeben, an die Lebensmittel, die Sie gegessen haben, an das Gefühl der warmen Brise. Benutzen Sie Ihre Fantasie, um eine virtuelle Reise zu unternehmen, wenn Sie sich sehr gestresst fühlen. Wenn Sie gerade nicht den Strandurlaub machen können, von dem Sie geträumt haben, können Sie zumindest so tun, als ob Sie dort wären und einige der entspannenden Vorteile erleben.
- ☐ **Ruhen Sie beim Floating aus.** Das Eintauchen des Körpers in einen Float-Tank kann tief entspannend sein.
- ☐ **Gönnen Sie sich eine Massage, Akupunktur oder Reiki.** All diese Praktiken können großartige Möglichkeiten sein, sich selbst zu verwöhnen und Stress abzubauen.
- ☐ **Gehen Sie zur Mani- und Pediküre.** Sich Zeit für die Selbstpflege zu nehmen ist wirklich wichtig, wenn man versucht, Stress abzubauen, ganz zu schweigen von den entspannenden Massagen, die normalerweise mit einer Mani- und Pediküre einhergehen.
- ☐ **Tanzen Sie.** Gehen Sie mit Ihren Mädels tanzen. Das ist eine großartige Möglichkeit, etwas Dampf abzulassen und gleichzeitig etwas Bewegung zu bekommen.
- ☐ **Spielen Sie.** Nehmen Sie sich Zeit zum Spielen, entweder allein, mit Ihrem Haustier oder mit einem Freund. Machen Sie jeden Tag etwas Lustiges. Pflegen Sie Ihr inneres Kind, das Spaß haben will. Lachen ist wesentlich für die Stressbewältigung und ein gesundes Herz.
- ☐ **Üben Sie Kunst.** Malen, Zeichnen, Bildhauerei, Nähen, Stricken oder andere kreative Aktivitäten, die Ihnen Spaß machen. Wenn wir uns während der kreativen Aktivitäten zurückziehen, baut das Stress ab, weil sich unser Geist auf die Aktivität konzentriert und nicht auf unsere To-Do-Liste.
- ☐ **Haben Sie Sex.** Sie wussten, dass das kommen würde, oder? Orgasmen sind gut für Ihre Gesundheit und eine großartige Form des Stressabbaus; also versuchen Sie, mindestens einen pro Woche während des Programms zu haben.

FRÜHSTÜCK

- Beginnen Sie den Tag mit einem Morgen-Matcha-Smoothie (Seite 309). (Sie können ihn auch am Vorabend vorbereiten, sodass es morgens schneller geht.)
- Nehmen Sie Ihre Nahrungsergänzungsmittel ein: ein pränatales Vitamin oder Multivitamin und B-Komplex, die Probiotika und die Omega-3-Fettsäuren sowie alle Nahrungsergänzungsmittel, die für Ihr Hormonungleichgewicht geeignet sind. Nehmen Sie an diesem ersten Tag auch die morgendliche Packung Paleo- oder pflanzliches Entgiftungspulver ein.

MITTAGESSEN

- Genießen Sie Grünkohl mit Koriander-Artischocken-Pesto zum Mittagessen (Seite 325). Nehmen Sie auch Ergänzungen zur Mittagszeit.
- Machen Sie nach dem Mittagessen einen zehnminütigen Spaziergang oder eine andere Form der Bewegung.

NACHMITTAG

- Erinnern Sie sich, welchen Samen Sie im Rahmen Ihres Samenzyklus essen sollten, und genießen Sie als Nachmittagssnack entweder eine der Leinsamen- und Kürbiskugeln (Seite 317) oder einen der No-Bake Sonnenblumen-Rosenkekse (Seite 318).
- Wenn Sie am Nachmittag eine Stärkung benötigen, ist dies eine gute Zeit, um einen Kräutertee oder ein Pilzelixier zu genießen (siehe „Koffeinfreier Kaffee-Ersatz", Seite 130) oder mehr Wasser zu trinken.
- Je nach Ihrer körperlichen Aktivität des bisherigen Tages können Sie nun zehn bis zwanzig Minuten Pilates, Yoga, Schwimmen, Gehen, Spielen mit Ihren Kindern, Gewichtheben, hochintensives Intervalltraining, Hula-Hooping oder jede andere Übung, die Ihnen Spaß macht, durchführen.

ABENDESSEN

- Genießen Sie zum Abendessen ein aromatisches ganzes Hühnchen (Seite 345) mit gedünstetem Brokkoli.
- Nehmen Sie Ihr Multivitamin oder pränatales Vitamin, probiotisches, Omega-3- und andere Nahrungsergänzungsmittel für den Abend sowie Ihr Paläo- oder pflanzliches Entgiftungspulver ein.

- Wenn Sie möchten, machen Sie dies zu Ihrem Kerzenlicht-Abend der Woche und zünden Sie schön viele Kerzen an!

SPÄTERER ABEND

- Setzen Sie mindestens zwei Stunden vor dem Schlafengehen Ihre bernsteinfarbene Brille auf. Wenn Sie an einem Computer arbeiten möchten, verwenden Sie bitte einen Blaulichtfilter.
- Entspannen Sie sich vor dem Schlafengehen mit etwas Meditation, tiefem Atmen, Visualisierungen oder Journaling.
- Trinken Sie einen entspannenden koffeinfreien Kräutertee oder eine optimierte goldene Milch (siehe Kasten).

Optimierte goldene Milch

Ich trinke abends gerne die optimierte goldene Milch (Rezept auf Seite 320), weil sie eine Kombination aus Kurkuma, Fett und Kollagen ist. Kollagen ist reich an Glycin, das Ihnen hilft, sich nachts beim Schlafengehen angenehm und entspannt zu fühlen. Das entzündungshemmende Kurkuma unterstützt einen gesunden Cortisolspiegel und das Fett hilft Ihrem Körper, sich gesättigt zu fühlen, sodass Sie keinen Blutzuckeranstieg bekommen. Wenn Sie häufig zwischen 2 und 4 Uhr morgens aufwachen, dann kann das Trinken dieses Getränks zwei Stunden vor dem Schlafengehen Ihren Schlaf innerhalb von drei bis fünf Tagen tatsächlich verändern.

SCHLAFENSZEIT

- Denken Sie daran, Ihr Schlafzimmer zum Schlafen zu verdunkeln und die Temperatur unter 21 Grad zu halten sowie die gesamte Elektronik auszuschalten.
- Schlafen Sie mindestens acht Stunden. Wenn Ihre Kinder oder Haustiere Sie in der Regel nachts wecken, versuchen Sie, entweder eine rote Lampe oder eine rosa Himalaya-Salzlampe zu verwenden, um eine Störung Ihres Melatonins zu vermeiden.

Tag 2

Frühstück: Piña-Colada-Reinigungsdrink (Seite 310)

Mittagessen: Grünkohl mit Koriander-Artischocken-Pesto (Rest) mit aromatischem ganzem Hühnchen (Rest)

Abendessen: Sesam-Karotten-Kohl-Büffel-Pfanne (Seite 341)

Tag 3

Frühstück: Morgen-Matcha-Smoothie (Seite 309)

Mittagessen: Mango-Hühnchen-Wraps mit goldener Currysauce (Seite 335)

Abendessen: Roter Curry-Lachs (Seite 337), serviert über Blumenkohlreis oder mit einem grünen Salat

Tag 4

Frühstück: Piña-Colada- Reinigungsdrink (Seite 310)

Mittagessen: Roter Curry-Lachs (Rest) mit Spinatsalat

Abendessen: Mango-Hühnchen-Wraps mit goldener Currysauce (Rest)

Tag 5

Frühstück: Zitrus-Rote-Bete-Smoothie (Seite 311)

Mittagessen: Dreifarbiger Krautsalat (Seite 329)

Abendessen: Sesam-Karotten-Kohl-Büffel-Pfanne (Rest)

Tag 6

Frühstück: Cremiger Erdbeer-Blumenkohl-Smoothie (Seite 307)

Mittagessen: Dreifarbiger Krautsalat (Rest)

Abendessen: Knoblauch-Garnelen an Chili-Limetten-Blumenkohlreis (Seite 386)

Tag 7

Frühstück: Zitrus-Rote-Bete-Smoothie (Seite 311)

Mittagessen: Pak-Choi-Salat mit Kichererbsen-Miso (Seite 323) und Knoblauch-Garnelen (Reste)

Abendessen: Gebratener Fisch mit Tomaten und Kapern (Seite 340)

Tag 8

Frühstück: Cremiger Erdbeer-Blumenkohl-Smoothie (Seite 307)

Mittagessen: Pak-Choi-Salat mit Kichererbsen-Miso und gebratenem Fisch (Reste)

Abendessen: Blumenkohl-Taboulé (Seite 324) mit Eiweiß nach Wahl oder mit frischen Avocadoscheiben

Tag 9

Frühstück: Reinigender Karotten-Smoothie (Seite 310)

Mittagessen: Blumenkohl-Taboulé (Reste)

Abendessen: Sardinenbratlinge (Seite 339) mit einem grünen Salat

Tag 10

Frühstück: Zitronen-Beeren-Smoothie (Seite 308)

Mittagessen: Leberreinigender Rübensalat (Seite 326)

Abendessen: Aromatisches ganzes Hühnchen (Seite 345) mit Blumenkohlreis

Tag 11

Frühstück: Reinigender Karotten-Smoothie (Seite 310)

Mittagessen: Sardinenbratlinge (Reste) mit leberreinigendem Rübensalat (Rest)

Abendessen: Thai-Hühnersuppe (Seite 334 – Sie können die Suppe mit Resten vom aromatischen ganzen Hühnchen kochen)

Tag 12

Frühstück: Zitronen-Beeren-Smoothie (Seite 308)

Mittagessen: Aromatisches ganzes Hühnchen (Reste) mit gedünstetem Brokkoli

Abendessen: Mediterrane Lammfrikadellen (Seite 337)

Tag 13

Frühstück: Morgen-Matcha-Smoothie (Seite 309)

Mittagessen: Mediterrane Lammfrikadellen (Reste)

Abendessen: Thai-Hühnersuppe (Reste)

Tag 14

Frühstück: Piña-Colada-Reinigungsdrink (Seite 310)

Mittagessen: Thai-Zoodles mit Zitrus-Mandel-Sauce (Seite 327)

Abendessen: Lachs mit Kräuterkruste (Seite 331) mit Blumenkohlreis oder grünem Salat

Tag 15

Frühstück: Cremiger Erdbeer-Blumenkohl-Smoothie (Seite 307)

Mittagessen: Lachs mit Kräuterkruste (Reste) mit grünem Salat

Abendessen: Thai-Zoodles mit Zitrus-Mandel-Sauce (Reste)

Tag 16

Frühstück: Shiitake-Estragon Mini-Frittatas (Seite 313)

Mittagessen: Grünkohl mit Koriander-Artischocken-Pesto (Seite 325)

Abendessen: Zucchini-Puten-Burger (Seite 346) mit Gemüse

Tag 17

Frühstück: Morgen-Matcha-Smoothie (Seite 309)

Mittagessen: Zucchini-Puten-Burger (Reste) mit Gemüse

Abendessen: Grünkohl mit Koriander-Artischocken-Pesto (Reste)

Tag 18

Frühstück: Shiitake-Estragon Mini-Frittatas (Reste)

Mittagessen: Dreifarbiger Krautsalat (Seite 329) mit Protein Ihrer Wahl

Abendessen: Knoblauch-Garnelen an Chili-Limetten-Blumenkohlreis (Seite 316)

Tag 19

Frühstück: Piña-Colada-Reinigungsdrink (Seite 310)

Mittagessen: Knoblauch-Garnelen an Chili-Limetten-Blumenkohlreis (Reste)

Abendessen: Roter Curry-Lachs (Seite 321) mit gedämpftem Brokkoli

Tag 20

Frühstück: Frühstücks-Rosenkohl (Seite 312)

Mittagessen: Dreifarbiger Krautsalat (Reste)

Abendessen: Kohlenfisch in Ingwermarinade (Seite 333) mit gedämpftem Pak Choi

Tag 21

Frühstück: Zitrus-Rote-Bete-Smoothie (Seite 311)

Mittagessen: Blumenkohl-Taboulé (Seite 324)

Abendessen: Roter Curry-Lachs (Reste) mit grünem Salat

Tag 22

Frühstück: Frühstücks-Rosenkohl (Reste)

Mittagessen: Blumenkohl-Taboulé (Reste)

Abendessen: Kabeljau in Ingwermarinade (Reste) mit sautiertem Mangold

Tag 23

Frühstück: Cremiger Erdbeer-Blumenkohl-Smoothie (Seite 307)

Mittagessen: Leberreinigender Rübensalat (Seite 326)

Abendessen: Mariniertes Flankensteak (Seite 330) mit grünem Salat

Tag 24

Frühstück: Karottenpuffer (Seite 315)

Mittagessen: Mariniertes Flankensteak (Reste) mit leberreinigendem Rübensalat (Reste)

Abendessen: Aromatisches ganzes Hühnchen (Seite 345) mit gedämpftem Brokkoli

Tag 25

Frühstück: Reinigender Karotten-Smoothie (Seite 310)

Mittagessen: Mango-Hühnchen-Wraps mit goldener Currysauce (Seite 335)

Abendessen: Lachs mit Kräuterkruste (315) mit einem grünen Salat

Tag 26

Frühstück: Spinat-Salbei-Frühstücksbratlinge (Seite 314)

Mittagessen: Lachs mit Kräuterkruste (Reste) mit grünem Salat

Abendessen: Tikka Masala Putenfrikadellen (Seite 343) mit Blumenkohlreis

Tag 27

Frühstück: Karottenpuffer (Reste)

Mittagessen: Mango-Hühnchen-Wraps mit goldener Currysauce (Reste)

Abendessen: Mediterrane Lammfrikadellen (Seite 337)

Tag 28

Frühstück: Zitronen-Beeren-Smoothie (Seite 308)

Mittagessen: Mediterrane Lammfrikadellen (Reste)

Abendessen: Tikka Masala Putenfrikadellen (Reste)

Tag 29

Frühstück: Spinat-Salbei-Frühstücksbratlinge (Reste)

Mittagessen: Sardinenbratlinge (Seite 339) mit grünem Salat

Abendessen: Thai-Zoodles mit Zitrus-Mandel-Sauce (Seite 327)

Tag 30

Frühstück: Morgen-Matcha-Smoothie (Seite 309)

Mittagessen: Thai-Zoodles mit Zitrus-Mandel-Sauce (Reste)

Abendessen: Sardinenbratlinge (Reste) mit Blumenkohlreis

Die Übergangsphase: Wiedereinführung von Lebensmitteln

Herzlichen Glückwunsch zum Abschluss Ihres 30-Tage-Programms! Sie haben es geschafft, klasse! Ich bin sehr stolz auf Sie und freue mich, dass Sie zu einem hormonliebenden Lebensstil übergehen. Nachdem Sie die 30 Tage dieses Programms abgeschlossen haben, wird der nächste Schritt darin bestehen, Ihre Hormonerfahrung und Ihre Hormonsymptome neu zu bewerten. Sie sollten nun den Hormontest erneut machen, um herauszufinden, was sich in den 30 Tagen verbessert hat und welche Bereiche noch Ihre Aufmerksamkeit erfordern. Vergleichen Sie diese Ergebnisse mit dem ersten Test, den Sie vor Beginn des Programms gemacht haben, und prüfen Sie, ob Sie Veränderungen feststellen. Bewerten Sie danach Ihre Symptome neu. Haben Sie in einer bestimmten Kategorie nach 30 Tagen weniger Aussagen angekreuzt? Wenn Sie keine große Veränderung bei Ihren Hormonen feststellen, *seien Sie nicht entmutigt*. Die meisten Menschen stellen recht schnell eine Besserung der Symptome fest, einige Frauen müssen jedoch einen vollständigen Menstruationszyklus durchlaufen, bevor sie eine signifikante Veränderung bemerken.

Denken Sie daran, dass es ein paar Monate dauern kann, bis sich Ihre Hormone wirklich verschieben und Sie spürbare Veränderungen feststellen. Machen Sie mit dieser Art der Ernährung weiter, um Ihre Fortschritte fortzusetzen. Das Post-Pill-Syndrom dauert bei den meisten Frauen durchschnittlich mindestens vier bis sechs Monate. Daher ist es sinnvoll, dass Ihr Körper während dieser Zeit Unterstützung benötigt.

Nach den 30 Tagen beginnen Sie eine Phase der Wiedereinführung von Lebensmitteln, in der Sie einige der Nahrungsmittel, die Sie während des Programms eliminiert haben, wieder verwenden. So können Sie entdecken, wie diese Lebensmittel sich auf Sie auswirken. Die Wiedereinführung ist bei all meinen Patientinnen der beliebteste Teil des Programms. Die Lebensmittel, die Sie lieben und nach denen Sie sich sehnen, wieder in Ihren Speiseplan aufzunehmen, kann Sie enorm zufriedenstellen. Die Wiedereinführung der Lebensmittel, die Sie eliminiert haben, kann Ihrer Ernährung mehr Abwechslung verleihen, aber nur, wenn diese Lebensmittel für Sie wirklich gut funktionieren.

Ich möchte nicht, dass Sie im Zuge der Wiedereinführung von Lebensmitteln eine der großartigen Ernährungsgewohnheiten aufgeben, die Sie im Rahmen des Programms übernommen haben. Zum Beispiel sind gesunde Fette (wie Avocado, Avocadoöl, Olivenöl und Macadamianussöl) das Rückgrat Ihrer Hormone – ohne Fett können Sie keine Hormone herstellen. Und essen Sie weiterhin viel Gemüse, da es Ihre Leber unterstützt, während Sie weitere Lebensmittel wieder in Ihren Speiseplan aufnehmen. Getreide und Gluten, Milchprodukte, Soja, Zucker, Koffein, Alkohol und entzündungsfördernde Fette sind die reaktivsten Lebensmittel für die meisten Frauen mit Hormonstörungen. Daher sollten Sie diese Lebensmittel nur einzeln nacheinander und im Abstand von einigen Tagen wieder einführen, um zu testen und zu verstehen, ob sie für Sie wirklich gut sind.

Beginnen Sie Ihre Wiedereinführungsphase eins nach dem anderen zuerst mit Koffein, als Nächstes mit Milchprodukten, dann mit Soja, weiter mit Getreide … Führen Sie zuerst wieder Kaffee ein, denn erstens sehnen Sie sich wahrscheinlich sehr nach einem Kaffee und zweitens werden Sie ziemlich schnell feststellen, ob ihn Ihr Körper toleriert oder nicht. Die Wiedereinführung von Proteinen wie Milch und Soja, die zu den wichtigsten Allergenen gehören, kann Ihre Symptome definitiv verschlimmern – und diese Symptome werden möglicherweise erst nach einigen Wochen wieder verschwinden. Wenn Sie Akne haben, sollten Sie sich drei bis sechs Monate Zeit nehmen, bevor Sie wieder Milchprodukte konsumieren. Und wenn Sie Soja wieder einführen wollen, sollte es besser Bio-Soja sein, denn Sie wollen sicher keine GVOs konsumieren. Führen Sie die entzündungsfördernden Fette nicht mehr ein – sie sind nie gut für Ihren Körper und es hat keinen Sinn, sie wieder in Ihre Ernährung aufzunehmen. Sie machen dies ja schließlich, um zu gewinnen!

Was ist mit Zucker und Alkohol? Möchten Sie die überhaupt wieder einführen? Okay, vielleicht *wollen* Sie das, aber es gibt einen Grund, warum Sie es sich noch einmal überlegen sollten. Ein einziger Drink kann schon ein Ungleichgewicht bei Östrogen und Progesteron verursachen. Aufgrund des Drucks, den sowohl Zucker als auch Alkohol auf Ihr gesamtes System ausüben, können diese Nahrungsmittel zu einem hormonellen Ungleichgewicht beitragen und Entzündungen verstärken, ganz zu schweigen von der Beeinträchtigung Ihres Blutzuckers. Jedes Mal, wenn Sie ein Blutzuckerungleichgewicht haben, haben Sie Probleme mit Ihren Hormonen. Die Schwankungen schaffen ein hormonelles Chaos im Körper und verhindern, dass Sie sich wohlfühlen. Gehen Sie deswegen sehr vorsichtig mit Zucker vor. Wenn Sie ihn wieder aufnehmen wollen, halten Sie sich von Maissirup mit hohem Fruchtzuckergehalt oder anderen hoch verarbeiteten Zuckern fern. Wenn Sie wieder Alkohol konsumieren wollen, empfehle ich Ihnen, ein alkoholisches Getränk zu trinken und Ihre Symptome während der ganzen Woche zu beobachten. Häufig lasse ich Frauen einen ganzen Menstruationszyklus ohne Alkohol verfolgen und führe ihn dann im nächsten Zyklus wieder ein und beobachte ihre Symptome. Sehr oft wird die Periode schwieriger, wenn Ihre Leber mit Dingen wie Alkohol belastet ist. Seien Sie also vorsichtig und behandeln Sie Zucker und Alkohol vielleicht als besondere Genussmittel und nicht als alltägliche Dinge. Außerdem empfehle ich, Alkohol nicht wieder einzuführen, wenn Sie eine Östrogendominanz haben.

Bedeutet das, dass Sie niemals wieder etwas trinken dürfen? Natürlich nicht! Aber es bedeutet, dass Ihr Körper sich schneller erholen und neu kalibrieren wird, wenn Sie an einer Party, einer Veranstaltung oder einer anderen gesellschaftlichen Veranstaltung teilnehmen und Lust auf einen Drink haben.

Für einen erfolgreichen Wiedereinführungsprozess sollten Sie, wie gesagt, ein Lebensmittel nach dem anderen wieder aufnehmen, verfolgen, beobachten und rotieren. Wenn Sie zum Beispiel Milchprodukte wieder einführen, nehmen Sie zwei bis vier Mal an einem Tag Milchprodukte zu sich und hören Sie dann für die folgenden zwei Tage auf, Milchprodukte zu konsumieren. Warten Sie auf Symptome und seien Sie geduldig. Verfolgen Sie Ihre Symptome mit dem „Symptom-Tracker zur Wiedereinführung von Lebensmitteln“ (Seite 286). Worauf sollten Sie achten? Auf die Rückkehr früherer Bedenken sowie möglicherweise das Auftreten neuer Symptome. Alle Symptome, die während des 30-Tage-Plans verschwunden sind, sollten nicht wiederkehren. Falls doch, müssen Sie dieses Nahrungsmittel so schnell wie möglich aus Ihrer Ernährung entfernen. Ich empfehle, es für mindestens drei Monate zu entfernen, damit Ihr Körper Zeit hat, sich neu einzustellen. Sie können es dann wieder einführen, um zu sehen, ob Ihr Körper anders damit umgeht. Die einzige Ausnahme, die ich in meiner Praxis sehe, ist Gluten. Wenn Sie Gluten wieder zu sich nehmen und Symptome haben, kann dies ein Stoff sein, von dem Sie sich für immer verabschieden müssen.

Was sind die Symptome einer Nahrungsmittelüberempfindlichkeit? Sie können eine ganze Reihe von Reaktionen erleben, die von Kopfschmerzen über Verdauungsprobleme wie Verstopfung, Sodbrennen, Blähungen oder Durchfall bis hin zu Hautsymptomen wie Akne oder Ausschlägen reichen. Völlegefühle oder Müdigkeit nach dem Essen, Stimmungsschwankungen oder Schlafstörungen können ebenfalls Anzeichen für eine Nahrungsmittelüberempfindlichkeit sein. Je schlechter Sie sich nach dem Verzehr dieses Lebensmittels fühlen und je länger Ihre Symptome anhalten, desto länger sollten Sie warten, bevor Sie dieses Nahrungsmittel erneut testen. Fahren Sie mit einer Wiedereinführung erst dann fort, wenn Ihre Symptome abgeklungen sind und Sie sich wieder relativ normal fühlen.

Häufige Symptome der Nahrungsmittelüberempfindlichkeit

Akne	Blähungen	Gliederschmerzen
Hautausschläge	Husten	Kopfschmerzen
Müdigkeit	Nasennebenhöhlenverstopfung	Schlafprobleme
Schwindel	Sodbrennen	Stimmungsschwankungen
Verdauungsstörungen	Wassereinlagerung	

Symptom-Tracker zur Wiedereinführung von Lebensmitteln

Ihre Ernährung ist eine gute Gelegenheit, Ihr eigener Gesundheitsdetektiv zu sein. Denken Sie daran, immer nur ein neues Lebensmittel auf einmal wieder einzuführen. Essen Sie dieses Lebensmittel am ersten Tag der Wiedereinführung zwei- bis viermal am selben Tag. Hören Sie auf, es zu essen, und warten Sie dann drei Tage, um zu sehen, ob Sie darauf reagieren. Verfolgen Sie Ihre Reaktion jeden Tag und notieren Sie Ihre Symptome in der unten stehenden Tabelle. Wenn Sie keine Reaktion auf das Lebensmittel zeigen, können Sie dieses Nahrungsmittel in Ihrem Lebensmittelplan behalten und mit dem nächsten Lebensmittel zur Wiedereinführung fortfahren. Wenn Sie sich nicht sicher sind, ob Sie eine Reaktion hatten, testen Sie dasselbe Nahrungsmittel auf dieselbe Weise erneut. Wenn Sie eine Reaktion haben, nehmen Sie dieses Nahrungsmittel aus Ihrem Lebensmittelplan heraus und führen Sie es zu einem späteren Zeitpunkt wieder ein.

	Tag 1	**Tag 2**	**Tag 3**	**Tag 4**
Lebensmittel				
Verdauungsprobleme oder Darmveränderungen				
Gelenk- oder Muskelschmerzen				
Kopfschmerzen oder Druck				
Verstopfte Nase oder in den Bronchien festsitzender Schleim				
Veränderungen beim Wasserlassen				
Hautprobleme				
Energielevel				
Schlafstörungen				
PMS				
Stimmungsschwankungen				
Krämpfe				
Andere Symptome				

Nachdem Sie ein Lebensmittel erfolgreich wieder eingeführt haben, essen Sie dieses Nahrungsmittel intervallmäßig. Versuchen Sie, es nicht mehr als vier Tage in der Woche zu essen. Diese Rotation soll verhindern, dass Sie durch ein Zuviel von diesem Lebensmittel eine Nahrungsmittelempfindlichkeit entwickeln. Im Wesentlichen sollten Sie es sich zur Gewohnheit machen, nicht täglich die gleichen Lebensmittel zu konsumieren. Es geht darum, herauszufinden, was für *Ihren* Körper funktioniert, welche Nahrungsmittel Ihnen am besten dienen und welche Nahrungsmittel vielleicht gerade nicht gut für Sie sind.

Ihr Leben nach dem 30-Tage-Brighten-Programm

Hat sich Ihre Kleidergröße geändert oder passen Ihre Röhrenjeans besser? Finden Sie, dass Ihre Periode leichter war, dass Sie weniger Krämpfe hatten oder dass Sie keine hormonellen Kopfschmerzen mehr bekommen? Sind Sie weniger müde, haben Sie mehr Energie und schlafen Sie nachts gut durch? Wie sieht Ihre Haut aus? Wie sehen Ihre Haare aus? Haben Sie das Gefühl, dass Ihre Verdauung viel besser ist und Sie weniger Heißhunger haben? Sind Sie Ihre Verstopfung, Blähungen, Völlegefühle oder den Durchfall losgeworden? Hat sich Ihre Stimmung verbessert – sind Sie weniger depressiv, ängstlich oder gereizt? Können Sie mit Stress viel besser umgehen und verwenden Sie Körper-Geist-Werkzeuge, um Ihre Stressreaktion zu bewältigen? Hat sich Ihre Libido aus ihrem Versteck gewagt? Was hat sich für Sie gelöst? Jetzt, wo Sie das 30-Tage-Programm abgeschlossen haben, denken Sie darüber nach, wie Sie sich fühlen, und gratulieren Sie sich. Überlegen Sie, was sich verbessert hat, woran noch gearbeitet werden sollte und welche Lebensgewohnheiten Sie beibehalten möchten.

Wenn Sie das Gefühl haben, dass Sie während eines Hormon-Neustart-Programms wie dem 30-Tage-Brighten-Programm Unterstützung brauchen, entweder während des Programms oder nach den 30 Tagen, dann sollten Sie diesem Gefühl nachgehen. Sie können mit mir oder meinen Ärzten in unserer Klinik zusammenarbeiten oder unsere Online-Community besuchen und die dortigen Ressourcen nutzen, die Sie in Ihren nächsten Phasen unterstützen können (besuchen Sie DrBrighten.com/resources).

Ich hoffe, dass Sie sich jetzt wirklich gut dazu befähigt fühlen, sich um Ihre Gesundheit zu kümmern, die Grundursache Ihrer Symptome zu untersuchen und die besten Entscheidungen für sich zu treffen. Auf glückliche Hormone!

KAPITEL 13

ALTERNATIVE VERHÜTUNGSMETHODEN

Ich möchte dieses Kapitel damit beginnen, dass ich anerkenne, dass die einzige Person, die Ihren Körper wirklich versteht und weiß, was er braucht, *Sie* selbst sind. Sie sind die einzige Person, die bestimmen kann, ob die Vorteile der Pille die Risiken überwiegen oder nicht. Wenn ich meine Arbeit getan habe, hat dieses Buch Ihnen die Informationen gegeben, die Sie für diese Entscheidung benötigen.

Ich glaube, Ärzte sollten Frauen erklären, wie ihre Hormone wirken und ihnen helfen zu verstehen, welche Anzeichen und Symptome wichtig sind. Eine Methode, die ich allen Frauen nahelege, ist die Methode zur Förderung des Fruchtbarkeitsbewusstseins (MFFB). Viele Menschen – auch Ärzte – lassen die MFFB oft schnell fallen und behaupten, Frauen seien zu faul oder zu leicht durch die Funktionsweise ihres eigenen Körpers verwirrt, um diese Methode erfolgreich anzuwenden. Ich bin anderer Meinung. Tatsächlich zeigen die Statistiken, dass *eine von fünf Frauen* mehr über MFFB erfahren möchte, weshalb ich sie hier in diesem Kapitel vorstelle und erkläre, wie sie anzuwenden ist. Meiner Meinung nach haben Frauen eine enorme Motivation, ihren Körper zu verstehen und eine Schwangerschaft zu verhindern. Aber über die Verhinderung einer Schwangerschaft hinaus ist MFFB ein wertvolles Instrument für alle Frauen, die daran arbeiten, ihre Hormone zu beherrschen. Leider lernen viele Frauen die Einzelheiten ihres Zyklus erst dann vollständig kennen, wenn sie versuchen, schwanger zu werden, und ihren Eisprung genau bestimmen wollen.

Nehmen wir uns einen Moment Zeit, um zu erkennen, dass die Pille nicht zu 100 Prozent wirksam ist, auch wenn Ihr Arzt Ihnen vielleicht gesagt hat, dass die Pille Ihre beste Möglichkeit sei, eine Schwangerschaft zu verhindern. Wenn man sich die typische Anwendung der Antibabypille ansieht, oder die Art und Weise, wie Sie sie normalerweise einnehmen, was nicht jeden Tag genau zur gleichen Zeit ist – manchmal vergessen Sie sie, manchmal haben Sie vielleicht Magenverstimmung, manchmal haben Sie vielleicht Durchfall und manchmal nehmen Sie sie versehentlich mit Alkohol ein (na ja, vielleicht nicht versehentlich) –, dann ist sie zu 91 Prozent wirksam. Das bedeutet, dass 9 von 100 Frauen, die sie einnehmen, schwanger werden. All diese Variablen beeinflussen Ihre Absorption und die tatsächliche Wirkung der Antibabypille. Ganz zu schweigen von den Wechselwirkungen mit anderen Medikamenten. Und trotz aller hormonellen Möglichkeiten der Empfängnisverhütung, die wir haben, war fast die Hälfte aller Schwangerschaften in den USA im Jahr 2011 unbeabsichtigt, wie eine im New England Journal of Medicine veröffentlichte Studie zeigt.

Sind Sie bereit, die Pille abzusetzen? Wenn die Antwort auf diese Frage „Ja" lautet, wird Ihnen dieses Kapitel einen umfassenden Überblick über alternative Methoden der Schwangerschaftsverhütung geben. Ich behaupte nicht, dass irgendeine dieser Methoden bei jeder Frau funktioniert, aber diese nicht-hormonellen Alternativen sind es wert, dass Sie sich mit der für Sie besten Methode beschäftigen.

Die Methode zur Förderung des Fruchtbarkeitsbewusstseins

MFFB ist ein nicht-hormoneller Ansatz zur Empfängnisverhütung, der Ihnen beibringen soll, wie Sie die Anzeichen des Eisprungs auf der Grundlage der Signale Ihres Körpers erkennen können. Er basiert auf den folgenden Konzepten:

- Sie ovulieren nur eine Eizelle pro Menstruationszyklus.
- Die Eizelle lebt nicht länger als vierundzwanzig Stunden.
- Spermien sind geduldige kleine Geschöpfe, die mehrere Tage lang herumhängen und versuchen, Sie zu schwängern. Sie können fünf bis sechs Tage in der Gebärmutter leben.
- Wenn man all dies zusammenzählt, sind Sie maximal acht Tage außerhalb Ihres Zyklus (normalerweise jedoch sechs) potenziell fruchtbar.

Wenn Sie nicht vorhaben, in absehbarer Zeit schwanger zu werden, dann müssen Sie entweder eine andere Art der Empfängnisverhütung anwenden oder während Ihres achttägigen Eisprungfensters, das etwa sechs Tage vor dem Eisprung beginnt, den Tag des Eisprungs einschließt und bis zum Tag nach dem

In diesem Kapitel:

- **Wie man die Methode zur Förderung des Fruchtbarkeitsbewusstseins (MFFB) anwendet**
- **Wie effektiv nicht-hormonelle Empfängnisverhütung ist**
- **Beseitigung von Kondomverwirrung**
- **Wie Diaphragmen und Schwämme funktionieren**
- **Ist die Methode, den Penis herauszuziehen, legitim?**

Eisprung andauert, auf Sex verzichten. Einige Methoden erweitern dieses Fenster auf mehr als acht Tage, um das Risiko einer Schwangerschaft zu verringern. Um sicherzustellen, dass keine Chance auf eine Schwangerschaft besteht, entscheiden sich die meisten Menschen zu diesem Zeitpunkt für die Verwendung eines Kondoms oder einer anderen Form der Empfängnisverhütung.

Auch wenn Sie glauben, dass MFFB nicht das Richtige für Sie ist, sollten Sie zumindest in Betracht ziehen, sie als Mittel zu verwenden, um mit Ihrem Körper und seinen inneren Rhythmen in Kontakt zu kommen. So können Sie erkennen, wo Sie eventuell Veränderungen vornehmen müssen, um die hormonelle Harmonie in Ihrem Körper und Ihrem Leben herzustellen.

Funktioniert MFFB wirklich?

Vielleicht sind Sie skeptisch, ob die Methode zur Förderung des Fruchtbarkeitsbewusstseins tatsächlich funktioniert oder nicht. Wenn Sie es gewohnt sind, sich auf eine Pille zu verlassen, die Ihren Eisprung verhindert, dann kann es zunächst etwas beängstigend sein, sich auf Ihre Fähigkeit zu verlassen, die fruchtbaren Zeichen Ihres Körpers zu beherrschen, und Sex in den Zeiten zu vermeiden, in denen Sie am fruchtbarsten sind. Aber ich möchte, dass Sie wissen: Sie haben das in sich. Das Schöne an dieser Methode ist, dass sie nicht nur nicht invasiv, sondern auch ziemlich effektiv ist. Und sie gibt Ihnen einen unglaublichen Einblick in Ihre hormonelle Gesundheit. Es handelt sich hierbei nämlich um Daten, die kein Labortest oder Arzt ohne Sie auswerten kann. Und vergessen wir nicht, dass die Pille als zu 99 Prozent wirksam gilt – wenn sie perfekt angewendet wird (etwa 91 Prozent bei der typischen Einnahme durch

Frauen). MFFB ist bei richtiger Anwendung zu 95 bis 99 Prozent wirksam und überschwemmt Ihren Körper nicht mit Nebenwirkungen.

Grundlegende Fakten zur Fruchtbarkeit

- Tag 1 Ihres Zyklus ist der erste Tag Ihrer Periode.
- Der Eisprung tritt in der Regel zwischen den Tagen 12 und 14 ein. Dies kann jedoch je nach Ihrem individuellen Zyklus variieren.
- Ein LH-Anstieg löst den Eisprung aus – Sie können ein Ovulationskit verwenden, um festzustellen, wann Sie einen LH-Anstieg haben.
- Ihre Eizelle lebt nur vierundzwanzig Stunden lang.
- Spermien können fünf oder sechs Tage in Ihrer Gebärmutter leben.
- Ihr fruchtbares Fenster beträgt maximal acht Tage.

Werfen wir einen kurzen Blick auf vier häufige Varianten von MFFB und auf das, was die Forschung sagt:

DIE KALENDERMETHODE

- Dies wird als die am einfachsten anzuwendende Methode angesehen und erfordert die wenigsten Tage der Abstinenz oder Barriereverhütung.
- Sie beinhaltet die Vermeidung von ungeschütztem Sex von Tag 8 bis Tag 19 Ihres Zyklus.
- Die *korrekte* Anwendung hat zu einer Schwangerschaftsrate von weniger als 5 Prozent pro Jahr geführt.
- Die *typische* Anwendung hat zu einer Schwangerschaftsrate von 12 Prozent pro Jahr geführt.
- Um mit dieser Methode erfolgreich zu sein, sollten die Zyklen 26 bis 32 Tage dauern.

DIE ZERVIXSCHLEIMMETHODE

- Sie werten die Sekrete des Gebärmutterhalses mehrmals täglich aus, um Ihre fruchtbaren Tage zu bestimmen.
- Das Erlernen dieser Methode dauert länger als bei jeder anderen Methode.
- Sie müssen sich für etwa vierzehn bis siebzehn Tage im Monat enthalten oder eine Barrieremethode anwenden.

- Bei *korrekter* Anwendung liegt die Schwangerschaftsrate bei 3 Prozent.
- Die *typische* Anwendung hat zu einer Schwangerschaftsrate von 23 Prozent geführt.

Die TwoDay-Methode

- An Tagen, an denen Gebärmutterhalssekrete vorhanden sind, müssen Sie ungeschützten Geschlechtsverkehr vermeiden – alle Sekrete gelten bei dieser Methode als fruchtbar.
- Sie müssen sich an etwa dreizehn Tagen im Monat enthalten oder eine Barrieremethode anwenden.
- Die *korrekte* Anwendung hat zu einer Schwangerschaftsrate von 5 Prozent geführt., 3
- Die *typische* Anwendung hat zu einer Schwangerschaftsrate von etwa 14 Prozent geführt.

DIE SYMPTOTHERMALMETHODE

- Hier befolgen Sie die Anweisungen zur Aufzeichnung Ihres Zyklus und zeichnen Veränderungen der Basaltemperatur und der Zervixschleimhaut auf. Die Verschiebung der Hormone führt zu Verschiebungen der Basaltemperatur.
- Sie müssen ungeschützten Geschlechtsverkehr an allen Tagen mit Gebärmutterhalssekreten und vier Tage nach dem letzten Tag der Gebärmutterhalssekretion sowie sechs Tage nach einem dreitägigen Temperaturanstieg vermeiden.
- Bei *korrekter* Anwendung wurde eine Schwangerschaftsrate von nur 0,6 Prozent festgestellt, wenn kein ungeschützter Geschlechtsverkehr im fruchtbaren Fenster stattfand.
- Die *typische* Anwendung hat zu einer Schwangerschaftsrate von 13 bis 20 Prozent geführt.

Hinweis: Frauen mit unregelmäßigen Zyklen aufgrund von PCOS, Stillen, einer kürzlichen Geburt oder der Perimenopause wird empfohlen, keine Methode zur Förderung des Fruchtbarkeitsbewusstseins anzuwenden, da das Schwangerschaftsrisiko aufgrund der Unregelmäßigkeit ihrer Zyklen höher ist. Einige Fruchtbarkeits-Apps können Frauen mit unregelmäßigen Zyklen helfen, eine Methode zur Fruchtbarkeitswahrnehmung zu verwenden, indem mehr Tage ohne Sex eingebaut werden.

Für eine maximale Wirksamkeit sollten Sie sich mit einem MFFB-Anbieter treffen, der Ihnen die Methode im Detail beibringen kann. MFFB funktioniert, wenn Frauen sie korrekt anwenden, und ein MFFB-Lehrer kann Ihnen dabei helfen, sicherzustellen, dass Sie alles richtig machen.

Was ist mit Fruchtbarkeits-Apps?

Vorbei sind die Zeiten von Papierkalendern und Bleistiften. Wir verfügen jetzt über eine Technologie, die es noch einfacher macht, Ihre Fruchtbarkeit zu verfolgen und eine Schwangerschaft zu vermeiden. Wenn Sie eine Fruchtbarkeits-App verwenden, sollten Sie jedoch Folgendes beachten: Nicht alle Anwendungen sind gleich. Einige sogenannte Fertility-Apps verfügen im Rahmen ihrer Technologie über keine evidenzbasierten Methoden.

In einer Studie mit 95 Fruchtbarkeits-Apps verwendeten nur vier die Symptothermalmethode und nur eine die Kalendermethode. Aber lassen Sie sich davon nicht abschrecken. Es gibt einige wirklich legitime Femtech Apps, die Ihnen helfen können, MFFB zu nutzen. Wenn Sie das mit einer radikalen Anpassung an Ihren Körper kombinieren, haben Sie einen epischen hormonfreien Plan, um eine Schwangerschaft zu verhindern. Im Abschnitt „Ressourcen" finden Sie eine Liste von Apps (in englischer Sprache; Anm. d. V.).

Stillen verhindert *keine* Schwangerschaft

Es tut mir leid, aber Stillen ist keine zuverlässige Form der Geburtenkontrolle. Denken Sie daran, dass der Eisprung vor der Menstruation erfolgt, was bedeutet, dass Sie fruchtbar sind, bevor Sie Ihre Periode wieder bekommen.

Da östrogenhaltige Pillen die Milchversorgung verringern, sind die bevorzugten Pillen für junge Mütter reine Gestagenpillen. Kurz- und Langzeitstudien haben noch keine negativen Auswirkungen aufgedeckt, was daran liegen kann, dass möglicherweise nicht die richtigen Ergebnisse gemessen werden. Deshalb stehen einige Experten der Verschreibung dieser Hormone an junge Mütter skeptisch gegenüber. Reine Gestagenpillen sind außerdem weniger wirksam als die Kombinationspille.

Kondom

Ich vermute, dass Sie mit Kondomen vertraut sind und schon einmal eines benutzt haben. Wenn aber nicht, dann hier zur Info: Es sind dünne, dehnbare Beutel, die den Penis Ihres Partners während des Geschlechtsverkehrs bedecken, sodass sein Sperma dort festgehalten und daran gehindert wird, Ihre Eizelle zu erreichen. Wenn Sie eine Frau sind, die sich nicht in einer monogamen Beziehung befindet (das ist hier kein Urteil), müssen Sie Kondome benutzen, auch wenn Sie die Pille oder die Methode zur Förderung des Fruchtbarkeitsbewusstseins verwenden. Wenn Sie nicht in einer Beziehung sind oder gerade erst anfangen, sexuell aktiv zu werden, dann muss eine Barrieremethode auf jeden Fall Teil des Gesprächs mit Ihrem neuen Partner sein, denn Schwangerschaftsverhütung allein ist kurzsichtig; es gibt viel mehr als nur Sperma, das ein Penis einer Frau geben kann. Dinge wie HPV, HIV und Gonorrhoe sind kein Witz. Nur weil ich hier über die Methode zur Förderung des Fruchtbarkeitsbewusstseins spreche, sollten wir also nicht vergessen, über welche anderen Dinge wir Frauen Bescheid wissen müssen und welche anderen Gründe für die Verwendung eines Kondoms sprechen.

Kann man die Pille durch Mathematik ersetzen?

Natural Cycles war die erste für die Verhütung zugelassene Fruchtbarkeits-App der Welt. Sie wurde von einem Teilchenphysiker entwickelt und 2017 in der Europäischen Union als Methode zur Geburtenkontrolle zertifiziert. Im Jahr 2018 wurde sie von der FDA als erste Verhütungs-App zugelassen. Natural Cycles analysierte Daten von mehr als 22.785 Frauen und 224.563 Zyklen. Bei korrekter Anwendung hat sich diese App als zu 99 Prozent wirksam für die Empfängnisverhütung erwiesen! Bei typischer Anwendung ergibt sich eine Wirksamkeitsrate von 93 Prozent. Die App verwendet einen Algorithmus zur Bestimmung des Eisprungs und Ihres fruchtbaren Fensters auf der Grundlage Ihrer Basaltemperatur, die Sie morgens, bevor Sie aus dem Bett aufstehen, mit einem Basalthermometer mit zwei Dezimalstellen messen. Profi-Tipp: Legen Sie das Thermometer neben Ihr Bett und verpassen Sie keinen Tag. So erhöhen Sie die Schwangerschaftsverhütungsrate auf 99 Prozent. Ein ähnliches Gerät und eine ähnliche App namens Daysy ist in den USA seit Jahren erhältlich, aber nur als Fruchtbarkeitsgerät zugelassen. Ich habe jedoch viele Patientinnen, die dieses Gerät zur Schwangerschaftsverhütung mit großem Erfolg eingesetzt haben.

Diese Apps berücksichtigen auch andere Faktoren, wie die Überlebensrate der Spermien, Temperaturschwankungen und Zyklusunregelmäßigkeiten. Das farbkodierte Signal, das zwischen rot und grün wechselt, macht es leicht, Ihre fruchtbaren Tage zu identifizieren. An grünen Tagen ist Ihr Risiko einer Schwangerschaft gering und Sie können ohne Schutz Sex haben. An roten Tagen müssen Sie einen Schutz verwenden, um eine Schwangerschaft zu vermeiden. Diese App ist eine natürliche Alternative zur Antibabypille ohne Nebenwirkungen. Somit fährt Mathe den Sieg ein!

Genau wie jede andere Form der Geburtenkontrolle funktionieren Kondome am besten, wenn sie richtig angewendet werden. Also vergewissern Sie sich, dass Sie oder Ihr Partner sie richtig anlegen. Lassen Sie an der Spitze ein wenig Platz, damit das Kondom am Schaft eines erigierten Penis heruntergerollt werden kann. Nach der Ejakulation sollte Ihr Partner den Rand des Kondoms festhalten und seinen Penis vorsichtig zurückziehen, bevor er weich wird und sich das Kondom lockert. Kondome müssen nach jedem Gebrauch weggeworfen werden; sie können nicht mehr als einmal verwendet werden. Sie sollten an einem kühlen, trockenen Ort aufbewahrt werden – zu viel Hitze oder Feuchtigkeit kann sie beschädigen. Vor der Verwendung ist es auch klug, das Verfallsdatum zu überprüfen und sicherzustellen, dass das Kondom keine Risse oder Löcher aufweist.

Bei korrekter Anwendung sind Kondome zu 98 Prozent wirksam; bei Berücksichtigung von Anwenderfehlern sind sie zu etwa 82 Prozent wirksam. Wenn Sie Kondome ausschließlich zur Schwangerschaftsverhütung gewählt haben und die Methode zur Förderung des Fruchtbarkeitsbewusstseins erlernen, werden Sie die Kondome nur an sechs bis acht Tagen im Monat benötigen. Die meisten Kondome sind aus Latex, Lammfell oder synthetischen Materialien hergestellt. Zu jedem einzelnen Kondom erhalten Sie hier die wichtigsten Informationen:

- **Latex:** Einige Menschen sind allergisch gegen Latex, also benutzen Sie diese Form nicht, wenn Sie oder Ihr Partner Latexempfindlichkeiten oder -allergien haben. Diese Kondome sind nicht verträglich mit Schmiermitteln oder Medikamenten auf Ölbasis. Sie sind dafür bekannt, dass sie einen starken Schutz gegen sexuell übertragbare Krankheiten und HIV bieten.
- **Lammfell:** Wenn Sie gegen andere Kondommaterialien empfindlich sind, vertragen Sie diese vielleicht besser. Sie funktionieren sowohl mit Gleitmitteln auf Öl- als auch auf Wasserbasis. Es ist wichtig zu wissen, dass Lammfellkondome möglicherweise nicht wirksam gegen sexuell übertragbare Krankheiten oder HIV sind.
- **Synthetisch:** Diese Kondome haben ein geringes Risiko einer allergischen Reaktion und sind sowohl mit öl- als auch mit wasserbasierten Gleitmitteln verträglich (Lesen Sie dies auf der Verpackung nach, um den Ölverträglichkeitsfaktor zu überprüfen). Sie haben auch eine längere Haltbarkeit. Ihre Schutzrate gegen sexuell übertragbare Krankheiten ist ähnlich wie die von Latexkondomen.

Diaphragma

Diaphragmen bestehen aus flexiblem Silikon in einer Kuppelform, die über Ihren Gebärmutterhals passt. Das Spermizid wird direkt vor dem Gebrauch auf das Diaphragma aufgetragen, um eine chemische Barriere für Spermien zu schaffen. Das Schwierigste an der Verwendung eines Diaphragmas ist das Erlernen der richtigen Platzierung, aber mit ein wenig Übung können Sie dies leicht meistern. Sie sollen wiederverwendbar sein und müssen ordnungsgemäß gereinigt und gelagert werden. Ihr Arzt wird Ihnen helfen, die richtige Passform zu finden, Ihnen beibringen, wie das Diaphragma richtig über den Gebärmutterhals gelegt wird, und die richtige Pflege mit Ihnen besprechen. Wenn Sie eine Gewichtsveränderung von mehr als 10 Pfund haben, müssen Sie Ihr Diaphragma neu anpassen lassen. Dies gilt auch, wenn Sie eine Geburt, eine Fehlgeburt oder eine Abtreibung hatten. Wenn Sie beim Sex irgendwelche Beschwerden haben, sollten Sie ebenfalls sicherstellen, dass es die richtige Passform hat. Bei perfekter Anwendung sind Diaphragmen zu 94 Prozent wirksam; bei typischer Anwendung sind sie zu etwa 88 Prozent wirksam. Da sie seit der Einführung der Antibabypille an Beliebtheit verloren haben, sind sie zwar etwas schwieriger zu finden, aber im Allgemeinen können Sie sie online auf sie stoßen, und Ihr Arzt sollte Ihnen dabei helfen können. Es gibt auch ein relativ neues violettes Diaphragma namens Caya auf dem Markt, mit einem anatomisch freundlicheren Design, das kleiner ist und den meisten Frauen passt. Wenn Sie in der Vergangenheit an einer entzündlichen Beckenerkrankung, einem toxischen Schocksyndrom oder wiederkehrenden Harnwegsinfekten gelitten haben, sollten Sie vielleicht eine andere Form der Empfängnisverhütung in Betracht ziehen.

Sind Spermizide sicher?

Sie mögen zwar denken, dass Spermizide einen zusätzlichen Schutz bieten, aber Spermizide in Kondomen haben sich nicht als wirksamer erwiesen. In der Tat verkürzen Spermizide tatsächlich die Haltbarkeit von Kondomen, was zu einer höheren Ausfallrate führt. Studien haben auch eine höhere Rate von Harnwegsinfektionen bei Frauen gezeigt. Mein Rat? Kaufen Sie die Kondome ohne Spermizid!

Was ist eine Portiokappe?

Vielleicht haben Sie schon einmal etwas von einer Portiokappe gehört. Diese kleinere Version eines Diaphragmas verwendet ebenfalls ein Spermizid und deckt den Gebärmutterhals ab. Bei Frauen, die noch nicht entbunden haben, ist sie zu 84 Prozent wirksam, aber wenn Sie bereits ein Kind bekommen haben, dann haben Sie mit dieser Methode eine 32-prozentige Chance, schwanger zu werden.

Verhütungsschwamm

Frauen bevorzugen oft den Schwamm gegenüber dem Diaphragma, weil er einfacher zu benutzen ist und bis zu 24 Stunden vor dem Sex eingesetzt werden kann. Sie müssen somit nicht zur Toilette eilen, um Ihr Verhütungsmittel gerade dann einzusetzen, wenn es heiß hergeht. Der Schwamm ist eine Schaumstoffscheibe, die Spermizid enthält und etwa fünf Zentimeter breit ist. Sie legen ihn in Ihre Vagina, sodass er Ihren Gebärmutterhals bedeckt und den Zugang zu Ihrer Gebärmutter blockiert. Er ist mit einer Nylonschlaufe versehen, mit der er sich leicht entfernen lässt. Bevor Sie den Schwamm einführen, müssen Sie ihn mit sauberem Wasser anfeuchten, damit er schaumig ist, um das Spermizid zu aktivieren. Er beginnt sofort zu wirken und sollte nach dem Sex mindestens sechs Stunden lang an Ort und Stelle bleiben. Lassen Sie ihn jedoch nicht länger als dreißig Stunden in der Scheide. Der Schwamm sollte nach dem Gebrauch weggeworfen werden. Sprechen Sie mit Ihrem Arzt über das richtige Einführen, Platzieren und Verwenden. Wenn Sie noch nie entbunden haben, ist der Schwamm zu 88 Prozent wirksam; wenn doch, ist er zu 76 Prozent wirksam. Wenn eine Schwangerschaft derzeit definitiv nicht in Ihrer Lebensplanung vorgesehen ist, sollten Sie statt des Schwamms ein Diaphragma oder Kondom verwenden, gepaart mit der Methode zur Förderung des Fruchtbarkeitsbewusstseins.

Kupferspirale

Dieses hormonfreie, T-förmige Gerät setzt Kupfer frei, das die Bewegung der Spermien und die Befruchtung der Eizellen behindert und auch die Einnistung eines Embryos verhindern kann. Die Spirale muss von einem Gynäkologen, einer Hebamme oder einem Hausarzt in Ihre Gebärmutter eingesetzt werden. Sie ist zu mehr als 99 Prozent wirksam und muss sieben bis zehn Jahre lang nicht entfernt werden. Da sie keine Hormone enthält, werden Sie während der Anwendung der Kupferspirale einen regelmäßigen Menstruationszyklus haben, auch wenn es zu einer Zunahme des Menstruationsflusses oder zu Menstruationskrämpfen kommen kann. Die Nebenwirkungen sind gering, aber schwerwiegend. Es besteht ein 1-prozentiges Risiko für eine Beckenentzündung innerhalb des ersten Monats und ein Gesamtrisiko von 0,1 Prozent danach. Bei Frauen unter 25 Jahren besteht ein erhöhtes Risiko einer Ausstoßung, bei der sich die Spirale löst und von der Gebärmutter aus dem Körper herausbewegt werden kann; das durchschnittliche Risiko liegt hier bei 3 bis 5 Prozent. Einige Frauen haben von einer Kupfervergiftung berichtet, obwohl es in diesem Bereich noch keine Forschung gibt. Es wird jedoch empfohlen, dieses Verhütungsmittel zu vermeiden, wenn Sie eine Kupferspeicherkrankheit haben. Sollten Sie Bedenken wegen des Kupferspiegels haben, können Sie ihn durch einen einfachen Bluttest überwachen lassen.

Coitus interruptus – alias „Herausziehen“

Seien wir ehrlich: Wir haben das alle schon erlebt. Die meisten Frauen haben diese Methode schon einmal angewendet. Wenn Sie das also auch getan haben, sind Sie nicht allein. Wenn Sie sie noch nie angewendet haben oder noch nie davon gehört haben, dann ist es im Grunde einfach erklärt: Wenn Sie Sex haben und Ihr Partner seinen Penis herauszieht, bevor er ejakuliert, ist dies ein Coitus interruptus. Frauen werden zwar oft gewarnt, dass dies keine zuverlässige Form der Empfängnisverhütung ist, aber es funktioniert tatsächlich besser, als Sie denken. Richtig gemacht, ist sie zu 96 Prozent wirksam! Wenn Ihr Mann jedoch nicht schnell genug ist, ist sie nur zu 80 Prozent wirksam. Es kommt also darauf an, wie sehr Sie der Beweglichkeit Ihres Partners vertrauen. Als Ärztin fühle ich mich nicht wohl mit einer Form der Verhütung, die eine Frau nicht zu 100 Prozent kontrollieren kann. Meiner Meinung nach sind Sie die Chefin über Ihre weiblichen Teile.

Tubenligatur

Eine Tubenligatur, also eine Eileiterunterbindung, ist eine dauerhafte Form der Empfängnisverhütung, die eine Operation erfordert. Sie sollten sie daher nur dann in Betracht ziehen, wenn Sie absolut sicher sind, dass Sie keine Kinder haben wollen oder Ihre Familienplanung bereits abgeschlossen haben. Sie wird auch als Eileiterdurchtrennung oder Eileitersterilisation bezeichnet. Bei diesem

Verfahren werden Ihre Eileiter abgebunden oder blockiert, wodurch verhindert wird, dass eine Eizelle nach unten oder Spermien in die Eileiter gelangen können. Sie werden trotzdem weiterhin einen normalen Menstruationszyklus haben. Der Eingriff ist zu mehr als 99 Prozent wirksam und möglicherweise zu 100 Prozent irreversibel – die Umkehrung erfordert einen komplizierten größeren Eingriff, der nicht immer funktioniert.

Was ist mit der Essure-Spirale?

Vielleicht haben Sie schon von dieser anderen Form der permanenten Empfängnisverhütung gehört, die als Essure-Spirale bekannt ist. Die Essure-Spirale wird in jeden Ihrer Eileiter eingeführt. Um die Einsätze herum bildet sich nach und nach eine Barriere aus Narbengewebe, die verhindert, dass Spermien Ihre Eizellen erreichen. Was Sie vielleicht nicht wissen, ist, dass diese Spirale auseinanderfallen und wandern kann. Sie ist ein enorm riskantes Verhütungsmittel, das ich nicht empfehle (in Deutschland seit 2017 vom Markt genommen; Anm. d. V.). Wenn sie auseinanderfällt, explodieren im Grunde genommen Splitter in Ihr Becken. Glauben Sie mir, es gibt viel bessere Möglichkeiten für Sie. Dr. Shawn Tassone, Essure Entfernungsexperte und zertifizierter Geburtshelfer mit über zwanzig Jahren Erfahrung sagt dazu: „Die klinischen Auswirkungen von Essure kommen von den PET-Fasern, Nitinol, Edelstahl, Aluminium und anderen endokrin wirksamen Chemikalien. Beckenschmerzen, abnormale Blutungen, Autoimmunerkrankungen, Ausschläge, Gelenkschmerzen und Östrogendominanz sind alles relativ häufige Symptome, die ich in meiner Praxis mit dem Essure-Gerät sehe. Schließlich sollten Sie nichts in Ihren Körper einführen, was dauerhaft ist, es sei denn, es geht um Leben oder Tod. Essure ist dazu vorgesehen, im Körper zu bleiben und eine dauerhafte Entzündung zu verursachen. Die meisten Frauen lassen am Ende eine Hysterektomie durchführen, um das Gerät ordnungsgemäß entfernen zu lassen, und deswegen habe ich mich für Frauen auf der ganzen Welt gegen dieses Gerät eingesetzt [seit Jahren].“

Möglichkeiten der Empfängnisverhütung auf einen Blick

Methode	Was ist es?	Was Sie wissen müssen	Pro	Contra
Antibaby-pille	Eine tägliche Pille, die jeden Monat synthetische Hormone abgibt	Bei korrekter Anwendung ist es zu 99 % wirksam, bei typischer Anwendung zu 91 %.	Ein einfacher und bequemer Weg, um eine Schwangerschaft zu verhindern	siehe Kapitel 1–10
Methode zur Förderung des Fruchtbarkeitsbewusstseins (MFFB)	Ein nicht-hormoneller Ansatz zur Empfängnisverhütung, der auf der Erkennung der Anzeichen des Eisprungs basiert	Sie müssen während mindestens 8 Tagen Ihres Zyklus auf Sex verzichten oder zusätzlichen Schutz anwenden. Bei korrekter Anwendung ist es zu 95–99 % wirksam. Bei typischer Verwendung ist es zu etwa 80 % wirksam.	Nicht invasiv Sie erhalten einen unglaublichen Einblick in Ihre hormonelle Gesundheit. Keine Nebenwirkungen (außer der Wahrscheinlichkeit einer Schwangerschaft, wie bei allen Methoden) Hormonfrei	Erfordert, 8 oder mehr Tage lang auf Sex zu verzichten oder zusätzlichen Schutz zu verwenden. Nicht gut für Frauen mit unregelmäßigen Zyklen
Kondom	Eine dünne Barriere aus Latex, Lammfell oder synthetischen Fasern, die über einen erigierten Penis platziert wird.	Bei korrekter Verwendung ist es zu 98 % wirksam. Bei typischer Verwendung ist es zu 85 % wirksam.	Reduziert das Risiko von Harnwegsinfektionen und sexuell übertragbaren Krankheiten Leicht zugänglich Nicht invasiv Erschwinglich	Kann allergische Reaktionen hervorrufen. Reduziert die Spontanität. Lässt Raum für Benutzerfehler. Kann kaputtgehen oder reißen

Möglichkeiten der Empfängnisverhütung auf einen Blick

Methode	Was ist es?	Was Sie wissen müssen	Pro	Contra
Diaphragma	Eine kuppelförmige Kappe aus flexiblem Silikon, die über Ihren Gebärmutterhals passt	Ein Diaphragma muss Ihnen von einem Arzt ordnungsgemäß angepasst werden. Bei korrekter Anwendung ist es zu 94 % wirksam; bei typischer Anwendung zu 88 %.	Erschwinglich, weil es wiederverwendbar ist	Reduziert die Spontaneität Lässt Raum für Anwenderfehler Muss nach Gewichtsveränderung, Geburt, Fehlgeburt oder Abtreibung neu angepasst werden Kann Beschwerden beim Geschlechtsverkehr verursachen Darf nicht verwendet werden, wenn Sie in der Vergangenheit eine entzündliche Erkrankung des Beckens, toxisches Schocksyndrom oder wiederkehrende Harnwegsinfektionen hatten
Verhütungsschwamm	Eine breite Schaumstoffscheibe mit Spermizid, die Ihren Gebärmutterhals bedeckt und das Eindringen von Spermien verhindert	Der Schwamm muss 6 Stunden nach dem Sex, darf aber nicht länger als 30 Stunden in Ihrer Vagina bleiben. Er ist zu 88 % effektiv, wenn Sie noch nie geboren haben. Es ist zu 76 % wirksam, wenn Sie geboren haben.	Einfache Anwendung Kann 24 Stunden vor dem Sex eingesetzt werden, um mehr Spontanität zu ermöglichen. Fängt sofort an zu wirken. Einfach zu entfernen	Nicht wiederverwendbar, kann daher teuer werden. Nicht so effektiv wie andere Verhütungsmethoden

Möglichkeiten der Empfängnisverhütung auf einen Blick

Methode	Was ist es?	Was Sie wissen müssen	Pro	Contra
Kupferspirale	Ein hormonfreies, T-förmiges Gerät, das Kupfer freisetzt, das die Spermienbewegung und die Eizellbefruchtung stört	Sie muss von einem Arzt in Ihre Gebärmutter eingesetzt werden. Sie ist zu 99 % wirksam und hält 7–10 Jahre.	Hoch wirksam Ermöglicht Spontaneität Stört den Menstruationszyklus nicht. Hält lange Zeit	Kann den Menstruationsfluss erhöhen oder Krämpfe verursachen 1 % Risiko einer Beckenentzündung im ersten Monat; danach 0,1 % Risiko Erhöht das Risiko einer Ausstoßung bei Frauen unter 25 Jahren Mögliche Kupfertoxizität
Coitus interruptus	Eine Methode, bei der Ihr Partner beim Sex seinen Penis zurückzieht, bevor er Sperma ejakuliert	Bei korrekter Anwendung ist es zu 96 % wirksam; bei typischer Verwendung ist es zu 80 % wirksam.	Ermöglicht Spontaneität Ist effektiver, als man denkt – aber nur, wenn es richtig gemacht wird	Riskant – die Wirksamkeit liegt in den Händen Ihres Partners. Nicht empfehlenswert, wenn Sie eine Schwangerschaft verhindern wollen. Schützt nicht vor sexuell übertragbaren Krankheiten
Tubenligatur	Ein chirurgischer Eingriff, bei dem Ihre Eileiter abgebunden oder blockiert werden, um eine Schwangerschaft zu verhindern	Dies ist dauerhaft. Es ist zu mehr als 99 % wirksam.	Sehr effektiv	Erfordert eine Operation Irreversibel

Die zentralen Aussagen des Kapitels

- Nur Sie wissen, welche Form der Empfängnisverhütung für Sie am besten geeignet ist. Nehmen Sie sich Zeit, Ihre Entscheidungen zu überdenken, Nachforschungen anzustellen und mit Ihrem Arzt zu sprechen.
- Das Erlernen der Methode zur Förderung des Fruchtbarkeitsbewusstseins (MFFB) kann nicht nur helfen, eine Schwangerschaft zu verhindern, sondern ist auch von unschätzbarem Wert für ein besseres Verständnis Ihrer Hormone.
- Mit der MFFB lernen Sie, wie Sie den Eisprung erkennen können, indem Sie Ihre Gebärmutterhalssekrete und/oder Ihre Basaltemperatur verfolgen.
- Eier leben nur vierundzwanzig Stunden, Spermien können jedoch sechs Tage lang leben, daher erfordern die meisten MFFB-Methoden eine Abstinenz oder zusätzliche Empfängnisverhütung für etwa acht Tage während Ihres Zyklus.
- MFFB ist bei korrekter Anwendung zu 95 bis 99 Prozent wirksam.
- Frauen mit unregelmäßigen Zyklen aufgrund von PCOS, Stillen, kürzlichen Geburten oder Perimenopause wird empfohlen, keine MFFB-Methode zur Schwangerschaftsverhütung anzuwenden.
- Bei korrekter Anwendung sind Kondome zu 98 Prozent wirksam und schützen Sie auch vor sexuell übertragbaren Krankheiten und HIV.
- Diaphragmen sind wiederverwendbar und müssen ordnungsgemäß gereinigt und gelagert werden. Bei perfekter Anwendung sind sie zu 94 Prozent wirksam.
- Der Verhütungsschwamm blockiert ebenfalls den Gebärmutterhals, ist aber weniger zuverlässig als das Diaphragma. Er kann aber bis zu 24 Stunden im Voraus eingeführt werden.
- Die Kupferspirale ist hormonfrei und hält sieben bis zehn Jahre. Es besteht ein geringes Risiko für eine Beckenentzündung.
- Coitus interruptus ist wirksamer, als Sie denken, wenn er richtig durchgeführt wird, aber Sie müssen sich auf die Fähigkeiten Ihres Partners verlassen. Das ist eine schlechte Idee, wenn Sie nicht schwanger werden wollen.
- Die Tubenligatur und die Essure-Spirale sind beides permanente invasive Formen der Empfängnisverhütung.

SCHLUSSWORT

Sie halten dieses Buch in Händen, weil in Ihnen eine Stimme zu hören war, die Ihnen sagte, dass Ihr Körper zu enormer Heilung fähig ist. Ich wage zu vermuten, dass es, wie bei mir, ein kleines Flüstern von „Irgendetwas fühlt sich nicht ganz richtig an" gab, als man Ihnen von der hormonellen Empfängnisverhütung erzählte. Sie sind diejenige, die den Schlüssel und nun auch das Wissen hat, um die unglaublichen Hormone Ihres Körpers zu unterstützen. Ich weiß, dass Sie in Ihrem Innersten erkennen, dass Sie eine Rebellengöttin sind, von wilder Natur und mit einer Weisheit, die über diese Welt hinausgeht.

Ich möchte mir einen Moment Zeit nehmen, um Sie dafür zu ehren, dass Sie sich mit mir auf diese Reise begeben haben, um Ihre Periode und Ihre Hormone zurückzubekommen. Ich bin demütig und dankbar, dass Sie mir Ihr Vertrauen schenken, und es ist ein Privileg, Sie zu unterstützen. Ich danke Ihnen aufrichtig.

Ich sehe jede Frau in meiner Praxis wie einen Wassertropfen im Becken der Weiblichkeit. Wenn Sie geheilt sind, ganz und mit Ihrem höchsten Potenzial in Resonanz sind, fallen Sie in dieses Becken und erzeugen einen Welleneffekt, der jede Frau in Ihrem Leben berührt. Sie werden ein lebendiges Zeugnis dessen, was möglich ist, und Sie inspirieren zu großen Veränderungen. Ja, indem wir uns selbst heilen, werden wir diese verrückte, radikale Welt heilen. Geben Sie sich selbst die Erlaubnis, zu heilen, ganz zu sein, eine Frau zu sein. Wir alle brauchen Sie.

Wenn Sie Ihre Hormone neu kalibrieren und eine intime Verbindung mit Ihrem Körper herstellen, werden Sie einige unglaubliche Dinge erleben. Meine Patientinnen, die die Pille abgesetzt und das 30-Tage-Brighten-Programm angewendet haben, berichten mir, dass sie sich zum ersten Mal wie sie selbst fühlen, und das ist fantastisch. Sie kommen in einen Fluss und finden einen Rhythmus bei der Arbeit mit ihrem Körper. Anstatt zu spüren, dass ihr Körper sie betrügt, können sie klarer sehen, wie sie von ihm geleitet werden. Sie nähern sich ihrem Körper mit der Geduld und Sanftheit einer Mutter mit einem kleinen Kind. Und das Ergebnis? Periodenprobleme verschwinden, die Libido steigt, so wie sie es soll, die Haut klärt sich, und die Frauen finden mehr Frieden. Ich möchte das alles und noch viel mehr für Sie!

Wo auch immer Sie sich auf dieser Reise befinden, ich möchte Sie einladen, meiner Community (DrBrighten.com/Community) beizutreten, um die Unterstützung von Frauen zu erhalten, die die Herausforderung radikaler Selbstliebe angenommen haben. Sie verstoßen gegen die soziale Norm der hormonellen Unterdrückung, und zweifellos werden Sie auf einige Kritik stoßen, wenn das nicht schon der Fall war (jeder hat eine Meinung über Ihren Körper, nicht wahr?). Machen Sie sich keine Sorgen. Wir haben das alle schon erlebt. Eine Gemeinschaft von Frauen zu haben, die verstehen, wie die Reise aussieht, ist eine unglaubliche Ressource, die es Ihnen ermöglicht, Ihre Hormone zu heilen. Apropos Ressourcen, bitte nutzen Sie die Ressourcen, die ich für Sie am Ende dieses Buches und unter DrBrighten.com/resources zusammengestellt habe.

Ich träume davon, die Frauenmedizin zum Besseren zu verändern, aber es wird nicht passieren, weil eine Ärztin darum bittet, dass wir es besser machen. Es wird geschehen, weil Frauen wie Sie die alten Geschichten ablehnen und etwas Neues darüber schreiben, was es heißt, eine Frau zu sein. Es wird passieren, weil Sie das Beispiel dafür sind, was möglich ist, und das stört die Geschichten, die sich sowohl Ärzte als auch Frauen selbst erzählen. Und es wird passieren, weil Sie von Ihren Gesundheitsdienstleistern mehr verlangen – über die Pille hinaus.

Die Veränderung, die wir in der Frauenmedizin so dringend brauchen, beginnt bei Ihnen.

REZEPTE

Smoothies

Nutzen Sie diese Rezepte auf jeden Fall auch nach dem Programm!

Cremiger Erdbeer-Blumenkohl-Smoothie

Dieser Smoothie schmeckt eher wie ein Erdbeermilchshake. Und obwohl die meisten Milchshakes kein Kreuzblütler-Gemüse enthalten, ist Blumenkohl hier als ausgezeichneter Hormonausgleich enthalten. Wenn Sie Blumenkohlreis zubereiten, legen Sie etwas davon in den Gefrierschrank und versuchen Sie, ihn auch in Ihre anderen Smoothies zu integrieren! Aber wenn Sie das nicht gut finden, lassen Sie es lieber. Dieser Smoothie hält das Östrogen in Schach.

ERGIBT 1 PORTION

50 g Blumenkohl, fein gewürfelt, oder Blumenkohlreis

125 g Erdbeeren, gefroren

120 ml Mandelmilch

120 ml Vollfett-Kokosmilch[1]

¼ TL Zimt, gemahlen

1 Portion Proteinpulver

1. Den Blumenkohl leicht dämpfen.
2. Geben Sie den gedämpften Blumenkohl, die Erdbeeren, die Mandelmilch, die Kokosmilch, den Zimt und das Detox-Pulver in einen Hochgeschwindigkeitsmixer. Mixen Sie die Mischung so lange, bis sie glatt ist.

---

* Hinweis: Verwenden Sie Vollfett-Kokosmilch aus der Dose. Verrühren Sie die oberste Schicht (die Sahne) mit der Flüssigkeit, bis sie vollständig emulgiert ist. Bewahren Sie zusätzliche Kokosmilch bis zu fünf Tage in einem Glas im Kühlschrank auf. Diese Milch kann in Smoothies oder Suppen verwendet oder als „Sahne“ in Tee hinzugefügt werden. Alternativ können Sie die Milch einfrieren, um sie zu einem späteren Zeitpunkt zu verwenden.

Zitronen-Beeren-Smoothie

Einige der stärksten gesundheitlichen Vorteile der Zitrone kommen von dem Wirkstoff Limonen, der hauptsächlich im Öl oder in der Schale einer Zitrone enthalten ist. Aus diesem Grund geben wir die Zitronenschale mit in den Smoothie (achten Sie darauf, dass Sie Bio-Zitronen kaufen!). Zitronen und Beeren passen perfekt zusammen, außerdem nimmt die Zitrone etwas von der Bitterkeit der Grünkohlblätter. Beeren bieten starke Antioxidantien, die zur Unterstützung der Leber und zur Verringerung von Entzündungen notwendig sind. Mandelbutter wird ebenfalls hinzugefügt, um eine gesunde Dosis appetitunterdrückender Fette zu erhalten, die Sie bis in den Nachmittag hinein ruhig und zufrieden halten.

ERGIBT 1 PORTION

½ Zitrone
35 g Grünkohl, grob gehackt
75 g Spinat, grob gehackt
125 g gemischte Beeren, gefroren
1 EL Mandelbutter
240 ml ungesüßte Mandelmilch
1 Portion Proteinpulver
1 Portion Ballaststoffergänzung, Beerengeschmack

1. Die Schale der Zitrone abreiben und den Abrieb in einen Standmixer geben. Dann die Zitrone mit einem Messer schälen und das Fruchtfleisch in den Mixer geben; es ist in Ordnung, wenn etwas vom weißen Mark dazukommt.
2. Grünkohl, Spinat, Beeren, Mandelbutter, Mandelmilch, Detox-Pulver und Ballaststoffergänzung in den Mixer geben. Die Mischung so lange mixen, bis sie glatt ist.

Morgen-Matcha-Smoothie

Ersetzen Sie Ihre Tasse Kaffee am Morgen durch diesen nährstoffreichen, hormonstabilisierenden Smoothie. Ihre Leber wird Ihnen den zusätzlichen Anstieg des Chlorophylls durch den Matcha danken und Sie werden vor Koffeinentzug bewahrt. Außerdem ist Maca ein ausgezeichnetes adaptogenes Kraut, das die Nebennieren unterstützt.

ERGIBT 1 PORTION

240 ml Kokosnusswasser

75 g Spinat, grob gehackt

1 Banane, gefroren

1½ TL Matcha

1 TL Maca-Pulver

¼ Avocado

1 Portion Proteinpulver

Mischen Sie alle Zutaten in einem Standmixer, bis die Mischung glatt ist.

Piña-Colada-Reinigungsdrink

Die Limette, Ananas und Kokosnuss in diesem Smoothie erinnern an eine frische Piña Colada! Natürlich ohne Alkohol und mit Limettenschale und frischen Kräutern für eine unglaubliche Leberunterstützung.

ERGIBT 1 PORTION

1 Limette

2 Blätter Römersalat

120 ml Vollfett-Kokosmilch (siehe Anmerkung, Seite 307)

120 ml Kokoswasser

141 g gefrorene Ananasstücke

1 EL Hanfsamen

1 Portion Proteinpulver

5 g frische Korianderblätter

1. Die Schale der Limette abreiben und den Abrieb in einen Standmixer geben. Dann schälen Sie die Limette mit einem Messer, schneiden das Fruchtfleisch in Viertel und geben es in den Mixer.
2. Fügen Sie den Römersalat, die Kokosmilch, das Kokoswasser, die Ananas, die Hanfsamen, das Proteinpulver und den Koriander hinzu und mixen Sie die Mischung, bis sie glatt ist.

Reinigender Karotten-Smoothie

Kürbiskuchengewürz wird oft als saisonale Zutat gesehen, aber seine starke Mischung aus Zimt, Ingwer, Muskatnuss, Piment und Nelken macht es zu einer ganzjährigen entzündungshemmenden Mischung. Frischer Ingwer gibt diesem Smoothie einen zusätzlichen Verdauungsschub und eine würzige Note, und der frisch gemahlene schwarze Pfeffer unterstützt die Absorption von Kurkuma.

ERGIBT 1 PORTION

1 mittelgroße Karotte, gehackt

240 ml ungesüßte Mandelmilch

1 Stück frischer Ingwer (ca. 5 cm), geschält und in Scheiben geschnitten, 2

1 Orange, geschält und entkernt

¼ TL Kurkumapulver

1½ TL Kürbiskuchengewürz (Pumpkin Pie Spice)

1 TL MCT-Öl[2] oder Kokosöl

1 Portion Proteinpulver

Frisch gemahlener schwarzer Pfeffer nach Geschmack

Mischen Sie alle Zutaten in einem Standmixer, bis die Mischung glatt ist.

Zitrus-Rote-Bete-Smoothie

Bringen Sie mit diesem pikanten, klärenden Smoothie Schwung in Ihr Leben. Wurzelgemüse wie Rüben helfen, Östrogene auszuscheiden und die Hormone auf natürliche Weise auszugleichen. Limonen, das in der Schale von Zitrusfrüchten enthalten ist, unterstützt die Entgiftung der Leber.

ERGIBT 1 PORTION

80 g gehackte Rote Bete, gedämpft

1 Navel-Orange, geschält

Abrieb von ½ Zitrone

1½ EL frischer Zitronensaft

1 EL MCT-Öl oder Kokosöl

180 ml Wasser

1 Portion Proteinpulver

Mischen Sie alle Zutaten in einem Standmixer, bis die Mischung glatt ist.

---

* Hinweis: MCT-Öle sind mittelkettige Triglyceride aus Kokosnussöl, die leicht resorbiert werden und eine Vielzahl von gesundheitlichen Vorteilen bieten, darunter eine erhöhte Insulinsensitivität und Gewichtsverlust.

Frühstück

Frühstücks-Rosenkohl

Dies ist eine köstliche Möglichkeit, Kreuzblütler-Gemüse in Ihr Frühstück einzubauen. Rosenkohl wird mit Süßkartoffeln und Karotten gemischt, die alle die Entgiftung unterstützen und eine gesunde Dosis an Ballaststoffen für eine solide Darmgesundheit liefern.

ERGIBT 2 PORTIONEN

½ Pfund Rosenkohl

1 EL Kokosöl oder Ghee (sobald Sie wieder Milchprodukte einführen)

½ mittelgroße Süßkartoffel, geschält und zerkleinert

1 mittelgroße Karotte, geschält und zerkleinert

1 TL Chilipulver

½ TL Kreuzkümmel, gemahlen

¼ TL Koriander, gemahlen

¾ TL Meersalz

5 g frischer Koriander, grob gehackt

4 Eier (Größe L)

1. Den Rosenkohl putzen und halbieren. Dann schneiden Sie ihn mit einem Gemüsehobel in dünne Scheiben. Alternativ können Sie ihn in einer Küchenmaschine zerkleinern.
2. Erhitzen Sie das Kokosöl in einer gusseisernen Pfanne bei mittlerer bis hoher Hitze oder in einer Pfanne, auf die Sie einen Deckel setzen können. Fügen Sie den Rosenkohl, die Süßkartoffeln und die Karotte hinzu und wenden Sie das Gemüse mehrfach, um alles mit dem Kokosöl zu überziehen. Mit Chilipulver, Kreuzkümmel, Koriander und Salz würzen. Mit dem Koriander bestreuen. Unter gelegentlichem Rühren 5 Minuten köcheln lassen oder bis die Karotten und Süßkartoffeln zart, aber nicht vollständig durchgegart sind.
3. Drücken Sie vier flache, gleichmäßige Vertiefungen in die Gemüsemischung. Dabei so viel von der Mischung belassen, dass Sie den Pfannenboden nicht sehen können. In jede Vertiefung 1 Ei schlagen, dann die Pfanne abdecken. Reduzieren

Sie die Hitze auf niedrige Stufe und lassen Sie alles so lange köcheln, bis das Eiweiß vollständig gestockt ist und das Eigelb nach Ihren Wünschen zubereitet ist.

Shiitake-Estragon Mini-Frittatas

Diese Mini-Frittatas eignen sich hervorragend für ein Frühstück zum Mitnehmen, einen proteinreichen Snack oder ein Mittagessen zu einem Salat. Sie enthalten Shiitake-Pilze wegen ihrer immunstärkenden Eigenschaften sowie Estragon für einen einzigartigen Geschmack. Fügen Sie gerne anderes Gemüse hinzu, das Sie zur Hand haben, oder wechseln Sie die Gewürze, um Abwechslung zu erzielen.

ERGIBT 12 FRITTATAS
Benötigte Ausstattung: 1 Muffinform mit 12 Vertiefungen

1 EL Kokosöl oder Ghee

135 g Süßkartoffel, gewürfelt

Meersalz und frisch gemahlener schwarzer Pfeffer nach Geschmack

65 g Zwiebelwürfel

85 g Shiitake-Pilze, in Scheiben geschnitten

85 g Artischockenherzen, abgetropft und gehackt

120 g frischer Babyspinat

6 Eier (Größe L)

60 ml Vollfett-Kokosmilch (siehe Hinweis, Seite 307)

1 TL Meersalz

1 TL Estragon, getrocknet

½ TL Petersilie, getrocknet

1 EL Avocadoöl

1. Heizen Sie den Backofen auf 180 °C vor.
2. Erhitzen Sie das Kokosöl in einer Pfanne bei mittlerer Hitze. Fügen Sie die Süßkartoffeln hinzu und schütteln Sie kurz die Pfanne, um die Kartoffeln mit dem Kokosöl zu bedecken. Fügen Sie einige Prisen Salz und schwarzen Pfeffer hinzu. Decken Sie die Pfanne ab und lassen Sie die Süßkartoffeln 3 Minuten ungestört garen.
3. Decken Sie die Pfanne auf, fügen Sie die Zwiebeln hinzu, lassen Sie sie 1 Minute garen und fügen Sie dann die Pilze für eine weitere Minute hinzu.

4. Die Artischockenherzen und den Babyspinat in die Pfanne geben und das gesamte Gemüse mit einer weiteren Prise Salz und schwarzem Pfeffer vermengen. Reduzieren Sie die Hitze auf niedrig, decken Sie die Pfanne wieder ab und lassen Sie die Mischung noch 3 Minuten köcheln oder bis der Spinat eingefallen ist. Nehmen Sie das Gemüse aus der Pfanne und geben Sie es in eine Schüssel, um es leicht abkühlen zu lassen.
5. Schlagen Sie die Eier in einer mittelgroßen Schüssel auf. Fügen Sie die Kokosmilch, Salz, Estragon und Petersilie hinzu und verquirlen Sie die Mischung, bis die Kokosmilch vollständig mit den Eiern kombiniert ist.
6. Nun die Muffinform mit Avocadoöl einpinseln, damit die Eier nicht kleben bleiben.
7. Gießen Sie 3 Esslöffel der geschlagenen Eier in jede Muffinform und lassen Sie in jeder Form Platz für das Gemüse. Verwenden Sie einen Löffel, um die Gemüsemischung gleichmäßig zu verteilen, bis jede Form voll ist, aber nicht überläuft.
8. Stellen Sie die Muffinform in den Ofen und backen Sie sie 20 Minuten lang. Lassen Sie die Mini-Frittatas 5 Minuten abkühlen, bevor Sie sie aus der Form nehmen und servieren.

Spinat-Salbei-Frühstücksbratlinge

Wenn Sie sich normalerweise morgens für Eier entscheiden, versuchen Sie unbedingt dieses Gericht als Alternative. Rosmarin, Thymian und Salbei lassen sich besonders gut für den klassischen Frühstückswurstgeschmack kombinieren. Spinat wird für einen antioxidativen Schub beigemischt, aber Sie werden ihn unter den anderen kühnen Aromen gar nicht schmecken. Dies ist ein großartiges Notfallprotein für jede Mahlzeit des Tages. Vergessen Sie also nicht, eine zusätzliche Ladung zu machen und sie in Ihrem Gefrierschrank aufzubewahren.

ERGIBT 8 KLEINE BRATLINGE

120 g frischer Babyspinat
½ Pfund Rinderhackfleisch
½ Pfund Schweinehackfleisch
¾ TL Meersalz
1 EL frischer Rosmarin, gehackt
1 TL Salbei, gemahlen
1 TL Thymian, getrocknet

¼ Tasse frische Petersilie, grob gehackt

2 EL Avocadoöl, geteilt

1. Geben Sie den Spinat in eine Küchenmaschine, die mit einer S-Klinge ausgestattet ist. Pulsieren Sie, bis der Spinat in kleine, grobe Stücke gehackt ist.
2. In einer Schüssel Spinat, Rindfleisch, Schweinefleisch, Salz, Rosmarin, Salbei, Thymian und Petersilie mischen. Verwenden Sie Ihre Hände, um das Hackfleisch mit dem Spinat und den Gewürzen zu mischen. Formen Sie aus der Mischung 8 kleine Bratlinge.
3. Erhitzen Sie eine gusseiserne Pfanne bei mittlerer bis hoher Hitze und geben Sie 1 Esslöffel Avocadoöl hinzu. Braten Sie die Bratlinge in zwei Durchgängen, dabei den zweiten Esslöffel Avocadoöl für die zweite Charge verwenden. Braten Sie jeden Bratling auf jeder Seite 3 bis 4 Minuten lang, nehmen Sie sie dann vom Herd, decken Sie sie ab und lassen Sie sie vor dem Servieren 5 Minuten ruhen.

Karottenpuffer

Wenn Sie morgens etwas Süßes bevorzugen, dann sind diese Puffer genau das Richtige für Sie. Sie erhalten eine schöne Portion Protein, die Sie gut sättigt, kombiniert mit einer hervorragenden Quelle an Antioxidantien aus den Karotten. Probieren Sie diese Puffer auf gekochtem Gemüse oder packen Sie sie mit Avocado zum Mitnehmen ein.

ERGIBT 8 KLEINE PUFFER

2 Schalotten, gewürfelt

2 EL Avocadoöl, geteilt

2 große Karotten, zerkleinert

¾ TL Salz plus eine Prise für das Gemüse

1 Pfund Hähnchenhackfleisch

½ TL frisch gemahlener schwarzer Pfeffer

1 TL Zimt, gemahlen

1. Heizen Sie den Backofen auf 180 °C vor.
2. Die Schalotten in einer Pfanne bei mittlerer Hitze 3 Minuten lang in 1 Esslöffel Avocadoöl braten lassen.

3. Fügen Sie die Karotten sowie eine Prise Salz hinzu. Das Gemüse 5 Minuten dünsten lassen und gelegentlich umrühren.
4. Die Karotten und Schalotten in eine Schüssel geben und beiseitestellen. Abkühlen lassen.
5. Das Hähnchenhack in eine zweite Schüssel geben und vorsichtig mit den Händen ¾ Teelöffel Salz und schwarzen Pfeffer untermischen.
6. Sobald die Karotten und Schalotten kühl genug sind, rühren Sie den Zimt mit Ihren Fingern unter. Dann kombinieren Sie die Karotten-Schalotten-Mischung mit der Hühnermischung und formen Sie alles zu 8 kleinen Puffern.
7. Erhitzen Sie eine gusseiserne oder andere ofenfeste Pfanne bei mittlerer bis hoher Hitze und fügen Sie den restlichen Esslöffel Avocadoöl hinzu. Braten Sie die Karottenpuffer in der Pfanne 1 Minute von jeder Seite. Bei Bedarf in mehreren Durchgängen kochen.
8. Stellen Sie die Pfanne in den Ofen und lassen Sie die Puffer 10 Minuten lang fertig garen.
9. Nehmen Sie die Pfanne aus dem Ofen und legen Sie die Karottenpuffer zum Abkühlen auf einen Teller. Lassen Sie sie vor dem Servieren 5 Minuten ruhen.

Snacks

Leinsamen- und Kürbiskugeln

Dies ist ein Rezept, das Sie für den Samenzyklus in der ersten Hälfte Ihres Menstruationszyklus verwenden sollten (oder ab Neumond, wenn Sie die Pille nehmen). Die in Leinsamen und Kürbiskernen enthaltenen Nährstoffe können zu einem gesunden Östrogenspiegel beitragen. Leinsamen enthalten Lignane, die sich an Östrogen binden können, und Kürbiskerne enthalten Fette und Zink, die für den Hormonhaushalt wichtig sind. Die natürliche Süße der Cashewbutter passt hervorragend zur Bitterkeit des gemahlenen Leinsamens und dem erdigen Geschmack der Kürbiskerne.

ERGIBT CA. 16 KUGELN
PRO PORTION: 2 KUGELN

Benötigte Ausstattung: Gewürzmühle oder Mixer mit Mahlklinge

120 g rohe Kürbiskerne

40 g Leinsamen

1 EL Chiasamen

13 g geröstete Kokosflocken plus etwas zum Garnieren (optional)

½ TL Salz

65 g plus 2 EL Cashewbutter

2 EL Kokosöl, geschmolzen

½ TL Vanilleextrakt

2 EL Honig

40 g Johannisbeeren

1. Mahlen Sie die Kürbiskerne und Leinsamen in einer Gewürzmühle oder einem Mixer mit einer Mahlklinge.
2. In eine Küchenmaschine mit S-Klinge die gemahlenen Samen, Chiasamen, Kokosflocken und Salz geben und einige Male pulsieren.
3. In einer kleinen Schüssel Cashewbutter, geschmolzenes Kokosöl, Vanilleextrakt und Honig zusammenrühren. Vorsichtig mischen, bis die Cashewbutter dünnflüssig und streichfähig ist.

4. Die Cashewbutter-Mischung in die Küchenmaschine geben. Verarbeiten Sie die Mischung, bis sie zusammenklumpt oder eine Kugel bildet. Fügen Sie die Johannisbeeren hinzu und stellen Sie die Maschine noch einmal kurz an. Die Zutaten sollten zusammenkleben, wenn sie zwischen den Fingern gepresst werden.
5. Einen Glasbehälter oder eine Auflaufform mit Backpapier auslegen. Verwenden Sie einen Esslöffel, um die Mischung in 16 gleiche Portionen zu schöpfen und rollen Sie jede Portion des „Teigs" zwischen Ihren Handflächen zu einer Kugel.
6. Wenn Sie möchten, rollen Sie jede Kugel zum Garnieren in den zusätzlichen Kokosflocken.
7. Legen Sie die Kugeln in den Kühlschrank und lassen Sie sie über Nacht aushärten.

No-Bake Sonnenblumen-Rosenkekse

Diese „Kekse" unterstützen den Samenzyklus während Ihrer Lutealphase (oder von Vollmond bis Neumond, wenn Sie die Pille einnehmen). Sonnenblumenkerne enthalten Selen, das die Leber- und Hormonregulation unterstützt. Sesamsamen enthalten wie Leinsamen Lignane, die den Östrogenhaushalt unterstützen. Verwenden Sie rohe Tahini (Sesampaste); die einzige Zutat sollten „gemahlene Sesamkörner" ohne Ölzusatz sein. Genießen Sie diese einfachen No-Bake-Kekse bei einer Tasse Tee am Morgen oder als gesundheitsförderndes Dessert.

ERGIBT GUT 24 KEKSE
PRO PORTION: 2 KEKSE

Benötigte Ausstattung: Gewürzmühle oder Mixer mit Mahlklinge

145 g rohe Sonnenblumenkerne
30 g rohe Sesamkörner plus 1 bis 2 EL zum Garnieren (optional)
25 g geröstete Kokosflocken
½ TL Kardamom, gemahlen
1½ TL Zimt, gemahlen
¼ TL Meersalz
2 TL Zitronenschale
110 g Tahini (Sesampaste)
1 EL geschmolzenes Kokosöl
2 EL reiner Ahornsirup
½ TL Vanilleextrakt

½ TL Rosenwasser

1 bis 2 EL Sesam zum Garnieren (optional)

1. Mahlen Sie die Sonnenblumenkerne und Sesamkörner in einer Gewürzmühle oder einem Mixer mit einer Mahlklinge.
2. In eine Küchenmaschine mit S-Klinge die gemahlenen Sonnenblumen- und Sesamkörner, Kokosflocken, Kardamom, Zimt, Salz und Zitronenschale geben und einige Male pulsieren.
3. In einer kleinen Schüssel Tahini, geschmolzenes Kokosöl, Ahornsirup, Vanilleextrakt und Rosenwasser zusammenrühren. Mischen Sie die Kombination vorsichtig, bis die Tahini dünner geworden und streichfähig ist.
4. Die Tahini-Mischung in die Küchenmaschine geben. Gut verarbeiten, bis die Mischung zusammenklumpt oder eine Kugel bildet. Die Zutaten sollten zusammenkleben, wenn sie zwischen den Fingern gedrückt werden.
5. Einen Glasbehälter oder eine Auflaufform mit Backpapier auslegen. Verwenden Sie einen Esslöffel, um die Mischung in 24 gleichmäßig große Kekse zu schöpfen. Drücken Sie mit den Fingern jeden Keks vorsichtig in den Esslöffel, um eine abgerundete Form zu erhalten. Durch leichtes Drücken auf einer Seite entfernen Sie den Keks vom Löffel. Bestreuen Sie jeden Keks mit den optionalen zusätzlichen Sesamkörnern.
6. Legen Sie die Kekse in den Kühlschrank und lassen Sie sie über Nacht fest werden.

Getränke

Entzündungshemmende Kurkuma-Schorle

Dies ist ein schmackhaftes Getränk, das sich perfekt für Nachmittage oder als „Mocktail“ eignet. Zitrone, Ingwer und Kurkuma haben starke entzündungshemmende Eigenschaften und können während eines typischen Energieeinbruchs am Mittag einen schönen, natürlichen Auftrieb verleihen.

ERGIBT 1 PORTION

1 EL frischer Zitronensaft

½ TL Ingwer, frisch gerieben (ganz feine Gewürzreibe verwenden)

½ TL Kurkuma, frisch gerieben (ganz feine Gewürzreibe verwenden)

1 TL roher Honig (optional)

340 ml Mineralwasser

In einem großen Glas Zitronensaft, Ingwer, Kurkuma und Honig vorsichtig in das Mineralwasser einrühren. Alternativ können Sie Zitronensaft, Ingwer und Kurkuma mit 100 ml Ihres Lieblingskombucha mischen und diesen dann mit 280 ml Mineralwasser aufgießen.

Optimierte goldene Milch

Goldene Milch ist ein seit Langem bekanntes Getränk, das seit Jahrhunderten in der ayurvedischen und traditionellen chinesischen Medizin verwendet wird. Dieses Rezept verwendet eine Vielzahl von Gewürzen aufgrund ihrer therapeutischen Wirkung. Kurkuma bietet entzündungshemmende Eigenschaften und wird zusammen mit schwarzem Pfeffer optimal absorbiert. Ingwer ist hervorragend zur Beruhigung des Darmtrakts geeignet, und Zimt eignet sich sehr gut zur Regulierung des Blutzuckers. Das MCT-Öl ist bestens für die Gesundheit des Gehirns geeignet und dient die ganze Nacht über als stabile Energiequelle. Kollagen unterstützt die Darmheilung und ist reich an Glycin, das einen Zustand der Ruhe fördert. Nach der Wiedereinführung der Milchprodukte können Sie auch Bio-Ghee wegen seiner Fähigkeit zur Unterdrückung von Entzündungen und zur Unterstützung der Darmmotilität hinzufügen, um die fettlöslichen Vitamine zu erhalte. Sie können diese optimierte goldene Milch in wenigen

Minuten zubereiten und warm oder über Eis genießen. Machen Sie morgens eine Extraportion und bewahren Sie diese für später oder den nächsten Tag in einem Einmachglas im Kühlschrank auf.

ERGIBT 500 ML
2 PORTIONEN

480 ml Vollfett-Kokosmilch (siehe Hinweis, Seite 307)
2 TL Kurkumapulver
1 TL frisch geriebener Ingwer oder Ingwerpulver
1 bis 2 TL MCT oder Kokosöl
1 bis 2 TL mit Bio-Ghee (optional)
½ TL Zimt, gemahlen
1 bis 2 EL Bio-Kollagenhydrolysat
1 bis 2 TL roher Honig
1 Prise frisch gemahlener schwarzer Pfeffer

1. Mischen Sie alles in einem Hochgeschwindigkeitsmixer, bis es glatt ist.
2. Die Mischung in einen kleinen Topf bei mittlerer Hitze geben und 3 bis 5 Minuten köcheln lassen.
3. Trinken Sie die Milch sofort oder stellen Sie sie für später in den Kühlschrank.

Maca Latte

Maca ist ein adaptogenes Kraut, das die Nebennieren nährt und für einen gesunden Östrogen- und Testosteronspiegel von Vorteil ist. Probieren Sie diesen Maca Latte nachmittags.

ERGIBT 1 PORTION

60 ml Vollfett-Kokosmilch (siehe Hinweis, Seite 307)
180 ml Wasser
1 geh. TL Zimt, gemahlen
2 TL Maca-Pulver
1 EL Kollagenpulver
Mark von ½ frischen Vanilleschote oder ¼ Teelöffel alkoholfreier Vanilleextrakt

1. Kokosmilch und Wasser in einem kleinen Topf erhitzen.
2. Übertragen Sie die flüssige Mischung in einen hitzebeständigen Mixer und geben Sie den Zimt, das Maca-Pulver, das Kollagenpulver und die Vanille hinzu. Mischen Sie alles, bis das Getränk schaumig ist. Servieren Sie den Latte noch warm.

Stärkendes Lebertonikum

Dies ist eine großartige Option für ein Morgengetränk, während Sie auf Kaffee verzichten. Klette, Zichorie und Löwenzahn lassen sich gut kombinieren, um einen bitteren Kaffeegeschmack nachzuahmen. Diese hervorragenden Kräuter sind mit der Zugabe von Mariendistel, welche die unglaubliche Fähigkeit hat, die Leber zu schützen und zu regenerieren, bestens zur Unterstützung der Leber geeignet.

ERGIBT 1 PORTION

1 TL getrocknete Klettenwurzel, gemahlen

1 TL getrocknete Löwenzahnwurzel, gemahlen

1 TL getrocknete, geröstete Zichorienwurzel, gemahlen

1 TL Mariendistelsamen, gemahlen

225 ml Wasser, kochend heiß

2 EL Vollfett-Kokosmilch (siehe Hinweis, Seite 307)

¼ TL Zimt, gemahlen

1. Kombinieren Sie die Klettenwurzel, die Löwenzahnwurzel, die Zichorienwurzel und die Mariendistelsamen in einem wiederverwendbaren Teebeutel oder einer Teekugel. Die Kräuter 5 Minuten in heißes Wasser legen.
2. Entfernen Sie den Teebeutel oder die Teekugel und rühren Sie Kokosmilch und Zimt ein. Sie können die Mischung auch kurz aufschäumen, um einen Latte zu erhalten.

Salate

Pak-Choi-Salat mit Kichererbsen-Miso

Kichererbsen-Miso ist eine hervorragende Alternative zu Miso auf Sojabasis. Sie können es verwenden, um eine typische Miso-Suppe zuzubereiten, oder es als salzige Komponente für ein Salatdressing probieren, wie es hier verwendet wird. Die Cremigkeit des Dressings passt gut zu einigen der bitteren, hormon- und entgiftungsunterstützenden Gemüsesorten wie Radicchio.

ERGIBT 2 PORTIONEN

3 Köpfe Baby-Pak-Choi

1 großer Kohlrabi

¼ Kopf Radicchio

2 große Karotten, geschält und zerkleinert

50 g Brokkolisprossen oder Microgreens

2 Frühlingszwiebeln, in Scheiben geschnitten

12 g frisches Basilikum, in Juliennes geschnitten

1 EL Kichererbsen-Misopaste

1 EL frischer Zitronensaft

2 EL natives Olivenöl extra

1 TL Honig

1 Knoblauchzehe, gehackt

1 TL Ingwer, frisch gerieben

30 g geröstete Walnüsse, grob gehackt

1. Schneiden Sie den Pak Choi diagonal in dünne Scheiben.
2. Schälen Sie den Kohlrabi mit einem Messer und halbieren Sie ihn. Schneiden Sie ihn dann mit einem Messer oder einem Gemüsehobel in sehr dünne Scheiben.
3. Trennen Sie mit einem Messer den Kern des Radicchio-Kopfes heraus und schneiden Sie den Salat dann in dünne Scheiben.
4. Pak Choi, Kohlrabi, Radicchio, Karotten, Sprossen oder Microgreens, Frühlingszwiebeln und Basilikum in eine mittelgroße Schüssel geben und beiseitestellen.

5. Für das Dressing die Kichererbsen-Misopaste, den Zitronensaft und das Olivenöl in einer kleinen Schüssel verquirlen. (Hinweis: Fügen Sie der Misopaste bei Bedarf einen oder zwei Teelöffel heißes Wasser hinzu, um sie zu emulgieren.) Fügen Sie Honig, Knoblauch und Ingwer hinzu. Mit dem Schneebesen verrühren, bis alles gut vermischt ist, oder alternativ in einem Multizerkleinerer oder einer Küchenmaschine mischen.
6. Die Salatzutaten mit dem Dressing vermengen und die Walnüsse darüber streuen.

Blumenkohl-Taboulé

Bei dieser Taboulé-Version werden traditionell verwendete Körner gegen eine glutenfreie Version mit Blumenkohlreis ausgetauscht, den Sie mit einer Küchenmaschine oder einer Reibe herstellen können. Entgiftungsunterstützender Blumenkohl wird zu einer tragenden Säule Ihrer Ernährung, sobald Sie die Herstellung von Blumenkohlreis beherrschen! Versuchen Sie, typische Gerichte auf Reisbasis durch die Blumenkohlversion zu ersetzen, wie in diesem Rezept beschrieben, oder aromatisieren Sie Blumenkohl mit frischen Kräutern und Gewürzen, um ihn als füllende Beilage zu servieren. Dieses Gericht unterstützt Ihre Leber mit einer hohen Dosis Antioxidantien aus dem Blumenkohl, ohne dass der Geschmack darunter leidet. Wenn Sie Vegetarier oder Veganer sind, fügen Sie gekochte Kichererbsen hinzu, um dieses Gericht von einer Beilage zu einer Hauptmahlzeit umzuwandeln.

ERGIBT 2 PORTIONEN

400 g Blumenkohlreis
2 TL Avocadoöl
3 Knoblauchzehen, gehackt
1 TL Salz
1 TL Kreuzkümmel, gemahlen
40 g Johannisbeeren
25 g geröstete Mandelblättchen
75 g Karotten, gewürfelt
15 g frische Minze, grob gehackt
3 Frühlingszwiebeln, in dünne Scheiben geschnitten
15 g frische Petersilie, grob gehackt
2 EL roher Kürbis oder Sonnenblumenkerne, je nach Zyklus
1 EL frischer Limettensaft

1. Den ganzen Blumenkohl vierteln und den Strunk herausschneiden. Zerlegen Sie jedes Viertel in kleinere Stücke und schneiden Sie größere Röschen in zwei Hälften. Um den Blumenkohl mit einer Küchenmaschine zuzubereiten, montieren Sie an der Küchenmaschine die S-Klinge. Etwa ein Viertel des Blumenkohls in die Schüssel der Maschine geben und bröckelig pulsieren lassen. Nicht übermäßig verarbeiten, da dies die Konsistenz verändert und Ihr „Reis" dann weich und mehlig wird. Um den Blumenkohl mit einer Reibe zuzubereiten, reiben Sie jedes Viertel über den größten Löchern, nachdem Sie den gesamten Blumenkohl in Viertel geschnitten und den Strunk herausgelöst haben.
2. Stellen Sie eine Pfanne bei mittlerer Hitze auf und geben Sie das Avocadoöl hinzu. Wenn das Öl heiß ist, fügen Sie den Knoblauch hinzu und braten ihn 30 Sekunden lang an.
3. Den Blumenkohlreis in die Pfanne geben, das Salz hinzufügen und den Blumenkohl 3 Minuten lang unter häufigem Rühren garen, bis er weich ist.
4. Nehmen Sie den gegarten Blumenkohl aus der Pfanne und geben Sie ihn in eine mittelgroße Schüssel. Kreuzkümmel, Johannisbeeren, Mandeln, Karotten, Minze, Frühlingszwiebeln, Petersilie, Samen und Limettensaft einrühren, bis alles gut vermischt ist. Lassen Sie die Mischung 30 Minuten vor dem Servieren ruhen. Dieses Gericht kann warm oder kalt gegessen werden. Geben Sie Ihr Lieblingsprotein oder Avocado-Scheiben darauf und genießen es dann.

Grünkohl mit Koriander-Artischocken-Pesto

Das ist der ultimative Detox-Salat. Grünkohl und Löwenzahngrün sind einige der besten Entgiftungsgrüns, die die Leber- und Nierenfunktion unterstützen. Die Artischocken in dieser Pesto-Variante bieten noch mehr Gutes für die Leber und dienen als großartiger Ersatz für die Milchprodukte und Nüsse, die in traditionellem Pesto verwendet werden.

ERGIBT 1 PORTION

20 g frische Korianderblätter

25 g frische Basilikumblätter

85 g ganze Artischockenherzen

2 Knoblauchzehen

¼ TL Meersalz

Frisch gemahlener schwarzer Pfeffer

60 ml natives Olivenöl extra

½ Bund Grünkohl, entstielt und fein gehackt

50 g Löwenzahngrün, dünn geschnitten

1 Rettich, in dünne Scheiben geschnitten

2 EL Hanfsamen

½ Mango, gewürfelt (optional)

1. Für die Herstellung des Pestos werden in einer Küchenmaschine Koriander, Basilikum, Artischockenherzen, Knoblauch, Salz und schwarzer Pfeffer miteinander vermischt und so lange verarbeitet, bis alles gut zerkleinert ist.
2. Bei laufender Küchenmaschine das Olivenöl einfließen lassen, bis es gerade so eingearbeitet ist. Das Pesto sollte glatt und leicht flüssig sein.
3. Legen Sie den Grünkohl in eine mittelgroße Schüssel und fügen Sie die Hälfte des Pestos hinzu. Massieren Sie das Pesto mit den Händen in den Kohl und zersetzen Sie dadurch die zähen Fasern des Grünkohls, bis er leicht welk aussieht. Bewahren Sie den Rest des Pestos als Dip für Gemüse oder für eine zusätzliche Portion Salat auf. (Grünkohl ist ein zähes Grün, das sich auch wenn das Dressing hinzugefügt wird, sehr gut hält, wenn es im Voraus zubereitet wird.)
4. Fügen Sie das Löwenzahngrün und den Rettich zum Grünkohl hinzu.
5. Dieser Salat schmeckt am besten, wenn man ihn etwas stehen lässt, damit die Aromen sich verbinden können. Wenn er bereit zum Servieren ist, geben Sie Hanfsamen und optional die Mango darauf.

Leberreinigender Rübensalat

Rüben bieten antioxidative, entzündungshemmende und entgiftende Unterstützung. Die rohen Rüben in diesem Salat sind neben dem Rettich ausgezeichnete Leberhelfer.

Ergibt 2 Portionen

1 große Rübe, sauber geschrubbt und geschält

1 mittelgroße Karotte, sauber geschrubbt und geschält

1 kleiner Daikon-Rettich, sauber geschrubbt und geschält

1 Apfel, entkernt

Saft von 1 Orange

1 EL frischer Limettensaft

2 EL natives Olivenöl extra

3 TL Ingwer, frisch gerieben (ganz feine Gewürzreibe verwenden)

¼ TL Salz

30 g geröstete Walnüsse

10 g frischer Koriander, grob gehackt

1. Schneiden Sie die Rübe in Viertel und die Karotte in drei oder vier Stücke. Geben Sie sie in eine Küchenmaschine mit der S-Klinge und verarbeiten Sie sie, bis sie in kleine Stücke zerlegt sind. Übertragen Sie die Mischung in eine Schüssel und stellen Sie sie beiseite.
2. Entfernen Sie die S-Klinge und montieren Sie eine Reibe auf die Küchenmaschine. Den Rettich und den Apfel damit zerkleinern und dann zur Karotten-Rüben-Mischung geben.
3. Für das Dressing Orangensaft, Limettensaft, Olivenöl, Ingwer und Salz in einer kleinen Schüssel verquirlen. Den Krautsalat mit dem Dressing verrühren und abschmecken. Fügen Sie nach Belieben mehr Limettensaft, Ingwer oder Salz hinzu. Lassen Sie den Krautsalat mindestens 20 Minuten ruhen, damit die Aromen sich verbinden können.
4. Den Krautsalat mit Walnüssen und Koriander servieren.

Thai-Zoodles mit Zitrus-Mandel-Sauce

Dieser thailändisch inspirierte Zucchini-Zoodle-Salat ist eine großartige Möglichkeit, über rohes Gemüse eine Vielzahl nützlicher Antioxidantien aufzunehmen. Die Sauce ähnelt einer klassischen Erdnusssauce, kommt aber ohne Soja und Erdnüsse aus. Servieren Sie den Salat mit Ihrem Lieblingsprotein.

Ergibt 2 Portionen

Salat

2 große Zucchini

1 kleiner Kopf Brokkoli

1 große Karotte, in lange Streifen geschält

⅛ kleiner Rotkohl, auf einem Gemüsehobel in dünne Scheiben geschnitten

4 bis 6 Champignons, in Scheiben geschnitten

1 rote Paprikaschote, entkernt und in dünne Scheiben geschnitten

Zitrus-Mandel-Sauce

60 ml Coconut Aminos[3]

60 g Mandelbutter

2 EL frischer Orangensaft

1 TL Orangenschale

2 TL frischer Limettensaft

2 EL natives Olivenöl extra

½ TL Knoblauch, gerieben (ganz feine Gewürzreibe verwenden)

3 TL Ingwer, frisch gerieben (ganz feine Gewürzreibe verwenden)

Belag

2 Frühlingszwiebeln, diagonal dünn geschnitten

2 EL geröstete Sesamkörner

1. Verwenden Sie einen Spiralschneider, um die Zucchini in Nudeln zu verwandeln. Alternativ können Sie die Zucchini mit einem Schäler in lange Stränge schneiden, ähnlich wie bei Spaghetti-Nudeln.
2. Schneiden Sie die oberen Röschen des Brokkolis mit einem Messer ab. Die Stiele können Sie anderweitig verwerten (z. B. in einer Pfanne oder einem Gemüsebraten).
3. Zucchininudeln, Brokkoliröschen, Karotten, Rotkohl, Pilze und rote Paprika in einer Schüssel vermengen. Die Mischung beiseitestellen.
4. Alle Zutaten der Zitrus-Mandel-Sauce in einen Mixer geben und kurz verarbeiten, bis alles gerade miteinander verbunden und cremig ist. Alternativ können Sie die Zutaten in einer Schüssel verquirlen.
5. Gießen Sie die Sauce über die Zoodles und das Gemüse und rühren Sie kurz um, bis alles gut vermischt ist.
6. Die Mischung auf zwei Schüsseln verteilen und jede Portion mit Frühlingszwiebeln und Sesam bestreuen.

* Hinweis: Coconut Aminos hat ein ähnliches Geschmacksprofil wie Sojasauce, wird jedoch aus Kokosnussbaumsaft hergestellt, der mit mineralreichem Meersalz gemischt ist.

Dreifarbiger Krautsalat

Alle Kreuzblütler-Gemüse eignen sich hervorragend zur Unterstützung von Hormonen. Chinakohl hat weichere Blätter als Rot- oder Grünkohl, was ihn perfekt für rohe Salate oder Krautsalat wie diesen macht.

Ergibt 2 Portionen

½ Bund Palmkohl, entstielt und in feine Streifen geschnitten
½ Kopf Chinakohl, dünn geschnitten
1 mittelgroße Karotte, geschält und zerkleinert
2 Frühlingszwiebeln, in Scheiben geschnitten
2 EL natives Olivenöl extra
1 EL Coconut Aminos
2 TL Dijonsenf
1 TL Reisessig
1 TL Honig
25 g geröstete Mandelblättchen
2 EL rohe Kürbis- oder Sonnenblumenkerne, je nach Zyklus

1. Legen Sie den Palmkohl in eine Schüssel und massieren Sie ihn dann mit Ihren Händen, um seine zähen Fasern abzubauen.
2. Den Chinakohl, die Karotten und die Frühlingszwiebeln in die Schüssel mit dem Palmkohl geben. Stellen Sie das Gemüse beiseite.
3. Für das Dressing Olivenöl, Coconut Aminos, Dijonsenf, Reisessig und Honig in einer kleinen Schüssel verquirlen. Gießen Sie das Dressing über den Salat und schwenken Sie ihn, bis alles gleichmäßig überzogen ist.
4. Jede Portion mit Mandeln und Samen bestreuen.

Hauptgerichte

Mariniertes Flankensteak

Neben Kaltwasserfisch und fettem Fisch kann Bio-Fleisch als gute Quelle für essenzielle Omega-3-Fettsäuren dienen. Wir brauchen diese Art von Fetten, um Hormone auszugleichen und unsere Stimmung stabil zu halten. Probieren Sie diese Marinade für Flanken-, Skirt- oder Hanger-Steaks, die nach dem Marinieren zart werden und bei starker Hitze oder auf einem Grill schnell gar sind. Diese Steaks sind glücklicherweise auch sehr erschwinglich.

Ergibt 3 bis 4 Portionen

3 EL Avocadoöl
2 EL Coconut Aminos
2 TL frischer Limettensaft
2 TL Apfelessig
3 Knoblauchzehen, zerkleinert
½ TL Salz
½ TL Kreuzkümmel, gemahlen
1 TL Chilipulver
1 TL Oregano, getrocknet
¼ TL Paprika, gemahlen
½ TL Thymian, getrocknet
1 Pfund Flankensteak

1. In einer kleinen Schüssel Avocadoöl, Coconut Aminos, Limettensaft, Apfelessig, Knoblauch, Salz, Kreuzkümmel, Chilipulver, Oregano, Paprika und Thymian verquirlen.
2. Legen Sie das Steak in eine flache Glasschüssel oder eine andere nicht reaktive Schüssel. Gießen Sie die Marinade über das Fleisch und achten Sie darauf, dass es vollständig überzogen ist. Decken Sie die Schüssel ab und stellen Sie sie über Nacht in den Kühlschrank.
3. Wenn Sie das Fleisch garen wollen, nehmen Sie es aus dem Kühlschrank und lassen Sie es 20 bis 30 Minuten bei Raumtemperatur stehen.

4. Bereiten Sie einen Grill vor oder erwärmen Sie eine Grillpfanne bei starker Hitze. Wenn sie heiß ist, grillen Sie das Fleisch 4 Minuten auf jeder Seite.
5. Lassen Sie das Fleisch mindestens 5 Minuten auf einem Schneidebrett ruhen, bevor Sie es gegen die Maserung in Scheiben schneiden.

Lachs mit Kräuterkruste

Dies ist eine Möglichkeit, Lachs mit minimalen Zutaten zu veredeln. Lachs liefert viele der durch die Pille erschöpften Nährstoffe wie Selen und hat den zusätzlichen Vorteil, entzündungshemmend zu sein. Wenn Sie mögen, können Sie noch etwas Spargel auf das gleiche Blech wie den Lachs legen und beides gleichzeitig braten lassen.

Ergibt 2 Portionen

2 Lachsfilets à 170 g
Meersalz und frisch gemahlener schwarzer Pfeffer nach Geschmack
2 TL geschmolzenes Kokosöl, geteilt
3 TL Dijonsenf, geteilt
30 g Mandeln, fein gehackt
2 EL frische Petersilie, grob gehackt

1. Heizen Sie den Backofen auf 200 °C vor.
2. Spülen Sie die Lachsfilets ab, tupfen Sie sie trocken und legen Sie sie auf ein mit Backpapier ausgekleidetes Backblech.
3. Würzen Sie jedes Filet nach Belieben mit Salz und schwarzem Pfeffer und träufeln Sie dann 1 Teelöffel des geschmolzenen Kokosöls über jedes Filet, wobei Sie beide Seiten bedecken.
4. Je die Hälfte des Senfs auf der rosa Seite jedes Filets verteilen und gleichmäßig mit der Rückseite eines Löffels verstreichen.
5. In einer kleinen Schüssel die gehackten Mandeln mit der Petersilie vermischen und die Mischung gleichmäßig auf jedes Stück Fisch verteilen.
6. Schieben Sie das Backblech in den Ofen und braten Sie den Lachs 10 bis 12 Minuten oder bis er beim Einstechen mit einer Gabel abblättert. Nehmen Sie die Filets aus dem Ofen und bedecken Sie sie mit Alufolie, damit sie weitergaren können. Lassen Sie sie 5 Minuten vor dem Servieren ruhen.

Knoblauch-Garnelen an Chili-Limetten-Blumenkohlreis

Garnelen sind eine ausgezeichnete Quelle für Protein, essenzielle Fettsäuren und Vitamin B12 – alles essenzielle Nährstoffe, um Hormone auszugleichen. Wenn Sie Garnelen in Ihrem Gefrierschrank aufbewahren und Ihren Blumenkohlreis wöchentlich in Portionen für die ganze Woche zubereiten, kann dieses Gericht in maximal 15 Minuten fertig sein.

Ergibt 2 Portionen

¾ Pfund Garnelen, geschält und entdarmt
1 EL Avocadoöl
2 große Knoblauchzehen, gehackt
200 g Blumenkohlreis*
2 TL Olivenöl extra vergine
2 TL frischer Limettensaft
¾ TL Kreuzkümmel, gemahlen
½ TL Chilipulver
¼ TL Koriander, gemahlen
¼ TL Meersalz
1 Prise Cayennepfeffer
Frisch gemahlener schwarzer Pfeffer nach Geschmack
2 Frühlingszwiebeln, in Scheiben geschnitten
5 g frischer Koriander, gehackt
2 EL geröstete Sonnenblumenkerne
½ Avocado, gewürfelt

1. Spülen Sie die Garnelen ab und tupfen Sie sie trocken. Legen Sie sie beiseite.
2. Erhitzen Sie das Avocadoöl in einer Pfanne bei mittlerer Hitze. Fügen Sie den Knoblauch hinzu und rühren Sie ihn 30 Sekunden lang kontinuierlich um.
3. Geben Sie die Garnelen in die Pfanne und braten Sie sie unter gelegentlichem Wenden 4 Minuten lang, bis sie rosa und gar sind. Nehmen Sie die Garnelen aus der Pfanne und legen Sie sie in eine Schüssel.[4]

---

* Hinweis: Die Zubereitung für Blumenkohlreis finden Sie im Rezept Blumenkohl-Taboulé auf Seite 324.

4. Den Blumenkohlreis zusammen mit Olivenöl, Limettensaft, Kreuzkümmel, Chilipulver, Koriander, Salz, Cayennepfeffer und schwarzem Pfeffer in dieselbe Pfanne geben. Verrühren Sie den Blumenkohlreis mit der Gewürzmischung und kochen Sie ihn 3 Minuten lang oder bis er gerade so zart ist.
5. Schalten Sie den Herd aus und geben Sie die Garnelen, Frühlingszwiebeln, Koriander und Sonnenblumenkerne in die Pfanne. Alles gut verrühren.
6. Mit der Avocado garniert servieren.

Kohlenfisch in Ingwermarinade

Weißfisch wie Kohlenfisch ist eine großartige Ergänzung zu Ihrer wöchentlichen Fischauswahl. Kohlenfisch enthält B12, Folsäure, Selen und Magnesium, die alle durch die Pille aufgebraucht werden. Die meisten Weißfische eignen sich leicht für ganz verschiedene Geschmacksrichtungen und sind schnell auf dem Herd oder im Ofen gekocht. Bereiten Sie dieses Gericht am Vorabend zu und kombinieren Sie es mit Pak Choi, grünen Bohnen oder Pilzen.

Ergibt 3 bis 4 Portionen

1 Pfund Kohlenfisch
2 EL Coconut Aminos
2 TL frischer Limettensaft
1 TL Honig
1 TL Ingwer, frisch gerieben (ganz feine Gewürzreibe verwenden)
2 Knoblauchzehen, gehackt
½ EL Sesamöl
Kokosöl zum Braten

1. Spülen Sie den Fisch ab und tupfen Sie ihn trocken. Legen Sie ihn in eine flache Glasschale und stellen Sie diese beiseite.
2. Für die Marinade die Coconut Aminos, den Limettensaft, den Honig, den Ingwer, den Knoblauch und das Sesamöl verquirlen.
3. Gießen Sie die Marinade über den Fisch, decken Sie die Schüssel ab und stellen Sie sie über Nacht in den Kühlschrank.
4. Wenn Sie bereit sind, den Fisch zu kochen, heizen Sie den Ofen auf 220 °C vor.
5. Nehmen Sie den marinierten Fisch aus dem Kühlschrank, wenn der Ofen warm ist.

6. Erhitzen Sie eine ofenfeste Pfanne bei mittlerer bis hoher Hitze und schmelzen Sie das Kokosöl darin. Legen Sie den Fisch in die Pfanne und braten Sie ihn mit der Hautseite nach oben 2 Minuten lang oder bis er golden ist.
7. Nehmen Sie die Pfanne vom Herd und stellen Sie sie in den Ofen. Backen Sie den Fisch dann 5 bis 6 Minuten lang oder bis er leicht abblättert.

Thai-Hühnersuppe

Dies ist ein Beispiel für eine Suppe, die perfekt für eine Vielzahl von Protein- oder Gemüseresten geeignet ist. Sie können die Vorteile von entzündungshemmendem Knoblauch und Ingwer, darmliebender Knochenbrühe und leberliebendem Grünzeug wie Löwenzahn und Grünkohl nutzen und dabei einen tollen Geschmack erzielen.

Ergibt 2 Portionen

2 TL Kokosöl
2 EL rote Currypaste
2 Knoblauchzehen, gehackt
1½ EL Ingwer, frisch gerieben
1 Schalotte, gewürfelt
1 Dose (370 g) Vollfett-Kokosmilch (siehe Hinweis, Seite 307)
360 ml Hühnerknochenbrühe*
2 TL Fischsauce
2 TL Coconut Aminos
2 Stiele Zitronengras
50 g Karotten, gewürfelt
140 g Grünkohl, grob gehackt
55 g Löwenzahngrün, grob gehackt
170 g gekochtes Hühnchen
10 g grob gehackte frische Korianderblätter
½ Limette in Spalte schneiden[5]

* Hinweis: Suchen Sie nach Marken, die weder Soja noch Zucker enthalten.

1. Erhitzen Sie das Kokosöl in einem mittelgroßen Topf bei mittlerer Hitze. Fügen Sie die rote Currypaste, Knoblauch, Ingwer und Schalotte hinzu. Die Mischung 1 Minute lang häufig schwenken und dann Kokosmilch, Hühnerknochenbrühe, Fischsauce und Coconut Aminos hinzufügen.
2. Schneiden Sie das Zitronengras an beiden Enden gut 2 cm von der Wurzel entfernt ab und entfernen Sie alle trockenen Teile im oberen Bereich. Entfernen Sie die zähen äußeren Schichten, bis Sie zum zarten inneren Teil der Pflanze gelangen. Schneiden Sie die Stiele in Drittel und zerdrücken Sie sie dann mit einem Fleischhammer oder dem Boden eines Einmachglases. Zerdrücken Sie das Zitronengras nicht zu stark, da sonst Zitronengrasschnüre in der Suppe auseinanderfallen können. Das Zitronengras in die Suppe geben.
3. Drehen Sie die Hitze auf, bis die Suppe leicht kocht, reduzieren Sie dann die Hitze und lassen Sie die Suppe 20 Minuten köcheln.
4. Fügen Sie die Karotten zur Suppe hinzu und lassen Sie die Suppe weitere 5 Minuten kochen, oder bis die Karotten weich sind.
5. Entfernen Sie das Zitronengras und fügen Sie den Grünkohl, den Löwenzahn und das zerkleinerte Huhn hinzu. Decken Sie den Topf ab und kochen Sie alles noch 3 bis 5 Minuten, oder bis das Grün welk und das Huhn durchgewärmt ist.
6. Servieren Sie die Suppe mit frischem Koriander und einer Limettenspalte.

Mango-Hühnchen-Wraps mit goldener Currysauce

Kohlblätter sind ein ausgezeichneter Ersatz für typische glutenhaltige Wraps. Außerdem gehören sie zur Familie der Kreuzblütler, was bedeutet, dass sie gute leber- und entgiftungsunterstützende Nährstoffe anbieten, die Ihre Hormone unterstützen. Die goldene Currysauce liefert entzündungshemmendes Kurkuma und kann auf verschiedene Arten verwendet werden: zu gekochtem Gemüse oder als Dip für rohes Gemüse.

Ergibt 2 Wraps

60 ml Vollfett-Kokosmilch (siehe Hinweis, Seite 307)

1 TL Ingwer, frisch gerieben

½ TL Currypulver

¼ TL Kurkumapulver

1 EL frischer Zitronensaft

2 EL natives Olivenöl extra

¼ TL Salz

Frisch gemahlener schwarzer Pfeffer nach Geschmack

85–115 g zerkleinertes Huhn

2 EL rohe Cashewnüsse, gehackt

7 g frische Basilikumblätter, in feine Streifen geschnitten

12 g frische Minzblätter, gehackt

½ Mango, in kleine Würfel geschnitten

2 Kohlblätter

1. Für die Sauce Kokosmilch, Ingwer, Currypulver, Kurkumapulver, Zitronensaft, Olivenöl, Salz und Pfeffer verquirlen. Alternativ können Sie alle diese Zutaten in einen kleinen Mixer oder eine kleine Küchenmaschine geben und mischen oder pulsieren, bis das Dressing gut kombiniert ist.
2. Legen Sie das zerkleinerte Huhn in eine kleine Schüssel und gießen Sie die Hälfte der Sauce darüber. Die andere Hälfte wird zum Dippen aufbewahrt. Mischen Sie das Huhn und die Sauce zusammen mit den Cashewnüssen, Basilikum, Minze und Mango.
3. Bereiten Sie die Kohlblätter vor, indem Sie den dicken Stiel am unteren Ende jedes Blattes abschneiden. Verwenden Sie dann das Ende eines Kochmessers, um den Stiel entlang der Blattmitte zu zerdrücken.
4. Füllen Sie eine Pfanne zur Hälfte mit Wasser und stellen Sie sie auf hohe Hitze. Sobald das Wasser leicht kocht, reduzieren Sie die Hitze auf ein Sieden. Fügen Sie jeweils ein Kohlblatt hinzu und tauchen Sie es 30 Sekunden lang unter Wasser. Das Blatt sollte hellgrün werden. Nehmen Sie jedes Blatt der Reihe nach aus dem Wasser und legen Sie es zum Trocknen auf ein Küchentuch.
5. Legen Sie ein blanchiertes Kohlblatt auf ein Schneidebrett, wobei die Basis des Stiels zu Ihnen zeigt. Löffeln Sie die Hälfte der Hühnermischung an einer Stelle auf drei Viertel des Blattes, nicht direkt in der Mitte. Falten Sie das Ende und jede Seite des Blattes links und rechts zusammen und rollen Sie es dann wie einen Burrito auf. Machen Sie dasselbe mit dem anderen Blatt und dem restlichen Huhn.
6. Wenn Sie fertig sind, schneiden Sie jeden Wrap diagonal in zwei Hälften und reichen die reservierte Sauce zum Dippen dazu.

Mediterrane Lammfrikadellen

Wie Wild ist auch Lamm eine großartige Möglichkeit, die Auswahl an blutzuckeroptimierenden Proteinen zu ergänzen. Rosmarin und Basilikum geben diesem Gericht genug Geschmack, sodass ein einfacher grüner Salat dazu reicht. Oder bereiten sie daraus ein Festmahl mit Hummus, Gurken, fermentiertem Gemüse und Blumenkohl-Taboulé (Seite 324).

Ergibt 6 bis 8 Frikadellen

1 Pfund Lammhackfleisch
40 g gehackte Schalotten (ungefähr zwei kleine Schalotten)
2 EL frischer Rosmarin, gehackt
2 TL getrocknetes Basilikum
1 TL Meersalz
Kokosöl zum Kochen

1. In einer mittelgroßen Schüssel das Lamm, die Schalotten, den Rosmarin, das Basilikum und das Salz mit den Händen vermischen (aber nicht zu stark.)
2. Formen Sie die Mischung zu kleinen Frikadellen, die nicht größer als die Größe Ihrer Handfläche sind.
3. Erhitzen Sie das Speiseöl in einer Pfanne bei mittlerer bis hoher Hitze. Braten Sie jede Frikadelle auf jeder Seite etwa 3 bis 4 Minuten oder bis sie fertig ist.
4. Nehmen Sie die Frikadellen aus der Pfanne und lassen Sie sie 5 Minuten vor dem Servieren ruhen.

Roter Curry-Lachs

Verfeinern Sie Ihren Lachs mit einer schnellen roten Kokos-Currysauce. Der Fisch und die Sauce passen gut zu einem Bett aus Blumenkohlreis.*

Ergibt 2 Portionen

2 Lachsfilets
¼ Teelöffel Salz
Frisch gemahlener schwarzer Pfeffer nach Geschmack

2 TL Kokosöl oder Ghee (sobald Sie die Milchprodukte wieder einführen)[6]

1 TL Ingwer, frisch gerieben

1 TL Knoblauch, gehackt

1½ TL rote Currypaste

120 ml Vollfett-Kokosmilch (siehe Hinweis, Seite 307)

1 TL frischer Limettensaft

1. Heizen Sie den Backofen auf 180 °C vor.
2. Spülen Sie den Lachs ab und tupfen Sie die Filets auf beiden Seiten trocken. Nach Belieben mit Salz und schwarzem Pfeffer würzen. Legen Sie sie in eine 20 × 20 cm große Glasschale.
3. Für die Zubereitung der roten Currysauce erhitzen Sie das Kokosöl in einem kleinen Topf bei mittlerer Hitze. Wenn das Kokosöl geschmolzen ist, fügen Sie den Ingwer und den Knoblauch hinzu und braten diese 30 Sekunden lang in dem Kokosöl. Fügen Sie die rote Currypaste hinzu und braten Sie alles noch eine Minute lang weiter.
4. Geben Sie die Kokosmilch unter häufigem Rühren in den Topf, um sie gut mit der Currypaste zu kombinieren. Verringern Sie die Hitze und lassen Sie die Sauce 5 Minuten köcheln.
5. Den Topf vom Herd nehmen und den Limettensaft einrühren. Würzen Sie nach Geschmack mit Salz und Pfeffer.
6. Nehmen Sie ein Drittel der roten Currysauce ab und gießen Sie den Rest über die Lachsfilets in der Schüssel. Drehen Sie jedes Filet um, um sicherzustellen, dass die Sauce den Fisch gleichmäßig bedeckt.
7. Backen Sie den Fisch 12 Minuten lang im Ofen oder bis die Ränder abblättern, aber die Mitte noch rosa ist. Dickere Filets backen Sie 3 bis 5 Minuten länger.
8. Nehmen Sie den Fisch aus dem Ofen und bedecken Sie ihn mit Alufolie. Lassen Sie ihn 5 Minuten lang ruhen.
9. Servieren Sie die Filets zusammen mit der zurückbehaltenen Sauce.

---

* Hinweis: Die Zubereitung für Blumenkohlreis finden Sie im Rezept Blumenkohl-Taboulé auf Seite 324.

Sardinenbratlinge

Sardinen sind aufgrund ihres Gehalts an B12, Selen, Vitamin D, essenziellen Omega-3-Fettsäuren und blutzuckerstabilisierenden Proteinen ein Hormon-Superfood. Wenn Sie Sardinen nicht mögen, probieren Sie trotzdem einmal diese Fischfrikadellen-Variante – damit werden Sie sich bestimmt in Sardinen verlieben!

Ergibt 5 bis 6 Bratlinge

1 Dose Sardinen, leicht geräuchert, in Olivenöl extra vergine oder Wasser
1 TL Zitronenabrieb
2 TL frischer Zitronensaft
50 g Mandelmehl, geteilt
1 EL Kokosmehl
2 EL rohe Mandeln, gehackt
20 g frische Petersilie, grob gehackt
2 EL rote Zwiebel, gehackt
40 g Kalamata-Oliven, gehackt
1 Knoblauchzehe, gehackt
½ TL frisch gemahlener schwarzer Pfeffer
1½ EL Dijonsenf
1½ TL getrocknetes Basilikum
1 TL Paprikapulver, gemahlen
1 Ei (Größe L)
2 bis 3 EL Avocadoöl zum Braten

1. Öffnen Sie die Sardinenbüchse und lassen Sie das Wasser oder Öl ab. Es ist jedoch in Ordnung, wenn etwas Wasser oder Öl zurückbleibt. Legen Sie den Fisch in eine große Schüssel, zerdrücken Sie ihn mit einer Gabel und brechen Sie ihn grob auseinander.
2. Zitronenabrieb, Zitronensaft, die Hälfte des Mandelmehls und das Kokosmehl in die Schüssel geben und mit dem Fisch mischen. Dadurch können die Mehle beginnen, einen Teil der Feuchtigkeit aufzunehmen.
3. Mandeln, Petersilie, Zwiebeln, Oliven, Knoblauch, schwarzen Pfeffer, Senf, Basilikum und Paprika hinzufügen und mischen, bis alles gut verbunden ist. Probieren Sie und würzen Sie nach Ihrem Geschmack nach. Wenn Sie sich

noch nicht an den Geschmack von Sardinen gewöhnt haben, können Sie beispielsweise mehr Zwiebeln, Oliven, Knoblauch oder Senf hinzugeben.

4. Das Ei in einer kleinen Schüssel verquirlen und unter Rühren zur Fischmischung geben.

5. Geben Sie das zusätzliche Mandelmehl in eine separate kleine Schüssel und stellen Sie es beiseite.

6. Um die Bratlinge zuzubereiten, formen Sie mit Ihren Händen jeweils ca. ¼ Tasse der Fischmischung zu einer Kugel. Drücken Sie die Kugel vorsichtig in eine Frikadellenform und glätten Sie mit den Fingern die Kanten, an denen Sie Risse sehen. Legen Sie die Bratlinge in die Schüssel mit extra Mandelmehl und ummanteln Sie jede Seite vorsichtig. Bereiten Sie alle Bratlinge so vor.

7. Erhitzen Sie eine Pfanne bei mittlerer Hitze und fügen Sie das Avocadoöl hinzu. Wenn das Öl heiß ist, legen Sie die Bratlinge in das Öl und lassen sie auf jeder Seite 3½ bis 4 Minuten braten, oder bis die Mandelmehlbeschichtung goldbraun ist.

8. Legen Sie die Bratlinge auf einen Teller, der mit einem Papiertuch ausgekleidet ist, um zusätzliches Öl aufzusaugen.

Gebratener Fisch mit Tomaten und Kapern

Mit diesen mediterranen Aromen können Sie Ihrem Lieblingsfisch ganz neuen Pepp verleihen. Tomaten sind reich an Antioxidantien, was Ihnen hilft, die von der Pille aufgebrauchten Antioxidantien wieder aufzufüllen.

Ergibt 4 Portionen

4 Weißfischfilets zu je 110–170 g (Nördlicher Schnapper, Kabeljau, Bass oder Schellfisch)

Meersalz und frisch gemahlener schwarzer Pfeffer nach Geschmack

1 TL Paprikapulver, geräuchert

1 EL Avocadoöl

½ gelbe Zwiebel, gewürfelt

2 Knoblauchzehen, gehackt

200 g frische Tomaten, gehackt

2 EL Kapern

¼ TL Salz

1 EL Kokosöl

20 g frische Petersilie, grob gehackt

2 EL Kalamata-Oliven, klein geschnitten (optional)

1. Spülen Sie den Fisch unter kaltem Wasser ab und tupfen Sie ihn dann auf beiden Seiten trocken. Jedes Filet auf einer Seite mit Salz, Pfeffer und Paprika würzen. Legen Sie den Fisch beiseite.
2. Erwärmen Sie das Avocadoöl in einer Pfanne bei mittlerer Hitze. Fügen Sie die Zwiebeln hinzu und braten Sie sie 5 Minuten lang an oder bis die Zwiebeln glasig sind. Fügen Sie den Knoblauch hinzu und braten alles eine weitere Minute lang. Dabei häufig umrühren. Fügen Sie die Tomaten, Kapern und das Salz hinzu und bedecken Sie die Pfanne. Nun die Hitze reduzieren und 5 Minuten köcheln lassen.
3. Erwärmen Sie das Kokosöl in einer separaten Pfanne bei mittlerer bis hoher Hitze. Legen Sie die Fischfilets mit der gewürzten Seite nach unten hinein. Abhängig von der Größe Ihrer Pfanne müssen Sie den Fisch möglicherweise in zwei Chargen braten. Überfüllen Sie die Pfanne nicht.
4. Lassen Sie den Fisch 2 bis 3 Minuten ungestört garen. Jedes Filet sollte golden und leicht knusprig aussehen. Während die erste Seite brät, würzen Sie die andere Seite nach Geschmack mit Salz, Pfeffer und Paprika.
5. Die Filets umdrehen und die Mischung aus Tomaten, Zwiebeln, Knoblauch und Kapern darüber geben. Decken Sie die Pfanne ab und kochen Sie den Fisch 2 bis 3 Minuten lang weiter oder bis der Fisch leicht abblättert.
6. Servieren Sie die Filets mit Petersilie und, wenn gewünscht, mit Kalamata-Oliven.

Sesam-Karotten-Kohl-Büffel-Pfanne

Weidefleisch wie Bison und Büffel ist eine großartige Möglichkeit, die Auswahl an Proteinen zu erweitern. Diese Fleischsorten bieten ein Verhältnis von Omega-6 zu Omega-3, das besser ist als das, was Sie in anderen Fleischsorten finden. Büffel ist magerer als Rindfleisch und benötigt daher etwas weniger Zeit zum Kochen, was perfekt für dieses asiatisch inspirierte Pfannengericht ist.

Ergibt 4 Portionen

1 EL Kokosöl

160 g Zwiebeln, gehackt

2 TL Ingwer, frisch gerieben

2 Knoblauchzehen, gehackt

1 Pfund Büffelhackfleisch

¾ TL Meersalz

2 EL Coconut Aminos

2 TL Fischsauce

2 EL Apfelessig

¼ Grünkohl, in dünne Scheiben geschnitten

2 große Karotten, geschält und zerkleinert

1 Teelöffel geröstetes Sesamöl (optional)

25 g Frühlingszwiebeln, geschnitten

1 Esslöffel geröstete Sesamkörner

1. Erhitzen Sie das Kokosöl in einer großen Pfanne bei mittlerer Hitze und fügen Sie dann die Zwiebeln hinzu. Braten Sie sie 5 Minuten lang oder bis sie glasig sind. Fügen Sie den Ingwer und den Knoblauch hinzu und braten Sie weiter, wobei Sie eine weitere Minute lang häufig umrühren.
2. Das Büffelhackfleisch in die Pfanne geben und mit einem Holzlöffel auseinander brechen. Die Mischung mit Salz bestreuen, während das Fleisch bräunt.
3. Wenn das Fleisch noch rosa ist, fügen Sie Coconut Aminos, die Fischsauce und den Apfelessig hinzu und rühren alles zusammen. Fügen Sie auch den Kohl und die Karotten hinzu, decken Sie die Pfanne ab und lassen Sie den Deckel leicht geöffnet. Die Mischung 3 bis 5 Minuten köcheln lassen oder bis die Karotten weich geworden sind und der Kohl geschrumpft ist.
4. Schalten Sie den Herd aus und nehmen Sie die Pfanne von der Hitze. Fügen Sie, falls gewünscht, das Sesamöl hinzu und verrühren es gut, um alles damit zu bedecken.
5. Wenn es servierbereit ist, bestreuen Sie das Gericht mit Frühlingszwiebeln und Sesam.

Tikka Masala Putenfrikadellen

Indische Gewürze wie Kurkuma, Curry und Garam Masala wirken entzündungshemmend und verleihen Geschmack. Machen Sie eine doppelte Menge dieser Sauce, dann haben Sie schnell mal was zum Mitnehmen gezaubert!

Ergibt 4 Portionen

Sauce

1 EL Kokosöl (oder Ghee nach Wiedereinführung der Milchprodukte)
1 Zwiebel, in Scheiben geschnitten
2 TL frischer Ingwer, fein gerieben (ganz feine Gewürzreibe verwenden)
1 TL Knoblauch, gehackt
2 TL Currypulver
¼ TL Kurkuma, gemahlen
½ TL Zimt, gemahlen
2 TL Kreuzkümmel, gemahlen
1 TL Garam Masala
1 TL Koriander, gemahlen
½ TL Ingwer, gemahlen
½ TL Meersalz
1 Dose (400 g) Tomatensauce oder passierte Tomaten (ohne Zuckerzusatz)
240 ml Vollfett-Kokosmilch (siehe Hinweis, Seite 307)

Fleischklößchen

1 Pfund Putenhackfleisch
½ TL Koriander, gemahlen
1 TL Kreuzkümmel, gemahlen
¼ TL Kurkuma, gemahlen
2 TL frischer Ingwer, fein gerieben (ganz feine Gewürzreibe verwenden)
1 TL Salz
Kokosmehl (optional)
1 EL Avocadoöl
¼ Tasse frische Petersilie, grob gehackt

1. Machen Sie zuerst die Sauce. Das Kokosöl in einer großen Pfanne bei mittlerer Hitze erhitzen. Fügen Sie die Zwiebeln hinzu und lassen Sie sie 5 Minuten braten oder bis sie glasig werden. Geben Sie den Ingwer und den Knoblauch hinzu, verrühren Sie sie 30 Sekunden lang mit den Zwiebeln und fügen Sie dann Currypulver, Kurkuma, Zimt, Kreuzkümmel, Garam Masala, Koriander, Ingwer und Salz hinzu. Mit einem Holzlöffel die Gewürze einrühren. Als Nächstes die Tomatensauce und die Kokosmilch hinzufügen und erneut umrühren, um alles zu kombinieren. Lassen Sie die Sauce köcheln, während Sie die Fleischklößchen zubereiten.
2. In einer Schüssel das Fleisch mit Koriander, Kreuzkümmel, Kurkuma, Ingwer und Salz vermischen und umrühren, bis alles eingearbeitet ist.
3. Rollen Sie das Fleisch mit Ihren Händen zu kleinen Fleischbällchen. Wenn das Fleisch klebrig und schwer zu verarbeiten ist, bestäuben Sie Ihre Hände mit Kokosmehl und rollen Sie die Kugeln vorsichtig zwischen Ihren Handflächen.
4. Das Avocadoöl in einer separaten Pfanne bei mittlerer Hitze erhitzen. Legen Sie die Fleischbällchen in die Pfanne und lassen Sie sie 4 Minuten lang ungestört braten oder bis die Seite, die die Pfanne berührt, gebräunt ist. Drehen Sie sie um und braten Sie die andere Seite für weitere 4 Minuten.
5. Während die Fleischklößchen braten, pürieren Sie die kochende Tomatensauce. Verwenden Sie einen Stabmixer in der Pfanne oder geben Sie die Sauce in einen hitzebeständigen Mixer oder eine Küchenmaschine. Mixen Sie, bis die Sauce glatt und dick ist.
6. Wenn die Fleischklößchen von allen Seiten gebräunt sind, gießen Sie die Sauce zu den Klößchen in die Pfanne, decken Sie sie ab und kochen Sie alles weitere 7 bis 10 Minuten oder bis die Fleischklößchen durchgegart sind.
7. Zum Servieren jede Portion Fleischklößchen mit der Sauce und einer Prise Petersilie anrichten.

Aromatisches ganzes Hühnchen

Wenn Sie ein ganzes Huhn kochen, sparen Sie Geld, haben viele Reste und können die Knochen für eine Knochenbrühe verwenden (wenn Sie ein Hühnchen aus biologischer Weidehaltung nehmen). In diesem Rezept wird ein Slow Cooker verwendet. Sie können jedoch auch versuchen, das Huhn im Ofen zu braten oder andere Methoden anzuwenden, z. B. einen Schnellkochtopf oder einen Instant Pot.

Ergibt 4 bis 6 Portionen

1 gelbe Zwiebel, in Scheiben geschnitten
3 große Karotten, geschält und in 5 cm große Stücke geschnitten
1 ganzes Huhn, 4 bis 5 Pfund
2 EL Entenfett oder Kokosöl
1 EL Meersalz
½ TL frisch gemahlener schwarzer Pfeffer
2 Blätter frischer Salbei
1 EL frischer Rosmarin
½ TL Thymian, getrocknet

1. Den Boden eines Slow Cookers mit Zwiebeln und Karotten auslegen.
2. Spülen Sie das Huhn aus und entfernen Sie die Innereien. Das Huhn mit Papiertüchern trocken tupfen und dann mit der Brust nach unten in den Slow Cooker legen.
3. Das Entenfett in einem kleinen Topf bei mittlerer Hitze schmelzen. Salz, schwarzen Pfeffer, Salbei, Rosmarin und Thymian einrühren. Gießen Sie die Mischung im Slow Cooker über das ganze Huhn und reiben Sie dann mit den Händen die Kräuter und das Entenfett über beide Seiten, an die Beine und unter die Haut.
4. Stellen Sie den Slow Cooker auf niedrige Stufe und kochen Sie das Huhn mit dem Gemüse 4 bis 5 Stunden oder bis eine Innentemperatur 74 °C erreicht ist. Die Garzeit hängt von der Größe des Huhns ab.
5. Wenn das Huhn fertig ist, nehmen Sie es aus dem Slow Cooker und lassen es 20 Minuten ruhen, bevor Sie es schneiden. Wenn Sie knusprige Haut bevorzugen, braten Sie das Huhn vor dem Servieren noch 5 bis 10 Minuten lang, bis es goldbraun ist. Das Huhn mit dem Gemüse servieren.

Zucchini-Puten-Burger

Burger, Frikadellen und Fleischbällchen bieten Ihnen die großartige Gelegenheit, zusätzliches Gemüse oder sogar traditionelle Superfoods wie Organfleisch zu probieren. Hier dient zerkleinerte Zucchini als Füllstoff in den Burgern, eine perfekte Alternative zu typischem Mehl oder Semmelbröseln. Servieren Sie die Burger in einer Salatverpackung oder auf einem grünen Bett.

Ergibt 4 bis 6 Patties

1 kleine Zucchini
1 Pfund Putenhackfleisch
40 g Schalotten, gehackt
20 g frische Petersilie, grob gehackt
1 TL Oregano, getrocknet
½ TL Knoblauchpulver
1 TL Meersalz
½ TL Zitronenschale
1 EL Avocadoöl

1. Raspeln Sie die Zucchini und legen Sie sie in einen feinmaschigen Beutel (wie er zur Herstellung von Nussmilch verwendet wird) oder in einige Schichten Käsetuch. Stellen Sie dies in ein Sieb in der Spüle, damit die Zucchini etwas Wasser abgeben kann.
2. In einer mittelgroßen Schüssel Putenfleisch, Schalotten, Petersilie, Oregano, Knoblauchpulver, Salz und Zitronenschale kurz mischen.
3. Aus der Zucchini das überschüssige Wasser herausdrücken. Dann die Zucchini zur Putenmischung geben und damit vermengen.
4. Formen Sie die Mischung zu kleinen Patties und glätten Sie die Kanten mit den Fingern.
5. Erhitzen Sie eine Pfanne bei mittlerer bis hoher Hitze und fügen Sie das Avocadoöl hinzu. Braten Sie die Putenburger darin 3 Minuten auf jeder Seite oder bis sie leicht gebräunt und durchgegart sind.

ANHANG 1

ANTWORTEN MENSTRUATIONSZYKLUS-MYTHEN-QUIZ

1. Falsch
2. Falsch
3. Falsch
4. Wahr
5. Falsch
6. Falsch
7. Falsch
8. Falsch
9. Wahr
10. Falsch

ANHANG 2

IHR FÜNFTES VITALZEICHEN

Menstruationszyklus-symptome	**Was sie Ihnen sagen könnte**
Schwere oder lang anhaltende Perioden	Eisenmangelanämie, Östrogendominanz, Schilddrüsenkrankheit, Myome oder Polypen, bestimmte Krebsarten Kupferspirale, Endometriose, Blutungsstörung
Schmerzhafte Perioden	Infektionen, Endometriose, Myome, Ovarialzysten, erhöhte Entzündung, erhöhte Prostaglandine
Leichte Perioden	Östrogenmangel (möglicherweise durch fettarme Ernährung, Überanstrengung, geringes Körpergewicht), PPS, POI oder Perimenopause
Verspätete oder unregelmäßige Perioden	Schwangerschaft, Stress (physisches oder psychisches Trauma), PCOS, Perimenopause, postpartale Depression, Diabetes, Zöliakie, Schilddrüsenerkrankungen
Kurze Perioden	Kein Eisprung oder Gelbkörper hat sich nicht korrekt gebildet, erhöhtes Prolaktin, Adipositas, Endometriose, PCOS, Schilddrüsenerkrankungen, Anorexie, POI, Perimenopause
Ausbleibende Perioden	PPS, hypothalamische Amenorrhoe, Hypophysenfunktionsstörung, Ovarialdysfunktion, Schilddrüsenunterfunktion, Schwangerschaft, Menopause, POI
Schmerzen im mittleren Zyklus	Ovulation (in der Regel gutartig, aber diskutieren Sie jeden neuen Ausbruch von Schmerzen mit Ihrem Arzt)
Prämenstruelle Schmierblutungen	Myome, Infektionen, Endometriose, Krebs, Schwangerschaft
Schmerzen oder Blutungen beim Sex	Östrogenmangel, Infektionen, Anatomie/Lage, Endometriose, Eierstockzysten, Myome, Krebs
PMS	Hormonelles Ungleichgewicht (Östrogendominanz, niedriges Progesteron), Nährstoffmangel

RESSOURCEN

Dr. Jolene Brighten Online

Verbinden Sie sich online mit mir, um über Hormone, Geburtenkontrolle und frauenspezifische Themen auf dem Laufenden zu bleiben. (in englischer Sprache)

Website: www.drbrighten.com
Die Dr. Brighten Community: www.drbrighten.com/community
Instagram: @drjolenebrighten
Facebook: www.facebook.com/drbrighten
Pinterest: www.pinterest.com/drjolenebrighten
YouTube: www.youtube.com/c/jbrightennaturopathicdoctor
Twitter: www.twitter.com/drbrighten

Dr. Brightens Programme, Bücher und empfohlene Nahrungsergänzungsmittel

Diese Ressourcen finden Sie auf meiner Website www.drbrighten.com (in englischer Sprache):

Post-Birth Control Hormone Reset program (Programm zur Hormonrückstellung nach der Pille)
Clear Skin Rx Master Class (Meisterkurs für reine Haut)
Cosmic Cycle Sync program (Kosmisches Programm zur Synchronisierung des Zyklus)
Hormone Revolution Detox program (Revolutionäres Hormon-Entgiftungsprogramm)
Post-Birth Control Rx program (Programm für das Post-Pill-Syndrom)
The Fertility Master Class (Die Fertilitäts-Meisterklasse)
The Libido Master Class (Die Libido-Meisterklasse)
The PMS Master Class (Die PMS-Meisterklasse)
The Postpartum Master Class (Die Wochenbett-Meisterklasse)

The Thyroid Master Class (Die Schilddrüsen-Meisterklasse)

Healing Your Body Naturally After Childbirth (Ihren Körper nach der Geburt auf natürliche Weise heilen – Buch in englischer Sprache)

Einen Arzt für Naturheilkunde oder funktionelle Medizin finden

Ärzte für Naturheilkunde und funktionelle Medizin sind hervorragend in der Lage, eine Ursache zu erkennen und Ihnen zu helfen, Ihre Hormone auf natürliche Weise zu heilen. Nur ein zugelassener Arzt kann Labortest durchführen lassen und diese auswerten, Diagnosen erstellen und Behandlungen verschreiben. Vergewissern Sie sich, dass Sie mit einem examinierten Anbieter wie einem naturheilkundlichen Arzt, Doktor der Medizin, Chiropraktiker, Doktor der Pharmazie, ausgebildeten Akupunkteur, examinierten Krankenpfleger, medizinischen Fachangestellten, Physiotherapeuten oder ausgebildeten Ernährungsberater zusammenarbeiten, um Ihre Gesundheitsbedürfnisse bestmöglich zu erfüllen. Ein Ernährungsberater, Massagetherapeut, Berater, Personal Trainer oder Gesundheitscoach kann eine großartige Ergänzung Ihres Gesundheitspflegeteams sein, aber diese Personen sind nicht für die Diagnose oder Behandlung von Gesundheitsproblemen, einschließlich des Post-Pill-Syndroms, ausgebildet. Vergewissern Sie sich, dass Ihr Therapeut an einer anerkannten Hochschule studiert hat und eine Lizenz hat, wenn er die Worte „diagnostizieren“, „behandeln“ oder „verschreiben“ verwendet. Ich begrüße es zwar, wenn Sie ein ganzes Team haben, das für Sie arbeitet, aber ich möchte sicherstellen, dass Sie die beste Versorgung erhalten, indem Sie zu einem ausgebildeten Arzt gehen.

RUBUS HEALTH

Die Mitarbeiter des 30-Tage-Brighten-Programms in meiner Klinik für Frauenmedizin arbeiten mit Frauen auf der ganzen Welt. Die meisten von ihnen haben mit dem Post-Pill-Syndrom zu kämpfen, wollen sich von der Geburtenkontrolle befreien oder suchen Heilung von den üblichen Hormonstörungen wie Schilddrüsenerkrankungen, Nebennierendysfunktion, PMS und anderen Problemen.

329 NE Couch Street
Portland, Oregon 97232
(503) 498–8830
info@rubushealth.com

Weitere Informationen finden Sie unter: https://drbrighten.com/work-with-me.

Für Online-Klienten ist eine Frauengesundheitsberatung verfügbar.

ANSPRECHPARTNER IN DEUTSCHLAND FINDEN SIE BEISPIELSWEISE HIER:

Bundesverband der naturheilkundlich tätigen Ärzte in Deutschland e.V. (www.bnz.de)

NATUM e.V. Naturheilkunde, Akupunktur, Umwelt- und Komplementärmedizin (www.natum.de)

Deutscher Zentralverein homöopathischer Ärzte (www.dzvhae.de)

Labortests

Eine Liste der empfohlenen Labore, einschließlich der Frage, wo und wie man sich testen lassen kann, finden Sie unter: www.drbrighten.com/resources.

Es geht auch ohne Pille – herunterladbare Ratgeber und Ressourcen

Ich habe sehr viele hilfreiche Ressourcen, Leitfäden und E-Books zusammengestellt, um Sie auf Ihrer Heilungsreise zu unterstützen. Sie finden all diese Ressourcen (in englischer Sprache) unter: www.beyondthepillbook.com

Es geht auch ohne Pille Einkaufsliste (Beyond the Pill Grocery Shopping List)

Eine wöchentliche Einkaufsliste für alle Mahlzeiten des 30-Tage-Plans.

Ratgeber für hormonunterstützende Rezepte (Hormone Support Recipe Guide)

Ein Leitfaden zu den besten Quellen für nicht gentechnisch veränderte Bio-Lebensmittel, die die Gesundheit der Hormone unterstützen, sowie Einkaufstipps, Rezepte und mehr.

Es geht auch ohne Pille Ratgeber für Nahrungsergänzungsmittel (Beyond the Pill Supplement Guide)

Eine Liste aller im 30-Tage-Plan empfohlenen Nahrungsergänzungsmittel mit Links für Bestellmöglichkeiten.

Ratgeber zum Ausgleich des Nährstoffmangels bei Verhütung (Birth Control Nutrient Depletions Food Guide)

Ein Instrument, das Ihnen hilft, mithilfe der Ernährung die Nährstoffspeicher sowohl während als auch nach der Verhütungsphase aufzufüllen.

Hormonfreundlicher Austausch von Lebensmitteln (Hormone-Friendly Kitchen Swaps)

Eine Ressource, die Ihnen hilft, Ihre Lebensmittel auf gesunde Art umzustellen, sodass Sie sich wohl damit fühlen.

Ratgeber für ungiftige Haushaltsreinigungsprodukte (Nontoxic Household Cleaning Products Guide)

Ein Leitfaden zur Vermeidung von hormonschädigenden Toxinen aus Ihrer Umgebung, um Ihre Hormongesundheit zu verbessern.

Grüner Schönheitsratgeber (Green Beauty Guide)

Eine Liste der Produkte, die ich benutze und meinen Patientinnen empfehle, die ihnen helfen soll, auf hormonzerstörende Chemikalien zu verzichten.

Es geht auch ohne Pille Labor-Ratgeber (Beyond the Pill Lab Guide)

Eine Liste empfohlener Labore zur ganzheitlichen Beurteilung Ihrer Gesundheit bei oder nach der Verhütung. Außerdem Links zu Bestellmöglichkeiten für eigene Tests.

Hormonfreundliches Koch- und Küchenzubehör

Eine Liste hormonsicherer Töpfe, Pfannen und Küchenwerkzeuge finden Sie unter: https://drbrighten.com/hormone-friendly-kitchen.

Femtech Apps und Geräte (in englischer Sprache)

Clue app

Dame — von Frauen entworfene Lustspielzeuge

Dot app

Kindara app

Lioness orgasm-tracking device and app – Gerät und App zur Orgasmuskontrolle

My Moontime app

Natural Cycles fertility monitor (Fruchtbarkeitsmonitor)

Tia app — die erste datengesteuerte App, die personalisierte Beratung zur Verhütung bietet

Bücher

8 Steps to Reverse Your PCOS by Dr. Fiona McCulloch

Beautiful You von Nat Kringoudis

Clean Skin from Within von Dr. Trevor Cates

Code Red by Lisa Lister

Cooking for Hormone Balance by Magdalena Wszelaki

Die Hormonkur: So bringen Sie Ihren Hormonhaushalt natürlich ins Gleichgewicht von Dr. Sara Gottfried

Die Leber-Wohlfühl-Diät von Dr. Alan Christianson

Die Perioden-Werkstatt: Der Weg zu gesunden Hormonen und einer gesunden Periode von Dr. Lara Briden

Die Wahrheit über weibliche Depression von Dr. Kelly Brogan

Familienplanung: Das Standardwerk zur natürlichen Empfängnisverhütung, Kontrolle der Fruchtbarkeit sowie Erfüllung des Kinderwunsches von Toni Weschler

Frauenkörper – Frauenweisheit von Dr. Christiane Northrup

Hashimoto im Griff von Dr. Izabella Wentz

Honoring Our Cycles von Katie Singer

PCO Syndrom heilen von Amy Medling

Periods Gone Public von Jennifer Weiss-Wolf

Sweetening the Pill von Holly Grigg-Spall

The Pill: Are You Sure It's for You? von Jane Bennett und Alexandra Pope

Wild Feminine von Tami Lynn Kent

Woman Code von Alisa Vitti

Methode zur Förderung des Fruchtbarkeitsbewusstseins

Eine vollständige Liste von Anbietern zum Thema Fruchtbarkeitsbewusstsein finden Sie unter: www.drbrighten.com/resources.

(Auf dem deutschen Markt: https://de.daysy.me/methode/; Anm. d. V.)

QUELLENANGABEN

Kapitel 1: Die Wahrheit über die Pille

Akinloye, O., et al. "Effects of Contraceptives on Serum Trace Elements, Calcium, and Phosphorus Levels." *West Indian Medical Journal* no. 3 (2011): 308–15., 60

Aminzadeh, A., et al. "Frequency of Candidiasis and Colonization of *Candida Albicans* in Relation to Oral Contraceptive Pills." *Iran Red Crescent Medical Journal* no. 10 (2016): e38909., 18

Anderson, K. E., et al. "Effects of Oral Contraceptives on Vitamin Metabolism." *Advances in Clinical Chemistry* 18 (1976): 247–87.

Bird, S. T., et al. "Irritable Bowel Syndrome and Drospirenone-Containing Oral Contraceptives; A Comparative-Safety Study." *Current Drug Safety* no. 1 (2012): 8–15., 7

Centers for Disease Control, Cancer and Steroid Hormone Study. "Long-Term Oral Contraceptive Use and the Risk of Breast Cancer." *JAMA* no. 12 (1983): 1591–95., 249

Chasan-Taber, L., et al. "Epidemiology of Oral-Contraceptives and Cardiovascular Disease."*Annals of Internal Medicine* no. 6 (1998): 467–77., 128

Davidson, N. E., et al. "Good News About Oral Contraceptives." *New England Journal of Medicine* no. 6 (2002): 2078–79., 346

Davis, A. R., et al. "Occurrence of Menses or Pregnancy After Cessation of a Continuous Oral Contraceptive." *Fertility and Sterility* no. 5 (2008): 1059–63., 89

Dreon, D. M., et al. "Oral Contraceptive Use and Increased Plasma Concentration of C-Reactive Protein." *Life Sciences* no. 10 (2003): 1245–52., 73

Dunn, N., et al. "Oral Contraceptives and Myocardial Infarction: Results of the MICA Case Control Study." *British Medical Journal* no. 7198 (1999): 1579–84., 318

Fröhlich, M., et al. "Oral Contraceptive Use Is Associated with a Systemic Acute Phase Response." *Fibrinolysis and Proteolysis* no. 6 (1999): 239–44., 13

Gingnell, M., et al. "Oral Contraceptive Use Changes Brain Activity and Mood in Women with Previous Negative Affect on the Pill—A Double-Blinded, Placebo-Controlled Randomized Trial of a Levonorgestrel-Containing Combined Oral Contraceptive." *Psychoneuroendocrinology* no. 7 (2013): 1133–44., 38

Hankinson, S. E., et al. "A Prospective Study of Oral Contraceptive Use and Risk of Breast Cancer (Nurses' Health Study, United States)." *Cancer Causes and Control* no. 1 (1997): 65–72., 8

Hertel, J., et al. "Evidence for Stress-Like Alterations in the HPA-Axis in Women Taking Oral Contraceptives." *Scientific Reports* no. 1 (2017): 14111., 7

Hickman, R. J., et al. "C-Reactive Protein Is Elevated in Atypical but Not Nonatypical Depression: Data from the National Health and Nutrition Examination Survey (NHANES) 1999–2004." *Journal of Behavioral Medicine* no. 4 (2014): 621–29., 37

Hock, H. "The Pill and the College Attainment of American Women and Men." Florida State University, September 2005. http://paa2006.princeton.edu/papers/61745., 15

Jenkins, T. A., et al. "Influence of Tryptophan and Serotonin on Mood and Cognition with a Possible Role of the Gut-Brain Axis." *Nutrients* no. 1 (2016): 56., 8

Khalili, H., et al. "Oral Contraceptives, Reproductive Factors, and Risk of Inflammatory Bowel Disease." *Gut* no. 8 (2013): 1153–59., 62

Khier, L. A. M. "Effects of Oral Contraceptives on the Thyroid Function in Sudanese Females." BS thesis, University of Khartoum, 2000. https://core.ac.uk/download/pdf/71669046.pdf.

Kluft, C., et al. "Pro-Inflammatory Effects of Oestrogens During Use of Oral Contraceptives and Hormone Replacement Treatment." *Vascular Pharmacology* no. 3 (2002): 149–54., 39

Kulkami, J. "Depression as a Side Effect of the Contraceptive Pill." *Expert Opinion on Drug Safety* no. 4 (2007): 371–74., 6

Lewis, M. A., et al. "Third Generation Oral Contraceptives and Risk of Myocardial Infarction: An International Case-Control Study. Transnational Research Group on Oral Contraceptives and the Health of Young Women." *British Medical Journal* no. 7023 (1996): 88–90., 312

Maes, M., et al. "The Effects of Glucocorticoids on the Availability of L-Tryptophan and Tyrosine in the Plasma of Depressed Patients." *Journal of Affective Disorders* no. 2 (1990): 121–27., 18

Marchbanks, P. A., et al. "Oral Contraceptives and the Risk of Breast Cancer." *New England Journal of Medicine* 346 (2002): 2025–32.

Montoya, E. R., et al. "How Oral Contraceptives Impact Social-Emotional Behavior and Brain Function." *Trends in Cognitive Sciences* no. 2 (2017): 125–36., 21

Myint, A. M., et al. "The Role of the Kynurenine Metabolism in Major Depression." *Journal of Neural Transmission* no. 2 (2012): 245–51., 119

Nassaralla, C. L., et al. "Characteristics of the Menstrual Cycle after Discontinuation of Oral Contraceptives." *Journal of Women's Health* no. 2 (2011): 169–77., 20

Oinonen, K. A., et al. "To What Extent Do Oral Contraceptives Influence Mood and Affect?" *Journal of Affective Disorders* no. 3 (2002): 229–40., 70

"Oral-Contraceptive Use and the Risk of Breast Cancer. The Cancer and Steroid Hormone Study of the Centers for Disease Control and the National Institute of Child Health and Human Development." *New England Journal of Medicine* no. 7 (1986): 405–11., 315

Palan, P. R., et al. "Effects of Oral, Vaginal, and Transdermal Hormonal Contraception on Serum Levels of Coenzyme Q10, Vitamin E, and Total Antioxidant Activity." *Obstetrics and Gynaecology International* (2010), article ID 925635.

Palmery, M., et al. "Oral Contraceptives and Changes in Nutritional Requirements." *European Review for Medical and Pharmacological Sciences* no. 13 (2013): 1804–13., 17

Panzer, C., et al. "Impact of Oral Contraceptives on Sex Hormone–Binding Globulin and Androgen Levels: A Retrospective Study in Women with Sexual Dysfunction." *Journal of Sexual Medicine* no. 1 (2006): 104–13., 3

Park, B., et al. "Oral Contraceptive Use, Micronutrient Deficiency, and Obesity Among Premenopausal Females in Korea: The Necessity of Dietary Supplements and Food Intake Improvement." *PLoS One* no. 6 (2016): e0158177., 11

Peddie, B. A., et al. "Relationship Between Contraceptive Method and Vaginal Flora." *Australian and New Zealand Journal of Obstetrics and Gynaecology* no. 3 (1984): 217–18., 24

Piltonen, T., et al. "Oral, Transdermal, and Vaginal Combined Contraceptives Induce an Increase in Markers of Chronic Inflammation and Impair Insulin Sensitivity in Young Healthy Normal-Weight Women: A Randomized Study." *Human Reproduction* no. 10 (2012): 3046–56., 27

Rohr, U. D. "The Impact of Testosterone Imbalance on Depression and Women's Health." *Maturitas* suppl. 1 (2002): S25–46., 41

Sarkar, M., et al. "Influence of Moonlight on the Birth of Male and Female Babies." *Nepal Medical College Journal* no. 1 (2005): 62–64., 7

Schatz, D. L., et al. "Effects of Oral Contraceptives and Pregnancy on Thyroid Function." *Canadian Medical Association Journal* no. 18 (1968): 882–86., 99

Schmidt, A., et al. "Oral Contraceptive Use and Vaginal Candida Colonization." [In German.] *Zentralbl Gynakol* no. 11 (1997): 545–49., 119

Shakerinejad, G., et al. "Factors Predicting Mood Changes in Oral Contraceptive Pill Users." *Reproductive Health* 10 (2013): 45.

Skovlund, C. W., et al. "Association of Hormonal Contraception with Depression." *JAMA Psychiatry* no. 11 (2016): 1154–62., 73

Skovlund, C. W., et al. "Association of Hormonal Contraception with Suicide Attempts and Suicides." *American Journal of Psychiatry* no. 4 (2017): 336–42., 175

Smith, J. S., et al. "Cervical Cancer and Use of Hormonal Contraceptives: A Systematic Review." *Lancet* no. 9364 (2003): 1159–67., 361

Sorgdrager, F. J. H., et al. "The Association Between the Hypothalamic Pituitary Adrenal Axis and Tryptophan Metabolism in Persons with Recurrent Major Depressive Disorder and Healthy Controls." *Journal of Affective Disorders* 222 (2017): 32–39.

Talukdar, N., et al. "Effect of Long-Term Combined Oral Contraceptive Pill Use on Endometrial Thickness." *Obstetrics and Gynecology* no. 2, pt. 1 (2012): 348–54., 120

Turna, B., et al. "Women with Low Libido: Correlation of Decreased Androgen Levels with Female Sexual Function Index." *International Journal of Impotence Research* no. 2 (2005): 148–53., 17

Van de Wijgert, J. H., et al. "Hormonal Contraception Decreases Bacterial Vaginosis but Oral Contraception May Increase Candidiasis: Implications for HIV Transmission." *AIDS* no. 13 (2013): 2141–53., 27

Van Hylckama Vlieg, A., et al. "The Venous Thrombotic Risk of Oral Contraceptives, Effects of Oestrogen Dose and Progestogen Type: Results of the MEGA Case-Control Study." *British Medical Journal* 339 (2009): b2921.

Vessey, M., et al. "Oral Contraceptive Use and Cancer. Findings in a Large Cohort Study, 1968–2004." *British Journal of Cancer* no. 3 (2006): 385–89., 95

Wang, Q., et al. "Effects of Hormonal Contraception on Systemic Metabolism: Cross-Sectional and Longitudinal Evidence." *International Journal of Epidemiology* no. 5 (2016): 1445–57., 45

Webb, J. L. "Nutritional Effects of Oral Contraceptive Use: A Review." *Journal of Reproductive Medicine* no. 4 (1980): 150–56., 25

White, T., et al. "Effects of Transdermal and Oral Contraceptives on Estrogen-Sensitive Hepatic Proteins." *Contraception* no. 4 (2006): 293–96., 74

Wiegratz, I., et al. "Effect of Four Different Oral Contraceptives on Various Sex Hormones and Serum-Binding Globulins." *Contraception* no. 1 (2003): 25–32., 67

Zimmerman, Y., et al. "The Effect of Combined Oral Contraception on Testosterone Levels in Healthy Women: A Systematic Review and Meta-Analysis." *Human Reproduction Update* no. 1 (2014): 76–105., 20

Kapitel 2: Die Fakten über ihre Hormone

Adams, J. M., et al. "The Midcycle Gonadotropin Surge in Normal Women Occurs in the Face of an Unchanging Gonadotropin-Releasing Hormone Pulse Frequency." *Journal of Clinical Endocrinology and Metabolism* 79 (1994): 858–64.

Baerwald, A. R., O. A. Olatunbosun, and R. A. Pierson. "Ovarian Follicular Development Is Initiated During the Hormone-Free Interval of Oral Contraceptive Use." *Contraception* no. 5 (2004): 371–77., 70

Cella, F., G. Giordano, and R. Cordera. "Serum Leptin Concentrations During the Menstrual Cycle in Normal-Weight Women: Effects of an Oral Triphasic Estrogen-Progestin Medication." *European Journal of Endocrinology* 142 (2000): 174–78.

Clubb, E. "Natural Methods of Family Planning." *Journal of the Royal Society of Health* no. 4 (1986): 121–26., 106

Crosignani, P. G., et al. "Ovarian Activity During Regular Oral Contraceptive Use." *Contraception* no. 5 (1996): 271–73., 54

Davis, A. R., et al. "Occurrence of Menses or Pregnancy After Cessation of a Continuous Oral Contraceptive." *Fertility and Sterility* no. 5 (2008): 1059–63., 89

Filicori, M. et al. "Neuroendocrine Regulation of the Corpus Luteum in the Human. Evidence for Pulsatile Progesterone Secretion." *Journal of Clinical Investigation* 73 (1984): 1638–47.

Filicori, M.et al. "Characterization of the Physiological Pattern of Episodic Gonadotropin Secretion Throughout the Human Menstrual Cycle." *Journal of Clinical Endocrinology and Metabolism* 62 (1986): 1136–44.

Fleischer, A. C. et al. "Sonographic Depiction of the Endometrium During Normal Cycles." *Ultrasound in Medicine and Biology* no. 4 (1986): 271–77., 12

Gipson, I. K., et al. "The Amount of MUC5B Mucin in Cervical Mucus Peaks at Midcycle." *Journal of Clinical Endocrinology and Metabolism* no. 2 (2001): 594–600., 86

Gougeon, A. "Dynamics of Follicular Growth in the Human: A Model from Preliminary Results." *Human Reproduction* no. 2 (1986): 81–87., 1

Gougeon A. "Dynamics of Human Follicular Growth: A Morphologic Perspective." In: *The Ovary*, edited by E. Y. Adashi and P. C. K. Leung (New York: Raven Press, 1993), p. 21.

Hall, J. E., et al. "Hypothalamic Gonadotropin-Releasing Hormone Secretion and Follicle-Stimulating Hormone Dynamics During the Luteal-Follicular Transition." *Journal of Clinical Endocrinology and Metabolism* no. 3 (1992): 600–7., 74

Jacobs, H. S., et al. "Post-'Pill' Amenorrhoea—Cause or Coincidence?" *British Medical Journal* no. 6092 (1977): 940–42., 2

Kenealy, B. P., et al. "Neuroestradiol in the Hypothalamus Contributes to the Regulation of Gonadotropin Releasing Hormone Release." *Journal of Neuroscience* no. 49 (2013): 19051–9., 33

Knochenhauer, E., and R. Azziz. "Ovarian Hormones and Adrenal Androgens During a Woman's Life Span." *Journal of the American Academy of Dermatology* suppl. 3 (2001): S105–15., 45

Milsom, I., and T. Korver. "Ovulation Incidence with Oral Contraceptives: A Literature Review." *BMJ Sexual and Reproductive Health* no. 4 (2008): 237–46., 34

Morrison, A. I. "Persistence of Spermatozoa in the Vagina and Cervix." *British Journal of Venereal Diseases* no. 2 (1972): 141–43., 48

Richards, J. S. "Hormonal Control of Gene Expression in the Ovary." *Endocrine Reviews* no. 6 (1994): 725–51., 15

Rosenberg, M. J., and M. S. Waugh. "Oral Contraceptive Discontinuation: A Prospective Evaluation of Frequency and Reasons." *American Journal of Obstetrics and Gynecology* no. 3 (1998): 577–82., 179

Sherman, B. M., and S. G. Korenman. "Hormonal Characteristics of the Human Menstrual Cycle Throughout Reproductive Life." *Journal of Clinical Investigation* no. 4 (1975): 699–706., 55

Simpson, E. R. "Sources of Estrogen and Their Importance." *Journal of Steroid Biochemistry and Molecular Biology* no. 3–5 (2003): 225–30., 86

Stocco, C., C. Telleria, and G. Gibori. "The Molecular Control of Corpus Luteum Formation, Function, and Regression." *Endocrine Reviews* 28 (2007): 117–49.

Suarez, S. S., and A. A. Pacey. "Sperm Transport in the Female Reproductive Tract." *Human Reproduction Update* no. 1 (2006): 23–37., 12

Taylor, A. E., et al. "Midcycle Levels of Sex Steroids Are Sufficient to Recreate the Follicle-Stimulating Hormone but Not the Luteinizing Hormone Midcycle Surge: Evidence for the Contribution of Other Ovarian Factors to the Surge in Normal Women." *Journal of Clinical Endocrinology and Metabolism* no. 5 (1995): 1541–47., 80

Treloar, A. E., R. E. Boynton, B. G. Behn, and B. W. Brown. "Variation of the Human Menstrual Cycle Through Reproductive Life." *International Journal of Fertility* no. 1, pt. 2 (1967): 77–126., 12

Tsafriri, A., S. Y. Chun, and R. Reich. "Follicular Rupture and Ovulation." In *The Ovary*, edited by E. Y. Adashi and P. C. K. Leung (New York: Raven Press, 1993), p. 227.

Welt, C. K., et al. "Frequency Modulation of Follicle-Stimulating Hormone (FSH) During the Luteal-Follicular Transition: Evidence for FSH Control of Inhibin B in Normal Women." *Journal of Clinical Endocrinology and Metabolism* no. 8 (1997): 2645–52., 82

Kapitel 3: Das Post-Pill-Syndrom

Behre, H. M., et al. "Efficacy and Safety of an Injectable Combination Hormonal Contraceptive for Men." *Journal of Clinical Endocrinology and Metabolism* no. 12 (2016): 4779–88., 101

Boyle, N. B., et al. "The Effects of Magnesium Supplementation on Subjective Anxiety and Stress—A Systematic Review." *Nutrients* no. 5 (2017): 429., 9

Cormia, F. E. "Alopecia from Oral Contraceptives." JAMA 201, no. 8 (1967): 635–37. Darney, P. D. "OC Practice Guidelines: Minimizing Side Effects." International Journal of Fertility and Women's Medicine, Supplement 1 (1997): 158–69.

Gebel Berg, E. "The Chemistry of the Pill." ACS Central Science 1, no. 1 (2015): 5–7. Gnoth, C., et al. "Cycle Characteristics After Discontinuation of Oral Contraceptives." Gynecological Endocrinology 16, no. 4 (2002): 307–17.

Griffiths, W. A. D. "Diffuse Hair Loss and Oral Contraceptives." *British Journal of Dermatology* no. 1 (1973): 31–36., 88

Gröber, U., et al. "Magnesium in Prevention and Therapy." *Nutrients* no. 9 (2015): 8199–226., 7

Hammond, N., et al. "Nutritional Neuropathies." *Neurologic Clinics* no. 2 (2013): 477–89., 31

Johnson, S. "The Multifaceted and Widespread Pathology of Magnesium Deficiency." *Medical Hypotheses* no. 2 (2001): 163–70., 56

Kia, A. S., et al. "The Association Between the Risk of Premenstrual Syndrome and Vitamin D, Calcium, and Magnesium Status Among University Students: A Case Control Study." *Health Promotion Perspectives* no. 3 (2015): 225–30., 5

Lawrence, J. "NSAID Use May Prevent Fertile Women from Ovulating." *Pharmaceutical Journal* no. 7868/9 (2015)., 294

McDowell, L. R. *Vitamins in Animal and Human Nutrition.* 2nd ed. Ames: Iowa State University Press, 265–310., 2000

McIntosh, E. N. "Treatment of Women with the Galactorrhea-Amenorrhea Syndrome with Pyridoxine (Vitamin B6)." *Journal of Clinical Endocrinology and Metabolism* no. 6 (1976): 1192–95., 42

Mehta, K., et al. "Antiproliferative Effect of Curcumin (Diferuloylmethane) Against Human Breast Tumor Cell Line." *Anticancer Drugs* no. 5 (1997): 470–81., 8

Mendonça, L. L. F., et al. "Non-Steroidal Anti-Inflammatory Drugs as a Possible Cause for Reversible Infertility." *Rheumatology* no. 8 (2000): 880–82., 39

Nabel, Elizabeth, G. "Coronary Heart Disease in Women—an Ounce of Prevention." *New England Journal of Medicine* 343 (August 2000): 572–74., 24

Parry, B. L., et al. "Oral Contraceptives and Depressive Symptomatology: Biologic Mechanisms." *Comprehensive Psychiatry* no. 4 (1979): 347–58., 20

Piltonen, T., et al. "Oral, Transdermal, and Vaginal Combined Contraceptives Induce an Increase in Markers of Chronic Inflammation and Impair Insulin Sensitivity in Young Healthy Normal-Weight Women: A Randomized Study." *Human Reproduction* no. 10 (2012): 3046–56., 27

Posaci, C., et al. "Plasma Copper, Zinc, and Magnesium Levels in Patients with Premenstrual Tension Syndrome." *Acta Obstetricia et Gynecologica Scandinavica* no. 6 (1994): 452–55., 73

Practice Committee of American Society for Reproductive Medicine. "Current Evaluation of Amenorrhea." *Fertility and Sterility* suppl. 5 (2008): S219–25., 90

Rajizadeh, A., et al. "Effect of Magnesium Supplementation on Depression Status in Depressed Patients with Magnesium Deficiency: A Randomized, Double-Blind, Placebo-Controlled Trial." *Nutrition* 35 (2017): 56–60.

Ramos, P. M., et al. "Female Pattern Hair Loss: A Clinical and Pathophysiological Review." *Anais Brasileiros de Dermatologia* no. 4 (2015): 529–43., 90

Roberts, S. C., et al. "MHC-Correlated Odour Preferences in Humans and the Use of Oral Contraceptives." *Proceedings of the Royal Society B: Biological Sciences* no. 1652 (2008): 2715–22., 275

Rojas-Walsson, R., et al. "Diagnosis and Management of Post-Pill Amenorrhea." *Journal of Family Practice* no. 2 (1981): 165–69., 13

Stewart, M. E., et al. "Effect of Cyproterone Acetate-Ethinyl Estradiol Treatment on the Proportions of Linoleic and Sebaleic Acids in Various Skin Surface Lipid Classes." *Archives of Dermatological Research* no. 6 (1986): 481–85., 278

University of Pennsylvania School of Medicine. "Two Thirds of Women Interested in Stopping Their Periods but Unsure About Safety." *ScienceDaily.* October 2007., 4

Wang, J. G., et al. "The Complex Relationship Between Hypothalamic Amenorrhea and Polycystic Ovary Syndrome." *Journal of Clinical Endocrinology and Metabolism* no. 4 (2008): 1394–97., 93

Wedekind, C., et al. "Body Odour Preferences in Men and Women: Do They Aim for Specific MHC Combinations or Simply Heterozygosity?" *Proceedings of the Royal Society B: Biological Sciences* no. 1387 (1997): 1471–79., 264

Wyatt, K. M., et al. "Efficacy of Vitamin B-6 in the Treatment of Premenstrual Syndrome: Systematic Review." *British Medical Journal* no. 7195 (1999): 1375–81., 318

Kapitel 4: Die Periode wieder in den Griff bekommen

American College of Obstetricians and Gynecologists Committee on Adolescent Health Care. "Menstruation in Girls and Adolescents: Using the Menstrual Cycle as a Vital Sign." Committee Opinion No. 651. December 2015. www.acog.org/-/media/Committee-Opinions/Committee-on-Adolescent-Health-Care/co651.pdf?dmc=1&ts=20180626T0442019822.

Bouchard, C., et al. "Use of Oral Contraceptive Pills and Vulvar Vestibulitis: A Case-Control Study." *American Journal of Epidemiology* no. 3 (2002): 254–61., 156

Goldstein, A. T., et al. "Polymorphisms of the Androgen Receptor Gene and Hormonal Contraceptive Induced Provoked Vestibulodynia." *Journal of Sexual Medicine* no. 11 (2014): 2764–71., 11

Kapitel 5: Grundlegende Hormonentgiftung nach der Pille

Baum, J. K., et al. "Possible Association Between Benign Hepatomas and Oral Contraceptives." *Lancet* no. 7835 (1973): 926–29., 2

Blackwell. "Oral Contraceptive Pill May Prevent More than Pregnancy: Could Cause Long-Term Problems with Testosterone." ScienceDaily.com. January 2006. www.sciencedaily.com/releases/2006/01/060104232338.htm., 5

Bradlow, H. L., et al. "Multifunctional Aspects of the Action of Indole-3-Carbinol as an Antitumor Agent." *Annals of the New York Academy of Sciences* 889 (1999): 204–13.

Bradlow, H. L., et al. "2-Hydroxyestrone: The 'Good' Estrogen." *Journal of Endocrinology* 150 suppl. (1996): S259–65.

Dawling, S., et al. "Catechol-o-methyltransferase (COMT)-Mediated Metabolism of Catechol Estrogens: Comparison of Wild-Type and Variant COMT Isoforms." *Cancer Research* no. 18 (2001): 6716–22., 61

De Waal, E. J., et al. "Differential Effects of 2,3,7,8-Tetrachlorodibenzo-p-dioxin, Bis(tri-n butyltin) Oxide, and Cyclosporine on Thymus Histophysiology." Critical Reviews in Toxicology 27, no. 4 (1997): 381–430.

Edmondson, H. A., et al. "Liver-Cell Adenomas Associated with Use of Oral Contraceptives." *New England Journal of Medicine* no. 9 (1976): 470–72., 294

Eramo, S., et al. "Estrogenicity of Bisphenol A Released from Sealants and Composites: A Review of the Literature." *Annali di Stomatologia* no. 3–4 (2010): 14–21., 1

Etminan, M., et al. "Oral Contraceptives and the Risk of Gallbladder Disease: A Comparative Safety Study." *Canadian Medical Association Journal* no. 8 (2011): 899–904., 183

Fishman, W. H. "Beta-Glucuronidase in the Metabolic Conjugation of Estrogenic Hormones." *Federation Proceedings* no. 1, pt. 2 (1947): 251., 6

Fowke, J. H., et al. "Brassica Vegetable Consumption Shifts Estrogen Metabolism in Healthy Postmenopausal Women." *Cancer Epidemiology, Biomarkers and Prevention* no. 8 (2000): 773–79., 9

Hofmann, A. F. "The Continuing Importance of Bile Acids in Liver and Intestinal Disease." *Archives of Internal Medicine* no. 22 (1999): 2647–58., 159

Klatskin, G. "Hepatic Tumors: Possible Relationship to Use of Oral Contraceptives." *Gastroenterology* no. 2 (1977): 386–94., 73

Kuhl, H., et al. "The Effect of Sex Steroids and Hormonal Contraceptives upon Thymus and Spleen on Intact Female Rats." *Contraception* no. 6 (1983): 587–601., 28

Lord, R. S., et al. "Estrogen Metabolism and the Diet-Cancer Connection: Rationale for Assessing the Ratio of Urinary Hydroxylated Estrogen Metabolites." *Alternative Medicine Review* no. 2 (2002): 112–29., 7

Marciani, L., et al. "Effects of Various Food Ingredients on Gallbladder Emptying." *European Journal of Clinical Nutrition* no. 11 (2013): 1182–87., 67

McCann, S. E., et al. “Changes in 2-Hydroxyestrone and 16α-Hydroxyestrone Metabolism with Flaxseed Consumption: Modification by COMT and CYP1B1 Genotype.” *Cancer Epidemiology, Biomarkers and Prevention* no. 2 (2007): 256–62., 16

Meissner, K. “Hemorrhage Caused by Ruptured Liver Cell Adenoma Following Long-Term Oral Contraceptives: A Case Report.” *Hepatogastroenterology* no. 19 (1998): 224–25., 45

Mueck, A. O., et al. “Estradiol Metabolism and Malignant Disease.” *Maturitas* no. 1 (2002): 1–10., 43

Muti, P., et al. “Estrogen Metabolism and Risk of Breast Cancer: A Prospective Study of the 2:16Alpha-Hydroxyestrone Ratio in Premenopausal and Postmenopausal Women.” *Epidemiology* no. 6 (2000): 635–40., 11

Nime, F., et al. “The Histology of Liver Tumors in Oral Contraceptive Users Observed During a National Survey by the American College of Surgeons Commission on Cancer.” *Cancer* no. 4 (1979): 1481–89., 44

Nwachukwu, J. C., et al. “Resveratrol Modulates the Inflammatory Response Via an Estrogen Receptor-Signal Integration Network.” *Elife* 3 (2014): e02057.

Oredipe, O. A., et al. “Dietary Glucarate-Mediated Inhibition of Initiation of Diethyl- nitrosamine-Induced Hepatocarcinogenesis.” *Toxicology* no. 2–3 (1992): 209–22., 74

Panzer, C., et al. “Impact of Oral Contraceptives on Sex Hormone–Binding Globulin and Androgen Levels: A Retrospective Study in Women with Sexual Dysfunction.” *Journal of Sexual Medicine* no. 1: 104–13., 3

Prigge, J. R., et al. “Hepatocyte DNA Replication in Growing Liver Requires Either Glutathione or a Single Allele of *TXNRD1*.” *Free Radical Biology and Medicine* no. 4 (2012): 803–10., 52

Racine, A., et al. “Menopausal Hormone Therapy and Risk of Cholecystectomy: A Prospective Study Based on the French E3N Cohort.” *Canadian Medical Association Journal* no. 7 (2013): 555–61., 185

Raftogianis, R., et al. “Estrogen Metabolism by Conjugation.” *Journal of the National Cancer Institute Monographs* 27 (2000): 113–24.

Rooks, J. B., et al. “Epidemiology of Hepatocellular Adenoma. The Role of Oral Contraceptive Use.” *JAMA* no. 7 (1979): 644–48., 242

Rosenberg, L. “The Risk of Liver Neoplasia in Relation to Combined Oral Contraceptive Use.” *Contraception* no. 6 (1991): 643–52., 43

Ruotolo, R., et al. “Anti-Estrogenic Activity of a Human Resveratrol Metabolite.” *Nutrition, Metabolism, and Cardiovascular Diseases* no. 11 (2013): 1086–92., 23

Schuurman, H. J., et al. “Chemicals Trophic for the Thymus: Risk for Immunodeficiency and Autoimmunity.” *International Journal of Immunopharmacology* no. 3 (1992): 369–75., 14

Shortell, C. K., et al. “Hepatic Adenoma and Focal Nodular Hyperplasia.” *Surgery, Gynecology, and Obstetrics* no. 5 (1991): 426–31., 173

Søe, K. L., et al. “Liver Pathology Associated with the Use of Anabolic-Androgenic Steroids.” *Liver* no. 2 (1992): 73–79., 12

Steiner, J. L., et al. “Dose-Dependent Benefits of Quercetin on Tumorigenesis in the C3(1)/ SV40Tag Transgenic Mouse Model of Breast Cancer.” *Cancer Biology and Therapy* no. 11 (2014): 1456–67., 15

Ursin, G., et al. “Urinary 2-Hydroxyestrone/16Alpha-Hydroxyestrone Ratio and Risk of Breast Cancer in Postmenopausal Women.” *Journal of the National Cancer Institute* no. 12 (1999): 1067–72., 91

Wallwiener, C. W., et al. “Prevalence of Sexual Dysfunction and Impact of Contraception in Female German Medical Students.” *Journal of Sexual Medicine* no. 6 (2010): 2139–48., 7

Wu, Z., et al. “Progesterone Inhibits L-Type Calcium Currents in Gall Bladder Smooth Muscle Cells.” *Journal of Gastroenterology and Hepatology* no. 12 (2010): 1838–43., 25

Yang, C. Z., et al. “Most Plastic Products Release Estrogenic Chemicals: A Potential Health Problem That Can Be Solved.” *Environmental Health Perspectives* no. 7 (2011): 989–96., 119

Zhang, L. Q., et al. “Potential Therapeutic Targets for the Primary Gallbladder Carcinoma: Estrogen Receptors.” *Asian Pacific Journal of Cancer Prevention* no. 4 (2013): 2185–90., 14

Kapitel 6: Darmgesundheit

Adlercreutz, H., et al. “Studies on the Role of Intestinal Bacteria in Metabolism of Synthetic and Natural Steroid Hormones.” *Journal of Steroid Biochemistry* no. 1 (1984): 217–29., 20

Ashrafi, M., et al. "The Presence of Anti-Thyroid and Anti-Ovarian Auto-Antibodies in Familial Premature Ovarian Failure." *International Journal of Fertility and Sterility* no. 4 (2008): 171–74., 1

Bast, A., et al. "Celiac Disease and Reproductive Health." *Practical Gastroenterology* no. 10 (2009): 10–21., 35

Bernier, M. O., et al. "Combined Oral Contraceptive Use and the Risk of Systemic Lupus Erythematosus." *Arthritis and Rheumatology* no. 4 (2009): 476–81., 61

Blasi, F., et al. "The Effect of N-Acetylcysteine on Biofilms: Implications for the Treatment of Respiratory Tract Infections." *Respiratory Medicine* 117 (2016): 190–97.

Bultman, S. J. "The Microbiome and Its Potential as a Cancer Preventive Intervention." *Seminars in Oncology* no. 1 (2016): 97–106., 43

Campana, R., et al. "Strain-Specific Probiotic Properties of Lactic Acid Bacteria and Their Interference with Human Intestinal Pathogens Invasion." *Gut Pathogens* no. 1 (2017): 12., 9

Cook, L. C., et al. "The Role of Estrogen Signaling in a Mouse Model of Inflammatory Bowel Disease: A Helicobacter Hepaticus Model." *PLoS One* no. 4 (2014): e94209., 9

Costenbader, K. H., et al. "Reproductive and Menopausal Factors and Risk of Systemic Lupus Erythematosus in Women." *Arthritis and Rheumatology* no. 4 (2007): 1251–62., 56

Crujeiras, A. B., et al. "Leptin Resistance in Obesity: An Epigenetic Landscape." *Life Sciences* 140 (2015): 57–63.

Cummings, S. R., et al. "Prevention of Breast Cancer in Postmenopausal Women: Approaches to Estimating and Reducing Risk." *Journal of the National Cancer Institute* no. 6 (2009): 384–98., 101

Cutolo, M., et al. "Estrogens and Autoimmune Diseases." *Annals of the New York Academy of Sciences* 1089 (2006): 538–47.

Dai, Z. L., et al. "L-Glutamine Regulates Amino Acid Utilization by Intestinal Bacteria." *Amino Acids* no. 3 (2013): 501–12., 45

De Kort, S., et al. "Leaky Gut and Diabetes Mellitus: What Is the Link?" *Obesity Reviews* no. 6 (2011): 449–58., 12

Dinicola, S., et al. "N-Acetylcysteine as Powerful Molecule to Destroy Bacterial Biofilms. A Systematic Review." *European Review for Medical and Pharmacological Sciences* no. 19 (2014): 2942–48., 18

Divi, R. L., et al. "Anti-thyroid Isoflavones from Soybean: Isolation, Characterization, and Mechanisms of Action." *Biochemical Pharmacology* no. 10 (1997): 1087–96., 54

Engen, P. A., et al. "The Gastrointestinal Microbiome: Alcohol Effects on the Composition of Intestinal Microbiota." *Alcohol Research* no. 2 (2015): 223–36., 37

Faculty of Family Planning and Reproductive Health Care Clinical Effectiveness Unit. "Contraceptive Choices for Women with Inflammatory Bowel Disease." *Journal of Family Planning and Reproductive Health Care* no. 3 (2003): 127–35. http://srh.bmj.com/content/familyplanning/29/3/127.full.pdf., 29

Fasano, A. "Leaky Gut and Autoimmune Diseases." *Clinical Reviews in Allergy and Immunology* no. 1 (2012): 71–78., 42

Fasano, A. "Zonulin, Regulation of Tight Junctions, and Autoimmune Diseases." *Annals of the New York Academy of Sciences* 1258 (2012): 25–33.

Fasano, A., et al. "Mechanisms of Disease: The Role of Intestinal Barrier Function in the Pathogenesis of Gastrointestinal Autoimmune Diseases." *Nature Clinical Practice. Gastroenterology and Hepatology* no. 9 (2005): 416–22., 2

Fénichel, P., et al. "Prevalence, Specificity, and Significance of Ovarian Antibodies During Spontaneous Premature Ovarian Failure." *Human Reproduction* no. 12 (1997): 2623–28., 12

Fresko, I., et al. "Anti-*Saccharomyces Cerevisiae* Antibodies (ASCA) in Behçet's Syndrome." *Clinical and Experimental Rheumatology* suppl. 38 (2005): S67–70., 23

Frieri, M. "Neuroimmunology and Inflammation: Implications for Therapy of Allergic and Autoimmune Diseases." *Annals of Allergy, Asthma, and Immunology* no. 6, suppl. 3 (2003): S34–40., 90

Gameiro, C. M., et al. "Menopause and Aging: Changes in the Immune System—A Review." *Maturitas* no. 4 (2010): 316–20., 67

Gawron, L., et al. "Oral Contraceptive Use and Crohn's Disease Complications." *Gastroenterology* no. 5 (2016): 1038–39. www.gastrojournal.org/article/S0016-5085(16)35072-7/pdf., 151

Harmon, Q. E., et al. "Use of Estrogen-Containing Contraception Is Associated with Increased Concentrations of 25-Hydroxy Vitamin D." *Journal of Clinical Endocrinology and Metabolism* no. 9 (2016): 3370–77. https://academic.oup.com/jcem/article/101/9/3370/2806637

Hartmann, P., et al. "The Intestinal Microbiome and the Leaky Gut as Therapeutic Targets in Alcoholic Liver Disease." *Frontiers in Physiology* 3 (2012): 402.

Hu, M. L., et al. "Effect of Ginger on Gastric Motility and Symptoms of Functional Dyspepsia." *World Journal of Gastroenterology* no. 1 (2011): 105–10., 17

Jacobsen, B. K., et al. "Soy Isoflavone Intake and the Likelihood of Ever Becoming a Mother: The Adventist Health Study-2." *International Journal of Women's Health* 6 (2014): 377–84.

Jefferson, W. N. "Adult Ovarian Function Can Be Affected by High Levels of Soy." *Journal of Nutrition* no. 12 (2010): 2322S–25S., 140

Jessop, D. S., et al. "Effects of Stress on Inflammatory Autoimmune Disease: Destructive or Protective?" *Stress* no. 4 (2004): 261–66., 7

Khalili, H., et al. "Association Between Long-Term Oral Contraceptive Use and Risk of Crohn's Disease Complications in a Nationwide Study." *Gastroenterology* no. 7 (2016): 1561–67.e1. www.ncbi.nlm.nih.gov/pmc/articles/PMC4928680/pdf/nihms-795999.pdf., 150

Khalili, H., et al. "Oral Contraceptives, Reproductive Factors, and Risk of Inflammatory Bowel Disease." *Gut* no. 8 (2013): 1153–59., 62

Khalili, H., et al. "Sa1231 Oral Contraceptive Use and Risk of Surgery Among Crohn's Patients." *Gastroenterology* no. 4, suppl. 1 (2015): S264–65., 148

Kwa, M., et al. "The Intestinal Microbiome and Estrogen Receptor–Positive Female Breast Cancer." *Journal of the National Cancer Institute* no. 8 (2016)., 108

Long, M. D., et al. "Shifting Away from Estrogen-Containing Oral Contraceptives in Crohn's Disease." *Gastroenterology* no. 7 (2016): 1518–20., 150

Luborsky, J., et al. "Ovarian Antibodies, FSH, and Inhibin B: Independent Markers Associated with Unexplained Infertility." *Human Reproduction* no. 5 (2000): 1046–51., 15

Lyngsø, J., et al. "Association Between Coffee or Caffeine Consumption and Fecundity and Fertility: A Systematic Review and Dose-Response Meta-Analysis." *Clinical Epidemiology* 9 (2017): 699–719.

McMichael-Phillips, D. F., et al. "Effects of Soy-Protein Supplementation on Epithelial Proliferation in the Histologically Normal Human Breast." *American Journal of Clinical Nutrition* suppl. 6 (1998): 1431S–35., 68

Mulak, A., et al. "Sex Hormones in the Modulation of Irritable Bowel Syndrome." *World Journal of Gastroenterology* no. 10 (2014): 2433–48., 20

Petrakis, N. L., et al. "Stimulatory Influence of Soy Protein Isolate on Breast Secretion in Pre- and Postmenopausal Women." *Cancer Epidemiology, Biomarkers, and Prevention* no. 10 (1996): 785–94., 5

Petri, M., et al. "Oral Contraceptives and Systemic Lupus Erythematosus." *Arthritis and Rheumatism* no. 5 (1997): 797–803., 40

Quah, S. Y., et al. "N-Acetylcysteine Inhibits Growth and Eradicates Biofilm of Enterococcus Faecalis." *Journal of Endodontics* no. 1 (2012): 81–85., 38

Rizzo, G., et al. "Soy, Soy Foods, and Their Role in Vegetarian Diets." *Nutrients* no. 1 (2018): 43., 10

Schliep, K. C., et al. "Caffeinated Beverage Intake and Reproductive Hormones Among Premenopausal Women in the BioCycle Study." *American Journal of Clinical Nutrition* no. 2 (2012): 488–97., 95

Scrimgeour, A. G., et al. "Zinc and Micronutrient Combinations to Combat Gastrointestinal Inflammation." *Current Opinion in Clinical Nutrition and Metabolic Care* no. 6 (2009): 653–60., 12

Sieron, D., et al. "The Effect of Chronic Estrogen Application on Bile and Gallstone Composition in Women with Cholelithiasis." *Minerva Endocrinologica* no. 1 (2016): 19–27., 41

Skrovanek, S., et al. "Zinc and Gastrointestinal Disease." *World Journal of Gastrointestinal Pathophysiology* no. 4 (2014): 496–513., 5

Stojanovich, L., et al. "Stress as a Trigger of Autoimmune Disease." *Autoimmunity Reviews* no. 3 (2008): 209–13., 7

Sun, C. L., et al. "Dietary Soy and Increased Risk of Bladder Cancer: The Singapore Chinese Health Study." *Cancer Epidemiology, Biomarkers, and Prevention* no. 12 (2002): 1674–77., 11

Tayyebi-Khosroshahi, H., et al. "Effect of Treatment with Omega-3 Fatty Acids on C-Reactive Protein and Tumor Necrosis Factor-Alfa in Hemodialysis Patients." *Saudi Journal of Kidney Diseases and Transplantation* no. 3 (2012): 500–6., 23

Thorne Research. "Calcium-D-Glucarate." *Alternative Medicine Review* no. 4 (2002): 336–39., 7

Tralau, T., et al. "Insights on the Human Microbiome and Its Xenobiotic Metabolism: What Is Known About Its Effects on Human Physiology?" *Expert Opinion on Drug Metabolism and Toxicology* no. 3 (2015): 411–25., 11

Tung, K. S. K., et al. "Mechanisms of Autoimmune Disease in the Testis and Ovary." *Human Reproduction Update* no. 1 (1995): 35–50., 1

Vojdani, A., et al. "Cross-Reaction Between Gliadin and Different Food and Tissue Antigens." *Food and Nutrition Sciences* no. 1 (2013): 20–32., 4

Wang, B., et al. "Glutamine and Intestinal Barrier Function." *Amino Acids* no. 10 (2015): 2143–54., 47

Wang, B., et al. "L-Glutamine Enhances Tight Junction Integrity by Activating CaMK Kinase 2-AMP-Activated Protein Kinase Signaling in Intestinal Porcine Epithelial Cells." *Journal of Nutrition* no. 3 (2016): 501–8., 146

White, L., et al. "Prevalence of Dementia in Older Japanese-American Men in Hawaii: The Honolulu-Asia Aging Study." *JAMA* no. 12 (1996): 955–60., 276

Williams, W. V. "Hormonal Contraception and the Development of Autoimmunity: A Review of the Literature." *Linacre Quarterly* no. 3 (2017): 275–95., 84

Yan, Y., et al. "Omega-3 Fatty Acids Prevent Inflammation and Metabolic Disorder Through Inhibition of NLRP3 Inflammasome Activation." *Immunity* no. 6 (2013): 1154–63., 38

Yang, Q., et al. "Added Sugar Intake and Cardiovascular Diseases Mortality Among US Adults." *JAMA Internal Medicine* no. 4 (2014): 516–24. https://jamanetwork.com/journals/jamainternalmedicine/fullarticle/1819573., 174

Yates, C. M., et al. "Pharmacology and Therapeutics of Omega-3 Polyunsaturated Fatty Acids in Chronic Inflammatory Disease." *Pharmacology and Therapeutics* no. 3 (2014): 272–82., 141

Zhao, T., et al. "N-Acetylcysteine Inhibit Biofilms Produced by Pseudomonas Aeruginosa." *BMC Microbiology* 10 (2010): 140.

Zitvogel, L. "Cancer and the Gut Microbiota: An Unexpected Link." *Science Translational Medicine* no. 271 (2015): 271ps1., 7

Kapitel 7: Neue Energie für Schilddrüse und Nebennieren

Ajjan, R., et al. "The Pathogenesis of Hashimoto's Thyroiditis: Further Developments in Our Understanding." *Hormone and Metabolic Research* no. 10 (2015): 702–10., 47

Alexander, E. K., et al. "2017 Guidelines of the American Thyroid Association for the Diagnosis and Management of Thyroid Disease During Pregnancy and the Postpartum." *Thyroid* no. 3 (2017): 315–89. www.liebertpub.com/doi/pdfplus/10.1089/thy.2016.0457., 27

Ayhan, M. G., et al. "The Prevalence of Depression and Anxiety Disorders in Patients with Euthyroid Hashimoto's Thyroiditis: A Comparative Study." *General Hospital Psychiatry* no. 1 (2014): 95–98., 36

Bajaj, J. K., et al. "Various Possible Toxicants Involved in Thyroid Dysfunction: A Review." *Journal of Clinical and Diagnostic Research* no. 1 (2016): FE01–03., 10

Balázs, C., et al. "Effect of Selenium on HLA-DR Expression of Thyrocytes." *Autoimmune Diseases* (2012), article ID 374635.

Ban, Y., et al. "The Contribution of Immune Regulatory and Thyroid Specific Genes to the Etiology of Graves' and Hashimoto's Diseases." *Autoimmunity* nos. 6–7 (2003): 367–79., 36

Ban, Y., et al. "Genetic Susceptibility in Thyroid Autoimmunity." *Pediatric Endocrinology Reviews* no. 1 (2005): 20–32., 3

Blackwell, J. "Evaluation and Treatment of Hyperthyroidism and Hypothyroidism." *Journal of the American Association of Nurse Practitioners* no. 10 (2004): 422–25., 16

Bunevicius, A., et al. "Hypothalamic-Pituitary-Thyroid Axis Function in Women with a Menstrually Related Mood Disorder." *Psychosomatic Medicine* no. 8 (2012): 810–16., 74

Caturegli, P., et al. "Autoimmune Thyroid Diseases." *Current Opinion in Rheumatology* no. 1 (2007): 44–48., 19

Cauci, S., et al. "Effects of Third-Generation Oral Contraceptives on High-Sensitivity C-Reactive Protein and Homocysteine in Young Women." *Obstetrics and Gynecology* no. 4 (2008): 857–64., 111

Chandrasekhar, K., et al. "A Prospective, Randomized Double-Blind, Placebo-Controlled Study of Safety and Efficacy of a High-Concentration Full-Spectrum Extract of *Ashwagandha* Root in Reducing Stress and Anxiety in Adults." *Indian Journal of Psychological Medicine* no. 3 (2012): 255–62., 34

Checchi, S., et al. "L-Thyroxine Requirement in Patients with Autoimmune Hypothyroidism and Parietal Cell Antibodies." *Journal of Clinical Endocrinology and Metabolism* no. 2 (2008): 465–69., 93

Ch'ng, C. L., et al. "Celiac Disease and Autoimmune Thyroid Disease." *Clinical Medicine and Research* no. 3 (2007): 184–92., 5

Cojocaru, M., et al. "Multiple Autoimmune Syndrome." *Maedica* no. 2 (2010): 132–34., 5

Contempre, B., et al. "Effect of Selenium Supplementation in Hypothyroid Subjects of an Iodine and Selenium Deficient Area: The Possible Danger of Indiscriminate Supplementation of Iodine-Deficient Subjects with Selenium." *Journal of Endocrinology and Metabolism* no. 1 (1991): 213–15., 73

Daher, R., et al. "Consequences of Dysthyroidism on the Digestive Tract and Viscera." *World Journal of Gastroenterology* no. 23 (2009): 2834–38., 15

Dama, M., et al. "Thyroid Peroxidase Autoantibodies and Perinatal Depression Risk: A Systematic Review." *Journal of Affective Disorders* 198 (2016): 108–21.

De Herder, W. W., et al. "On the Enterohepatic Cycle of Triiodothyronine in Rats; Importance of the Intestinal Microflora." *Life Sciences* no. 9 (1989): 849–56., 45

Divani, A. A., et al. "Effect of Oral and Vaginal Hormonal Contraceptives on Inflammatory Blood Biomarkers." *Mediators of Inflammation* (2015), article ID 379501.

Drutel, A., et al. "Selenium and the Thyroid Gland: More Good News for Clinicians." *Clinical Endocrinology* no. 2 (2013): 155–64., 78

Ebert, E. C. "The Thyroid and the Gut." *Journal of Clinical Gastroenterology* no. 6 (2010): 402–6., 44

Fan, Y., et al. "Selenium Supplementation for Autoimmune Thyroiditis: A Systematic Review and Meta-Analysis." *International Journal of Endocrinology* no. 1 (2014): 904573., 2014

Fisher, D. A. "Physiological Variations in Thyroid Hormones: Physiological and Pathophysiological Considerations." *Clinical Chemistry* no. 1 (1996): 135–39., 42

Foster, J. A., et al. "Stress and the Gut-Brain Axis: Regulation by the Microbiome." *Neurobiology of Stress* 7 (2017): 124–36.

Gärtner, R., et al. "Selenium Supplementation in Patients with Autoimmune Thyroiditis Decreases Thyroid Peroxidase Antibodies Concentrations." *Journal of Clinical Endocrinology and Metabolism* no. 4 (2002): 1687–91., 87

Gerenova, J., et al. "Clinical Significance of Autoantibodies to Parietal Cells in Patients with Autoimmune Thyroid Diseases." *Folia Medica* no. 2 (2013): 26–32., 55

Gierach, M., et al. "Hashimoto's Thyroiditis and Carbohydrate Metabolism Disorders in Patients Hospitalised in the Department of Endocrinology and Diabetology of Ludwik Rydygier Collegium Medicum in Bydgoszcz Between 2001 and 2010." *Endokrynologia Polska* no. 1 (2012): 14–17., 63

Girdler, S. S., et al. "Historical Sexual Abuse and Current Thyroid Axis Profiles in Women with Premenstrual Dysphoric Disorder." *Psychosomatic Medicine* no. 3 (2004): 403–10., 66

Gorini, P., et al. "The Stimulating Effect of a Cytosol Extract from Regenerating Liver on Isolated Hepatocytes and the Positive Role of Insulin." *Italian Journal of Surgical Sciences* no. 3 (1988): 201–5., 18

Guggenheim, A. G., et al. "Immune Modulation from Five Major Mushrooms: Application to Integrative Oncology." *Integrative Medicine* no. 1 (2014): 32–44., 13

Guhad, F. A., et al. "Salivary IgA as a Marker of Social Stress in Rats." *Neuroscience Letters* no. 2 (1996): 137–40., 216

Haugen, B.R. "Drugs that Suppress TSH or Cause Central Hypothyroidism." *Best Practice and Research. Clinical Endocrinology and Metabolism* no. 6 (2009): 793–800., 23

Hays, M.T. "Thyroid Hormone and the Gut." *Endocrine Research* nos. 2–3 (1988): 203–24., 14

Houston, M. "The Role of Magnesium in Hypertension and Cardiovascular Disease." *Journal of Clinical Hypertension* no. 11 (2011): 843–47., 13

Hybenova, M., et al. "The Role of Environmental Factors in Autoimmune Thyroiditis." *Neuro Endocrinology Letters* no. 3 (2010): 283–89., 31

Kahaly, G.J., et al. "Thyroid Hormone Action in the Heart." *Endocrine Reviews* no. 5 (2005): 704–28. https://academic.oup.com/edrv/article/26/5/704/2355198., 26

Kakuno, Y., et al. "Menstrual Disturbances in Various Thyroid Diseases." *Endocrine Journal* no. 12 (2010): 1017–22., 57

Keely, E.J. "Postpartum Thyroiditis: An Autoimmune Thyroid Disorder Which Predicts Future Thyroid Health." *Obstetric Medicine* no. 1 (2011): 7–11., 4

Kimura, H., et al. "Chemokine Orchestration of Autoimmune Thyroiditis." *Thyroid* no. 10 (2007): 1005–11., 17

Kloosterboer, H.J., et al. "Effects of Three Low-Dose Contraceptive Combinations on Sex Hormone–Binding Globulin, Corticosteroid Binding Globulin and Antithrombin III Activity in Healthy Women: Two Monophasic Desogestrel Combinations (Containing 0.020 or 0.030 mg Ethinylestradiol) and One Triphasic Levonorgestrel Combination." *Acta Obstetricia et Gynecologica Scandinavica* suppl. 143 (1987): 41–44., 66

Koutras, D.A. "Disturbances of Menstruation in Thyroid Disease." *Annals of the New York Academy of Sciences* 816 (1997): 280–84.

Krassas, G.E. "Thyroid Disease and Female Reproduction." *Fertility and Sterility* no. 6 (2000): 1063–70., 74

Lauritano, E., et al. "Association Between Hypothyroidism and Small Intestinal Bacterial Overgrowth." *Journal of Clinical Endocrinology and Metabolism* no. 11 (2007): 4180–84., 92

Mackawy, A.M.H., et al. "Vitamin D Deficiency and Its Association with Thyroid Disease." *International Journal of Health Sciences* no. 3 (2013): 267–75., 7

Mansournia, N., et al. "The Association Between Serum 25OHD Levels and Hypothyroid Hashimoto's Thyroiditis." *Journal of Endocrinological Investigation* no. 5 (2014): 473–76., 37

Olsson, E.M.G., et al. "A Randomised, Double-Blind, Placebo-Controlled, Parallel-Group Study of the Standardised Extract SHR-5 of the Roots of *Rhodiola Rosea* in the Treatment of Subjects with Stress-Related Fatigue." *Planta Medica* 75 (2009): 105–12.

Ongphiphadhanakul, B., et al. "Tumor Necrosis Factor-Alpha Decreases Thyrotropin-Induced 5'-Deiodinase Activity in FRTL-5 Thyroid Cells." *European Journal of Endocrinology* no. 5 (1994): 502–7., 130

Palmery, M., et al. "Oral Contraceptives and Changes in Nutritional Requirements." *European Review for Medical and Pharmacological Sciences* no. 13 (2013): 1804–13., 17

Peterson, A.M., et al. "The Anti-inflammatory Effect of Exercise." *Journal of Applied Physiology* no. 4 (2005): 1154–62., 98

Ramya, M.R., et al. "Menstrual Disorders Associated with Thyroid Dysfunction." *International Journal of Reproduction, Contraception, Obstetrics, and Gynecology* no. 11 (2017): 5113–17/3718/2946., 6

Rettori, V., et al. "Central Action of Interleukin-1 in Altering the Release of TSH, Growth Hormone, and Prolactin in the Male Rat." *Journal of Neuroscience Research* no. 1 (1987): 179–83., 18

Sapolsky, R.M., et al. "The Neuroendocrinology of Stress and Aging: The Glucocorticoid Cascade Hypothesis." *Endocrine Reviews* no. 3 (1986): 284–301., 7

Sørensen, C.J., et al. "Combined Oral Contraception and Obesity Are Strong Predictors of Low Grade Inflammation in Healthy Individuals: Results from the Danish Blood Donor Study (DBDS)." *PLoS One* no. 2 (2014): e88196., 9

Stagnaro-Green, A. "Approach to the Patient with Postpartum Thyroiditis." *Journal of Clinical Endocrinology and Metabolism* no. 2 (2012): 334–42., 97

Steingold, K. A., "Comparison of Transdermal to Oral Estradiol Administration on Hormonal Hepatic Parameters in Women with Premature Ovarian Failure." *Journal of Clinical Endocrinology and Metabolism* no. 2 (1991): 275–80., 73

Stojanovich, L., et al. "Stress as a Trigger of Autoimmune Disease." *Autoimmunity Reviews* no. 3 (2008): 209–13., 7

Surks, M. I., et al. "Drugs and Thyroid Function." *New England Journal of Medicine* no. 25 (1995): 1688–94., 333

Thorp, V. J. "Effect of Oral Contraceptive Agents on Vitamins and Mineral Requirements." *Journal of the American Dietetic Association* no. 6 (1980): 581–84., 76

Verlarde-Mayol, C., et al. "Pernicious Anemia and Autoimmune Thyroid Disease in Elderly People." [In Spanish.] *Revista Española de Geriatría y Gerontología* no. 3 (2015): 126–28., 50

Walter, K. N., et al. "Elevated Thyroid Stimulating Hormone Is Associated with Elevated Cortisol in Healthy Young Men and Women." *Thyroid Research* 5 (2012): 13.

Webb, J. L. "Nutritional Effects of Oral Contraceptive Use: A Review." *Journal of Reproductive Medicine* no. 4 (1980): 150–56., 25

Westhoff, C., et al. "Using Changes in Binding Globulins to Assess Oral Contraceptive Compliance." *Contraception* no. 2 (2013): 176–81., 87

Woodruff, S. C., et al. "Mindfulness and Anxiety." In *The Wiley Blackwell Handbook of Mindfulness,* edited by A. Ie, C. T. Ngnoumen, and E. J. Langer, ch. 37. New York: John Wiley, 2014.

Kapitel 8: Metabolisches Chaos umkehren

Abdollahi, M., et al. "Obesity: Risk of Venous Thrombosis and the Interaction with Coagulation Factor Levels and Oral Contraceptive Use." *Thrombosis and Haemostasis* no. 3 (2003): 493–98., 89

Alvarez, J. A., et al. "Role of Vitamin D in Insulin Secretion and Insulin Sensitivity for Glucose Homeostasis." *International Journal of Endocrinology* (2010): 351385.

Bakir, R., et al. "Lipids, Lipoproteins, Arterial Accidents, and Oral Contraceptives." [In French.] *Contraception, Fertilité, Sexualité* no. 1 (1986): 81–87., 14

Bloemenkamp, K. W., et al. "Risk of Venous Thrombosis with Use of Current Low-Dose Oral Contraceptives Is Not Explained by Diagnostic Suspicion and Referral Bias." *Archives of Internal Medicine* no. 1 (1999): 65–70., 159

Bultman, S. J. "Emerging Roles of the Microbiome in Cancer." *Carcinogenesis* no. 2 (2014): 249–55., 35

Bushnell, C. D. "Stroke in Women: Risk and Prevention Throughout the Lifespan." *Neurologic Clinics* no. 4 (2008): 1161-xi., 26

Cauci, S., et al. "Effects of Third-Generation Oral Contraceptives on High-Sensitivity C-Reactive Protein and Homocysteine in Young Women." *Obstetrics and Gynecology* no. 4 (2008): 857–64., 111

Centers for Disease Control. "Long-Term Oral Contraceptive Use and the Risk of Breast Cancer. The Centers for Disease Control Cancer and Steroid Hormone Study." *JAMA* no. 12 (1983): 1591–95., 249

Chasan-Taber, L., et al. "Epidemiology of Oral Contraceptives and Cardiovascular Disease." *Annals of Internal Medicine* no. 6 (1998): 467–77., 128

Chen, L., et al. "Mechanisms Linking Inflammation to Insulin Resistance." *International Journal of Endocrinology* (2015): 508409.

Cummings, S. R., et al. "Prevention of Breast Cancer in Postmenopausal Women: Approaches to Estimating and Reducing Risk." *Journal of the National Cancer Institute* no. 6 (2009): 384–98.

D, 101

e Bastos, M., et al. "Combined Oral Contraceptives: Venous Thrombosis." *Cochrane Database of Systematic Reviews* no. 3 (2014): CD010813.

D, 3

e Bruijn, S. F., et al. "Case-Control Study of Risk of Cerebral Sinus Thrombosis in Oral Contraceptive Users and in [Correction of Who Are] Carriers of Hereditary Prothrombotic Conditions. The Cerebral Venous Sinus Thrombosis Study Group." *British Medical Journal* no. 7131 (1998): 589–92.

D, 316

iab, K. M., et al. "Contraception in Diabetic Women: Comparative Metabolic Study of Norplant, Depot Medroxyprogesterone Acetate, Low Dose Oral Contraceptive Pill and CuT380A." *Journal of Obstetrics and Gynaecology Research* no. 1 (2000): 17–26.

D, 26

inger, J. C., et al. "The Safety of a Drospirenone-Containing Oral Contraceptive: Final Results from the European Active Surveillance Study on Oral Contraceptives Based on 475 Women—Years of Observation." Con*traception 75,* no. 5 (2007): 344–54., 142

Duarte, C., et al. "Oral Contraceptives and Systemic Lupus Erythematosus: What Should We Advise to Our Patients?" *Acta Reumatológica Portuguesa* no. 2 (2010): 133–40., 35

European Medicines Agency. "PhVWP Monthly Report on Safety Concerns, Guidelines, and General Matters." No. 1201 (January 2012)/document_library/Report/2012/01/WC500121387.pdf.

Fang, X., et al. "Dose-Response Relationship Between Dietary Magnesium Intake and Cardiovascular Mortality: A Systemic Review and Dose-Based Meta-Regression Analysis of Prospective Studies." *Journal of Trace Elements in Medicine and Biology* 38 (2016): 64–73.

Glintborg, D. "Increased Thrombin Generation in Women with Polycystic Ovary Syndrome: A Pilot Study on the Effect of Metformin and Oral Contraceptives." *Metabolism* no. 10 (2015): 1272–78., 64

Greenlund, K. J., et al. "Associations of Oral Contraceptive Use with Serum Lipids and Lipoproteins in Young Women: The Bogalusa Heart Study." *Annals of Epidemiology* no. 8 (1997): 561–67., 7

Haarala, A., et al. "Use of Combined Oral Contraceptives Alters Metabolic Determinants and Genetic Regulation of C-Reactive Protein. The Cardiovascular Risk in Young Finns Study." *Scandinavian Journal of Clinical and Laboratory Investigation* no. 2 (2009): 168–74., 69

Hankinson, S. E., et al. "A Prospective Study of Oral Contraceptive Use and Risk of Breast Cancer (Nurses' Health Study, United States)." *Cancer Causes and Control* no. 1 (1997): 65–72., 8

Houston, M. "The Role of Magnesium in Hypertension and Cardiovascular Disease." *Journal of Clinical Hypertension* no. 11 (2011): 843–47., 13

Kalkhoff, R. K. "Effects of Oral Contraceptive Agents and Sex Steroids on Carbohydrate Metabolism." *Annual Review of Medicine* 23 (1972): 429–38.

Kemmeren, J. M., et al. "Effect of Second- and Third-Generation Oral Contraceptives on the Protein C System in the Absence or Presence of the Factor V Leiden Mutation: A Randomized Trial." *Blood* no. 3 (2004): 927–33., 103

Kemmeren, J. M., et al. "Effects of Second- and Third-Generation Oral Contraceptives and Their Respective Progestagens on the Coagulation System in the Absence or Presence of the Factor V Leiden Mutation." *Thrombosis and Haemostasis* no. 2 (2002): 199–205., 87

Kim, Sung-Woo, et al. "Long-Term Effects of Oral Contraceptives on the Prevalence of Diabetes in Post-menopausal Women: 2007–2012 KNHANES." *Endocrine* no. 3 (2016): 816–22., 53

Kjos, S. L., et al. "Contraception and the Risk of Type 2 Diabetes Mellitus in Latina Women with Prior Gestational Diabetes Mellitus." *JAMA* no. 6 (1998): 533., 280

Krauss, R. M., et al. "The Metabolic Impact of Oral Contraceptives." *American Journal of Obstetrics and Gynecology* no. 4, (1992): 1177–84., 167

Kuhl, H. "Hormonale Kontrazeption und Substitutionstherapie: Die Bedeutung des Gestagens für kardiovaskuläre Erkrankungen." *Geburtshilfe und Frauenheilkunde* Nr. 11 (1992): 653–62., 52

Larivée, N., et al. "Drospirenone-Containing Oral Contraceptive Pills and the Risk of Venous Thromboembolism: An Assessment of Risk in First-Time Users and Restarters." *Drug Safety* no. 7 (2017): 583–96., 40

Lizarelli, P. M., et al. "Both a Combined Oral Contraceptive and Depot Medroxyprogesterone Acetate Impair Endothelial Function in Young Women." *Contraception* no. 1 (2009): 35–40., 79

Lobo, R. A., et al. "The Importance of Diagnosing the Polycystic Ovary Syndrome." *Annals of Internal Medicine* no. 12 (2000): 989–93., 132

Lydic, M. L., et al. "Chromium Picolinate Improves Insulin Sensitivity in Obese Subjects with Polycystic Ovary Syndrome." *Fertility and Sterility* no. 1 (2006): 243–46., 86

Macik, B. G., et al. "Thrombophilia: What's a Practitioner to Do?" *Hematology, American Society of Hematology Education Program* (2001): 322–38. http://asheducationbook.hematologylibrary.org/content/2001/1/322.full.pdf.

Marchbanks, P. A., et al. "Oral Contraceptives and the Risk of Breast Cancer." *New England Journal of Medicine* 346 (2002): 2025–32.

Martinelli, I., et al. "High Risk of Cerebral-Vein Thrombosis in Carriers of a Prothrombin-Gene Mutation and in Users of Oral Contraceptives." *New England Journal of Medicine* no. 25 (1998): 1793–97., 338

Martinelli, I., et al. "Hyperhomocysteinemia in Cerebral Vein Thrombosis." *Blood* no. 4 (2003): 1363–66., 102

Martinelli, I., et al. "Interaction Between the G20210A Mutation of the Prothrombin Gene and Oral Contraceptive Use in Deep Vein Thrombosis." *Arteriosclerosis, Thrombosis, and Vascular Biology* no. 3 (1999): 700–3., 19

Mavropoulos, J. C., et al. "The Effects of a Low-Carbohydrate, Ketogenic Diet on the Polycystic Ovary Syndrome: A Pilot Study." *Nutrition and Metabolism* 2 (2005): 35.

Merki-Feld, G. S. "Effekt hormonaler Kontrazeptiva auf das Endothel und neue kardiovaskuläre Risikoparameter." *Therapeutische Umschau* Nr. 2 (2009): 89–92., 66

Middeldorp, S., et al. "Effects on Coagulation of Levonorgestrel- and Desogestrel-Containing Low Dose Oral Contraceptives: A Cross-Over Study." *Thrombosis and Haemostasis* no. 1 (2000): 4–8., 84

Moghadam, A. M., et al. "Efficacy of Omega-3 Fatty Acid Supplementation on Serum Levels of Tumour Necrosis Factor-Alpha, C-Reactive Protein and Interleukin-2 in Type 2 Diabetes Mellitus Patients." *Singapore Medical Journal* no. 9 (2012): 615–19., 53

Mohllajee, A. P., et al. "Does Use of Hormonal Contraceptives Among Women with Thrombogenic Mutations Increase Their Risk of Venous Thromboembolism? A Systematic Review." *Contraception* no. 2 (2006): 166–78., 73

Moreno, V., et al. "Effect of Oral Contraceptives on Risk of Cervical Cancer in Women with Human Papillomavirus Infection: The IARC Multicentric Case-Control Study." *Lancet* no. 9312 (2002): 1085–92., 359

Murray, E. K. I., et al. "Thromboelastography Identifies Cyclic Haemostatic Variations in Healthy Women Using Oral Contraceptives." *Thrombosis Research* no. 5 (2015): 1022–26., 136

Nestler, J. E., et al. "Ovulatory and Metabolic Effects of D-chiro-inositol in the Polycystic Ovary Syndrome." *New England Journal of Medicine* no. 17 (1999): 1314–20., 340

Nightingale, A. L., et al. "The Effects of Age, Body Mass Index, Smoking, and General Health on the Risk of Venous Thromboembolism in Users of Combined Oral Contraceptives." *European Journal of Contraception and Reproductive Health Care* no. 4 (2000): 265–74., 5

Nordio, M., et al. "The Combined Therapy with Myo-inositol and D-chiro-inositol Reduces the Risk of Metabolic Disease in PCOS Overweight Patients Compared to Myo-inositol Supplementation Alone." *European Review for Medical and Pharmacological Sciences* no. 5 (2012): 575–81., 16

Oner, G., et al. "Clinical, Endocrine, and Metabolic Effects of Metformin vs. N-Acteylcytseine in Women with Polycystic Ovary Syndrome." *European Journal of Obstetrics, Gynecology, and Reproductive Biology* no. 1 (2011): 127–31., 159

"Oral-Contraceptive Use and the Risk of Breast Cancer. The Cancer and Steroid Hormone Study of the Centers for Disease Control and the National Institute of Child Health and Human Development." *New England Journal of Medicine* no. 7 (1986): 405–11., 315

Orio, F., et al. "Metabolic and Cardiovascular Consequences of Polycystic Ovary Syndrome." *Minerva Ginecologica* no. 1 (2008): 39–51., 60

Pelusi, B., et al. "Type 2 Diabetes and the Polycystic Ovary Syndrome." *Minerva Ginecologica* no. 1 (2004): 41–51., 56

Pomp, E. R., et al. "Risk of Venous Thrombosis: Obesity and Its Joint Effect with Oral Contraceptive Use and Prothrombotic Mutations." *British Journal of Haematology* no. 2 (2007): 289–96., 139

Raghuramulu, N., et al. "Vitamin D Improves Oral Glucose Tolerance and Insulin Secretion in Human Diabetes." *Journal of Clinical Biochemistry and Nutrition* no. 1 (1992): 45–51., 13

Raitakari, M., et al. "Distribution and Determinants of Serum High-Sensitive C-Reactive Protein in a Population of Young Adults: The Cardiovascular Risk in Young Finns Study." *Journal of Internal Medicine* no. 5 (2005): 428–34., 258

Roach, R. E., et al. "Combined Oral Contraceptives: The Risk of Heart Attack and Stroke in Women Using Birth Control Pills." *Cochrane Database of Systematic Reviews* no. 8 (2015): CD011054.

Roberfroid, M., et al. "Prebiotic Effects: Metabolic and Health Benefits." *British Journal of Nutrition* suppl. 2 (2010): S1–63., 104

Rocha, S. L., et al. "Heart Attack in a Young Woman—All About Genetics!" *Journal of US- China Medical Science* 14 (2017): 28–30. www.davidpublisher.com/Public/uploads/Contribute/58b7979d5aba9.pdf.

Rosing, J., et al. "Low-Dose Oral Contraceptives and Acquired Resistance to Activated Protein C: A Randomised Cross-over Study." *Lancet* no. 9195 (1999): 2036–40., 354

Rosing, J., et al. "Oral Contraceptives and Venous Thrombosis: Different Sensitivities to Activated Protein C in Women Using Second- and Third-Generation Oral Contraceptives." *British Journal of Haematology* no. 1 (1997): 233–38., 97

Samsioe, G. "Coagulation and Anticoagulation Effects of Contraceptive Steroids." *American Journal of Obstetrics and Gynecology* no. 5, pt. 2 (1994): 1523–27., 170

Samsunnahar, Q. S. A., et al. "Assessment of Coagulation Disorder in Women Taking Oral Contraceptives." *Journal of Bangladesh Society of Physiologist* no. 1 (2014): 1–5., 9

Sasieni, P. "Cervical Cancer Prevention and Hormonal Contraception." *Lancet* no. 9599 (2007): 1591–92., 370

Seeger, J. D., et al. "Risk of Thromboembolism in Women Taking Ethinylestradiol/ Drospirenone and Other Oral Contraceptives." *Obstetrics and Gynecology* no. 3 (2007): 587–93., 110

Shoelson, S. E., et al. "Inflammation and Insulin Resistance." *Journal of Clinical Investigation* no. 7 (2006): 1793–1801., 116

Sidney, S., et al. "Venous Thromboembolic Disease in Users of Low-Estrogen Combined Estrogen-Progestin Oral Contraceptives." *Contraception* no. 1 (2004): 3–10., 70

Singh, B., et al. "Resveratrol Inhibits Estrogen-Induces Breast Carcinogenesis Through Induction of NRF2-Mediated Protective Pathways." *Carcinogenesis* no. 8 (2014): 1872–80., 35

Skouby, S. O., et al. "Contraception for Women with Diabetes: An Update." *Baillière's Clinical Obstetrics and Gynaecology* no. 2 (1991): 493–503., 5

Smith J. S., et al. "Cervical Cancer and Use of Hormonal Contraceptives: A Systematic Review." *Lancet* no. 9364 (2003): 1159–67., 361

Soares, G. M., et al. "Metabolic and Cardiovascular Impact of Oral Contraceptives in Polycystic Ovary Syndrome." *International Journal of Clinical Practice* no. 1 (2009): 160–69., 63

Sørensen, C. J., et al. "Combined Oral Contraception and Obesity Are Strong Predictors of Low-Grade Inflammation in Healthy Individuals: Results from the Danish Blood Donor Study (DBDS)." *PLoS One* no. 2 (2014): e88196., 9

Tayyebi-Khosroshahi, H., et al. "Effect of Treatment with Omega-3 Fatty Acids on C-Reactive Protein and Tumor Necrosis Factor-Alfa in Hemodialysis Patients." *Saudi Journal of Kidney Diseases and Transplantation* no. 3 (2012): 500–6., 23

Thys-Jacobs, S., et al. "Vitamin D and Calcium Dysregulation in the Polycystic Ovarian Syndrome." *Steroids* no. 6 (1999): 430–35., 64

Vandenbroucke, J. P., et al. "Increased Risk of Venous Thrombosis in Oral-Contraceptive Users Who Are Carriers of Factor V Leiden Mutation." *Lancet* no. 8935 (1994): 1453–57., 344

Van Hylckama, V. A., et al. "The Venous Thrombotic Risk of Oral Contraceptives, Effects of Oestrogen Dose and Progestogen Type: Results of the MEGA Case-Control Study." *British Medical Journal* 339 (2009): b2921.

Vasilakis, C., et al. "Risk of Idiopathic Venous Thromboembolism in Users of Progestagens Alone." *Lancet* no. 9190 (1999): 1610–11., 354

Vasilakis, C., et al. "The Risk of Venous Thromboembolism in Users of Postcoital Contraceptive Pills." *Contraception* no. 2 (1999): 79–83., 52

Vessey, M., et al. “Oral Contraceptive Use and Cancer. Findings in a Large Cohort Study 1968–2004.” *British Journal of Cancer* no. 3 (2006): 385–89., 95

Vinogradova, Y., et al. “Use of Combined Oral Contraceptives and Risk of Venous Thromboembolism: Nested Case-Control Studies Using the QResearch and CPRD Databases.” *British Medical Journal* 350 (2015): h2135.

Wang, Q., et al. “Effects of Hormonal Contraception on Systemic Metabolism: Cross-Sectional and Longitudinal Evidence.” *International Journal of Epidemiology* no. 5 (2016): 1445–57., 45

Westhoff, C. L., et al. “Clotting Factor Changes During the First Cycle of Oral Contraceptive Use.” *Contraception* no. 1 (2016): 70–76., 93

Williams, M. J., et al. “Association Between C-Reactive Protein, Metabolic Cardiovascular Risk Factors, Obesity, and Oral Contraceptive Use in Young Adults.” *International Journal of Obesity and Related Metabolic Disorders* no. 8 (2004): 998–1003., 28

Yan, Y., et al. “Omega-3 Fatty Acids Prevent Inflammation and Metabolic Disorder Through Inhibition of NLRP3 Inflammasome Activation.” *Immunity* no. 6 (2013): 1154–63., 38

Kapitel 9: Stimmungsschwankungen, Ängste und Depressionen in den Griff bekommen

Akhondzadeh, S., et al. “Passionflower in the Treatment of Generalized Anxiety: A Pilot Double-Blind Randomized Controlled Trial with Oxazepam.” *Journal of Clinical Pharmacy and Therapeutics* no. 5 (2001): 363–67., 26

Almey, A., et al. “Estrogen Receptors in the Central Nervous System and Their Implication for Dopamine-Dependent Cognition in Females.” *Hormones and Behavior* 74 (2015): 125–38.

Anxiety and Depression Association of America. “Facts & Statistics.” https://adaa.org/about-adaa/press-room/facts-statistics#.

Arbo, B. D., et al. “Effect of Low Doses of Progesterone in the Expression of the GABA(A) Receptor α4 Subunit and Procaspase-3 in the Hypothalamus of Female Rats.” *Endocrine* no. 3 (2014): 561–67., 46

Arevalo, M. A., et al. “Selective Oestrogen Receptor Modulators Decrease the Inflammatory Response of Glial Cells.” *Journal of Neuroendocrinology* no. 1 (2012): 183–90., 24

Bay-Richter, C., et al. “A Role for Inflammatory Metabolites as Modulators of the Glutamate N-Methyl-D-Aspartate Receptor in Depression and Suicidality.” *Brain, Behavior, and Immunity* 43 (2015): 110–17.

Borrow, A. P., et al. “Estrogenic Mediation of Serotonergic and Neurotrophic Systems: Implications for Female Mood Disorders.” *Progress in Neuropsychopharmacology and Biological Psychiatry* 54 (2014): 13–25.

Bos, P. A., et al. “Acute Effects of Steroid Hormones and Neuropeptides on Human Social–Emotional Behavior: A Review of Single Administration Studies.” *Frontiers in Neuroendocrinology* no. 1 (2012): 17–35., 33

Bouma, E. M. C., et al. “Adolescents’ Cortisol Responses to Awakening and Social Stress; Effects of Gender, Menstrual Phase, and Oral Contraceptives. The TRAILS Study.” *Psychoneuroendocrinology* no. 6 (2009): 884–93., 34

Brinton, R. D., et al. “Progesterone Receptors: Form and Function in Brain.” *Frontiers in Neuroendocrinology* no. 2 (2008): 313–39., 29

Bunevicius, A., et al. “Hypothalamic-Pituitary-Thyroid Axis Function in Women with a Menstrually Related Mood Disorder: Association with Histories of Sexual Abuse.” *Psychosomatic Medicine* no. 8 (2012): 810–16., 74

Carta, M. G., et al. “The Link Between Thyroid Autoimmunity (Antithyroid Peroxidase Autoantibodies) with Anxiety and Mood Disorders in the Community: A Field of Interest or Public Health in the Future.” *BMC Psychiatry* no. 1 (2004): 25., 4

Catuzzi, J. E., et al. “Anxiety Vulnerability in Women: A Two-Hit Hypothesis.” *Experimental Neurology* 259 (2014): 75–80.

Daniel, K., et al. “Contraceptive Methods Women Have Ever Used: United States, 1982– 2010.” *National Health Statistics Reports* 62 (2013): 1–15. www.cdc.gov/nchs/data/nhsr/nhsr062.pdf.

Deac, O.M., et al. "Tryptophan Catabolism and Vitamin B-6 Status Are Affected by Gender and Lifestyle Factors in Healthy Young Adults." *Journal of Nutrition* no. 4 (2015): 701–7., 145

Doufas, A.G., et al. "The Hypothalamic-Pituitary-Thyroid Axis and the Female Reproductive System." *Annals of the New York Academy of Sciences* 900 (2000): 65–76.

Dreon, D.M., et al. "Oral Contraceptive Use and Increased Plasma Concentration of C-reactive Protein." *Life Sciences* no. 10 (2003): 1245–52., 73

Ervin, K.S., et al. "Estrogen Involvement in Social Behavior in Rodents: Rapid and Long-Term Actions." *Hormones and Behavior* 74 (2015): 53–76.

Fröhlich, M., et al. "Oral Contraceptive Use Is Associated with a Systemic Acute Phase Response." *Fibrinolysis and Proteolysis* no. 6 (1999): 239–44., 13

Graham, B.M., et al. "Blockade of Estrogen by Hormonal Contraceptives Impairs Fear Extinction in Female Rats and Women." *Biological Psychiatry* no. 4 (2013): 371–78., 73

Kabat-Zinn, J., et al. "Effectiveness of a Meditation-Based Stress Reduction Program in the Treatment of Anxiety Disorders." *American Journal of Psychiatry* no. 7 (1992): 936–43., 149

Kessler, R.C. "Epidemiology of Women and Depression." *Journal of Affective Disorders* no.1 (2003): 5–13., 74

Klein, S.L., et al. "Sex Differences in Immune Responses." *Nature Reviews Immunology* no. 10 (2016): 626–38., 16

Kovats, S. "Estrogen Receptors Regulate Innate Immune Cells and Signaling Pathways." *Cellular Immunology* no. 2 (2015): 63–69., 294

Lakhan, S.E., et al. "Nutritional and Herbal Supplements for Anxiety and Anxiety-Related Disorders: A Systematic Review." *Nutrition Journal* 9 (2010): 42.

Liu, X., et al. "Modulation of Gut Microbiota-Brain Axis by Probiotics, Prebiotics, and Diet." *Journal of Agricultural and Food Chemistry* no. 36 (2015): 7885–95., 63

Maeng, L.Y., et al. "Sex Differences in Anxiety Disorders: Interactions Between Fear, Stress, and Gonadal Hormones." *Hormones and Behavior* 76 (2015): 106–17.

Mao, J.J., et al. "Rhodiola Rosea Versus Sertaline for Major Depressive Disorder: A Randomized Placebo-Controlled Trial." *Phytomedicine* no. 3 (2015): 394–99., 22

Meier, T.B., et al. "Kynurenic Acid Is Reduced in Females and Oral Contraceptive Users: Implications for Depression." *Brain, Behavior, and Immunity* 67 (2018): 59–64.

Miller, A.H., et al. "The Role of Inflammation in Depression: From Evolutionary Imperative to Modern Treatment Target." *Nature Reviews: Immunology* no. 1 (2015): 22–34., 16

Montoya, E.R., et al. "How Oral Contraceptives Impact Social-Emotional Behavior and Brain Function." *Trends in Cognitive Sciences* no. 2 (2017): 125–36., 21

Nehlig, A. "Effects of Coffee/Caffeine on Brain Health and Disease: What Should I Tell My Patients?" *Practical Neurology* no. 2 (2016): 89–95., 16

Palmery, M., et al. "Oral Contraceptives and Changes in Nutritional Requirements." *European Review for Medical and Pharmacological Sciences* no. 13 (2013): 1804–13., 17

Pletzer, B.A., et al. "50 Years of Hormonal Contraception: Time to Find Out, What It Does to Our Brain." *Frontiers in Neuroscience* no. 8 (2014): 256. www.frontiersin.org/articles/10.3389/fnins.2014.00256/full., 8

Quaranta, S., et al. "Pilot Study of the Efficacy and Safety of a Modified-Release Magnesium 250 mg Tablet (Sincromag) for the Treatment of Premenstrual Syndrome." *Clinical Drug Investigation* no. 1 (2007): 51–58., 27

Rifai, N., et al. "Population Distributions of C-Reactive Protein in Apparently Healthy Men and Women in the United States: Implication for Clinical Interpretation." *Clinical Chemistry* no. 4 (2003): 666–69., 49

Scheele, D., et al. "Hormonal Contraceptives Suppress Oxytocin-Induced Brain Reward Responses to the Partner's Face." *Social Cognitive and Affective Neuroscience* no. 5 (2016): 767–74., 11

Skovlund, C.W., et al. "Association of Hormonal Contraception with Depression." *JAMA Psychiatry* no. 11 (2016): 1154–62., 73

Skovlund, C.W., et al. "Association of Hormonal Contraception with Suicide Attempts and Suicides." *American Journal of Psychiatry* no. 4 (2018): 336–42., 175

Smith, C., et al. "A Randomised Comparative Trial of Yoga and Relaxation to Reduce Stress and Anxiety." *Complementary Therapies in Medicine* no. 2 (2007): 77–83., 15

Sorensen, C. J., et al. "Combined Oral Contraception and Obesity Are Strong Predictors of Low-Grade Inflammation in Healthy Individuals: Results from the Danish Blood Donor Study (DBDS)." *PLoS One* no. 2 (2014): e88196., 9

Stomati, M., et al. "Contraception as Prevention and Therapy: Sex Steroids and the Brain." *European Journal of Contraception and Reproductive Health Care* no. 1 (1998): 21–28., 3

Ushiroyama, T., et al. "A Case of Panic Disorder Induced by Oral Contraceptive." *Acta Obstetricia et Gynecologica Scandinavica* no. 1 (1992): 78–80., 71

Van Wingen, G. A., et al. "Gonadal Hormone Regulation of the Emotion Circuitry in Humans." *Neuroscience* 191 (2011): 38–45.

Worly, B. L., et al. "The Relationship Between Progestin Hormonal Contraception and Depression: A Systematic Review." *Contraception* no. 6 (2018): 478–89., 97

Yoto, A., et al. "Effects of L-Theanine or Caffeine Intake on Changes in Blood Pressure Under Physical and Psychological Stresses." *Journal of Physiological Anthropology* 31 (2012): 28.

Kapitel 10: Steigern Sie Ihre Libido und Fruchtbarkeit

Badawy, A., et al. "N-Acetylcysteine and Clomiphene Citrate for Induction of Ovulation in Polycystic Ovary Syndrome: A Cross-over Trial." *Acta Obstetricia et Gynecologica Scandinavica* no. 2 (2007): 218–22., 86

Baker, F. C., et al. "Circadian Rhythms, Sleep, and the Menstrual Cycle." *Sleep Medicine* no. 6 (2007): 613–22., 8

Bentzen, J. G., et al. "Ovarian Reserve Parameters: A Comparison Between Users and Non-users of Hormonal Contraception." *Reproductive BioMedicine Online* no. 6: 612–19., 25

Blackwell. "Oral Contraceptive Pill May Prevent More than Pregnancy: Could Cause Long-Term Problems with Testosterone." *ScienceDaily.* January 2006. www.sciencedaily.com/releases/2006/01/060104232338.htm., 5

Bonnyns, M., et al. "Thyroid Gland and Female Sexual Function. I. Relation Outside of Pregnancy." [In French.] *Journal de Gynécologie, Obstétrique, et Biologie de la Reproduction* no. 4 (1982): 457–69., 11

Cheraghi, E., et al. "N-Acetylcysteine Improves Oocyte and Embryo Quality in Polycystic Ovary Syndrome Patients Undergoing Intracytoplasmic Sperm Injection: An Alternative to Metformin." *Reproduction, Fertility, and Development* no. 6 (2016): 723–31., 28

Coulam, C. B., et al. "Ultrasonographic Predictors of Implantation After Assisted Reproduction." *Fertility and Sterility* no. 5 (1994): 1004–10., 62

Cutler, W. B., et al. "Sexual Behavior Frequency and Biphasic Ovulatory Type Menstrual Cycles." *Physiology and Behavior* no. 5 (1985): 805–10., 34

Cutler, W. B., et al. "Sexual Behavior Frequency and Menstrual Cycle Length in Mature Premenopausal Women." *Psychoneuroendocrinology* 4 (1979): 297–309. www.athenainstitute.com/sciencelinks/sexualbehaviorfrequency1979.html.

De Flora, S., et al. "Attenuation of Influenza-like Symptomatology and Improvement of Cell-Mediated Immunity with Long-Term N-Acetylcysteine Treatment." *European Respiratory Journal* no. 7 (1977): 1535–41., 10

Deligdisch, L. "Hormonal Pathology of the Endometrium." *Modern Pathology* no. 3 (2000): 285–94., 13

Dewailly, D., et al. "The Physiology and Clinical Utility of Anti-Müllerian Hormone in Women." *Human Reproduction Update* no. 3 (2014): 370–85., 20

Dording, C. M., et al. "A Double-Blind Placebo-Controlled Trial of Maca Root as Treatment for Antidepressant-Induced Sexual Dysfunction in Women." *Evidence-Based Complementary and Alternative Medicine* 2015 (2015): 949036.

Dorr, N. "Fertility Awareness and the Ovulation Method: Natural Birth Control." *Well-Being* 35 (1978): 18–24.

Evans, J. L., et al. "The Molecular Basis for Oxidative Stress-Induced Insulin Resistance." *Antioxidants and Redox Signaling* nos. 7–8 (2005): 1040–52., 7

Fernando, S., et al. "Melatonin: Shedding Light on Infertility?—A Review of the Recent Literature." *Journal of Ovarian Research* 7 (2014): 98.

Fouany, M. R., et al. "Is There a Role for DHEA Supplementation in Women with Diminished Ovarian Reserve?" *Journal of Assisted Reproduction and Genetics* no. 9 (2013): 1239–44., 30

Fulghesu, A. M., et al. "N-Acetylcysteine Treatment Improves Insulin Sensitivity in Women with Polycystic Ovary Syndrome." *Fertility and Sterility* no. 6 (2002): 1128–35., 77

Gingnell, M., et al. "Oral Contraceptive Use Changes Brain Activity and Mood in Women with Previous Negative Affect on the Pill—A Double-Blinded, Placebo-Controlled Randomized Trial of a Levonorgestrel-Containing Combined Oral Contraceptive." *Psychoneuroendocrinology* no. 7 (2013): 1133–44., 38

Grow, D. R., et al. "Oral Contraceptives Maintain a Very Thin Endometrium Before Operative Hysteroscopy." *Fertility and Sterility* no. 1 (2006): 204–7., 85

Harvey, S. M. "Female Sexual Behavior: Fluctuations During the Menstrual Cycle." *Journal of Psychosomatic Research* no. 1 (1987): 101–10., 31

Hvidman, H. W., et al. "Anti-Müllerian Hormone Levels and Fecundability in Women with a Natural Conception." *European Journal of Obstetrics, Gynecology, and Reproductive Biology* 217 (2017): 44–52.

Johnson, L. N., et al. "Antimüllerian Hormone and Antral Follicle Count Are Lower in Female Cancer Survivors and Healthy Women Taking Hormonal Contraception." *Fertility and Sterility* no. 3 (2014): 774–81.e3., 102

Kallio, S., et al. "Antimüllerian Hormone Levels Decrease in Women Using Combined Contraception Independently of Administration Route." *Fertility and Sterility* no. 5 (2013): 1305–10., 99

Kovacs, P., et al. "The Effect of Endometrial Thickness on IVF/ICSI Outcome." *Human Reproduction* no. 11 (2003): 2337–41., 18

Legros, J. J. "Inhibitory Effect of Oxytocin on Corticotrope Function in Humans: Are Vasopressin and Oxytocin Ying-Yang Neurohormones?" *Psychoneuroendocrinology* no. 7 (2001): 649–55., 26

Lisofsky, N. "Hormonal Contraceptive Use Is Associated with Neural and Affective Changes in Healthy Young Women." *NeuroImage* 134 (2016): 597–606.

Lorenz, T. K., et al. "Interaction of Menstrual Cycle Phase and Sexual Activity Predicts Mucosal and Systemic Humoral Immunity in Healthy Women." *Physiology and Behavior* pt. A (2015): 92–98., 152

Lorenz, T. K., et al. "Partnered Sexual Activity Moderates Menstrual Cycle–Related Changes in Inflammation Markers in Healthy Women: An Exploratory Observational Study." *Fertility and Sterility* no. 3 (2017): 763–73.e3., 107

Lorenz, T. K. A., et al. "Sexual Activity Modulates Shifts in TH1/TH2 Cytokine Profile Across the Menstrual Cycle: An Observational Study." *Fertility and Sterility* no. 6 (2015): 1513–21.e4., 104

Lorenz, T. K., et al. "Testosterone and Immune-Reproductive Tradeoffs in Healthy Women." *Hormones and Behavior* 88 (2017): 122–130.

Magon, N., et al. "The Orgasmic History of Oxytocin: Love, Lust, and Labor." *Indian Journal of Endocrinology and Metabolism* suppl. 3 (2011): S156–61., 15

Masha, A., et al. "Prolonged Treatment with N-Acetylcysteine and L-Arginine Restores Gonadal Function in Patients with Polycystic Ovary Syndrome." *Journal of Endocrinological Investigation* no. 11 (2009): 870–72., 32

Montoya, E. R., et al. "How Oral Contraceptives Impact Social-Emotional Behavior and Brain Function." *Trends in Cognitive Sciences* no. 2 (2017): 125–36., 21

Nassaralla, C. L., et al. "Characteristics of the Menstrual Cycle After Discontinuation of Oral Contraceptives." *Journal of Women's Health* no. 2 (2011): 169–77., 20

Ohno, Y., et al. "Endometrial Oestrogen and Progesterone Receptors and Their Relationship to Sonographic Appearance of the Endometrium." *Human Reproduction Update* no. 5 (1998): 560–64., 4

Oner, G., et al. "Clinical, Endocrine, and Metabolic Effects of Metformin vs. N-Acetylcysteine in Women with Polycystic Ovary Syndrome." *European Journal of Obstetrics and Gynecology and Reproductive Biology* no. 1 (2011): 127–31., 159

Panjari, M., et al. "DHEA for Postmenopausal Women: A Review of the Evidence." *Maturitas* no. 2 (2010): 172–79., 66

Panzer, C., et al. "Impact of Oral Contraceptives on Sex Hormone-Binding Globulin and Androgen Levels: A Retrospective Study in Women with Sexual Dysfunction." *Journal of Sexual Medicine* no. 1 (2006): 104–13., 3

Parry, B. L., et al. "Circadian Rhythms of Prolactin and Thyroid-Stimulating Hormone During the Menstrual Cycle and Early Versus Late Sleep Deprivation in Premenstrual Dysphoric Disorder." *Psychiatry Research* no. 2 (1996): 147–60., 62

Parry, B. L., et al. "Sleep, Rhythms, and Women's Mood. Part I. Menstrual Cycle, Pregnancy, and Postpartum." *Sleep Medicine Reviews* no. 2 (2006): 129–44., 10

Petersen, K. B., et al. "Ovarian Reserve Assessment in Users of Oral Contraception Seeking Fertility Advice on Their Reproductive Lifespan." *Human Reproduction* no. 10 (2015): 2364–75., 30

Resnik, S. S. "Melasma and Other Skin Manifestations or Oral Contraceptives." *Transactions of the New England Obstetrical and Gynecological Society* 21 (1967): 101–7.

Smith, G. D., et al. "Sex and Death: Are They Related? Findings from the Caerphilly Cohort Study." *British Medical Journal* no. 7123 (1997): 1641–44., 315

Soltan, M. H., et al. "Outcome in Patients with Post-Pill Amenorrhoea." *British Journal of Obstetrics and Gynaecology* no. 9 (1982): 745–48., 89

Talukdar, N., et al. "Effect of Long-Term Combined Oral Contraceptive Pill Use on Endometrial Thickness." *Obstetrics and Gynecology* no. 2, pt. 1 (2012): 348–54. https://journals.lww.com/greenjournal/Fulltext/2012/08000/Effect_of_Long_Term_Combined_Oral_Contraceptive.23.aspx., 120

Toffoletto, S., et al. "Emotional and Cognitive Functional Imaging of Estrogen and Progesterone Effects in the Female Human Brain: A Systematic Review." *Psychoneuroendocrinology* 50 (2014): 28–52.

Wallwiener, C. W., et al. "Prevalence of Sexual Dysfunction and Impact of Contraception in Female German Medical Students." *Journal of Sexual Medicine* no. 6 (2010): 2139–48., 7

Zimmerman, Y., et al. "The Effect of Combined Oral Contraception on Testosterone Levels in Healthy Women: A Systematic Review and Meta-Analysis." *Human Reproduction Update* no. 1 (2014): 76–105., 20

Kapitel 13: Alternative Verhütungsmethoden

American College of Obstetricians and Gynecologists. "Barrier Methods of Birth Control." Last modified March 2018. Accessed on August 2017. www.acog.org/Patients/FAQs/Barrier-Methods-of-Birth-Control-Spermicide-Condom-Sponge-Diaphragm-and-Cervical-Cap., 28

Arévalo, M., et al. "A Fixed Formula to Define the Fertile Window of the Menstrual Cycle as the Basis of a Simple Method of Natural Family Planning." *Contraception* no. 6 (1999): 357–60., 60

Arévalo, M., et al. "Application of Simple Fertility Awareness-Based Methods of Family Planning to Breastfeeding Women." *Fertility and Sterility* no. 5 (2003): 1241–48., 80

Arévalo, M., et al. "Efficacy of a New Method of Family Planning: The Standard Days Method." *Contraception* no. 5 (2002): 333–38., 65

Cervical Barrier Advancement Society. "Contraceptive Efficacy Rates for Cervical Barriers and Other Barriers." Accessed August 2017/information/efficacyRates.htm., 28

Curtis, K. M., et al. "U. S. Selected Practice Recommendations for Contraceptive Use." *MMWR Recommendations and Reports* no. 4 (2016): 1–66., 65

Duane, M., et al. "The Performance of Fertility Awareness-Based Method Apps Marketed to Avoid Pregnancy." *Journal of the American Board of Family Medicine* no. 4 (2016): 508–11., 29

Farley, T. M. M., et al. "Intrauterine Devices and Pelvic Inflammatory Disease: An International Perspective." *Lancet* no. 8796 (1992): 785–88., 339

Ferrell, R. J., et al. "The Length of Perimenopausal Menstrual Cycles Increases Later and to a Greater Degree than Previously Reported." *Fertility and Sterility* no. 3 (2006): 619–24., 86

Fihn, S. D., et al. "Association Between Use of Spermicide-Coated Condoms and Escherichia Coli Urinary Tract Infection in Young Women." *American Journal of Epidemiology* no. 5 (1996): 512–20., 144

Frank-Herrmann, P., et al. "The Effectiveness of a Fertility Awareness Based Method to Avoid Pregnancy in Relation to a Couple's Sexual Behaviour During the Fertile Time: A Prospective Longitudinal Study." *Human Reproduction* no. 5 (2007): 1310–19., 22

Gallo, M. F., et al. "Cervical Cap Versus Diaphragm for Contraception." *Cochrane Database of Systematic Reviews* no. 4 (2002): CD003551., 2002

Hatcher, R. A. *Contraceptive Technology.* 20th ed. Decatur, IL: Bridging the Gap Communications, 2011.

Mauck, C., et al. "A Comparative Study of the Safety and Efficacy of FemCap, A New Vaginal Barrier Contraceptive, and the Ortho All-Flex Diaphragm." *Contraception* no. 2 (1999): 71–80., 60

Sinai, I., et al. "The TwoDay Algorithm: A New Algorithm to Identify the Fertile Time of the Menstrual Cycle." *Contraception* no. 2 (1999): 65–70., 60

Teal, S. B., et al. "Insertion Characteristics of Intrauterine Devices in Adolescents and Young Women: Success, Ancillary Measures, and Complications." *American Journal of Obstetrics and Gynecology* no. 4 (2015): 515.e1–5., 213

Trussell, J. "Contraceptive Failure in the United States." *Contraception* no. 5 (2011): 397–404., 83

Trussell, J., et al. "The Creeping Pearl: Why Has the Rate of Contraceptive Failure Increased in Clinical Trials of Combined Hormonal Contraceptive Pills?" *Contraception* no. 5 (2013): 604–10., 88

Trussell, J., et al. "Further Analysis of Contraceptive Failure of the Ovulation Method." *American Journal of Obstetrics and Gynecology* no. 6, pt. 2 (1991): 2054–59., 165

Weschler, T. *Familienplanung. Das Standardwerk zur natürlichen Empfängnisverhütung, Kontrolle der Fruchtbarkeit sowie Erfüllung des Kinderwunsches* München: mvg Verlag, 2016.

World Health Organization. "A Prospective Multicentre Trial of the Ovulation Method of Natural Family Planning. I. The Teaching Phase." *Fertility and Sterility* no. 2 (1981): 152–58., 36

DANKSAGUNGEN

Meine Beichte. Ich wartete, bis ich meinen Eisprung hatte, um dieses Buch zu schreiben. Ich liebe um den Eisprung herum alle Menschen und die Welt so sehr (und ich wette, Sie tun das auch), dass ich in diesem energetischen Fluss sein wollte, während ich dem Stamm huldige, der dieses Buch möglich gemacht hat. Oh, dachten Sie, ich hätte das alleine machen können? Ich möchte den folgenden Personen für ihre unglaubliche Unterstützung und ihre Bemühungen danken, dieses Buch zu Ihnen zu bringen:

Bryce Hamrick, meinem brillanten und sexy Ehemann, dafür, dass er mich so sehr liebt, dass er mir endlos Platz zum Schreiben bietet und dass er mein lebenslanger Begleiter ist. Und wir können beide dankbar sein, dass ich die Pille abgesetzt und dich nach zehn Jahren Freundschaft endlich bemerkt habe. Lächerlich.

Bensen (auch bekannt als der Lichtbringer), danke, dass du immer an deine Mama geglaubt und mich mehr über die Welt gelehrt hast als irgendjemand zuvor. Dein unersättlicher Hunger, alles über den menschlichen Körper zu verstehen (einschließlich der Frage, warum deine Mama blutet), erhellt mein Herz auf eine Weise, die mit Worten nicht auszudrücken ist. Ich kann es kaum erwarten, zu sehen, was die Zukunft für meinen periodenpositiven, körperkundigen Jungen, der im Zeitalter der Weiblichkeit aufwächst, bringen wird. Pass auf, Welt, denn dieser Junge wird nicht aufzuhalten sein.

Für meine erstaunliche Schwester und meinen Bruder, Janeen Bidegain und Joseph Owens. Wir haben Dinge erlebt, die andere nicht einmal begreifen können. Ich liebe euch beide. Danke, dass ihr immer ihr seid und mich liebt.

Kathy und Warren Hamrick, meine wunderbaren Schwiegereltern, danke für eure Unterstützung, dafür, dass ihr mich wie eure eigene Tochter liebt, und für euer Verständnis in den Momenten, in denen ich mich verbarrikadiert hatte und nicht spielen konnte.

Bethany McKenna, im Ernst, wie würde meine Welt ohne dich funktionieren? Du bist eine erstaunliche Köchin, Inspiration und Hoffnung für alles, was noch kommen wird. Du liebst mich, meinen Mann und meinen Sohn wie eine Familie, und wir lieben dich genauso sehr.

Steph Gaudreau. Kumpel! Du warst in den Momenten da, in denen ich dachte, ich würde einfach zusammenbrechen, und, Junge, was hatten wir für einen Spaß! Vielen Dank für deine Freundschaft und die unerbittliche Verpflichtung, mir immer die Wahrheit zu sagen.

Izabella und Michael Wentz, weil sie Veränderer und Gläubige sind und mich immer in meiner Botschaft unterstützen. Ihr seid unglaubliche Freunde und eine Inspiration für die Welt.

JJ Virgin dafür, dass du mir nie erlaubt hast, mich klein zu machen, nicht einmal für eine Minute. Du bist ein wahrer Freund. Du sagst mir, was ich nicht hören will, wenn ich es am meisten brauche.

Danke, Mallory Leone, Andrea Nakayama, Mariza Snyder, Fiona McCulloch, Amber Spears, Carrie Jones, Bree Argetsinger, Lara Briden, Lara Adler, Magdalena Wszelaki, Alex Carrasco, Joan Rosenberg, Kelly Brogan, Tyna Moore, Sara DeFrancesco, Amy Bader, Maya Shetreat, Katie Wells, Summer Bock, Gabrielle Young, Nicole Beurkens, Natasha Chérie, Trevor Cates, Teri Cochrane, Kellyann Petrucci, Diane Sanfilippo, Christine Schaffner, Robyn Openshaw, Jessica Drummond, Jen Iserloh, Doni Wilson, Christine Faler, Laura Schoenfeld, Nicole Jardim und Pamela Langenderfer, dafür, dass ihr mein Frauenstamm seid und die Medizin für Frauen zum Besseren verändert habt.

Tami Lynn Kent, Liliana Barzola, Erika Fayina Marie Reiner und Kimberly Windstar dafür, dass ihr mich in die Geheimnisse der Frauenmedizin in einer höheren Stufe und die Kraft der weiblichen Energie eingeweiht habt und dass ihr mir geholfen habt, meine Energie auf die Schaffung all dessen, was ich in dieser Welt habe, einzustimmen.

Amy, Ian, Liv … Ich liebe euch. Immer.

BZ Smith dafür, dass du das Licht in diesem kleinen Mädchen gesehen und mich immer ermutigt hast, heller zu leuchten.

Yvonne Macias dafür, dass du deinen Kindern beigebracht hast, alle fünf Sinne zu nutzen, um die glücklichsten Erinnerungen zu wecken. Ich verschreibe dies den Patienten ständig. Mamas Weisheit vom Feinsten. Rich Macias dafür, dass du mir gezeigt hast, wie Mitgefühl und Liebe in einer Arztpraxis aussehen.

Carli Webb und Erica Favela für die kontinuierliche Unterstützung meiner klinischen Arbeit und dafür, dass ihr meinen Patienten helft, bessere Ergebnisse zu erzielen. Erica, ich danke dir für die Entwicklung der köstlichen Rezepte in diesem Buch und für meine Rubus Health-Kliniken.

Meine Rebellenkollegen haben die Medizin in großem Stil gestört: Dave Asprey, Sayer Ji, Vincent Pedre, Steve Wright, Jordan Reasoner, Joe Rignola, Jason Prall, Michael Roesslein, Kirk Gair, Marc Ryan, Anthony Youn, Jerry Bailey, Karl Krummenacher, Tim Organ, Alex Dunks, Alan Christianson, Shawn Tassone, Dallas Hartwig, Rangan Chatterjee, Rupy Aujla, Kevin Gianni, Pedram Shoji, Dickson Thom, Tom O'Bryan und Titus Chiu.

Meinem unglaublichen Verlagsteam, Celeste Fine, Jaidree Braddix und John Maas, dafür, dass sie mir einen Vertrauensvorschuss gegeben und mich während dieses ganzen Prozesses endlos unterstützt haben. Meinen HarperOne-Herausgebern Gideon Weil und Sydney Rogers dafür, dass sie mir immer den Rücken frei gehalten, um meine Stimme gekämpft und an die Botschaft dieses Buches geglaubt haben.

Lara Asher, du bist nichts Geringeres als ein Rockstar! Du hast dafür gesorgt, dass meine Grammatik in Ordnung ist und dass die Fristen eingehalten werden, und hast die kleinen inspirierenden Kommentare hinzugefügt, die alles sind, was ich zum Durchhalten brauche! Mädel, du hast mir vom ersten Tag an den Rücken gestärkt, und ich kann nur sagen, dass ich Dr. Joe Tatta ewig dafür dankbar bin, dass er uns vorgestellt hat. Vielen Dank, Joe. Du bist ein wichtiger Grund, warum es dieses Buch gibt.

Ich danke meinen Patientinnen und der Online-Gemeinschaft für das Vertrauen, das sie mir bei der Entwicklung dieser Protokolle entgegenbringen, und dafür, dass sie sich für die Selbstheilung entschieden haben. Ich schätze Ihre Unterstützung der Mission und dass Sie ein Teil des Wandels in der Frauenmedizin sind. An meine Leserinnen: Sie sind größer als alles, was Sie sich jemals vorgestellt haben, und ich kann meine Dankbarkeit für Ihre Unterstützung und Ihr Vertrauen in mich nicht ausdrücken. Gemeinsam werden wir die Frauenmedizin zum Besseren verändern. Ich glaube an Sie.

Ich entschuldige mich, wenn ich jemanden vergessen habe, der Teil meines Wachstums, meiner Inspiration und meiner Bewegung war. Ich habe versucht, an alle zu denken! Ihr sollt wissen, dass ihr geliebt und geschätzt werdet.

ÜBER DIE AUTORIN

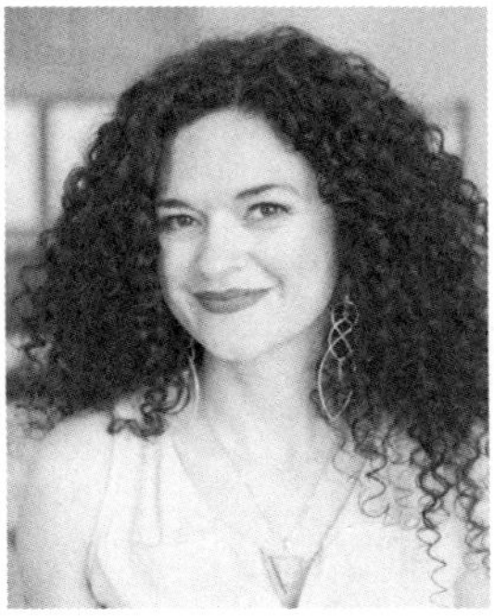

Dr. Jolene Brighten ist Ärztin für funktionelle Medizin, Naturheilkunde und Gründerin von Rubus Health, einer Klinik für Frauenmedizin, die sich auf die Hormone von Frauen spezialisiert hat. Sie gilt als international führende Expertin für das Post-Pill-Syndrom und als Pionierin bei der Erforschung der weitreichenden Auswirkungen und langfristigen Nebenwirkungen hormoneller Kontrazeptiva. Nach vielen Jahren klinischer Praxis hat sie ein einzigartiges Programm entwickelt, um Frauen bei der Prävention und Behandlung von PPS zu unterstützen und die durch die Pille verursachten Risiken zu senken. Dr. Brighten hilft Frauen, die die Pille absetzen und ihre Hormone ins Gleichgewicht bringen wollen, und denen, die ohne Langzeitfolgen die Pille nehmen wollen. Sie hat es sich zur Aufgabe gemacht, die Frauen darüber aufzuklären, was die tägliche Hormondosis mit ihrem Körper machen kann und wie sie sich während der Einnahme der Pille und bei der Entwöhnung von der Pille schützen können.

Dr. Brighten ist Bestsellerautorin, Sprecherin und regelmäßige Mitarbeiterin mehrerer Online-Publikationen, darunter *MindBodyGreen*, und hatte Beiträge in der *New York Post*, *Forbes*, *Goop* und *Fitness*. Sie ist die Autorin des Buchs *Healing Your Body Naturally After Childbirth*. Außerdem ist sie medizinische Beraterin für eine der ersten datengesteuerten Anwendungen, die Frauen personalisierte Empfehlungen zur Geburtenkontrolle anbietet. Dr. Brighten wohnt derzeit mit ihrer Familie in Portland, Oregon.

Besuchen Sie sie online unter:

www.drbrighten.com

www.facebook.com/drbrighten/

www.instagram.com/drjolenebrighten/

www.twitter.com/drbrighten

INDEX

A

Achtsamkeit 275
adaptogene Kräuter 154, 260
Akne 47, 55, 90
lindern 56
nach Absetzen der Pille 166
Alkohol 131, 241, 254, 284
Amenorrhoe 47, 74
Angst
aufgrund der Pille 197
durch Stress 197
Angstzustände 47, 197
durch Nährstoffmangel 198
lindern 199
richtige Ernährung 199
Unterstützung 203
anovulatorische Zyklen 48
Antibabypille 300
Wahrscheinlichkeit Schwangerschaft 288
Atemübung 274
ausbleibende Periode
Test 50
Autoimmunerkrankung
Auslöser 117
und Östrogen 118
Autoimmunerkrankungen 116
des Darms 114

B

Ballaststoffzufuhr
empfohlene 111
Barrieremethode 292, 294
Beckenbodenmuskeln
gesunde 221
Bewegung 104, 159, 200, 243, 276
als Stimmungsaufheller 201
regelmäßige 184
Blutdruck
hoher 169
Blutgerinnsel 170
im Gehirn 172
Bluthochdruck 169
Blutungen
nach dem Geschlechtsverkehr 77
Blutzucker
Dysregulation 166
hoher 47, 164, 168
Blutzuckergleichgewicht 257
Blutzuckerschwankungen 164
Blutzuckerspiegel
ausgewogen 183
Blutzuckerungleichgewicht 284
Brighten-Darm-Protokoll 111, 122, 153
Brighten Nahrungsergänzungs-Protokoll 252, 263–270
Brighten-Protokoll zur Schilddrüsen- und Nebennierengesundheit 153
Brighten-Protokoll zur Steigerung der Libido 214, 219
Brighten-Protokoll zur Stimmungsbewältigung 196, 199
Brighten Stoffwechsel-Protokoll 182
Brighten-Stoffwechsel-Protokoll 163
Brustkrebs
Melatonin 181
Brustkrebsrisiko 178

C

Chemikalien
hormonzerstörende 96
in Kosmetika 97
in Reinigungsprodukten 97
Cholesterin 35
Cholesterinspiegel 168
Coitus interruptus 298, 303
Cortisol 37
zu viel 41, 260, 269
zu wenig 41, 260, 269
Cortisolmangel 269
beheben 260
Cortisolüberschuss 269
beheben 261

D

Darm 107
durchlässig 117
durchlässig 138
Funktion für Schilddrüsenhormon 138
gesunder 108
Leaky Gut 112
nähren 123
optimieren 133
Östrogenausscheidung 108
PCOS 113
Probleme 120
unterstützen 132
Darmanalyse 121
Darmdurchlässigkeit 125
Darmflora
Ungleichgewicht 108
Darmgesundheit 120
fermentierte Lebensmittel 134
Probiotika 134
Test 110-111
und Schilddrüse 146
verbessern 124
wiederherstellen 239
Darmsanierung 264
Darmwanzen 108
Deglycyrrhizinierte Lakritze (DGL) 126
Dehydroepiandrosteron 37
Depression 47
Depressionen
aufgrund der Pille 192
durch Pille 189
lindern 199
richtige Ernährung 199
Risiko bei Frauen 194
und Entzündungen 194
Unterstützung 203
Vorgeschichte 191
Depressionsrisiko 191
DHEA 37
Diabetes 72, 168
Risiko 164
Diaphragma 296, 301
Drospirenon 176
Dysmenorrhoe 68
Dyspareunie 77

E

Eierstöcke 28
Eierstockzysten 68
Eileiter 28
Eileiterunterbindung 299
Eisprung 28, 30
Eizelle 29
Empfängnisverhütung
Ersatz für Pille 231
endokrines System 31
Endometriose 65, 68, 76–77
Endometrium 27-28
Entgiftung 90, 98, 254
Nebenwirkungen 242
Phasen 234
Entgiftungs-Protokoll 99
Entspannungsübung 273
Entzugsblutung 33
entzündungshemmende Ernährung 199
Ernährung
ei Angstzuständen und Depressionen 200
nährstoffreiche 52
Essure-Spule 299

F

Faktor-V-Leiden 173
Fehlgeburt 217
Fehlgeburten 48
Femtech Apps 293

F

fermentierte Lebensmittel 134
Fette
    entzündungsfördernd 131
    gesunde 132
Follikel 30
Follikelphase 28, 30
follikelstimulierendes Hormon (FSH) 27-28
fruchtbare Tage 29
Fruchtbarkeit 48, 290
    Beeinträchtigung 205
    durch Pille beeinträchtigt 214
    Einfluss von Progesteron 217
    Risikofaktoren 215
    Verbesserung 208
    Vorbereitungen 218
Fruchtbarkeits-Apps 293
Fruchtbarkeitsprobleme 216
fünfte Vitalzeichen 63

G

Gallenblasenerkrankungen 95
Gebärmutter 28
Gebärmutterhalskrebs HPV 179
Gebärmutterschleimhaut 27
Gelbkörper 28, 30, 49
Gemüse
    ballaststoffreiches 183
Geschlechtsverkehr
    ungeschützter 292
Gestagen 33
Gestagen-Pille 35
Getreide 128
Gewichtszunahme 168
    durch Östrogendominanz 80
    durch Pille 6, 81
    Leptinresistenz 120
Gluten 104
Glutenverzicht 129, 158

H

Haarausfall 47, 58
    natürliche Heilmittel 59
Hashimoto-Thyreoiditis 137, 158
    und Angstzustände 198
Heißhunger
    zügeln 240
Herzerkrankungen 163, 168
Herzinfarkt 172
    Anzeichen 177
    Risikofaktoren 178
Herzinfarkt-Risiko
    durch Pille 175
Hormone 35
    ausgleichen 229, 253
    Cortisol 37
    DHEA 37
    Insulin 38
    Leptin 38
    Östrogen 36
    Oxytocin 39
    Pregnenolon 36
    Progesteron 36
    Schilddrüsenhormone 38
    Sexualhormone 39
    Testosteron 37
    Ungleichgewicht 39
hormonelle Gesundheit 51
hormonelle Kopfschmerzen 53
hormonelles Ungleichgewicht 7, 17, 39, 42, 58, 78, 197
Hormongesundheit 17, 39
Hormonhaushalt
    Beeinflussung 252
    unterstützen 237
Hormonrhythmus 33, 272
Hormonspiegel 62
Hormonstörungen 40
Hormonsymptome 283
Hormonsystem 31
Hormontest 17, 251–252, 283
Hormonungleichgewicht 251, 273
HPA-Achse 148
HPA-Dysregulation 150, 260
HPV 179
    Krebsrisiko 181
Humanes Papillomavirus (HPV) 179
Hydroxylierung 91
Hyperthyreose 139
Hypoglykämie 47
Hypothalamische Amenorrhoe 74
Hypothalamus-Hypophysen-Nebennieren-Achse (HPA) 148
Hypothyreose 41, 139

I

Immunstörungen 47
Infektion 68
Infektionen 76-77
innere Weisheit 244
Insulin 38, 165
Insulinresistenz 120, 164
intermittierendes Fasten 184
intestinale Hyperpermeabilität 112, 117
In-vitro-Fertilisation 3
ischämischer Schlaganfall 172
IVF. Siehe In-vitro-Fertilisation

K

Kaffee 258, 284
Koffein 201, 240
Kohlenhydrate
  raffinierte 183
Kombinationspille 35
Kondom 294, 301
Kopfschmerzen 47, 174
  natürliche Heilmittel 54
Körper
  kennenlernen 221
kosmischer Rhythmus 245
Krebs 65, 76, 163
  Brustkrebs 178
  Gebärmutterhalskrebs 179
Krebsrisiko 178
  durch Bewegung senken 184
  Faktoren 182
Kreuzblütler-Gemüse 183
Kupferspirale 65, 298, 302

L

Leaky Gut 117
Leaky-Gut-Syndrom 112
  Ursachen 114
Lebensmittel
  empfohlene 236
  geeignete und ungeeignete 131
  günstige 94, 123
  leberbelastende 103
  nicht empfohlene 238
  Tipps 81
  ungünstige 103, 127
  weglassen 127
  wieder einführen 283
  zur Leberunterstützung 102
Leber 90
  Entgiftung 51
  Hormonverarbeitung 90
  Östrogenverarbeitung 91
  Schilddrüsenumwandlung 156
  Test 99
  unterstützen 49
Leber-Entgiftung 89, 101, 153, 156, 234, 264, 271
Leberkrebs 95
Lebertumore 94
leberunterstützende Nahrungsergänzungsmittel 101
Leptin 38, 120
L-Glutamin 124
Libido 29
  durch Nahrungsmittel steigern 222
  Einfluss der Pille 211
  Ernährung 224
  geringe 207
  unterstützen 223
  Verlust 211
  wiederherstellen 220
Libidoverlust
  aufgrund der Pille 205
Licht
  künstliches 245
Lutealphase 28, 31
Lutealphasen 4
Lutealphasendefekt 73
luteinisierendes Hormon (LH) 28-29

M

Magnesium 51
Magnesiummangel 154
Mahlzeiten
  regelmäßige 184
Mahlzeitenpläne 272
Meditation 274

M

medizinische Vorurteile 46
Melatonin 181

Menarche 26
Menorrhagie 67
Menstruation
Unregelmäßigkeiten 4
Menstruationsblut 67
Menstruationskrämpfe 68
Menstruationsschmerzen 67
Menstruationszyklus 27, 32, 253
aufzeichnen 250
Veränderungen 48
wiederherstellen 49
metabolisches Chaos 163, 184
metabolisches Syndrom 168
Methode zur Förderung des Fruchtbarkeitsbewusstseins (MFFB) 288, 300
MFFB 288-289
Kalendermethode 291
Symptothermalmethode 292
TwoDay Method 292
Zervixschleimmethode 291
Migräne 47, 174
Auren 174
Mikrobiom 108
Baby 116
optimieren 133
Mikrobiota 108
Milchprodukte 128, 241
Minipille 35
Mondzyklus 31, 272
roter 246
wechseln 247
weißer 246
MTHFR-Genveränderungen 173
Mustertag 272
Myome 65, 68, 76–77

N

N-Acetylcystein (NAC) 125
Nährstoffe
auffüllen 49, 202
Nährstoffmangel
beheben 237
Nährstoffspeicher
auffüllen 218
Nahrungsergänzungsmittel 52, 69, 202, 252, 276
Nahrungsmittel
für gute Libido 222
Nahrungsmittelempfindlichkeit 127
Gluten 128
Milchprodukte 128
Nahrungsmittelüberempfindlichkeit 285
natürliches Östrogen 36
Nebenniere
Östrogenproduzent 91
Nebennieren 148, 258–259
unterstützen 154
Nebennierenermüdung 148, 260
durch die Pille 149
negative Rückkopplung 33
nichtsteroidale 35
nichtsteroidale Hormone 38

O

Omega-3-Fettsäuren 124
optimierte goldene Milch 277
Orgasmen 256, 259, 275
gesundheitliche Vorteile 209
gesundhetliche Vorteile 206
Verbesserung der Fruchtbarkeit 208
Vorteile 225
wiederherstellen 206
Orgasmus
gesundheitliche Vorteile 206, 209
regelmäßig 208
verbessern 223
Verbesserung der Fruchtbarkeit 208
Orgasmusstörung 211
Östroge
synthetische 94
Östrogen 27–29, 36, 80
ausscheiden 108
Auswirkung auf Autoimmunerkrankungen 119
Produktion 91
zu viel 41, 253, 265
zu wenig 254, 266
Östrogendominanz 40–41, 65, 78, 80, 183, 224, 253, 265
ausgleichen 82
beheben 254
Rolle des Darms 108

Ursachen 80
Östrogen-Gestagen-Kontrazeptivum 172
Östrogenmangel 71, 254, 266
beheben 255
Östrogenspiegel
ausgleichen 224
niedrig 71
Östrogenüberschuss 265
Ovarial-Nebennieren-Schilddrüsen-Achse 147
Ovarialzysten 77
Ovulationsphase 28-29

P

PCOS 113, 164, 257
nach Absetzen der Pille 166
Post-Pill-PCOS 166
PCOS-Symptome 169
Perimenopause 72, 80, 255
Periode
als Vitalzeichen 63
Ausbleiben 4
ausbleibende 74
Ausfall 47
bei Pilleneinnahme 33
Einsetzen der 26
häufiger Stuhlgang 69
Hormone 35
kurze 73
lang anhaltende 65
leichte 71
normale 26, 64
schmerzhaft 47, 67
schwere 52
Verlust von 48
verspätet 72
Zyklus 26
Periodenprobleme 52
Pille
absetzen 3, 43, 231
Akne 55
Auswirkung auf Nebennieren 149
Auswirkungen auf das Gehirn 192
Auswirkungen auf Stimmung 187
Autoimmunerkrankung 117
Beeinträchtigung der Fruchtbarkeit 205
Belastungen 44
Darm-Protokoll 122
Einfluss auf Darm 112
Einfluss auf Fruchtbarkeit 214
Einfluss auf Gallenblase 96
Einfluss auf Leber 93
Einfluss auf Libido 211
Einfluss auf Mikrobiom 112
Einfluss auf Schilddrüse 137, 142
Einführung 5
entzündungsfördernd 143
Fruchtbarkeit 48
für Periodenprobleme 64
genetisches Risiko 173
Gesundheitsrisiken 8
Gewichtszunahme 81
Gründe für die Einnahme 9
Herzinfarkt-Risiko 175
Hormonbeeinflussung 31
Kopfschmerzen 174
Krebsrisiko 178
Libidoverlust 205
Nährstoffentzug 196
Nebenwirkungen 4, 6
PPS 43, 45
Risiko von Blutgerinnseln 170
Schlaganfall-Risiko 171
und Akne 166
und Autoimmunerkrankungen des Darms 114
und Diabetes 164
und HPV 180
und Krebs 179
und PCOS 165
Pillen-induziertes PCOS 166
PMS 77
behandeln 79
PMS-Symptome 77, 217
Polypen 65
polyzystisches Ovarialsyndrom (PCOS) 113. 164
Portiokappe 297
postpartale Erkrankungen 72
Post-Pill-Amenhorroe 4, 48, 74
Post-Pill-PCOS 166

P

Post-Pill-Syndrom 5, 10, 25, 43, 62, 74, 166, 188, 283
Akne 44, 55

Post-Pill-Syndrom ...
Angstzustände 44
Dauer 45
Depressionen 44
Haarausfall 58
Leaky Gut 44
Menstruationsverlust 44
Schilddrüsenunterfunktion 44
Stimmungsschwankungen 44
Symptome 10, 90
Test 47
Unfruchtbarkeit 44
Pregnenolon 36
primäre Ovarialinsuffizienz (POI) 255
Probiotikum 134
Progesteron 27–28, 30, 36
Einfluss auf Fruchtbarkeit 217
zu wenig 41, 256, 266
Progesteronmangel 73, 266
beheben 257
Prolaktin 49
Prostaglandine 68-69
Protein-/Peptid-Hormone 35
Protokolle 16

R

Rezepte
Aromatisches ganzes Hühnchen 345
Blumenkohl-Tabbouleh 324
Cremiger Erdbeer-Blumenkohl-Smoothie 307
Dreifarbiger Krautsalat 329
Entzündungshemmende Kurkuma-Schorle 320
Frühstücks-Rosenkohl 312
Gebratener Fisch mit Tomaten und Kapern 340
Grünkohl mit Koriander-Artischocken-Pesto 325
Kabeljau in Ingwermarinade 333
Karottenpuffer 315
Knoblauch-Garnelen an Chili-Limetten-Blumenkohlreis 332
Lachs mit Kräuterkruste 331
Leberreinigender Rübensalat 326
Leinsamen- und Kürbiskugeln 317
Maca Latte 321
Mango-Hühnchen-Wraps mit goldener Curry-Sauce 335
Mariniertes Flankensteak 330
Mediterrane Lammfrikadellen 337
Morgen-Matcha-Smoothie 308
No-Bake Sonnenblumen-Rosenkekse 318
Optimierte goldene Milch 320
Pak Choi Salat mit Kichererbsen-Miso 323
Piña-Colada-Reinigungsdrink 309
Reinigender Karotten-Smoothie 310
Roter Curry-Lachs 337
Sardinenbratlinge 339
Sesam-Karotten-Kohl-Büffel-Pfanne 341
Shiitake-Estragon Mini-Frittatas 313
Spinat-Salbei-Frühstücksbratlinge 314
Stärkendes Leber-Tonikum 322
Thai-Hühnersuppe 334
Thai-Zoodles mit Zitrus-Mandel-Sauce 327
Tikka Masala Putenfrikadellen 343
Zitronen-Beeren-Smoothie 308
Zitrus-Rote-Bete-Smoothie 311
Zucchini-Puten-Burger 346
Rizinusöl 93
roter Mondzyklus 31

S

Sakralchakra 213
Meditation 220
Samenzyklus 272, 276
Schilddrüse
Funktion 137
und Darm 147
und Nebennieren 147
Schilddrüsenerkrankung 65, 137
Symptome 139
Schilddrüsenfördernde Ernährung 156
Schilddrüsenfunktion unterstützen 153

Schilddrüsengesundheit 156
Test 144-145
und Pille 153
Schilddrüsenhormon 138
aktives 138
zu wenig 41, 262, 270
Schilddrüsenhormone 38
Schilddrüsenhormonmangel 270
beheben 262
Schilddrüsenüberfunktion 139
Schilddrüsenunterfunktion 47, 139
Schlaf
ausreichender 201, 220
und Hormone 52
Schlaganfall 163, 168
Anzeichen 174
transitorische ischämische Attacke (TIA) 169
Schmerzen
beim Sex 77
Schmierblutungen 76
Schwangerschaft 72, 76
Vorbereitungen 218
Schwangerschaftshormone 33
Selbstmordrisiko 192
durch Pille 190
Sex
regelmäßiger 208
Schmerzen 77
Sexualhormon-bindendes Globulin (SHBG) 93, 212
Sexualtrieb
erhöhen 222
vermindert 258
verminderter 211-212
SIBO 141
SIBO (Small Intestine Bacterial Overgrowth) 122
Soja 129
soziale Isolation 203
Spermizide 296
Stammzellen
aus Menstruationsblut 67
Steroidhormone 35, 38
Stimmung
Auswirkung der Pille 189
Stimmungsschwankungen 188
Stimmungssymptome
verbessern 195
Stimmungsveränderung
durch Pille 188
Stoffwechsel 163
Stoffwechselstörungen 166
Stress 72, 82, 159, 201, 244, 257, 259, 274
als Angstverursacher 197
Auswirkungen auf Zyklus 197
reduzieren 201, 220
Stresshormon 37
Stressreduzierung 82, 160, 201, 274
Symptome
nach Absetzen der Pille 44
Ursache 44
synthetische Hormone 33

T

T3 138
T4 138
Tage
fruchtbare 289
Tagebuch
führen 273-274
Testosteron 28–29, 37
zu viel 41, 257, 267
zu wenig 41, 258, 268
Testosteronmangel 268
beheben 259
Testosteronüberschuss 267
beheben 258
Thyreoidea-stimulierendes Hormon (TSH) 138
Thyroxin (T4) 138
Thyroxin-bindendes Globulin (TBG) 143
Thyroxin (T4) 38
tiefe Venenthrombose (TVT) 170
Toxine
reduzieren 104
Triiodthyronin (T3) 38, 138

T

Tryptophan 193
TSH 138
Tubenligatur 299, 303

U

Umweltgifte 93, 96
Unfruchtbarkeit 48, 217
Ungleichgewicht
  Hormone 40
Uterus 28

V

Vaginismus 77
venöse Thromboembolie (VTE) 170
Verdauungsprozess
  unterstützen 132
Verhütungsalternative 230
Verhütungsmittel für Männer 61
Verhütungsschwamm 297, 302
Verstopfung 111
Vitalzeichen
  fünftes 63
Vitamin B6 49
Vitamin D 126
vollwertige Ernährung 183
Vulvodynie 77

W

Wechseljahre 255
weißer Mondzyklus 31
Wiedereinführung
  von Lebensmitteln 283

Z

Zink 51, 125
zirkadianer Rhythmus 202
  wiederherstellen 249
Zöliakie 72
Zucker 130, 241, 284
  weglassen 182
Zuckerentzug 242
Zyklus 27, 253
  bei Pilleneinnahme 33
  synchronisieren 248
  Veränderung 3

WEITERE TITEL IM UNIMEDICA VERLAG

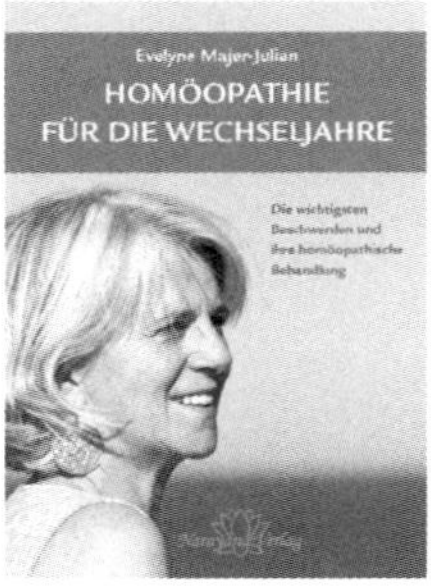

Evelyne Majer-Julian

Homöopathie für die Wechseljahre

Für freie Entfaltung mit klarem Blick und offenem Geist

148 Seiten, geb., € 29,00

Das erste Werk, welches die homöopathische Behandlung von klimakterischen Beschwerden in dieser Tiefe und Ausführlichkeit beschreibt.
Die französische Frauenärztin Dr. Evelyne Majer-Julian, Tochter des bekannten Homöopathen Othon-André Julian, praktiziert bereits seit über 40 Jahren und verfügt über große Erfahrung in der homöopathischen Therapie von typischen Beschwerden in der Menopause.

Ein umfassendes Werk, welches Therapeuten und Betroffenen gleichmaßen eine wichtige Hilfestellung bietet.

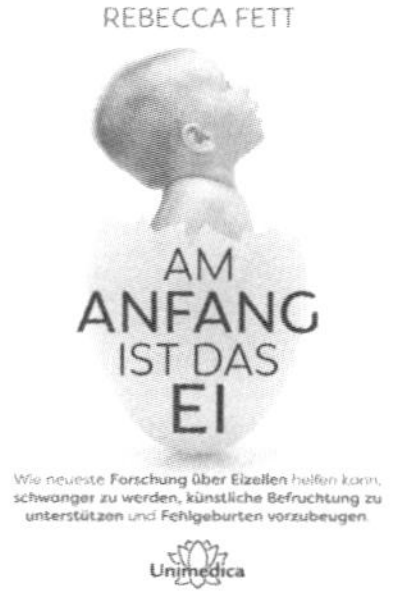

Rebecca Fett

Am Anfang ist das Ei

Wie neuste Forschung über Eizellen helfen kann, schwanger zu werden, künstliche Befruchtung zu unterstützen und Fehlgeburten vorzubeugen.

328 Seiten, geb., € 22,80

Die neuesten wissenschaftlichen Erkenntnisse verändern die Art und Weise, wie wir über Fruchtbarkeit denken. Rebecca Fett analysiert in Am Anfang ist das Ei das gesamte Spektrum und präsentiert einen bahnbrechenden neuen Ansatz zur Verbesserung der Eiqualität und Fruchtbarkeit.

WEITERE TITEL IM UNIMEDICA VERLAG

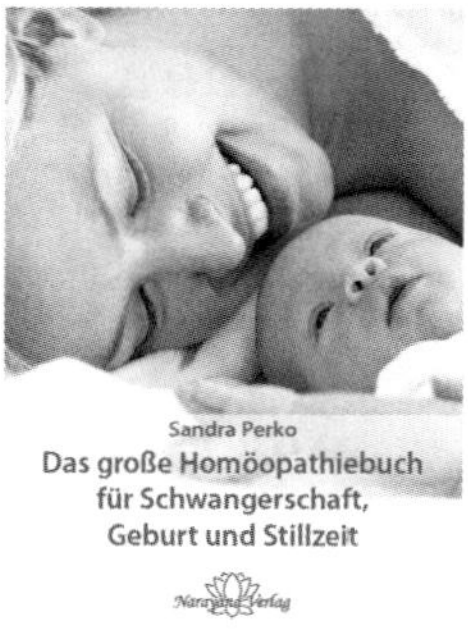

Sandra Perko

Das große Homöopathiebuch für Schwangerschaft, Geburt und Stillzeit

Das beliebte homöopathische Handbuch für die häufigsten Probleme während Schwangerschaft, Geburt und Stillzeit.

320 Seiten, geb., € 45,00

Für werdende Mütter sind viele Medikamente tabu, die Homöopathie kann jedoch Erstaunliches leisten. Die bekannte Homöopathin Sandra Perko beschreibt in ihrem Standardwerk die wichtigsten Beschwerden und deren homöopathische Behandlung – von Schwangerschaftserbrechen, Eklampsie und drohender Fehlgeburt über Blutungen unter der Geburt, vorzeitigen Wehen, Plazentaretention und Dammriss bis zur Asphyxie des Neugeborenen, Neugeborenenkonjunktivitis, Ikterus, Stillproblemen und „Schreibabys".

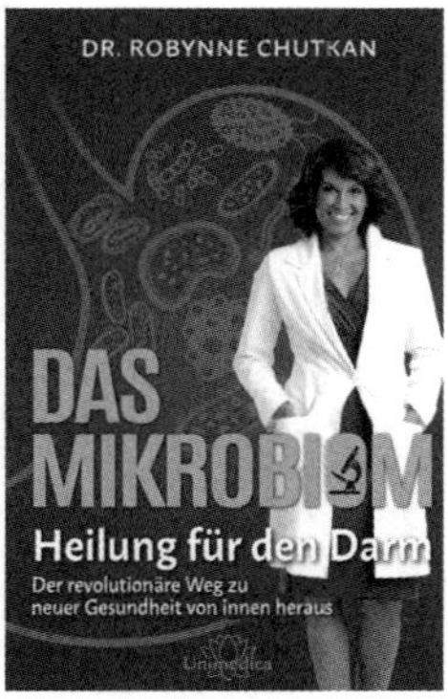

Robynne Chutkan

Das Mikrobiom - Heilung für den Darm

Der revolutionäre Weg zu neuer Gesundheit von innen heraus

344 Seiten, geb., € 24,80

Was nach Science-Fiction klingt, ist reine Biologie: Die Kleinstlebewesen beeinflussen nicht nur die Verdauung, sondern unser Wohlbefinden, ja sogar chemische Prozesse im Gehirn. Sie beeinflussen, ob wir Heißhunger haben und zu Übergewicht neigen. Werden sie zerstört wie z. B. durch häufigen Einsatz von Antibiotika, übertriebene Hygiene oder gechlortes Trinkwasser, verursacht dies viele Krankheiten – von Depression, Diabetes, Morbus Crohn, Akne, Infekte bis hin zu Krebs.